Terry Wahls
mit Eve Adamson

Multiple Sklerose erfolgreich behandeln mit dem Paläo-Programm

Terry Wahls

mit Eve Adamson

Multiple Sklerose erfolgreich behandeln

mit dem Paläo-Programm

VAK

VAK Verlags GmbH
Kirchzarten bei Freiburg

Titel der amerikanischen Originalausgabe:
The Wahls Protocol

ISBN 978-1-58333-521-5

Aus Gründen der besseren Lesbarkeit wurde im Text die männliche Form gewählt; alle Angaben beziehen sich selbstverständlich auf Angehörige beider Geschlechter.

Bibliografische Information der Deutschen Nationalbibliothek
Die Deutsche Nationalbibliothek verzeichnet diese Publikation in der Deutschen Nationalbibliografie; detaillierte bibliografische Daten sind im Internet über http://dnb.d-nb.de abrufbar.

VAK Verlags GmbH
Eschbachstraße 5
79199 Kirchzarten
Deutschland
www.vakverlag.de

6. Auflage 2022

Übersetzung: Rotraud Oechsler
Lektorat: Nadine Britsch
Layout: Karl-Heinz Mundinger, VAK
Coverfoto: seralex / Adobe Stock
Umschlag: Kathrin Steigerwald, Hamburg
Satz & Druck: Friedrich Pustet GmbH & Co. KG, Regensburg,
Printed in Germany
ISBN: 978-3-86731-159-5 (Paperback)
ISBN: 978-3-95484-321-3 (ePub)
ISBN: 978-3-95484-323-7 (PDF)

Inhalt

Für Jackie

Sie gab mir die Kraft, die Herausforderungen und Freuden dieses Lebens zu meistern.

Hinweise des Verlags

Dieses Buch dient der Information über Möglichkeiten der Gesundheitsvorsorge. Wer sie anwendet, tut dies in eigener Verantwortung. Autorin und Verlag beabsichtigen nicht, Diagnosen zu stellen oder Therapieempfehlungen zu geben. Die hier vorgestellten Vorgehensweisen sind nicht als Ersatz für professionelle Behandlung bei ernsthaften Beschwerden zu verstehen.

Die vorgestellten Kochrezepte sind genau zu befolgen. Autorin und Verlag übernehmen keine Verantwortung für besondere gesundheitliche oder allergiebedingte Bedürfnisse, die ärztlich überwacht werden müssen, oder für Nebenwirkungen, die durch diese Rezepte auftreten könnten.

Hinweise zu den Schutzrechten

Die Begriffe *Wahls-Protocol*™, *Wahls*™ Diet, *Wahls Paleo*™ und *Wahls Paleo Plus*™ sind eingetragene Warenzeichen der Dr. Terry Wahls GmbH.

Vorbemerkung

Viele meiner Mitstreiter, die dankenswerterweise ihre Geschichten zu diesem Buch beigesteuert haben und zitiert werden, haben das unter Nennung ihres wirklichen Namens und Wohnortes getan, doch einige wollten lieber anonym bleiben. Deren Namen und Orte wurden verändert, um ihre Privatsphäre zu schützen.

Die Zusammensetzung der Nährstoffe von Rezepten und Speisenfolgen wurde mithilfe eines Datensystems aus der Nährstoffforschung berechnet, der sogenannten *Nutrition Data System for Research Database* (NDSR, Version 2012; © Regents of the University of Minnesota). Interessierte finden diese Informationen im Internet (in englischer Sprache) unter: *www.ncc.unmn.edu/products/ndsr.html*

Der Gesamtnährstoffgehalt bezieht sich auf alle Zutaten, mit Ausnahme derer, die als optional ausgewiesen sind. Ist eine Auswahl von Zutaten angeboten, liegt die Nährstoffzusammensetzung des ersten Postens den Berechnungen zugrunde. Wir haben die Genauigkeit dieser Daten nach bestem Wissen und Gewissen überprüft; doch Unterschiede bei naturbelassenen und zubereiteten Nahrungsmitteln sowie Abweichungen von den im Rezept oder der Speisenfolge angegebenen Zutaten, Mengen und Zubereitungsweisen wirken sich auf die Nährstoffzusammensetzung aus. Alle Nährstoffangaben sollten daher als Näherungswerte betrachtet werden. Der Rückschluss auf ein bedarfsgerechtes Nährstoffangebot beruht auf den dargestellten exemplarischen Speiseplänen und den aktuellen Nährstoffempfehlungen für Frauen meiner Altersklasse (52 bis 71 Jahre), deren Kalziumbedarf höher ist als der von Frauen, die noch nicht in den Wechseljahren sind, oder der von Männern unter 71 Jahren. Beachten Sie bitte, dass die Nährstoffempfehlungen ansonsten, unabhängig von den Altersgruppen, relativ ähnlich sind. Sie sollten Ihren persönlichen Nahrungs- und Nährstoffbedarf immer mit Ihrem behandelten Arzt absprechen und unsere Konzepte an Ihre Situation anpassen.

Haftungsausschluss

Medizin und Ernährungswissenschaft sind in einem ständigen Wandel begriffen. Mit der Erweiterung unseres Wissens durch neue Forschungen und klinische Erfahrungen verändern sich auch Ernährungsempfehlungen, Behandlungsformen und medikamentöse Therapien. Die Autoren haben die Quellen, die sie für zuverlässig erachten, nach bestem Wissen und Gewissen geprüft, um Sie mit vollständigen Informationen zu versorgen, die allgemein den zum Zeitpunkt der Veröffentlichung geltenden Standards entsprechen. Da jedoch menschliche Fehler oder Veränderungen in der Medizin im Bereich des Möglichen liegen, übernehmen weder die Autoren, noch der Verlag oder Dritte, die an der Erstellung oder Veröffentlichung dieser Arbeit beteiligt waren, die Garantie dafür, dass die enthaltenen Informationen in jeglicher Hinsicht genau oder vollständig sind. Sie übernehmen auch keine Verantwortung für Fehler oder Versäumnisse oder die Ergebnisse, die durch die Nutzung dieser Informationen entstehen. Die Leserinnen und Leser sind aufgerufen, sich auch mithilfe weiterer Quellen kundig zu machen und die Informationen abzugleichen.

Die amerikanische Zulassungsbehörde FDA hat keine meiner gemachten Aussagen auf meinen Internetseiten, in meinen Vorträgen oder in meinen Büchern einer Prüfung unterzogen. Dieses Buch dient lediglich der Schulung. Diagnosen, Behandlungen, Heilungen oder die Verhinderung von Krankheiten sind nicht beabsichtigt. Dieses Buch basiert auf Hunderten von Studien aus der Grundlagenforschung, aus Tierversuchen, Hunderten von klinischen Studien am Menschen, meiner eigenen Erfahrung durch meine Arbeit in allgemeinen Krankenhäusern und neurologischen Kliniken, meinen Selbstversuchen im Laufe der letzten zehn Jahre und unserer eigenen klinischen Studie.

Einleitung

Früher war ich Marathonläuferin und bestieg Berge in Nepal. Ich nahm viele Male am amerikanischen Birkebeiner-Skilanglaufrennen über 54 km teil (einmal war ich sogar schwanger), ich habe einen schwarzen Gürtel im Taekwondo und war Bronzemedaillengewinnern im Freikampf der Frauen bei den Vorausscheidungen für die Pan American Games 1978 in Washington DC. Ich fühlte mich unbesiegbar.

Dann erkrankte ich an Multipler Sklerose. Nach jahrzehntelangen beunruhigenden Symptomen, die ich zu ignorieren versuchte, erhielt ich schließlich im Jahr 2000 die Diagnose. Zu diesem Zeitpunkt hatte sich die Krankheit schon in meinem Zentralnervensystem ausgebreitet. Die Verschlechterung schritt rasch voran. Innerhalb von zwei Jahren nach der Diagnosestellung konnte ich mit meinen Kindern im Garten nicht mehr Fußball spielen. Im Herbst 2003 machte mich die Visite von Zimmer zu Zimmer im Krankenhaus völlig fertig, und im Sommer 2004 war meine Rücken- und Bauchmuskulatur schon so geschwächt, dass ich einen Rollstuhl brauchte. Innerhalb von drei Jahren nach der Erstdiagnose war die Multiple Sklerose von einem schubförmig remittierenden Verlauf zur sekundären progredienten Form übergegangen. In dieser Phase schreitet die Invalidität trotz zunehmend aggressiver Therapie kontinuierlich voran. 2007 verbrachte ich die meiste Zeit in liegend in einem speziellen Stuhl. Zu diesem Zeitpunkt war ich 52 Jahre alt.

Jeder Multiple-Sklerose-Patient hat eine Geschichte – es sind Jahre voller Hinweise und seltsamer Symptome, die im Rückblick betrachtet letztlich einen Sinn ergeben. Es liegt in der Natur der meisten neurologischen und autoimmunen Erkrankungen, dass die Symptome langsam zunehmen, nach und nach, über einen Zeitraum von Jahrzehnten. So war das auch bei mir. Als Ärztin sah ich mich genötigt, Antworten zu finden: eine Diagnose und ein Heilverfahren. Als Patientin sah ich mich genötigt, mein eigenes Leben zu retten.

Wie die meisten Ärzte konzentrierte ich mich bei meinen Patienten immer darauf, schnell zu einer Diagnose zu kommen und sie dann mit

Medikamenten und operativen Maßnahmen zu behandeln – das heißt solange, bis ich selbst Patientin wurde. Die Schulmedizin konnte mir nicht helfen, das sah ich. Ich steuerte geradewegs auf eine Bettlägerigkeit zu. Seit es unseren Beruf gibt, machen Ärzte Selbstversuche, entweder um einen wissenschaftlichen Standpunkt zu belegen oder um sich selbst zu behandeln, wenn die schulmedizinischen Möglichkeiten ausgeschöpft sind. Im Zuge dieser Tradition und angesichts der chronisch progredienten Krankheit, für die es keine Heilung gab, begann ich mit meinen eigenen Selbstversuchen. Was ich nicht erwartete, waren die verblüffenden Ergebnisse, die ich erzielte: Ich brachte meine Krankheit nicht nur zum Stillstand, ich erreichte vielmehr eine spektakuläre Wiederherstellung meiner Gesundheit und meiner körperlichen Funktionen. Was ich dadurch lernte, veränderte meinen Blick auf die gegensätzlichen Bereiche von Gesundheit und Krankheit für immer.

Vor mehr als hundert Jahren sagte Thomas Edison: „Der Arzt der Zukunft wird keine Medikamente mehr verabreichen, aber er wird seine Patienten für ihren Körper interessieren, für eine angemessene Ernährung sowie für die Ursachen von Krankheiten und wie man sie verhindert." Das wurde zu meinem neuen Kurs, zu meiner Leidenschaft und meinem Lebenszweck. Ich verstand Gesundheit und Krankheit auf eine völlig neue Weise. Ich war wie neugeboren, körperlich und auch emotional, persönlich und beruflich. Und ich verpflichtete mich leidenschaftlich dazu, anderen Menschen auf diesem Weg zur Seite zu stehen.

Meine Diagnose

Der Stress und der Druck im Studium waren vielleicht die Auslöser der ersten Symptome in den 1980er-Jahren, lange bevor ich überhaupt im entferntesten ahnte, was sie bedeuteten. Ich nannte sie schließlich „Hämmer" – es waren intensive stechende Gesichtsschmerzen. Sie hielten nur einen Augenblick an und kamen willkürlich, manchmal wellenförmig, bauten sich im Laufe von ein bis zwei Wochen auf und klangen im Laufe der nachfolgenden Wochen allmählich ab. Sie traten mit hoher Wahrscheinlichkeit dann auf, wenn mein Turnus im Krankenhaus am arbeitsintensivsten und härtesten war, mit 36-Stunden-Schichten, die wenig Zeit zum Schlafen ließen. Im Laufe der Jahre wurden sie immer schlimmer, es waren Schmerzen, die Stromschlägen ähnelten und sich anfühlten, als hielte man mir einen elektrischen Viehtreiber ins Gesicht.

Zu dieser Zeit dachte ich, es handle sich nur um eine Verschlimmerung der Gesichtsschmerzen, nichts weiter. Ich dachte, das sei ein isoliertes, ungeklärtes Problem – eines jener medizinischen Geheimnisse, die man eigentlich gar nicht enträtseln muss. Selbst als Ärztin machte ich mir keine großen Gedanken darüber. Ich hatte zu viel mit meinen Patienten zu tun, um mich mit meiner eigenen Diagnose zu beschäftigen. Nie kam mir der Gedanke, dass es sich um ein autoimmunes Problem handeln könnte.

Das war zwar mein erstes Symptom, aber sehr wahrscheinlich nicht der Moment, von dem an die Multiple Sklerose ihren unaufhaltsamen Weg durch mein zentrales Nervensystem zu nehmen begann. Mindestens zehn Jahre vorher, vermutlich sogar schon 20, standen mein Gehirn und die Wirbelsäule bereits unter Beschuss – mein eigenes Immunsystem griff das Myelin an, das die Nerven umhüllt. Ich konnte es zunächst nicht spüren. Ich konnte es jahrelang nicht spüren. Und doch war es so.

Im Laufe der Jahre wurde ich Mutter, zuerst kam mein Sohn Zach zur Welt, dann meine Tochter Zebby. Elternschaft und Vollzeitarbeit lenkten mich ab, aber die Multiple-Sklerose-Uhr tickte. Ich hörte diese Uhr nicht und ignorierte die Warnungen: eingeschränktes Gesichtsfeld und Gesichtsschmerzen. Ich erwartete definitiv von mir, noch mindestens 40 Jahre lang eine aktive, abenteuerlustige, lebenssprühende Frau zu sein. Ich sah mich mit meinen Kindern beim Bergsteigen, auch noch als alte weißhaarige Großmutter. Ich verschwendete keinen Gedanken daran, dass meine ungeklärten Symptome mit etwas so Grundlegendem wie meiner Beweglichkeit oder etwas so Wichtigem wie meinem Denken zu tun haben könnten.

Eines Abends unterhielt ich mich auf einer Dinnerparty mit einer Neurologin und erwähnte beiläufig, dass ich die Farbe Blau im linken Auge etwas anders wahrnahm als im rechten; rechts sah ich sie etwas heller als links. Das schien sie zu interessieren.

„Sie werden eines Tages an Multipler Sklerose erkranken", sagte sie. Es war das erste Mal, dass das jemand ausgesprochen hatte. Am nächsten Morgen starb mein Vater, und so gingen ihre Worte im Chaos der Trauer unter. Erst Jahre später erinnerte ich mich wieder an diese prophetische Bemerkung.

Als meine Frau Jackie beobachtete, dass ich offenbar einen merkwürdigen Gang hatte, glaubte ich ihr nicht. Ich bemerkte es nicht einmal, bis sie darauf bestand, ein paar Kilometer zu Fuß bis zum nächsten Kiosk gehen, um ein Eis zu kaufen. Als wir zurückkamen, zog ich meinen linken Fuß wie einen Sandsack nach. Ich konnte meine Zehen nicht bewegen. Ich war erschöpft, mir war schlecht und ich hatte Angst. Ich machte einen Termin bei meinem Arzt.

Viele Menschen, die schließlich mit der Diagnose Multiple Sklerose konfrontiert werden, machen ähnliche Erfahrungen. Die Symptome entwickeln sich langsam über viele Jahre hinweg, und es kann weitere Jahre dauern, bis die Diagnose feststeht, wenn sich körperliche Probleme manifestieren und offen zutage treten.

In den folgenden Wochen unterzog ich mich zahlreichen Untersuchungen und fürchtete mich vor jedem Ergebnis. Zu manchen gehörten Blitzlichter und Signaltöne, zu anderen mehr Strom und noch mehr Schmerzen. Mir wurde Blut abgenommen, immer und immer wieder. Ich sagte wenig und ängstigte mich sehr. Alle Ergebnisse waren negativ, und doch war klar, dass mit mir etwas nicht stimmte.

Schließlich waren wir bei der letzten Untersuchung angekommen, der Lumbalpunktion. Sollten sich Proteine, die sich als oligoklonale Banden darstellen lassen, in der Spinalflüssigkeit, dem Liquor, befinden (ein Hinweis auf erhöhte Antikörperwerte), würde das den Verdacht auf Multiple Sklerose stützen. Fiele jedoch auch dieser Test negativ aus, hieße das, dass wahrscheinlich eine „idiopathische Rückenmarksdegeneration" vorläge (das bedeutet, dass man die Ursache nicht kennt). Angesichts der langen Liste potenzieller Krankheiten, mit denen ich konfrontiert war, erschien mir dies noch als die beste Option. Ich schöpfte Hoffnung.

Als ich am nächsten Morgen aufstand, wusste ich, dass die Ergebnisse in meiner Patientenakte waren. Ich konnte durch Fernzugriff an meinem Computer zu Hause Einblick in die Krankenunterlagen der Klinik nehmen. Ich rief die Laborergebnisse auf. Positiv. Ich stand auf. Ich ging auf und ab. Zwei Stunden später loggte ich mich wieder ein und sah noch einmal nach. Fünfmal machte ich das, in der Hoffnung, meine Ergebnisse würden sich noch verändern. Doch sie blieben gleich.

Nun war es also offiziell: Ich hatte Multiple Sklerose.

Die Verschlechterung

Im Sommer 2000 zog ich mit Jackie und meinen Kindern von Marshfield in Wisconsin nach Iowa. Man hatte mich zur Assistenz-Professorin an der Universität von Iowa ernannt und ich sollte eine leitende Funktion im Allgemeinkrankenhaus für Angehörige und ehemalige Angehörige der US-Streitkräfte übernehmen. Meine Multiple-Sklerose-Diagnose war noch nicht lange her. Ich nahm das MS-Medikament Copaxone® ein, das mein Arzt mir verschrieben hatte, und ich verließ mich in Bezug auf alle Behandlungsentscheidungen voll und ganz auf meine Ärzte. Als Medizinerin war ich darauf konditioniert zu glauben, dass die Ärzte es am besten wissen. Und was wusste ich schon über Multiple Sklerose? Das war nicht mein Fachgebiet. Ich ließ mich von den Besten des Fachs behandeln und erhielt die besten Medikamente, die es gab, also nahm ich an, dass ich alles Menschenmögliche tat.

Ich hatte mir fest vorgenommen, dass meine Diagnose keinen Einfluss auf meine neue Tätigkeit haben sollte. Ich hatte eine Führungsposition mit vielen Herausforderungen übernommen und liebte diese Arbeit. Es machte mir Spaß zu unterrichten, und die Kinder blühten in ihrem neuen Heim auf. Ich fand, dass ich mich ziemlich tapfer schlug, und meine Ärzte fanden das auch. Ich begann mir sogar vorzustellen, dass mein Zustand sich nicht verschlechtern würde. Ich meinen kühnsten Träumen verheimlichte ich die Multiple Sklerose sogar meinen Kindern.

Dann ließ die Kraft im rechten Arm und in der Hand nach. Man verschrieb mir Steroide zur Unterdrückung der Immunreaktion, und meine

Kraft kehrte langsam zurück, doch das war der Beginn einer zwar langsamen, aber fortschreitenden Verschlechterung. Ich konnte es sehen, Jackie konnte es sehen und die Kinder sahen es auch. Inzwischen hatten sie zugegeben, dass es ihnen manchmal peinlich war, mich um sich zu haben, weil meine Beweglichkeit immer schlechter wurde. Manchmal wünschten sie sich, ich würde nicht an ihren Aktivitäten teilnehmen, und dann hatte ich Schuldgefühle, weil ich trotzdem dabei sein wollte. Es war eine Belastung für die ganze Familie, und ich fühlte mich dafür verantwortlich. Das war alles meine Schuld. Ich sollte die Familie ernähren und war nach und nach immer weniger in der Lage, mit meinem eigenen Körper zurechtzukommen. Dabei waren seit der ersten Diagnose erst zwei Jahre vergangen.

Dann geschah etwas, das mein Leben veränderte. Im Jahr 2002 stellte meine Neurologin fest, dass mein Zustand sich allmählich verschlechterte und verwies mich auf die Internetseite des Gynäkologen und promovierten Philosophen Dr. Ashton Embry (*www.direct-ms.org*; nur in englischer Sprache). Der Sohn von Dr. Embry war an MS erkrankt und sein Zustand besserte sich nach einer Ernährungsumstellung so eindrucksvoll, dass Dr. Embry sich für die Erforschung der Verbindung zwischen Ernährung und Multipler Sklerose einsetzte. Davon hatte ich bislang nichts gehört – oder es war zumindest das erste Mal, dass mich das Konzept aufhorchen ließ. Obwohl es ein wenig nach „Alternativbehandlung“ klang (und als Schulmedizinerin hatte ich nicht viel Vertrauen in etwas, das ich als Außenseitermedizin betrachtete), doch der Vorschlag kam schließlich von meiner Neurologin, also nahm ich das Ganze ernst. Ich beschloss, der Sache nachzugehen.

Dr. Embrys Internetseite quoll über von wissenschaftlichen Literaturangaben, die ich nach und nach zu lesen begann. Die Artikel stammten aus seriösen wissenschaftlichen Zeitschriften und waren von Wissenschaftlern angesehener medizinischer Fakultäten verfasst. Das war keine pseudowissenschaftliche „Außenseitermedizin“, sondern seriöse Forschung. Und das Ganze war anspruchsvoll. Vieles spielte sich in Bereichen ab, die außerhalb meiner Fachkompetenz lagen, oder beruhte auf Grundlagenforschung, die nicht zu meiner Ausbildung gehört hatte. Ich hatte Mühe, all das aufzunehmen, und die mit MS einhergehenden Konzentrationsstörungen waren nicht gerade hilfreich. Es gab so viele neue Informationen – wie kam es, dass ich davon überhaupt nichts wusste? Nach intensivem Lesen stellte ich fest, dass Dr. Embry einer großen Sache auf der Spur zu sein schien. Wenn die Ernährung tatsächlich eine wichtige Auswirkung auf MS hätte? Nach all den Jahren, in denen ich meine Gesundheit den Ärzten überlassen hatte und es mir trotzdem fortlaufend schlechter ging, faszinierte mich dieser Gedanke. Ich könnte über meine Ernährung selbst bestimmen. Es schien fast zu einfach und zu gut, um wahr zu sein. Ich musste mehr darüber in Erfahrung bringen.

Auf Dr. Embrys Internetseite las ich zum ersten Mal von Dr. Loren Cordain. Er brachte veränderte menschliche Ernährungsgewohnheiten mit der Entwicklung von Zivilisationskrankheiten in Verbindung. Er hatte eine Reihe von Artikeln veröffentlicht und kurz zuvor ein populärwissenschaftliches Buch herausgebracht: *Die Paleo-Ernährung* (Deutscher Trainer Verlag 2013), das wesentlich leichter zu lesen war als die technisch-wissenschaftlichen Arbeiten.[1] Ich begann Informationen schneller aufzunehmen: Molekulare Mimikry, Barrierestörungen der Darmschleimhaut, Lektin, Immunmodulation (von all diesen Dingen wird später noch die Rede sein). Ich begann zu verstehen, worauf Dr. Embry und Dr. Cordain mit ihren Theorien hinaus wollten. Ich begann zu überlegen, dass die Nahrung einen eher größeren als kleineren Einfluss auf die Funktionsfähigkeit unseres Körpers ausüben könnte.

Ganz besonders interessierte mich der Gedanke, dass der Konsum von übermäßig vielen Kohlenhydraten und Zucker in unserer modernen Ernährung zu überhöhten Insulinwerten und chronischen Entzündungen führt. Der Hinweis, dass die ursprüngliche Ernährung des Menschen möglicherweise eine Besserung meiner MS herbeiführen könnte, war verlockend, aber die Umstellung auf diese Ernährungsweise würde eine erhebliche Veränderung für mich bedeuten. Ich war seit meiner Studienzeit Vegetarierin und liebte Bohnen und Reis. Ich liebte es, Brot zu backen. Könnte ich Getreide, Milchprodukte und Hülsenfrüchte, meine gegenwärtigen Grundnahrungsmittel, tatsächlich einfach weglassen?

Aber der Wunsch, meine Krankheit zum Stillstand bringen, überwog. Ich wollte weiterhin laufen, arbeiten und mit meinen Kindern spielen. Ich beschloss, es zu versuchen. Fleisch stand wieder auf dem Speiseplan, und ich gab dafür die jetzt verbotenen Nahrungsmittel auf, die ich so liebte. Zuerst verursachte mir der Geruch von Fleisch Übelkeit. Ich ließ es langsam angehen und verwendete nur kleine Mengen in Suppen. Mit der Zeit wurde es leichter.

Ich setzte Hoffnung in diese Umstellung, doch trotz des Wechsels zur sogenannten Paläo-Ernährung verschlechterte sich mein Zustand weiter. Ich konnte mit meinen Kindern nicht im Garten Fußball spielen, ohne hinzufallen. Ich konnte mit den Wölflingen, dem Pfadfinder-Nachwuchs, keine langen Wanderungen machen. Dann wurde es sogar immer schwerer, mit Jackie kurze Spaziergänge zu unternehmen. Die Müdigkeit wurde zu einem immer größeren Problem. Ich war enttäuscht, zeitweise verzweifelt und die Tränen flossen bei jeder unpassenden Gelegenheit. Doch mein Entschluss stand fest. In einigen Einträgen auf Dr. Embrys Seite war von fünf Jahren die Rede, bis sich eine Erholung einstellte. Mir wurde klar, dass ich kein Wunder über Nacht erwarten konnte, also blieb ich bei den Umstellungen. Selbst wenn es nur zu einem langsamen Fortschritt kommen würde, so war es doch etwas, das ich selbst tun konnte, und das gab mir Kraft.

Unterdessen stellte ich meine Planung um, um das Laufen zu vermeiden. Mein Arzt sagte, es sei Zeit für einen Elektrorollstuhl, änderte aber seine Meinung und schlug wegen der zunehmenden Müdigkeit einen Rollstuhl mit verstellbarer Rückenlehne vor. Außerdem empfahl er einen Therapieversuch mit einem Chemotherapeutikum (Mitoxantron®). Als keine Besserung eintrat, stellte ich auf ein neues, hochwirksames Immunsuppressivum um (Tysabri®); doch noch bevor die dritte Injektion anstand, wurde es aus dem Handel genommen, da es zu Todesfällen durch Aktivierung eines latenten Virus im Gehirn gekommen war. Danach sollte ich auf Empfehlung meines Arztes ein Immunsuppressivum einnehmen, das auch in der Transplantationsmedizin verwendet wurde (CellCept®). Es verursachte häufige Mundgeschwüre und meine Haut nahm einen gräulichen Ton an. Ich begann jeden Tag mit Müdigkeit und jede Nacht nagte die Verzweiflung an mir, wenn ich ihm Bett lag. Jackie, Zach und Zebby waren meine Rettungsleine. Dann nahm Jackie mich in den Arm und sagte, wir würden all das gemeinsam durchstehen. Wir sprachen oft über die Kinder und darüber, wie sie unsere Art, mit dem Geschehen umzugehen, verarbeiteten. Ihnen zuliebe wollte ich nicht, dass sie meine Entmutigung und meine Müdigkeit sahen.

Obwohl ich mich lange gegen einen Rollstuhl mit verstellbarer Rückenlehne gewehrt hatte, war es tatsächlich eine Befreiung, als er endlich zum Einsatz kam. Ich konnte draußen sein und mit meiner Familie spazieren gehen (oder besser gesagt: spazieren rollen), wenn wir im Park oder in der Nachbarschaft unterwegs waren. Mein Leben wurde dadurch wirklich leichter. Allerdings schwächte diese Lagerung auch meine Rückenmuskeln, und je mehr sie atrophierten, desto mehr Zeit verbrachte ich im Bett. Ich sprach nicht oft darüber, aber ich hielt es für wahrscheinlich, dass ich letztendlich bettlägerig werden würde. Bei der Arbeit am Schreibtisch zu sitzen, strengte mich an. Dann entdeckte ich eine Art „Null-Schwerkraft-Stuhl", der wie Stühle der NASA gestaltet war, die während der Raumflüge benutzt wurden. Wenn ich mich ganz nach hinten lehnte, lagen meine Knie oberhalb der Nase, und die Schwerkraft hielt mich im Stuhl. Ich hatte einen für mein Dienstzimmer und einen weiteren für zu Hause. Das half zwar sehr gegen die Müdigkeit, doch so wollte ich mein Leben nicht verbringen. Ich konnte einfach nicht akzeptieren, dass meine Zukunft so aussehen sollte.

Das Leben wieder in die eigene Hand nehmen

Dieser Rollstuhl, zu dem ich mich überreden ließ, löste etwas in mir aus. Mir wurde klar, dass die Schulmedizin dem, was mit mir geschah, wahrscheinlich keinen Einhalt gebieten konnte. Ich hoffte immer noch, dass die Paläo-Ernährung etwas bewirken würde, aber bisher hatte sich nicht viel verändert. Ich beschloss, mich wieder der medizinischen Fachliteratur zuzuwenden. Ich wollte wissen, ob es noch etwas gab, einen anderen Weg, etwas, das die Ärzte übersehen hatten. Ich hatte schließlich akzeptiert, dass eine Genesung nicht möglich war, aber vielleicht konnte ich den Krankheitsprozess verlangsamen. Ich wollte nicht mehr, dass die Ärzte über mich bestimmten und sich trotz aller Bemühungen nicht der kleinste Erfolg einstellte. Ich musste selbst mehr mitdenken. Ich schwor mir, jeden Weg zu erforschen, zu studieren und auszuschöpfen, für den Fall, dass es noch irgendeine andere Antwort für mich gab, etwas, das die unvermeidliche Bettlägerigkeit ein wenig hinauszögern würde.

Ich begann damit, alles über die neuesten klinischen Arzneimittelstudien zu lesen, doch dann wurde mir klar, dass es dabei um Medikamente ging, zu denen ich gar keinen Zugang hatte. Diese Art von Wissen wäre also nur rein theoretisch. Also begann ich, über den Tellerrand zu schauen. Ich wusste, wie Wissenschaft funktionierte – und ich wusste, dass Tierstudien zwar der Ausgangspunkt für künftige Behandlungen sind, aber dass es üblicherweise Jahre, oft sogar Jahrzehnte dauerte, bevor etwas zum Gegenstand einer klinischen Erprobung, geschweige denn zum Behandlungsstandard wurde. Das also war das Aktuellste vom Aktuellen, also begann ich dort zu suchen. Ich wollte wissen, was die Pioniere dachten und wie sie sich die Zukunft von Krankheiten wie der meinen vorstellten.

Jede Nacht verbrachte ich einige Zeit mit der Suche nach Artikeln über Tierversuche mit Mäusen bei MS unter *www.pubmed.gov*. Ich wusste, dass von Multipler Sklerose betroffene Gehirne mit der Zeit schrumpfen, also begann ich über Tierversuche bei anderen Krankheiten zu lesen, die mit einer Schrumpfung des Gehirns einhergingen. Ich recherchierte über Parkinson, Alzheimer, ALS (Amyotrophe Lateralsklerose) und Morbus Huntington. Ich entdeckte, dass bei all diesen vier Krankheiten die Mitochondrien – kleine Untereinheiten in den Zellen, die sogenannten „Kraftwerke" – nicht mehr richtig arbeiten, was zum frühen Tod von Gehirnzellen führt und das Schrumpfen des Gehirns verursacht. Bei der weiteren Recherche stieß ich auf Artikel, in denen berichtet wurde, dass Mäusegehirne und ihre Mitochondrien durch die Zufuhr von Vitaminen[2] und Nahrungsergänzungen wie Coenzym Q, Carnitin und Kreatin[3] geschützt werden konnten.

Ich hatte nichts zu verlieren, also beschloss ich, aktiv zu werden. Ich rechnete die Dosierungen für Mäuse in Dosierungen für Menschen um und machte einen Termin bei meiner Hausärztin. Sie sah meine Liste durch und befand, dass die Nahrungsergänzungen wohl ungefährlich seien. Sie glich sie einzeln mit meiner Medikamentenliste auf potenzielle unerwünschte Wechselwirkungen ab – es gab keine. Ich begann mein neues experimentelles Vitamin- und Nahrungsergänzungsprogramm mit großer Begeisterung und war enttäuscht, als nichts geschah. Nach ein paar Monaten setzte ich die Mittel ab – und wenige Tage später konnte ich nicht mehr aus dem Bett aufstehen. Als ich die Einnahme der Ergänzungen fortsetzte, konnte ich auch wieder aufstehen. Sie halfen also doch!

Das war ein Hoffnungsschimmer. Offenbar, so dachte ich, wurde meinem Körper durch diese Nahrungsergänzungen etwas zugeführt, das ihm ohne sie fehlte – etwas, das er brauchte.

Die Entdeckung der Elektrostimulation

Als Nächstes entdeckte ich die elektrische Stimulation der Muskulatur. Auf diese Idee kam ich, als ich ein Forschungsprotokoll über den Einsatz der Elektrostimulation von Muskeln durchlas, mit der Menschen behandelt wurden, die aufgrund einer akuten Rückenmarksverletzung unter Lähmungserscheinungen gelitten hatten. Zweck der Reizstrom-Therapie war, die Knochengesundheit und die Lebensqualität dieser Patienten zu erhalten. Würde die Elektrostimulation meine Invalidität verlangsamen? Ich unterhielt mich mit einem Physiotherapeuten, der diese Methode praktizierte, und er warnte mich, dass sie schmerzhaft und anstrengend für die Sportler sei, die sich ihr unterzogen. Ob sie mir helfen würde, konnte er nicht mit Sicherheit sagen, aber er war zu einer Probesitzung bereit.

Bei meiner ersten Sitzung musste ich auf dem Bauch liegen und der Therapeut setzte die Elektroden an den linken paraspinalen Muskeln an, die nahezu parallel zur Wirbelsäule verliefen. Ich hob mein linkes Bein vom Tisch an und es blieb oben, als er die Stromstärke erhöhte. Ich hatte das Gefühl, als würde eine Herde Krabbeltiere über meine Haut rasen. Er erhöhte die Stromstärke weiter, und die Krabbeltiere wurden schneller. Die Stromstöße wurden erst heftiger und dann schmerzhaft. Nach einer Minute fragte mich der Physiotherapeut, ob er die Stromstärke weiter erhöhen könne. Dies ist eine typische Vorgehensweise, denn das Gehirn setzt Endorphine und Wachstumsfaktoren für die Nerven frei, die die Elektrostimulation angenehmer machen, sodass die Patienten die höhere Stromstärke nach ein paar Minuten normalerweise aushalten können. Anschließend behandelten wir den Quadrizepsmuskel im linken Oberschenkel, in dem ich eine besondere Schwäche hatte. Diese 30 Minuten „Sport" waren härter als all das, was ich in den letzten Jahren hatte machen können. Ich beschloss, mich regelmäßig der Elektrostimulation zu unterziehen.

Die Entdeckung der Funktionellen Medizin

Nachts, wenn alle schliefen, durchsuchte ich das Internet nach weiteren Informationen, die mir helfen könnten. Eines nachts stieß ich auf die Webseite des Instituts für Funktionelle Medizin und war augenblicklich fasziniert. Zum Ziel gehörte, Klinikern wie mir eine bessere Möglichkeit zur Versorgung von Menschen mit komplexen chronischen Krankheiten an die Hand zu geben, indem das Zusammenspiel untersucht wurde zwischen genetischen Faktoren, Ernährung, hormonellem Gleichgewicht, Toxinbelastung, Infektionen und psychischen Faktoren zur Entwicklung einer Krankheit oder der Verbesserung von Gesundheit und Vitalität.

Das war genau das, wonach ich gesucht hatte, seit ich im Rollstuhl gelandet war. Das Institut gab Lehrbücher heraus, veranstaltete Konferenzen und bot Fortbildungskurse für Ärzte und andere im Gesundheitsbereich tätige Fachleute an. Ein Kurs zog sofort meine Aufmerksamkeit auf sich: „Neuroprotektion (Schutz von Nervenzellen und Nervenfasern): Ein Ansatz in der funktionellen Medizin bei neurologischen Symptomen". Ich meldete mich dafür an und studierte die Informationen Nacht für Nacht. Auch wenn es nicht einfach zu verstehen war, so lehrte mich dieser Kurs in funktioneller Medizin jedoch, dass ich den Zustand meiner Mitochondrien und Gehirnzellen verbessern konnte. Er vermittelte mir ein völlig neues Denken über die Gesundheit des Gehirns und wie diese mit der Gesamtheit des Körpers zusammenhing. Obwohl meine Ausbildung eine ganze andere gewesen war, ergab das sofort einen Sinn für mich. Alles war logisch und wissenschaftlich gestützt und so fühlte ich mich als Ärztin angesprochen; es passte aber auch in meinen Erfahrungsrahmen als MS-Patientin.

Ich erkannte auch, dass bei mir wahrscheinlich eine oder mehrere genetische Variationen vorlagen, die die Wahrscheinlichkeit der Ausprägung einer MS erhöht hatten. Schließlich gewann ich eine viel tiefere Einsicht, welche Bedeutung für das Gehirn das Leaky-gut-Syndrom (Barrierestörung des Darms) hat und welche Rolle in diesem Zusammenhang Nahrungsmittelallergien, Toxine und Mitochondrien spielen, die nicht genügend Energie für die Zellen liefern. Auch Neurotransmitterprobleme und die Auswirkungen unwirksamer Enzyme auf den Stoffwechsel von B-Vitaminen und Schwefel waren von erheblicher Bedeutung. Aufgrund dessen wurde meine Liste mit Vitaminen, Mineralstoffen, Aminosäuren, Antioxidanzien und essenziellen Fettsäuren, die ich als hilfreich für die Mitochondrienfunktion und die Gehirnzellen erachtete, immer länger. Schließlich erkannte ich, warum mein Gehirn „in Flammen" stand und von meinen eigenen Immunzellen angegriffen wurde, und ich hatte einige Ideen, wie sich die Entzündung bekämpfen lassen würde, die dort wütete. Mein Weltbild wandelte sich. Ich begann umgehend mit der Planung und Umsetzung von Veränderungen in meiner Lebensweise, die weit über all das hinausgingen, was ich je zuvor gemacht hatte. Die Saat für das mein Programm war gesät, wenn es auch noch keinen Namen dafür gab.

Aber wie würde sich das realisieren lassen? Es waren Unmengen von Nahrungsergänzungen, aber sollte ich wirklich jeden Tag mehrere Handvoll Pillen zu mir nehmen? Und würde das auch funktionieren? Die Paläo-Ernährung beruht darauf, dass unsere Nahrungsmittel die beste Quelle darstellen, doch viele Konzepte der funktionellen Medizin vertrauten auf Nahrungsergänzungen. Unsere steinzeitlichen Vorfahren haben ganz sicher keine Nahrungsergänzungen eingenommen. Bei der Paläo-Ernährung hatte ich gelernt, bestimmte Nahrungsmittel von meinem Speisplan zu streichen, nicht jedoch, woher ich genau die Nährstoffe erhalten würde, die ich definitiv brauchte. Die funktionelle Medizin half mir zu bestimmen, anhand der empfohlenen Vitamine und

Nahrungsergänzungen, welche Nährstoffe ich tatsächlich benötigte, sparte aber leider mit genauen Hinweise darauf, aus welchen Quellen diese stammen sollten.

Wenn ich mir dieselben Nährstoffe, die ich als Tabletten einnahm, auch über die Ernährung zuführen konnte, dann wären diese vielleicht wirksamer als die synthetischen, so war meine Überlegung. Ich würde auf diese Weise eventuell auch noch viele weitere Stoffe aufnehmen – möglicherweise Tausende davon –, die noch gar nicht benannt worden waren und die synergistisch zur Wirkung des speziellen Vitamins oder der Ergänzung beitrugen, weil sie zusammen mit den Nährstoffen in ihrer ursprünglichen Form vorlagen. (Die meisten Vitamine sind genau genommen eine Familie aus verwandten Verbindungen, die in unseren Zellen allesamt biologisch aktiv sind.) Mir wurde klar, dass ich einen Ernährungsplan brauchen würde, der speziell auf die Funktionsmaximierung der Mitochondrien und des Gehirns zugeschnitten war – und der über all das hinausging, womit ich bereits in Berührung gekommen war. Ich würde also die Prinzipien der Paläo-Ernährung, die Konzepte der funktionellen Medizin und meine eigenen Forschungen zusammenführen. Vielleicht würde dies die Veränderungen in meinem Körper in Gang setzen, die ich so verzweifelt sehen und spüren wollte.

Ich starrte auf meine neue Liste der Nährstoffe, die in der funktionellen Medizin als wichtig erachtet wurden und die Gesundheit meines Gehirns verbessern sollten, und ich fragte mich, in welchen Nahrungsmitteln diese Nährstoffe wohl vorkamen. Ich hatte nicht die leiseste Ahnung. Ich zeigte die Liste den approbierten Ernährungswissenschaftlern in meinem Freundeskreis, aber sie wussten es auch nicht. Als Nächstes suchte ich die Universitätsbibliothek auf; sie blieb mir die Antworten auf meine Fragen ebenfalls schuldig. Also machte ich mich noch einmal auf die Suche im Internet. Ich intensivierte meine Arbeit und erstellte schließlich eine lange Liste von neuen Nahrungsmitteln für meinen Speiseplan, die diese Nährstoffe zu enthalten schienen und fing an, sie zu jedem Essen hinzuzufügen.

Und damit kamen die Veränderungen im Gehirn und im Körper tatsächlich ins Rollen.

Der Nachweis

Ich war gerade dabei, eine neue Stelle als Ambulanzärztin in der Polytrauma-Abteilung anzutreten, wo Veteranen mit Kopfverletzungen behandelt wurden. Ich war mir nicht sicher, ob ich dieser Arbeit gewachsen war, und Jackie und ich fragten uns, ob die Krankenhausleitung mir diese Stelle zugeteilt hatte, damit ich gezwungen war, mich der Tatsache zu stellen, dass ich nicht mehr arbeiten konnte. Stattdessen überraschte ich alle, mich selbst eingeschlossen. Nachdem ich mich erst drei Monate nach den neuen Richtlinien ernährt und meine Elektrostimulationsübungen allmählich gesteigert hatte, täglich meditierte und eine einfache Selbstmassage machte, konnte ich mit nur einem Stock zwischen den Untersuchungszimmern hin- und hergehen. Nach sechs Monaten war ich im ganzen Krankenhaus ohne Stock unterwegs. Aber nicht nur mein Körper hatte sich verändert. Ich erlebte und sah die Welt mit ganz anderen Augen. Mein altes Ich – die schulmedizinische Internistin – hatte sich entscheidend gewandelt, vom Saulus zum Paulus sozusagen. Mein altes Ich, das auf Medikamente und Operationen zur Heilung der Patienten baute und das durch die Krankheit zunehmend geschwächt worden war, war durch eine neues Ich ersetzt worden, das geistig und körperlich verstand, dass Krankheit auf zellulärer Ebene beginnt, wenn die Zellen an einem Mangel an den Bausteinen leiden, die sie benötigen, um lebensnotwendige chemische Prozesse ordnungsgemäß durchzuführen. Ich hatte begriffen, dass der Ursprung optimaler Gesundheit in der Entfernung all der Dinge liegt, die unseren Zellen schaden, und darin, dem Körper gleichzeitig das richtige Milieu zu bieten, damit er gedeihen kann. Ich erkannte schließlich, was ich tun musste, um meine Zellen mit all den Lebensbausteinen zu versorgen, die sie brauchten, um zu heilen. Das tat ich, und es funktionierte.

Dadurch veränderte sich die Art und Weise, wie ich meinen Beruf ausübte, vollkommen. Ich unterwies Assistenzärzte und Patienten darin, wie sie sich auf eine Art, die ich gerade erst als optimal entdeckt hatte, mithilfe der Ernährung und gesundheitsfördernder Verhaltensweisen bei Diabetes, Bluthochdruck, erhöhten Cholesterinwerten, affektiven Störungen, posttraumatischen Belastungsstörungen und traumatischen

Gehirnverletzungen selbst helfen könnten – anstatt sich nur auf Medikamente zu verlassen. Die Assistenzärzte lernten, dass die Ernährung und Lebensweise hochwirksame Behandlungsmethoden sind und oft ebenso wirksam – wenn nicht sogar wirksamer – als Medikamente. Die Patienten mit traumatischen Gehirnverletzungen wollten bereitwillig lernen, was sie selbst tun konnten, um ihre Heilung zu beschleunigen. Bei einem Patienten nach dem anderen beobachtete ich, wie die Symptome und der Medikamentenbedarf in dem Maße abnahmen, wie sich Ernährungsweise und Lebensstil verbesserten.

Auch wenn ich vielen Menschen helfen konnte, so reichten einzelne Belege nicht aus. Es stand außer Frage, dass die Schulmedizin meinem Programm ohne eine klinische Studie keinen Glauben schenken, geschweige denn, es unterstützen würde. Ich sah mich genötigt, in meiner Arbeit mit derselben Sorgfalt vorzugehen, die ich mir bei der Recherche für meine eigenen Belange auferlegt hatte. Ich brauchte eindeutige Untersuchungen, um festzustellen, ob anderen auf diese Weise geholfen werden konnte. Ich entschied mich für den langen, aufwendigen und teuren Prozess einer klinischen Studie, um zu belegen, dass mein Programm nicht nur bei mir wirksam war, sondern bei jedem Menschen mit einer ähnlichen Erkrankung. Das hieß, ich musste eine klinische Studie konzipieren, den Förderantrag schreiben, um die Finanzierung sicherzustellen (obwohl weniger als zwei Prozent der Förderanträge positiv beschieden werden), und meine Studie offiziell genehmigen lassen. In weniger als 18 Monaten gelang mir das scheinbar Unmögliche. Am 6. Oktober 2010 nahmen wir unseren ersten Patienten an.

Im Herbst 2011 wurde ich von einer Gruppe, die ein TEDx-Gespräch vor Ort organisierte, um einen Vorschlag für einen Redebeitrag gebeten. TEDx ist ein Ableger von TED; das Akronym steht für Technologie, Entertainment und Design. Hierbei handelt es sich um eine Reihe von gemeinnützigen Konferenzen zu zahlreichen Themen, die gefilmt und der Öffentlichkeit über das Internet zugänglich gemacht werden. TEDx ist ähnlich: Es werden Konferenzen vor Ort organisiert, doch sie werden auch kostenlos im Netz zur Verfügung gestellt, und die Redner erhalten kein Honorar. Die TED- und TEDx-Gespräche werden jedoch von

Millionen von Menschen gesehen und viele haben sich wie ein Lauffeuer verbreitet. Man gab mir 18 Minuten, um meine Geschichte zu erzählen und zu erklären, wie der Ernährungsplan aussah, den ich speziell für meine Mitochondrien und mein Gehirn entwickelt hatte. Ich war dabei!

Bei meinem TEDx-Gespräch erklärte ich die Besonderheiten meines Ernährungsschemas und forderte die Menschen auf, sich für ihre „Zellkraftwerke“, die Mitochondrien, einzusetzen und sich zu einer gesundheitsfördernden Ernährung zu entschließen. Ende November wurde dieses TEDx-Gespräch (der englische Originaltitel lautet: *Minding Your Mitochondria*) auf YouTube veröffentlicht. Es fand seinen Weg in die Paläo- und MS-Gemeinschaft und kam auch im Bereich der funktionellen Medizin an. Innerhalb eines Jahres wurde der Vortrag mehr als eine Million Mal angeschaut. Ich hatte plötzlich viel mehr Menschen erreicht als die meisten Ärzte und Wissenschaftler in ihrem ganzen Leben. Ich hatte das Gefühl, als würde ich mithelfen, die Welt zum Besseren zu verändern, und das war eine große Freude, doch ich war noch nicht am Ziel angelangt.

Meine Mission stand mir nie klarer vor Augen: Ich musste weiterforschen, um zu meinen ärztlichen Kolleginnen und Kollegen durchzudringen und schließlich den Behandlungsstandard verändern zu können. Ich musste die Öffentlichkeit weiter aufklären, denn ich glaube, sie wird dem medizinischen Establishment bald weit voraus sein in Bezug auf die Rolle der Ernährung zur Wiederherstellung und Erhaltung der Gesundheit.

Der nächste Schritt bestand darin, dieses Buch zu schreiben.

Inzwischen habe ich das Labor vergrößert, es laufen zusätzliche Studien, und unsere vorläufigen Ergebnisse sind weiterhin sehr spannend. Wir haben die Daten zur Sicherheit unserer ersten Studie vorgelegt. Sobald diese Arbeit veröffentlicht ist, arbeiten wir unsere nächsten Publikationen aus, die die Ergebnisse detailliert beschreiben und insbesondere die Veränderungen in Hinblick auf Müdigkeit, Stimmung, Denken und Gehfähigkeit zeigen werden. Es sind weitere Studien in Arbeit, sodass wir die Informationen über das unbegrenzte Potenzial dieser Lebensweise weiterentwickeln, verbessern und verbreiten können.

Ich habe noch immer Multiple Sklerose – aber ich habe auch mein Leben zurückgewonnen.

Ihre eigene Geschichte

Die klinischen Studien, die belegen können, dass mein Ernährungsprogramm bei Multipler Sklerose und anderen chronischen Krankheiten wirksam ist, werden viele Jahre in Anspruch nehmen und Millionen von Dollars kosten. Ich schreibe viele Förderanträge, damit diese Studien durchgeführt werden können. In der Zwischenzeit lade ich Sie ein, mein Buch zu lesen, sich meine Geschichte zu Herzen zu nehmen und mit Ihrer Familie und Ihrem Arzt darüber zu sprechen. Denn ich möchte, dass Sie das Wichtigste verstehen: Keine schulmedizinische Therapie kann Ihre Autoimmunerkrankung heilen. Ihre Medikamente können nur die Symptome lindern, doch manchmal mit Nebenwirkungen, durch die Sie sich noch schlechter fühlen. Aber die Geschichte ist noch nicht zu Ende. Die Kraft zur Heilung liegt in Ihnen. Sie müssen Ihrem Körper nur geben, was er braucht, und von ihm fernhalten, was ihn vergiftet. Sie können Ihre eigene Gesundheit wiederherstellen – nicht durch die Tabletten, die Sie schlucken, sondern durch Ihr Handeln und die Entscheidung für eine bestimmte Lebensweise. Wenn Sie sich im Einklang mit den Bedürfnissen Ihrer Zellen ernähren und leben, kann Ihr Körper sich endlich auf die Heilung konzentrieren – und dann werden Sie dramatische Veränderungen erleben.

Ich habe jahrelange Selbstversuche gemacht, um genau herauszufinden, was der Körper im Kampf gegen eine Autoimmunerkrankung benötigt. Dabei herausgekommen ist mein „Wahls-Programm“: Ein systematischer und massiver Eingriff in die Abwärtsspirale, in der Ihr Körper sich befindet. Es ist eine Reparatur des defekten biochemischen Geschehens in Ihrem Körper, die nicht durch die Schulmedizin und nicht durch die pharmazeutische Industrie, sondern durch Sie selbst bewerkstelligt wird und zu Veränderungen führt, die allein Sie unter Kontrolle haben. Es ist die Wiederherstellung der Heilkraft Ihres Körpers, die dadurch erzeugt wird, dass Sie verändern, was Sie täglich essen und tun. Sie brauchen nicht zu warten, bis alle Belege vorliegen und von der Schulmedizin überprüft sind. Sie brauchen nicht zu warten, bis ein „Ernährungsrezept“ Teil der schulmedizinischen Behandlungsstandards wird (ich glaube aber daran, dass es eines Tages dazu kommen wird, denn das ist der einzige sinnvolle Weg). Sie können diese Informationen jetzt sofort nutzen. Unsere Nahrung ist die Grundlage unserer Gesundheit. Die Wahl unserer Ernährungsweise kann uns entweder krank machen oder zu Gesundheit und Vitalität führen.

Wenn Sie sich für mein Programm entscheiden, werden Sie wahrscheinlich feststellen, dass Sie klarer denken können, dass Ihre Stimmung sich aufhellt und Ihre Energie zurückkommt. Wer über seinem Idealgewicht liegt, wird feststellen, dass es sich ohne zu hungern normalisiert. Alle Patienten, die diese Ernährungsweise konsequent umgesetzt haben, bestätigen meine Erfahrungen, wenn sie nach drei Monaten zur Kontrolluntersuchung kommen. In den folgenden drei Jahren sehe ich normalerweise, wie sie sich „verjüngen" – bei jedem Besuch sehen sie noch jünger aus, da sich ihre Zellen revitalisieren und der Körper wieder gesund wird.

Wenn ich den Rollstuhl verlassen kann, weil ich meine Lebensweise verändere, dann überlegen Sie doch einmal, wie es Ihrer Familie, Ihren Freunden, Ihrem Land und der Welt gehen würde, wenn alle Menschen ihre Zellen durch ihre Ernährung und Lebensweise optimal mit Energie versorgen würden. Die Menschen wären wieder gesund und vital und das Gesundheitswesen könnte Kosten in Milliardenhöhe einsparen. Wie werden Sie sich entscheiden? Wie möchten Sie Ihr restliches Leben verbringen? Als Invalide – oder voller Vitalität? Die Entscheidung liegt ganz bei Ihnen.

Teil 1

Einführung

Kapitel 1

Leben, Krankheit und Sie – wissenschaftlich gesehen

Sie hören Ihren Arzt diese Worte sagen – Multiple Sklerose – und Sie fragen sich, ob Ihr Leben je wieder so sein wird, wie es einmal war. Vielleicht wissen Sie noch nicht ganz genau, was das bedeutet, aber Sie haben es schon gesehen – Sie haben die Menschen im Rollstuhl gesehen, die sich an nichts mehr zu erinnern scheinen, die sich sogar schwer damit tun, ihre Hände zu gebrauchen. Oder Sie sind vielleicht schon an diesem Punkt angekommen, Sie können sich immer schlechter oder allem Anschein nach gar nicht mehr bewegen. Vielleicht glauben Sie, dass Sie auf dem absteigenden Ast sind und es kein Zurück mehr gibt. Nicht in Ihrem Zustand.

Möglicherweise sind Sie von einer anderen Autoimmunerkrankung betroffen, zum Beispiel von rheumatoider Arthritis oder Lupus erythematodes. Sie könnten mit Adipositas (Fettleibigkeit) oder schweren Allergien, Nahrungsmittelunverträglichkeiten oder Zöliakie, Diabetes oder einer Herzkrankheit geschlagen sein. Vielleicht müssen Sie aber auch Depressionen, Angststörungen oder ADS (Aufmerksamkeitsdefizitstörung) ertragen. Das Einzige, was Sie mit Sicherheit wissen, ist die Tatsache, dass die Zeit, als es Ihnen gut ging, als Sie sich noch nicht so fremd vorkamen, weit hinter Ihnen zu liegen scheint. Ihr Körper verweigert seinen Dienst und Ihr Gehirn mittlerweile auch.

Sie waren wahrscheinlich schon beim Arzt und haben vielleicht eine Diagnose bekommen. Mithilfe einer schulmedizinischen Therapie wird zwar versucht, Ihre Symptome zu lindern, doch chronische Erkrankungen wie Multiple Sklerose, Depressionen, Bluthochdruck, Diabetes und selbst Adipositas kann diese nicht heilen. Möglicherweise hat man Ihnen eine schier unüberschaubare Menge an Medikamenten verschrieben, doch diese werden Ihr Problem durch die Nebenwirkungen und voranschreitende Nährstoffverarmung, die mit einer medikamentösen Langzeitbehandlung einhergehen können, auf lange Sicht wohl nur verschärfen. Die Pharmazeutika, die bei Autoimmunerkrankungen verabreicht werden, heilen die Krankheit nicht. Sie dienen einzig und allein dem Zweck, dass Sie sich ein wenig besser fühlen, was unter Umständen sogar funktioniert, und dass die Krankheit vielleicht langsamer fortschreitet, was auch funktionieren könnte. Oder eben nicht.

Vielleicht sind Sie auch kurz davor, die Hoffnung aufzugeben. Ich möchte Ihnen die Hoffnung zurückgeben.

In diesem Buch geht es um die Hoffnung. Meine übergeordnete Botschaft könnte nicht eindeutiger sein: *Sie müssen kein Opfer sein.* Die Krankheit ist schon da, das stimmt, aber es gibt viele wichtige Dinge, die Sie tun können, um das Fortschreiten der Symptome zu verlangsamen, um sie zum Stillstand zu bringen oder sie sogar rückgängig zu machen. Medikamente können Ihre Autoimmunerkrankung nicht wegzaubern, *aber Ihr Körper kann sich selbst heilen* – wenn Sie ihm das richtige „Werkzeug“ geben.

Krankheit ist weit mehr als Ursache und Wirkung. Sie ist eine komplexe Verschmelzung von Kräften, genetischen und umweltbedingten. Zum Glück für uns alle hat der Umweltaspekt eine viel größere Bedeutung als der genetische, und Sie können ab sofort damit beginnen, an dieser Stellschraube zu drehen. Die Lebensweise, für die Sie sich entscheiden, kann tatsächlich Ihre defekten biochemischen Vorgänge neu regulieren und Ihre Vitalität wiederherstellen. Das sind echte Neuigkeiten für all jene, die an einer Autoimmunerkrankung oder einer anderen chronischen Erkrankung leiden. *Sie* können Ihrem Leben eine neue Wendung geben. Nicht die Schulmedizin. Nicht die pharmazeutische Industrie. Nicht die Pillenschachtel. *Sie selbst.* Sie halten die Macht in Ihren eigenen Händen.

Tritt eine chronische Krankheit in Folge eines *Mangels* auf, lässt sich das Problem nicht durch Medikamente lösen. Sicherlich ist Ihnen klar, dass Multiple Sklerose keine Medikamentenmangelkrankheit ist (zum Beispiel, weil Sie ein MS-Medikament wie Copaxone® nicht einnehmen), ebenso wenig, wie Müdigkeit ursächlich auf einen Mangel an Stimulanzien (wie Provigil®) oder Koffein beruhen und Depressionen nicht auf fehlende Antidepressiva (wie Prozac®) zurückzuführen sind. Nein, diese Probleme haben nichts mit einem Mangel an Medikamenten zu tun, sondern werden durch Mängel in Ihren Zellen ausgelöst, die zu Defekten in den biochemischen Abläufen und einer gestörten Signalweiterleitung zwischen Ihren Zellen führt. Wenn Sie chronische Krankheiten auf diese Weise betrachten, ist es ganz offensichtlich, dass Sie die Mangelzustände in den Zellen behandeln sollten, durch die Krankheiten ursächlich entstehen, anstatt lediglich die Symptome zu behandeln, wie das bei den meisten konventionellen medikamentösen Behandlungen der Fall ist.

Sie müssen verstehen, was Ihr Körper tatsächlich braucht, um vital zu bleiben und um entstandene Schäden zu heilen, sonst können Sie keine fundierten Entscheidungen darüber treffen, wie er überhaupt „funktionstüchtig" bleiben kann. Sie könnten sich natürlich dazu entschließen, jemandes Rat zum Thema Ernährung anzunehmen, der vielleicht dadurch motiviert ist, Ihnen beim Abnehmen zu helfen oder Sie zu stärken. Dieser Rat könnte sogar durch politische, umweltbedingte, spirituelle oder ethische Überlegungen motiviert sein. Doch solange Sie nicht verstehen, was Ihr Körper wirklich braucht, wissen Sie auch nicht, welchem Rat Sie folgen sollen und welchem nicht. Sie wissen nicht, welche Ernährung in Ihrem Fall die richtige ist. Und Sie wissen nicht, wie Sie Ihre Zellen versorgen sollen, damit das Ergebnis optimale Gesundheit ist.

Hinterfragen Sie, was Sie lesen und was man Ihnen erzählt, beschäftigen Sie sich ein wenig mit Biologie und Biochemie, damit Sie selbst entscheiden können. Wenn wir unsere Ernährung auf zellulärer Ebene betrachten, können wir auf viele hilfreiche wissenschaftliche Studien zurückgreifen. Wir wissen noch längst nicht alles, was es zum Thema Ernährung zu wissen gibt, aber wir wissen eine ganze Menge darüber, wie man viele nötige biologische Reparaturarbeiten erleichtern kann. Es ist längst wissenschaftlich erwiesen, dass es Ihren Zellen nicht nur blendend ergeht, sondern dass sie sogar heilen können, wenn Sie Ihnen all das in ausreichenden Mengen zuführen, was sie brauchen. Enthalten Sie ihnen wesentliche Nährstoffe vor, bauen die Zellen ab. Sie sterben vielleicht nicht ab – zumindest nicht sofort –, aber ihre Funktionsfähigkeit beginnt bald nachzulassen, und genau hier beginnen die Probleme.

Als Ärztin und Wissenschaftlerin sowie als Patientin treffe ich Entscheidungen für meine eigene Gesundheit und für die Gesundheit anderer Menschen auf wissenschaftlicher Grundlage. Ich würde niemals von jemandem verlangen, mir „einfach zu glauben". Ich möchte, dass Sie verstehen, warum ich mein Programm exakt so und nicht anders konzipiert habe. Ich möchte Sie dazu befähigen, dass Sie selbstbestimmt handeln können, noch bevor wir anfangen – und noch bevor ich Ihnen auch nur den kleinsten Rat gebe, was Sie essen oder nicht essen, trinken, tun oder lassen sollten. Wir beginnen also mit einem Blick auf das Geschehen im Inneren Ihres Körpers.

Wie kommt Gesundheit zustande?

Sie bestehen aus Zellen. Eine Zelle ist die kleinste Einheit eines lebenden Organismus. Manche Organismen bestehen aus nur einer Zelle, eine Amöbe zum Beispiel. Manche Organismen, wie der menschliche Körper, besteht aus Billionen von Zellen. Zellen haben unterschiedliche Größen und Formen und sie haben unterschiedliche Aufgaben, aber sie sind im Wesentlichen die Bausteine Ihres Körpers.

Erfahrungsbericht

Bei meinem ersten Multiple-Sklerose-Schub im Alter von 33 Jahren litt ich unter Taubheitsgefühlen im Gesicht und Schwindel, und während der nächsten sieben Jahre nahmen die Müdigkeit und Wärmeintoleranz zu. Fünf Jahre lang nahm ich Copaxone ein, doch ich setzte es ab, als ich keine vernünftige Stelle mehr am Körper fand, in die ich es hätte injizieren können. Im Laufe der nächsten acht Jahre ließ meine Energie nach, die Wärmeintoleranz nahm massiv zu, ebenso meine Benommenheit und die Müdigkeit, sodass es mir nicht möglich war, mehr als zwei Tage pro Woche arbeiten zu gehen.

Das Paläo-Programm von Dr. Wahls entdeckte ich zufällig, als ich im Internet auf das TEDx-Gespräch stieß. Ich begann im Juli 2012 damit und rief zwei Wochen später meinen Sohn an, um ihm zu sagen, dass ich das Gefühl habe, eine neue Brille zu brauchen – alles war schärfer und deutlicher als es seit Jahren gewesen war. Mein Denken ist viel klarer und die Müdigkeit hat so massiv nachgelassen, dass ich manchmal denke, ich sollte mich kneifen (damit ich weiß, dass ich nicht träume)! Ich kann es wirklich noch immer nicht fassen, dass ich wieder Energie habe und mich nicht mehr jeden Tag zwischendurch hinlegen muss. Meine Schlafqualität hat sich auch verbessert, und wenn ich ein Nickerchen mache, dann nur 10 Minuten. Wenn ich aufwache, habe ich wieder soviel Energie wie am Morgen. Sicherlich verstehen Sie jetzt, warum es mir wie ein Wunder vorkommt!

Jan W., Steamboat Springs, Colorado

Zellen arbeiten jedoch nicht unter allen Bedingungen. Sie brauchen bestimmte Nährstoffe, damit Sie sie am Leben und gesund erhalten können. Ohne diese Nährstoffe funktionieren sie nicht mehr richtig und können sogar absterben. Woher kommen diese Nährstoffe? Aus Ihrer Nahrung – ausschließlich. Wenn Sie Ihren Zellen nicht die richtigen Nährstoffe und das richtige Milieu bieten, funktionieren sie nicht so gut wie sie eigentlich könnten, und eine Funktionseinschränkung auf zellulärer Ebene könnte sich schließlich auf jeden Bereich Ihrer Gesundheit auswirken. Was genau fehlgesteuert wird, mag genetisch bestimmt sein, doch wenn die Zellen nicht bekommen, was sie brauchen, funktioniert der Körper nicht richtig und manches (leider meist mehreres) nimmt eine unglückliche Wendung.

Viele Menschen fragen sich, ob unsere Gesundheit hauptsächlich von unseren Genen abhängt. Hängt es von Ihrer DNS ab, ob Ihre Zellen gut oder schlecht funktionieren? Wenn es tatsächlich nur auf Ihre Gene ankäme, dann wäre es ziemlich egal, was Sie essen und wie Sie leben. Wir wissen jedoch, dass dem nicht so ist.

Ich lebe mit meiner Familie im US-Bundesstaat Iowa. Mais ist hier allgegenwärtig, und so nehme ich ihn als Beispiel für meine Wurzeln im mittleren Westen und als Beispiel dafür, wie wichtig der „Treibstoff" für die Mitochondrien und infolgedessen für die Zellen, die Organe und den ganzen Körper einschließlich des Gehirns ist. Ein Tütchen Samen kann dieselbe DNS enthalten, doch wenn Sie eine Handvoll Maissamen in die fette, schwarze Erde Iowas einbringen und eine weitere Handvoll auf eine giftige, von einer dünnen Schmutzschicht bedeckten Müllhalde werfen, entwickeln sich aus den Samen völlig unterschiedliche Pflanzen. Auf dem fetten Boden in Iowa wachsen große, kräftige und üppige Pflanzen mit gesunden Maiskolben heran. Aus den auf der Müllhalde ausgesäten Samenkörnern wachsen, wenn sie überhaupt aufgehen und tatsächlich Maiskolben ausbilden, dürre, blasse und wahrscheinlich nicht sehr ergiebige Pflanzen heran. Der Grund: Es standen nicht genügend Nährstoffe zur Verfügung. Dieselben Gene also, aber ein vollkommen anderes Ergebnis.

Ihre Zellen – also Sie – verhalten sich ähnlich wie dieser Mais. Bekommen Ihre Zellen nicht die Nährstoffe, die sie brauchen, um ihre Funktionen ordnungsgemäß zu erfüllen, und werden sie nicht vor schädlichen Giften geschützt, dann werden Sie ebenfalls „eingehen". Ihre Mitochondrien (mehr zu unseren „Zellkraftwerken" folgt noch) produzieren nicht genügend oder nicht genügend wirksame Energie, was eine Kaskade von fehlerhaften biochemischen Reaktionen auslösen und schließlich einen chronischen Krankheitsprozesses in Gang setzen kann. (Darüber, wie Toxine Ihre Körperchemie stören können, wird ausführlich in Kapitel 8 die Rede sein).

Verstehen Sie mich bitte nicht falsch: Die Genetik spielt natürlich eine Rolle. Unsere Zellen sind auf Enzyme angewiesen, die die chemischen Lebensprozesse erleichtern, und die Bildung dieser Enzyme ist durch unsere DNS genetisch determiniert. Wir wissen, dass es Hunderte – möglicherweise noch mehr – verschiedener Gene gibt, von denen jedes das Risiko, an Multiple Sklerose zu erkranken, ein wenig erhöhen könnte. Das wiederum könnte sich auf eine Reihe von wichtigen Faktoren auswirken: Ob ein Enzym nicht besonders gut funktioniert, ob bei einem Prozess die Kontrolle von Entzündungen beeinträchtigt ist, ob der Umgang mit Toxinen (Giften) ausreichend gut funktioniert oder ob Nährstoffe vollständig resorbiert werden, wie es um die Wirksamkeit Ihrer Hormone und sogar um die Bildung von Neurotransmittern bestellt ist.

Allerdings werden nur wenige Krankheiten allein durch eine einzige Mutation in unserer DNS verursacht. An der überwiegenden Mehrheit sind viele Genen beteiligt – manchmal können es bis zu 50 oder sogar 100 sein –, durch die die Leistungsfähigkeit unserer Enzyme umweltbedingt verändert wird, und dazu kann auch ein Mangel an Nährstoffen oder eine Belastung mit Umweltgiften gehören. Das Milieu bestimmt weitgehend, welche Gene stumm oder „abgeschaltet“ und welche aktiv oder „angeschaltet“ sind. Sie können zum Beispiel eine Tendenz zur Krebserkrankung haben, doch wenn Ihr Körper vollständig mit Nährstoffen versorgt und keiner übermäßigen Toxinbelastung ausgesetzt wird, ist die Wahrscheinlichkeit, dass Sie daran erkranken, trotz dieser Tendenz weitaus geringer. Oder sollte es doch dazu kommen, dann sind Ihre Leukozyten, die weißen Blutkörperchen, vielleicht stark genug, um die Krebszellen schon während ihrer Entstehung zu bekämpfen, und Sie werden nie mit Symptomen oder einer entsprechenden Diagnose konfrontiert sein. Für den Fall, dass der Krebs tatsächlich ausbricht, sind Ihre Chancen, ihn zu besiegen, wesentlich größer. Durch die optimale Wahl Ihrer Lebensweise können Sie dafür sorgen, dass die schädlichsten Gene „abgeschaltet“ und diejenigen, die Ihre Gesundheit am besten fördern, „angeschaltet“ bleiben.

Wissenswertes

Die Wissenschaft von der Epigenetik erklärt, wie die Umwelt, das Milieu, bestimmt, welche Gene aktiv oder „angeschaltet" und welche inaktiv oder „abgeschaltet" sind. Gegenwärtig fließen Hunderte von Millionen Dollar in die Epigenetikforschung, da man sich von ihr Antworten darauf erwartet, warum es zu chronischen Krankheiten wie Krebs und altersbedingten Erkrankungen kommt. Auf diesem Gebiet erwarten uns noch viele Informationen – doch warum sollen wir warten, bis Wissenschaftler neue, teure Medikamente auf der Grundlage der Epigenetik entwickelt haben, wenn Sie schon heute mithilfe dieses Programms lernen können, Ihr Milieu und Ihre Gene zu optimieren?

Unter dem Strich spielt Ihre DNS eine bemerkenswert geringe Rolle, wenn es darum geht, ob Sie von einer bestimmten Krankheit wie Multiple Sklerose betroffen sein werden oder nicht, auch wenn sie in Ihrer Familie vorkommt. Die Epigenetik bestimmt, welche Gene aktiv werden und daraus ergibt sich Ihr Risiko. Wissenschaftler glauben, dass das

Risiko der Entwicklung von Autoimmunerkrankungen, Adipositas, Herzkrankheiten und psychischen Problemen zu 70 bis 95 Prozent durch die Umwelt, also durch das Milieu, bestimmt wird.[1] Unter „Umwelt“ oder „Milieu“ versteht man all das, was Sie essen, trinken, einatmen, was Sie in Ihr Badewasser kippen, wie Sie sich bewegen und sogar was Sie denken und wie Sie mit Menschen umgehen. Worauf es wirklich ankommt, ist, wie Ihre Gene mit der Vielzahl von Wahlmöglichkeiten zusammenspielen. Daraus ergibt sich, ob Sie mit einer guten Gesundheit ausgestattet sind oder an einer chronischen Krankheit leiden werden. Der Schlüssel ist das Wissen, wie man angesichts seiner angeborenen genetischen Ausstattung die Chancen in Richtung bestmöglicher Gesundheit verschiebt, indem man sein inneres Milieu – die Umgebung seiner Zellen – so vorteilhaft wie möglich gestaltet.

Wissenswertes

Der wissenschaftliche Begriff für eine Mutation in einer DNA-Sequenz ist „Singulärer Nukleotidpolymorphismus" (SNP) oder „Einzelnukleotid-Polymorphismus". Wir wissen, dass Menschen mit bestimmten SNP (wir nennen sie „Snips"), die die Bildung von Enzymen für die Verarbeitung von B-Vitaminen oder Schwefel beeinträchtigen, mit größerer Wahrscheinlichkeit Herzkrankheiten, affektive Probleme und/oder Autoimmunerkrankungen entwickeln. Oft ist es jedoch möglich, diesen Problem-Enzymen mithilfe einer besonderen Ernährungsweise beizukommen, wenn man weiß, um welche es sich handelt, und welche Vitamine und Vitaminformen oder Nahrungsmittel dem Betroffenen helfen kann, diesen speziellen SNP zu umgehen. Ist Ihre Familie von einer Krankheit oder einem Leiden betroffen, ist das ein Zeichen dafür, dass Sie und Ihre Angehörigen wahrscheinlich einen speziellen SNP haben. Ein Arzt, der funktionelle Medizin praktiziert, kann aufgrund der Familienanamnese und genetischer Tests einige Vorhersagen über diese SNP treffen und einen speziell auf Sie zugeschnittenen Therapieplan empfehlen. (Mehr dazu erfahren Sie in Kapitel 12.)

Wir sind immer noch dabei zu lernen, wie die Auswirkungen des Lebensstils, zum Beispiel frühere Infektionen, die Ernährung, Umweltschadstoffe, Ausmaß und Art der sportlichen Betätigung, Stress, der Vitamin-D-Spiegel, das Hormongleichgewicht, ja selbst die Geisteshaltung und Lebenseinstellung, schädliche Gene aktivieren, in unsere biochemischen „Fabriken“ eingreifen und zu schädigenden Veränderungen bei der Nährstoffresorption, Hormonbildung, Neurotransmitterfunktion und mehr führen können. Doch wir wissen auch schon, dass sich eine genetische Veranlagung eventuell niemals ausprägt, wenn der Körper immer gesund bleibt und gut ernährt wird. Zelluläre Fehlfunktionen, die jedoch durch einen Mangel an den richtigen Nährstoffen und/oder das Vorliegen von Toxinen – auch denen, die der Körper in Zeiten von extremem Stress selbst bildet – entstehen, reichen bereits aus, um den genetischen Schalter umzulegen.

Mit anderen Worten, unsere Gene sind nicht unser Schicksal. Sie entscheiden über Ihre Lebensweise, und das bedeutet, dass Sie auch Einfluss darauf haben, welche Gene aktiv werden. Selbst wenn Sie bereits eine chronische Krankheit wie MS haben, können Sie immer noch eingreifen. Durch die sofortige Korrektur des Lebensstils wird mehr als nur ein Stillstand der Krankheit erreicht; in vielen Fällen kann sie sogar rückgängig gemacht werden. Eine gesündere Lebensweise kann diese schädlichen Gene abschalten und diejenigen aktivieren, die die Gesundheit am besten fördern.

„Treibstoff" für Ihre Zellen

Kommen wir zurück zur Zelle. Die Nahrung für unsere Zellen stammt aus der Nahrung, die Sie zu sich nehmen. Eine der wichtigsten Erkenntnisse, die Sie aus diesem Buch gewinnen sollen, lautet: All das, womit Ihre Zellen die chemischen Lebensprozesse antreiben, hat seinen Ursprung in all dem, was Sie sich zuführen. Alles hängt von Ihrer Ernährung ab – wie gut Ihre Körperfunktionen ablaufen, wie groß die Wahrscheinlichkeit ist, dass Ihre genetischen Ausprägungen aktiviert werden und ob Sie eine chronische Krankheit bekommen oder nicht; ja, sogar wie gut es Ihnen gelingt, die Behinderungen zu überwinden, die Ihnen durch eine chronische Krankheit zugefügt wurden.

Wenn Sie Zucker in den Tank eines Autos schütten, wird es nicht richtig fahren. Wenn Sie bei einem Spielzeug, das zusammengebaut werden muss, die Hälfte der Teile weglassen, wird es nicht funktionieren. Das Prinzip ist nicht neu, doch aus irgendwelchen Gründen tendieren die Menschen dazu, es nicht auf ihre Zellen anzuwenden. Es besteht die allgemeine Vorstellung, dass „man ist, was man isst" oder dass bestimmte Nahrungsmittel „gesund" oder „ungesund" sind, tatsächlich aber steckt noch viel mehr dahinter. Ihre Ernährung steht in direktem Zusammenhang mit der Funktionsfähigkeit Ihrer Zellen.

Auch auf die Gefahr hin, mich zu wiederholen: Die Ernährung der Zelle ist das A und O. Sie ist die eigentliche Grundlage der Gesundheit. Von den Zellen hängt alles ab, denn wenn sie nicht richtig funktionieren, dann funktionieren schließlich auch die Organe nicht richtig. Wenn die Organe nicht richtig funktionieren, dann funktionieren letztendlich Sie nicht richtig. Die Krankheit, von der Sie heute betroffen sind, hat ihren Ursprung in Ihren Zellen, und auch wenn die Anfälligkeit für diese Krankheit eine genetische Komponente haben mag, liegt es allein daran, was Sie Ihren Zellen zuführen oder vorenthalten, ob diese genetische Variation sich auswirkt oder nicht. Es ist nie zu spät, die Fehlsteuerung Ihrer Zellen umzukehren, doch dafür müssen Sie wissen, was genau Ihre Zellen wirklich brauchen, sonst bleibt das, was Sie tun oder lassen sollten, ein Rätsel.

Sie haben wahrscheinlich schon oft genug gehört, dass man seinem *Körper* geben soll, was er braucht, doch ich glaube, man sollte lieber fragen, ob auch die *Mitochondrien* das bekommen, was sie brauchen. Denn hier beginnt alles – bei der Zellgesundheit. Wenn Sie gesund, stark und mit scharfem Verstand gerüstet sein wollen, sind gesunde Zellen die Voraussetzung. Und dafür wiederum braucht es gesunde Mitochondrien. Hier muss man ansetzen, ganz unten an der Wurzel, dort, wo die Fehlsteuerung im Körper ihren Anfang nimmt. Nur so können Sie das Blatt wenden.

Die Mitochondrien gehören normalerweise nicht zu den Dingen, über die man in einem Buch zum Thema Ernährung liest. Information dieser Art findet man eher in einem medizinischen Text. Das Wort ist nicht einprägsam, es geht nicht leicht über die Lippen. Die Mitochondrien sind auch nicht wirklich attraktiv; sie sind die Arbeitstiere der Zelle. Und doch sind sie für unser Leben und unsere Gesundheit von *unglaublicher* Wichtigkeit. Ohne Mitochondrien wäre eine Zelle wie das Chassis eines Autos. Sie sähe zwar aus wie eine Zelle, doch sie wäre, wie ein Auto ohne Motor, ziemlich nutzlos und würde Sie nicht am Laufen halten. Und wie jede Maschine brauchen auch die Mitochondrien Treibstoff. Nicht einfach irgendeinen – sondern einen von hoher Qualität.

Erfahrungsbericht

Die Diagnose Multiple Sklerose war wahrhaftig ein Weckruf, doch Dr. Wahls hat einen wunderbaren Leitfaden entwickelt, der mir die Bedeutung der Ernährung nahegebracht hat. Ich habe dramatische Verbesserungen erlebt! Nicht nur, dass sich meine körperliche Kondition auf eine Weise verbessert hat, die ich gar nicht genug betonen kann, auch mein Gleichgewicht, die Müdigkeit, die geistige Klarheit, die Nervenschmerzen haben sich erheblich gebessert – und immer mehr Dinge kommen dazu. Das ist wirklich erstaunlich. Seit April 2011 laufe ich ohne Gehstock. Ich habe immer noch MS-Probleme, ich verliere immer noch mein Gleichgewicht und falle gelegentlich hin. Ich habe auch manchmal eine Sehnervenentzündung und ich werde immer noch müde – aber alles ist 10.000 Prozent besser als vorher! Dr. Wahls hat den Nachweis erbracht, wie tief greifend die Ernährung unseren physischen Körper, unsere Krankheit und unsere Denkweise und Klarheit beeinflusst. Das Paläo-Programm bestätigt wirklich das alte Sprichwort: „Du bist, was du isst."

Pam J., Pecatonica, Illinois

Um genau zu verstehen, wie all das funktioniert, müssen Sie wissen, was eine Zelle ist, und insbesondere, wie eine Zelle von den Mitochondrien genannten Organellen in ihrem Inneren angetrieben wird.

Vielleicht erinnern Sie sich noch daran, dass Sie zu Schulzeiten im Biologie-Unterricht eine Zelle zeichnen mussten, aber was genau Sie gezeichnet haben, wissen Sie vermutlich nicht mehr. Im Allgemeinen enthält eine Zelle einen Zellkern, indem sich die DNS, die genetischen

Anweisungen für den Organismus, befindet. Der Zellkern (fachsprachlich *Nucleus*) ist das „Herz" der Zelle, dort sind alle Informationen gespeichert. Doch in diesem Zellraum befinden sich auch noch andere Dinge: die „Kraftmaschinen", die die Zelle antreiben. Diese Maschinen heißen Mitochondrien, eine einzelne nennt man Mitochondrion.

Die Entwicklungsgeschichte der Mitochondrien

Vor etwa eineinhalb Milliarden Jahren, als Bakterien die einzige Lebensform auf der Erde waren, drangen kleinere Bakterien in größere ein. Doch anstatt ihren Wirtsorganismus zu schädigen, waren sie ihm nützlich, indem sie auf effizientere Weise Energie für ihn produzierten.

Damit eröffneten diese kleinen „Eindringlinge" die Möglichkeit zur Spezialisierung, sodass die größeren Bakterien sich zu noch größeren mehrzelligen Organismen entwickeln konnten, aus denen schließlich die Tiere entstanden. Und aus den kleineren Bakterien wurden die Mitochondrien, die Energielieferanten. Interessanterweise scheint bei Pflanzen ein ähnlicher Prozess abgelaufen zu sein: Cyanobakterien umflossen kleinere Bakterien, die zur Fotosynthese fähig waren, und diese entwickelten sich zu Pflanzen, die über Chloroplasten, d. h. Organellen, in denen die Fotosynthese abläuft, verfügten. Diese hoch wirksamen, nährstoffreichen, Energie produzierenden Chloroplasten sind einer der Gründe, warum der Verzehr von frischem grünem Blattgemüse so gut für uns ist.

Die meisten Zellen unseres Körpers enthalten Mitochondrien, manche sehr viel mehr als andere. Je höher der Energiebedarf einer bestimmten Zelle ist, desto mehr Mitochondrien braucht sie zur Produktion dieser Energie. Das Gehirn, die Netzhaut, das Herz und die Leberzellen enthalten wesentlich mehr Mitochondrien als die meisten Zellen anderer Körperteile, denn Denken, Sehen, Bluttransport und Toxinabbau sind sehr energieintensive Prozesse.

Zellen benötigen Energie für vielfältige Funktionen: zum Aufbau, zur Erhaltung und zur Reparatur des Organismus sowie zum Abtransport von toxischen Abfällen. Letztere können von Medikamenten, Pestiziden, Herbiziden und aus Verschmutzungen stammen sowie als Nebenprodukte der Grundfunktionen der Zellen entstehen (jede „Maschine“ produziert Abfallstoffe). Zu viele Gifte können Zellen und Organe überlasten, doch zum Glück versorgen die vielseitigen und schwer arbeitenden Mitochondrien die Zellen mit ausreichend Energie zur Verarbeitung fettlöslicher Giften, die sie in eine wasserlösliche Form überführen und die von der gleichermaßen schwer arbeitenden Leber und den Nieren ausgeschieden werden können.

Die Mitochondrien sind auch für den Zelltod verantwortlich. Alle Zellen sterben letztendlich ab und ein zeitgerechter Zelltod ist für die Gesundheit unerlässlich. Auf ein Signal der Mitochondrien hin öffnet die Zelle eine Kalziumschleuse und stirbt durch eine Art zellulären „Selbstmord“ oder vorprogrammierten Zelltod ab. (Der Fachbegriff hierfür ist Apoptose.) Die Zellen, die nicht sterben, wenn ihre Zeit abgelaufen ist, wachsen auf Kosten aller anderen Zellen weiter und werden zu Krebsgeschwulsten.

Die Rolle der Mitochondrien im Lebenszyklus der Zelle

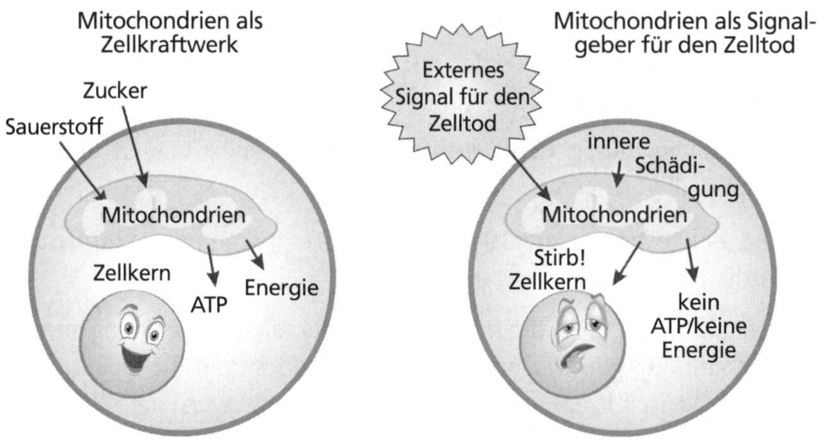

Eine Zelle funktioniert normal, wenn die Mitochondrien ATP/Energie produzieren.

Der Zelltod steht bevor, weil die Mitochondrien Schlüsselmoleküle zur Einleitung der Apoptose freisetzen.

In diesem Zusammenhang sollten wir auch kurz auf ATP eingehen: Die Mitochondrien bilden einen Stoff namens ATP (Adenosintriphosphat), der Energie in den Bindungen zwischen den Molekülen speichert. Mithilfe von ATP bildet der Körper Proteine und Antikörper. ATP ist der „Treibstoff", den unsere Zellen für all die chemischen Prozesse benötigen, für die sie zuständig sind. Ohne ihn könnten unsere Zellen nicht ordnungsgemäß arbeiten und würden vorzeitig absterben.

Zur effektiven ATP-Bildung brauchen die Mitochondrien bestimmte Stoffe: Glukose oder Ketonkörper aus Fett (davon wird in Kapitel 7 ausführlich die Rede sein) und Sauerstoff sind die wichtigsten Substanzen. Bereits mit diesen drei Stoffen könnten die Mitochondrien ein wenig ATP bilden, allerdings noch im „Stottergang". Um die volle Leistung zu erbringen, brauchen sie aber auch Thiamin (Vitamin B_1), Riboflavin (Vitamin B_2), Niacinamid (Vitamin B_3), Pantothensäure (Vitamin B_5), Mineralstoffe (insbesondere Schwefel, Zink, Magnesium und Mangan) sowie Antioxidanzien. Die Mitochondrien benötigen außerdem reichlich Alpha-Liponsäure, Kreatin und Ubiquinon (das auch Coenzym Q, Coenzym Q10, CoQ oder CoQ10 genannt wird), um Spitzenergebnisse zu erzielen.[2] Außerdem müssen sie vor Giftstoffen wie Blei, Quecksilber und Arsen geschützt werden.

Wenn Sie nicht mit all diesen Nährstoffen versorgt oder zu vielen Toxinen ausgesetzt werden, leidet die Effektivität Ihrer ATP-Bildung, und daraus ergeben sich zwei Probleme:

1. Die Zellen bilden weniger Energie, sodass sie eventuell nicht all ihren Aufgaben gerecht werden können.

2. Die Zellen produzieren mehr Abfallstoffe als nötig in Form freier Radikale.

Fehlen die richtigen Nährstofflieferanten für die ATP-Bildung in den Mitochondrien – die wiederum zur Energiebildung für die lebenserhaltenden zellulären Prozesse gebraucht wird –, verhungern die Mitochondrien buchstäblich. Die Zelle kann ihre Arbeit nicht erfolgreich erledigen. Werden die Mitochondrien darüber hinaus zu stark beansprucht, beginnen sie sich aufzulösen. Je weniger Mitochondrien in der Zelle vorhanden sind, desto mehr werden die übrigen belastet, damit die benötigte Energie geliefert werden kann. Diese Beanspruchung der Mitochondrien kann zu einem Todessignal an den Zellkern führen, sodass es dann zu einem vorzeitigen „Selbstmord“ der Zelle kommt. Die Folge ist eine schnellere Alterung der Organe und des ganzen Körpers, vor allem des Gehirns, für das die Arbeit der Mitochondrien ganz besonders wichtig ist. Das kann schließlich zu einer Art „Gehirnnebel“ (Verwirrtheit, Gedächtnisschwund, „neben sich stehen“) und sogar einer Schrumpfung des Gehirns führen.

Fassen wir unsere bisherigen Erkenntnisse zusammen: Die Mitochondrien erbringen dann Spitzenleistungen, wenn den Zellen die Energie zur Verfügung steht, die sie für ihre Arbeit benötigen, sodass der Körper erwartungsgemäß funktioniert, ohne einen Energie- und Nährstoffmängel kompensieren zu müssen. Die Zellen bilden weniger freie Radikale und dadurch kommt es seltener zu Zellschäden. Die richtige Ernährung erleichtert diesen ganzen Prozess, während eine falsche Ernährung ihn zum Entgleisen bringt. Es kommt zu einer Überlastung der Mitochondrien, einer raschen Alterung und häufiger zu einer oder mehreren sich verschlechternden chronischen Krankheiten.

Wissenswertes

Bei allen chemischen Prozessen entstehen auch Abfallprodukte, und freie Radikale gehören zu dem Abfall, der in Ihrem Körper bei der benötigten Energiegewinnung anfällt. Freie Radikale sind Atome oder Moleküle mit mindestens einem ungepaarten Elektron; eine oder mehrere Stellen sind also nicht besetzt, wodurch sich ihre chemische Reaktionsfähigkeit enorm erhöht. Freie Radikale können in den Zellen zu Problemen führen, da sie sich unbedingt binden wollen und dazu nach einer Oxidationsmöglichkeit suchen (mit anderen Worten, sie müssen ein oder mehrere Elektronen aus einer anderen Bindung herauslösen, also zerstören), um dann diese freie Stelle zu besetzen. Freie Radikale können dadurch Probleme verursachen, dass sie die Form eines Proteins, einer Zellmembran oder der DNS verändern, wodurch sich auch deren Funktion verändert. Ist der Zellschaden durch freie Radikale zu groß, kann die Zelle ihre Funktionen nicht mehr richtig ausüben und sogar vorzeitig absterben. Kommt es allzu häufig zu vorzeitigem Zelltod, führt das schließlich zu einer schnellen Alterung Ihrer inneren Organe, mit anderen Worten: Sie altern schneller.

Antioxidanzien leisten erste Hilfe! Pflanzliche Antioxidanzien stimulieren die Bildung von Enzymen in unseren Zellen, die diese freien Radikale neutralisieren, bevor sie Zellschäden anrichten können. Sie erhöhen die Wirksamkeit der biochemischen Mechanismen zum Schutz der Zelle vor freien Radikalen erheblich.

Stellen Sie sich einmal vor, wie Ihr Haus aussähe, wenn Sie es nie sauber machen oder den Abfall entsorgen würden. Müll und Schmutz würden schließlich die Entlüftung und die Rohrleitungen verstopfen, das elektrische System stören, und die gesamte Bausubstanz würde verfallen, bis das Haus nicht mehr bewohnbar wäre. Antioxidanzien sind Ihre „Putzkolonne“, ihre zellulären Reinigungskräfte, die die freien Radikale in Schach halten. Sie kümmern sich um die Entsorgung des bei der ATP-Produktion entstandenen Abfalls. (Ich werde später noch auf die besten Lieferanten für Antioxidanzien aus der Nahrung eingehen.)

Anzeichen für Nahrungsmangel in den Mitochondrien

Nun können Sie bestimmt ermessen, wie wichtig die Mitochondrien für Ihre Gesundheit sind, und damit haben Sie recht! Sie denken sich vielleicht auch, dass Sie mehr Nährstoffe brauchen, sodass die Mitochondrien bestens für die ATP-Produktion gerüstet sind – zum Beispiel B-Vitamine und Mineralstoffe, Coenzym Q und Antioxidanzien. Auch damit haben Sie wahrscheinlich recht: Die meisten Menschen sind mit den Nährstoffen, die ihre Zellen brauchen, unterversorgt.

Aber woher wissen Sie, ob Ihre Mitochondrien richtig ernährt werden? Sie können nicht einfach in den Spiegel schauen, um nachzusehen, ob sie gesund sind. Es gibt jedoch ein paar Anhaltspunkte, die ich im Laufe meiner Arbeit entdeckt habe, Anzeichen und Signale, die darauf hinweisen, dass die Mitochondrien eventuell nicht ausreichend versorgt werden, um Ihr System aufrechtzuerhalten und es bei höchster Leistungsfähigkeit zu betreiben:

- *Sie fühlen sich müde.* Wenn Sie sich immer erschöpft fühlen und unter Energiemangel leiden, auch wenn Sie ausreichend geschlafen haben, erhalten Ihre Mitochondrien vielleicht nicht genügend Vitamine, Mineralstoffe und Antioxidanzien zur Energieproduktion in den Zellen. Dieser zelluläre Energiemangel kann sich auf körperlicher Ebene bemerkbar machen.
- *Sie ernähren sich stark zucker- und stärkehaltig.* Zu viel Weißmehl, Zucker und Maissirup mit hohem Fruktosegehalt können Ihre Mitochondrien „verkleben", sie arbeiten dann weniger effizient. Zucker und raffinierte Kohlenhydrate schaden dem Körper auf zweierlei Weise: Sie enthalten erstens viele Kalorien, haben aber nur einen geringen Nährwert, sodass Sie zwar satt werden, sich aber nicht die benötigten Nährstoffe zuführen und Ihre Zellen hungern; zweitens begünstigen sie das Wachstum unerwünschter Bakterien und Hefen im Darm, was zu vielen weiteren Problemen führen kann. (Damit werden wir uns im Laufe des Buches noch ausführlich befassen).
- *Sie sind älter als 50 Jahre.* Mit zunehmendem Alter nimmt die Fähigkeit zur Bildung von Coenzym Q, einem wichtigen Nährstoff für gesunde und leistungsfähige Mitochondrien, allmählich ab. Das hat zur Folge, dass die Leistungsfähigkeit Ihrer Mitochondrien ebenfalls langsam abnimmt, wenn Sie sich nur suboptimal ernähren.
- *Sie müssen Statine einnehmen.* Diese Medikamente senken den Cholesterinspiegel und werden daher von vielen Ärzten empfohlen, wenn das Risiko einer Herzerkrankung besteht oder ein hoher Cholesterinspiegel vorliegt. Manche Ärzte empfehlen sie sogar vorbeugend. Die Arzneimittelklasse der Statine, die häufig gegen erhöhte Cholesterinwerte verschrieben werden, erschweren den Zellen jedoch die Bildung von Coenzym Q. Da ältere Menschen tendenziell einen höheren Cholesterinspiegel haben, nehmen sie mit großer Wahrscheinlichkeit auch Statine ein. Wer über 50 Jahre alt ist, hat aber ohnehin oft schon Probleme mit der Bildung von Coenzym Q, was das Problem weiter verschlimmert. Aus mehreren Studien geht

hervor, dass sich die Symptome bei Patienten mit einer neurodegenerativen Gehirnerkrankung durch eine Verbesserung des Coenzym-Q-Spiegels verringern.[3] Wenn Ihnen Statine verschrieben wurden, setzen Sie diese nicht einfach ab, ohne mit Ihrem Arzt zu sprechen; doch Sie sollten sich aufgrund dieser Informationen überlegen, ob Sie nicht die Zufuhr von Coenzym Q zum Ausgleich erhöhen.

– *Sie nehmen regelmäßig rezeptfreie Medikamente ein.* Viele häufig verschriebene und frei verkäufliche Medikamente sind Vitamin-B-, Mineralstoff- und Coenzym-Q-Räuber. Je länger Sie dieser Präparate einnehmen, desto mehr kann ihr Spiegel absinken.

Im Folgenden zähle ich einige Medikamente auf, die Coenzym Q beeinträchtigen:

- Trizyklische Antidepressiva
- Benzodiazepine (Tranquilizer, Beruhigungsmittel)
- Sulfonylharnstoffe (orale Diabetika)
- Thiaziddiuretika (harntreibend)
- Betablocker
- Acetaminophen (Paracetamol, Schmerzmittel und Fiebersenker)

Zu den Medikamenten, die die Vitamin-B-Resorption und Ihren Stoffwechsel beeinträchtigen können, gehören:

- Diuretika (Entwässerungsmittel)
- Metformin und andere bei Typ–2-Diabetes gängige Medikamente
- Empfängnisverhütungsmittel („Pille“)
- Antazida (zur Verringerung der Magensäure)
- bestimmte Antibiotika
- Benzodiazepine
- Trizyklische Antidepressiva
- NSAID (nicht-steroidale Entzündungshemmer wie Ibuprofen)
- Aspirin
- Protonenpumpenhemmer (Omeprazol, bei Magenbeschwerden)

- *Diuretika und Präparate, die den Magensäurespiegel senken, können die Resorption von Mineralstoffen ebenfalls beeinträchtigen.* Die mit der Langzeiteinnahme von Arzneimitteln einhergehende Verarmung an Nährstoffen kann ein Faktor sein, warum viele Krankheiten trotz medikamentöser Behandlung weiter fortschreiten.[4]
- *Sie leiden unter chronischer Migräne oder Spannungskopfschmerzen.* Es gibt einen Zusammenhang zwischen chronischen Spannungskopfschmerzen und einer Fehlfunktion der Mitochondrien.[5]
- *Sie sind von einer chronischen Krankheit betroffen.* Die Liste der gesundheitlichen Probleme, die mit einer Störung in der Mitochondrienfunktion zusammenhängen, wird täglich länger und umfasst nun auch Diabetes, Herzinsuffizienz, Hepatitis C, Fibromyalgie, Schizophrenie, affektive Störungen, Epilepsie, Schlaganfälle, Gedächtnisprobleme und Autoimmunerkrankungen.[6]

Eine Störung der Mitochondrien über einen langen Zeitraum manifestiert sich am offensichtlichsten in chronischen Krankheiten. Wenn die Mitochondrien den Körper nicht richtig mit Energie versorgen, werden Störungen in Form einer negativen Kettenreaktion in Gang gesetzt, die sich schließlich als Zellalterung, organische Funktionsstörung und chronische Krankheit äußert. Die Wissenschaft zeigt in zunehmendem Maße auf, dass mitochondrialer Stress ursächlich für die meisten chronischen Krankheiten der modernen Gesellschaft ist. Wenn Sie also gesund werden möchten, dann sollten Sie dafür sorgen, dass Ihre Mitochondrien wiederhergestellt werden, um Ihrer Gesundheit bestmöglich zu dienen.

Treffen einzelne oder alle dieser Symptome oder Kategorien auf Sie zu, werden Ihre Mitochondrien in hohem Maße von einer „Runderneuerung“ profitieren. Das hier vorgestellte Programm nützt der Funktionsfähigkeit Ihrer Mitochondrien direkt oder indirekt in jeder Beziehung, doch nichts trägt mehr dazu bei als die Verbesserungen, die Sie in Bezug auf Ihre Ernährungsweise vornehmen. Sie werden Ihren Körper mit den B-Vitaminen, Mineralstoffen, Antioxidanzien und Aminosäuren überschwemmen, die er für seine Mitochondrien benötigt, sodass jeder Bereich Ihrer Gesundheit – und zwar bereits auf zellulärer Ebene – damit beginnen kann, sich selbst zu helfen.

Erfahrungsbericht

Im Januar 2003 wurde eine schubförmig remittierende MS diagnostiziert, als ich 46 Jahre alt war, obwohl ich die Krankheit schon viele Jahre vorher hatte. Ich nahm jahrelang dieselben gängigen Medikamente ein, doch es ging immer weiter abwärts. Mein Neurologe schlug mir ein anderes Präparat vor, doch ich zögerte wegen der gefährlichen Nebenwirkungen und suchte nach einem anderen Weg. Das führte mich zu Dr. Terry Wahls.

Ich halte mich jetzt seit 6 Monaten an ihr Paläo-Programm und verwende auch das Gerät zur Elektrostimulation. Ich bin klarer im Kopf, mein Zustand hat sich endlich nicht weiter verschlechtert, und es kommt auch ein wenig Kraft zurück. Die Farbe meiner Beine ist besser, und ich übe täglich 20 bis 30 Minuten, meditiere, atme tief und verbringe viel Zeit im Freien. Dr. Wahls ist mein Vorbild und in vielerlei Hinsicht meine Heldin. (Ich habe auch eine weibliche Partnerin und zwei eigene Kinder, die jetzt junge Erwachsene sind.) Jahrelang habe ich die Ärzte immer wieder nach dem Zusammenhang zwischen Ernährung, Sport und Stress gefragt, aber sie wischten meine Fragen einfach vom Tisch. Ich schätze die Intensität ihrer Forschungsarbeit und ihre Bereitschaft, von ihrer persönlichen Erfahrung zu berichten, sehr. Sie ist eine Lebensretterin!

Ann P., Houston, Texas

Ihr neues Rezept: Nahrungsmittel

Ihre Zellen beherbergen etwa 4000 verschiedene Enzymsysteme, die mehr als 1000 chemische Signale aussenden und jede Sekunde zigtausend chemische Reaktionen durchlaufen.[7] Bisher wurden mehr als 250 verschiedene Nährstoffe identifiziert und wahrscheinlich gibt es noch Tausende mehr, die zwar noch nicht erforscht, aber für eine optimale Gesundheit wichtig sind.[8] Nehmen Sie alle diese Substanzen zu sich? Wohl eher nicht.

Und kann Ihr Darm auch all das, was Sie essen, richtig verdauen und die notwendigen Nährstoffe resorbieren, die Ihre Zellen ausreichend mit Vitaminen, Mineralstoffen, essenziellen Fettsäuren und Antioxidanzien versorgen, die sie für ihr Gedeihen brauchen? Auch das könnte ein Problem darstellen.

Die Biochemie ist kompliziert und die Mechanismen des menschlichen Körpers sind ebenfalls unvorstellbar kompliziert und verwickelt. Obwohl wir viel über den Nährstoffbedarf der Mitochondrien wissen, haben wir weder jedes einzelne mitochondriale Bedürfnis verstanden, noch können wir ganz genau sagen, wie genau die verschiedenen Zellen in unserem Körper ernährt werden müssen. Wenn ich von „umfassender Ernährung" spreche, also davon, was unser Körper insgesamt braucht, dann ist das so zu verstehen, dass wir zwar wissen, dass es diese Nährstoffbedürfnisse für Tausende verschiedener Funktionen gibt, dass wir sie aber noch immer nicht alle verstanden haben.

Aber die Natur schon. Deshalb reicht es für eine optimale Gesundheit nicht aus, wenn wir uns lediglich auf die Vitamine und Nährstoffergänzungen verlassen, die wir zusätzlich zu unserer üblichen Ernährung einnehmen. „Echte" Nahrungsmittel enthalten alle Geheimnisse, die uns bislang verborgen sind, und genau deshalb habe ich mein Paläo-Programm spezifisch konzipiert, damit Sie sich auf besondere Weise mit diesen „echten" Nahrungsmitteln versorgen können, sodass sie wiederum dem riesigen Nährstoffbedarf Ihrer Zellen gerecht werden – auch den vielen Tausenden von Anforderungen, die wir noch nicht verstanden haben.

Was wir aber wissen, ist, dass es mit der Gesundheit ganz eindeutig abwärts geht, wenn die Vitamine, Mineralstoffe und Antioxidanzien im Körper das optimale Niveau unterschreiten. Das ist nicht nur Theorie. Ein typisches Beispiel: Der Biochemiker Dr. Bruce Ames, der sich mit der Erforschung der Ernährung auf zellulärer Ebene beschäftigt, liefert Hinweise, die veranschaulichen, dass ein Mensch mit größerer Wahrscheinlichkeit schneller altert und an Krebs erkrankt, wenn er sich nur unzureichend mit Vitaminen und Mineralstoffen versorgt, selbst wenn er momentan gesund zu sein scheint.[9] Ist zum Beispiel die Vitamin-K-Versorgung eingeschränkt, dann setzt der Körper Prioritäten bei der Verwendung dieses begrenzten Vorrats. Er bildet zwar noch die Proteine, die Ihre Blutgerinnung in Gang setzen, wenn Sie sich geschnitten haben, aber er eben nicht mehr jene, die Sie brauchen, damit die Blutgefäße und die Herzklappen langfristig flexibel bleiben. Sie werden im Moment bei einer Verletzung also nicht gleich verbluten; bleibt der

Mangel aber langfristig bestehen, verursacht dies Probleme mit den Herzklappen und/oder dem Blutdruck.[10] Infolgedessen könnte es sein, dass Sie sich irgendwann einer Herz-OP unterziehen oder Blutdrucksenker einnehmen müssen.

In einer interessanten Studie wurde im Blut älterer Menschen der Spiegel von mehr als 31 verschiedenen Vitaminen, Mineralstoffen, essenziellen Fettsäuren und Antioxidanzien bestimmt, von denen man dachte, dass sie die Gesundheit des Gehirns beeinflussen können, und man untersuchte diesen Einfluss auf die Größe des Gehirns und auf die Denkleistung. Die *Oregon Brain Ageing Study* (zu Deutsch etwa: „Oregon-Studie über die Gehirnalterung") untersuchte 104 Erwachsene (mit einem Durchschnittsalter von 87 Jahren). Die Wissenschaftler analysierten den Blutspiegel verschiedener Nährstoffe, die Größe des Gehirns (mittels Kernspintomografie) und die Denkfähigkeit anhand verschiedener neuropsychologischer Tests und machten dann eine Regressionsanalyse, um die Beziehung zwischen den Nährstoffspiegeln, der Größe des Gehirns und der Gedächtnisleistung zu bestimmen.[11] Die Ergebnisse waren aufschlussreich: Das Vorliegen großer Mengen der Vitamine B_1, B_2, B_6, B_9, B_{12}, C, D und E sowie von Fettsäuren waren die aussagekräftigsten Indikatoren für die Gesundheit des Gehirns. Zudem deckten sich hohe Spiegel von Vitamin A und K sowie Antioxidanzien mit einem vermehrten Gehirnvolumen und einer besseren Gedächtnisleistung.

In der Studie wurden auch schädliche Substanzen, sogenannte „antinutritive Stoffe" untersucht. Auffallend war, je mehr Transfette (gehärtete Pflanzenöle) im Blut waren, desto kleiner war das Gehirn und desto geringer die Denkfähigkeit, die durch das Abschneiden der Probanden bei Denkaufgaben ermittelt wurde.[12] Mit anderen Worten: Wenn Sie Ihre Gesamtkalorienzahl über Nahrungsmittel aufnehmen, die voller Nährstoffe für das Gehirn sind, so ist dies wahrscheinlich das Wirkungsvollste, was Sie zum Schutz Ihres Gehirns tun können. Wer an einem kleinen Gehirn interessiert ist, das nur schlecht denken kann, muss lediglich mehr antinutritive Stoffe wie Fertiggerichte voller Transfette essen. Essen Sie täglich oder auch nur dreimal pro Woche Fast Food – und Sie sind auf dem besten Weg in die Frühdemenz!

Die Nahrung kann nicht alles leisten – mir ist wichtig, das zu betonen. Ich habe immer noch Multiple Sklerose und ich habe immer noch Herde im Halsbereich des Rückenmarks. Manche Vernarbungen und Degenerationserscheinungen sind nicht rückgängig zu machen. Eine ganze Menge mehr Degenerationen bleiben aber wohl letztlich doch nicht für immer bestehen. Meine Herde hindern mich nicht mehr am Laufen. Man sieht sie im MRT, aber sie beeinträchtigen mich nicht mehr wie früher. Die Nahrung kann den Einfluss des Sturms der Zerstörung im Körper direkt beeinflussen. Wollen Sie ihn weiter anfachen oder wollen Sie ihn beenden, indem Sie Ihrem Körper die speziellen und umfangreichen Nährstoffe zuführen, die er braucht, um die schwächenden Auswirkungen einer Autoimmunerkrankung bestmöglichst zu bekämpfen, um dauerhaft gesünder und vitaler zu werden?

Mikronährstoffe, die Ihr Gehirn jetzt braucht

Die Ernährung der Zelle ist wichtig für die Gesamtgesundheit, doch für all jene mit MS oder anderen Krankheiten, die das Gehirn beeinträchtigen, ist eine Ernährung von besonderem Interesse, die auf ein gesundes Gehirn abzielt. Ihr Gehirn ist ein erstaunliches und komplexes Organ, und es braucht zu seiner ordnungsgemäßen Funktion viele Reserven. Eine der wichtigsten Strukturen, die in Ihrem Gehirn repariert und erhalten werden müssen, ist das Myelin, denn es ist das Angriffsziel des eigenen Immunsystems bei MS-Patienten.

Myelin ist die isolierende Fettschicht, von der die Nervenzellen umgeben sind. Es gibt zehn Milliarden Gehirnzellen mit zehn Billionen Verknüpfungen. Sie alle müssen von Myelin isoliert werden. Doch Ihr Arzt oder Ihre Ärztin hat Ihnen wahrscheinlich nicht gesagt, welche Nährstoffe Ihre Gehirnzellen zur optimalen Funktion brauchen, von der Reparatur der Schäden ganz zu schweigen. Vermutlich wissen sie auch gar nichts darüber, da in der ärztlichen Ausbildung das Thema Ernährung zu kurz kommt. Aber ich weiß es: Zu Bildung von gesundem Myelin müssen wir Thiamin (Vitamin B_1), Folsäure (Vitamin B_9), Cobalamin (Vitamin B_{12}), Omega-3-Fettsäuren (insbesondere Docosahexaensäure, DHA) und Jod aufnehmen. (Was Sie essen müssen, damit Ihnen diese essenziellen Bausteine auch zur Verfügung stehen, erfahren Sie in den folgenden Kapiteln.)

Ihr Gehirn ist auch auf Neurotransmitter angewiesen. Diese chemischen Stoffe sind für die Zellkommunikation der Gehirnzellen untereinander zuständig. Sind die Neurotransmitter in ihrer Funktion gestört, kann es zu Depressionen, Angstzuständen, Reizbarkeit und vermehrten Schmerzen kommen. Viele Patienten mit Stimmungsproblemen nehmen Medikamente ein, die die Bildung bestimmter Neurotransmitter ankurbeln, doch oft bessert sich bei ihnen nicht viel, denn es fehlen ihnen die Grundbausteine, die die Gehirnzelle in erster Linie benötigt, um die

Gehirnzellen: Der „Arbeitsplatz" der Bausteine

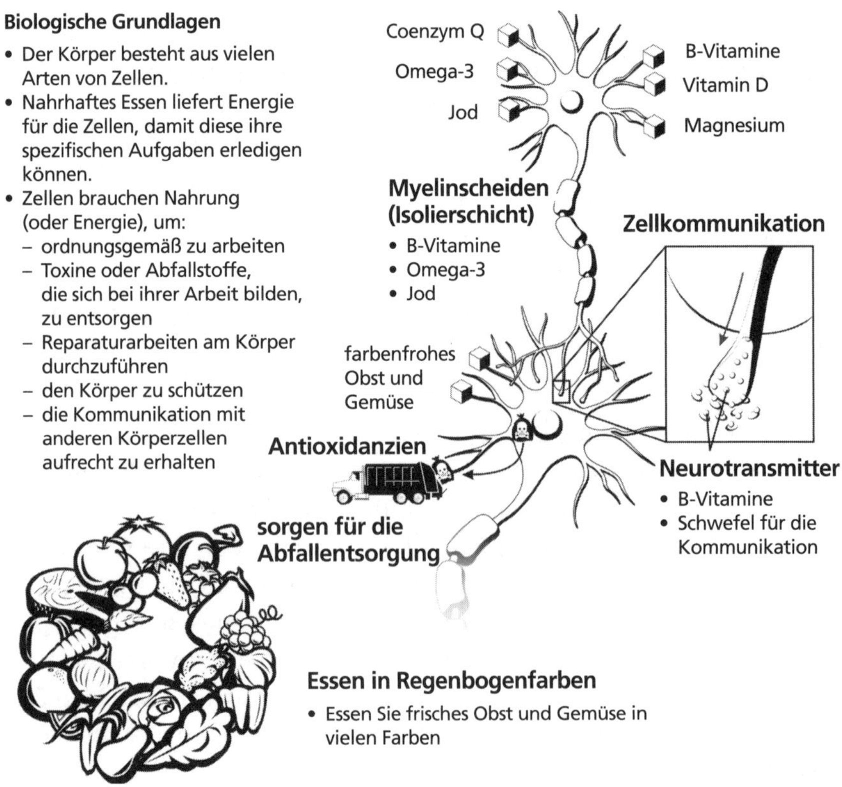

Neurotransmitter zu bilden – weil sie sich nicht entsprechend ernähren. Das Medikament kann dann natürlich nicht so gut wirken. Damit die Neurotransmitter richtig funktionieren, brauchen Ihre Gehirnzellen vor allem bestimmte Aminosäuren, Schwefel und Pyridoxin (Vitamin B_6).[13]

Als ich mich zum ersten Mal mit der Erforschung der Nährstoffe befasste, die dafür sorgen, dass die biochemischen Abläufe in den Zellen, insbesondere in den Gehirnzellen, ordnungsgemäß vonstattengehen, entdeckte ich die Mikronährstoffe, von denen Wissenschaftler sagen, dass sie entweder für die Leistungsfähigkeit der Mitochondrien[14] oder die optimale Funktion der Gehirnzellen von großer Wichtigkeit sind.[15] Ich habe sie und ihre Hauptaufgaben im Folgenden für Sie zusammengestellt und die Nahrungsmittelgruppen hinzugefügt, die ausgezeichnete Quellen für die Kalorienaufnahme aus den Nahrungsmitteln selbst darstellen (im Gegensatz zu den Nahrungsmitteln, die nach der Verarbeitung wieder mit Vitaminen angereichert werden). [16] Vergessen Sie nicht, dass synthetische Vitamine eine andere Form haben als die natürlich vorkommenden und nicht innerhalb des Verbundes mit all den anderen, in vollwertigen Nahrungsmitteln enthaltenen Elementen auftreten, sondern isoliert angeboten werden. Zusätzlich angegeben ist einer der wichtigsten antinutritiven Stoffe, die mit einer Verschlechterung der Gehirngesundheit einhergehen.

Mehr als nur Ernährung: Das Wahls-Programm

Die Ernährung ist das Herzstück des Wahls-Programms, und von den Nährstoffen, die für die Zellen und insbesondere für das Gehirn gedacht sind, hängt es ab, wie es für den Rest Ihres Lebens mit Ihrer Gesundheit weitergeht. Darauf beschränkt sich mein Programm jedoch nicht, und die Ernährung ist auch nicht das Einzige, das ich in meinem Leben verändert habe, um meine Symptome rückgängig zu machen. Viele andere Faktoren haben ebenfalls zu meiner ständigen Erholung beigetragen. Dazu gehören die verringerte Aufnahme von Umweltgiften, die elektrische Stimulation der Muskeln, ein regelmäßiges und geeignetes sportliches Übungsprogramm, einige zentrale Nahrungsergänzungsmittel sowie gezielter Stressabbau.

Diese Punkte runden das Wahls-Programm ab, und es sind alles Dinge, die Sie selbst durchführen können. Zusammen mit einer verbesserten Ernährungsweise können Sie Ihrem Körper die bestmögliche Chance zur Heilung bieten. Im Laufe dieses Buches führe ich Sie Schritt für Schritt durch die verschiedenen Elemente des Programms, das ich entwickelt habe, um mir selbst zu helfen, und das ich nun systematisiert habe, um anderen zu helfen. Vorab aber erhalten Sie schon einmal einen Ausblick auf die grundlegenden Elemente.

Die Ernährung

Sie bildet das Kernstück zur Widerherstellung der korrekten biochemischen Vorgänge. Ich werde Sie anleiten, sich allmählich umzustellen von Ihrer gegenwärtigen Ernährungsweise, der möglicherweise einige hochwirksame Nährstoffe fehlen, die von den Zellen für die Gesundheit benötigt werden, hin zu meinem Ernährungsprogramm. Es ist dreistufig, und Sie können dort einsteigen, wo es für Sie am bequemsten ist. Beim Basis-Programm werden einige Dinge hinzugefügt und einige weggelassen. Die nächste Stufe, das Paläo-Programm, wird etwas strenger gehandhabt, und die dritte Stufe, das Paläo-Plus-Programm, ist für alle jene, die eine massive und schnelle Intervention anstreben. Die einzelnen Ernährungsschritte mögen sich zunächst schwierig anhören, doch Sie werden großartige naturbelassene und vollwertige Nahrungsmittel zu sich nehmen, viel Gemüse und Obst sowie Fleisch, Geflügel, Meeresfrüchte, Nüsse, Samen und auch einige überraschende Lebensmittel, die Sie vielleicht vorher nicht einmal im Traum in Erwägung gezogen hätten. Sie werden nicht hungern; im Gegenteil, Sie sollen sogar viel essen, und wenn Sie übergewichtig sind, werden Sie feststellen, dass diese zusätzlichen Pfunde trotzdem dahinschmelzen (sozusagen eine „Nebenwirkung“!). Bleiben Sie ruhig. Sie müssen diese Veränderungen nicht alle auf einmal vornehmen. Ich werde Sie Ihnen erklären, damit Sie genau verstehen, was Sie tun und warum Sie es tun, bevor Sie sich auf irgendetwas Radikales einlassen.

Tabelle 1: Wichtige Nährstoffe für ein gesundes Gehirn

Nährstoff	Hauptaufgabe	Beste Nahrungsquellen[17]
Vitamin A, Retinol (die tierische Form von Vitamin A)	an der Synthese der Sehpigmente in der Netzhaut beteiligt	Lebertran
Vitamin B_1 (Thiamin)	erleichtert die Nutzung von Glukose, Myelinbildung	Fleisch aus biologischer Tierhaltung, Samen, Nüsse
Vitamin B_2 (Riboflavin)	unterstützt die Energieproduktion in den Mitochondrien	Leber, grünes Gemüse
Vitamin B_3 (Niacin)	unterstützt die Energieproduktion in den Mitochondrien	Leber, Hühnchen
Vitamin B_6	unterstützt die Neurotransmitterbildung	Fisch, grünes Gemüse
Vitamin B_9 (Folsäure)	erleichtert die Myelinbildung	Leber, grünes Gemüse, Spargel
Vitamin B_{12} (Cobalamin)	erleichtert die Myelinbildung	Leber, Meeresfrüchte
Vitamin C	Infektionsabwehr, Antioxidans	grünes Gemüse, Zitrusfrüchte
Vitamin D	schaltet Gene an oder aus, schützt die Gehirnzellen	Lebertran, Sonnenlicht
Vitamin E	fördert die Signalgebung der Zellen, schützt die Cholesterin-Transportproteine vor Oxidation, verringert das Absterben von Gehirnzellen und schützt so vor dem Altern	Nüsse, Samen, Avocado
Eisen	unterstützt die Sauerstoffzufuhr zum Gehirn	Fleisch aus biologischer Tierhaltung, grünes Gemüse, Rübensirup
Kupfer	fördert das Eisen-/Kupfer-Gleichgewicht, das an den höheren Gehirnfunktionen beteiligt ist	Fleisch aus biologischer Tierhaltung, Meeresfrüchte, Nüsse, Samen

Nährstoff	Hauptaufgabe	Beste Nahrungsquellen[17]
Zink	unterstützt die Sinneswahrnehmung	Leber, Meeresfrüchte, Nüsse, Samen
Jod	fördert die Intelligenz und ist an der Myelinbildung beteiligt	Meeresalgen, Meerestiere, jodiertes Meersalz
Magnesium	stabilisiert die Zellen gegen übermäßiges Glutamat (zu viel Stimulation)	grünes Gemüse, roh eingeweichte Nüsse, Meeresalgen
Selen	schützt vor oxidativem Stress	Paranüsse, Sonnenblumenkerne, Meerestiere, Meeresalgen
Lycopin, Lutein, Zeaxanthin, Alpha- u. Beta-Carotin, Beta-Cryptoxanthin	Antioxidanzien, die Zellmembranen und Mitochondrien schützen	bunte Gemüse und Beerenfrüchte
Carnitin	unterstützt die Energieproduktion in den Mitochondrien	Herz, Nieren, Leber, Rindfleisch und alle anderen Fleischsorten, einschließlich Huhn
Liponsäure	unterstützt die Energieproduktion in den Mitochondrien	Herz, Nieren, Leber
Coenzym Q	unterstützt die Energieproduktion in den Mitochondrien	Herz, Nieren, Leber
Kreatin	unterstützt die Energieproduktion in den Mitochondrien	Fleisch aus biologischer Tierhaltung, Wild
Pantothensäure (Vitamin B_5)	unterstützt die Energieproduktion in den Mitochondrien	Leber, Pilze, Avocado
Vitamin K	stärkt das Myelin und die Blutgefäße	grünes Gemüse
Cholesterin	stärkt die Zellmembranen, fördert die Hormonbildung	tierische Fette

Nährstoff	Hauptaufgabe	Beste Nahrungsquellen[17]
Alpha-Linolensäure (ALA, vegetarische Form der Omega-3-Fettsäuren)	unterstützt die Bildung von Zellmembranen und Myelin	Walnüsse, Lein- und Hanföl
Omega-3-Fettsäuren, Eicosapentaensäure (EPA), Docosahexaensäure (DHA) (tierische Formen der Omega-3-Fettsäuren	unterstützt die Bildung von Zellmembranen und Myelin, senkt übermäßige Entzündungen	wild lebender Hering, Lachs, Fleisch von Weidetieren
Omega-6-Fettsäuren, Linolsäure (LA), Arachidonsäure (AA)	unterstützt die Bildung von Zellmembranen und Myelin, gibt Molekülen das Zeichen zur interzellulären Kommunikation (zu viel Omega-6 kann zu übermäßigen Entzündungen führen; es muss im Gleichgewicht mit Omega-3 sein)	Samen und Nüsse (LA), Fleisch aus biologischer Tierhaltung, Fleisch (AA)
Gamma-Linolensäure (GLA)	entzündungshemmend	Borretsch, Nachtkerzenöl, Hanföl
Schädliche antinutritive Substanzen		
Transfette	erhöhen den Schaden an Zellmembranen und Mitochondrien	teilgehärtete Fette, in Pflanzenöl zubereitetes Essen (insbesondere Fast Food)

Umweltgifte

Die moderne Welt ist voll von Chemikalien und viele davon stehen in einer Wechselwirkung mit unseren Zellen, wobei sie die natürlichen chemischen Prozesse oft behindern. Ich werde erklären, warum viele dieser chemischen Substanzen zu den Hauptursachen von Invalidität und Krankheit in Amerika gehören. Wir werden herausfinden, welchen Chemikalien Sie ausgesetzt sind und welche speziellen Schritte Sie unternehmen können, um diese Belastungen zu reduzieren. Ich werde auch erklären, wie Ihr Körper die Giftstoffe verarbeitet und ausscheidet. Und was am wichtigsten ist, ich werde Ihnen zeigen, wie Sie die Entgiftungsfunktionen Ihres Körpers sicher stärken und optimieren können, sodass Sie Ihre Toxinbelastung im Fettgewebe (dort speichert der Körper die Giftstoffe) langsam und gefahrlos reduzieren können.

Sportliche Betätigung und elektrische Stimulation (Reizstrom)

Ihr Gehirn und Ihr Körper sind darauf angewiesen, dass Sie Ihre Muskeln benutzen und sich bewegen, auch wenn Sie unter einer degenerativen Krankheit leiden. Sportliche Betätigung ist wichtig, damit die Hormone in Gehirn und Körper im richtigen Gleichgewicht bleiben; außerdem verhindert das Muskelschwund. Wenn Sie chronisch krank sind, ist es ebenfalls wichtig, dass Sie genug, aber nicht zu viel tun, und dass Sie die für Ihre Bedürfnisse richtigen Übungen machen. Ich stelle Ihnen nicht nur Übungen vor, sondern informiere Sie auch über die elektrische Stimulation, auch „E-Stim" genannt, eine Art Reizstromtherapie, die sich in spektakulärer Weise auf meine Beweglichkeit und meine Stimmung ausgewirkt hat.

Nahrungsergänzungen, Medikamente und alternativmedizinische Behandlungen

Ich bin fest davon überzeugt, dass die meisten Nährstoffe aus der Nahrung stammen sollten, doch je nach Ihrem speziellen Bedarf könnten Sie auch von bestimmten Nahrungsergänzungen profitieren. Ich gebe Ihnen entsprechende Empfehlungen und nenne auch möglicherweise kontraindizierte Substanzen. Wir werden auch das Thema Medikamente angehen und überlegen, ob sie abgesetzt werden sollten oder nicht, wenn Sie mit dem Paläo-Programm beginnen. Schließlich werde ich als Ärztin – mit Hinblick auf meine „Wandlung" von der Schulmedizinerin zur Befürworterin der funktionellen Medizin –, meinen Standpunkt zu alternativmedizinischen Behandlungen darlegen, die Sie eventuell ausprobieren, und zu solchen, die Sie meiner Meinung nach lieber nicht ausprobieren sollten. Sie werden erfahren, welche Verfahren belegt und sicher sind und was reine Spekulation sowie unter Umständen auch nicht sicher sein könnte.

Stressabbau

Stressabbau ist ein absolutes Muss, damit Ihr Körper auf optimale Weise in die Lage versetzt wird, sich selbst zu heilen. Die Stressreaktion setzt eine Kaskade von Veränderungen im Körper in Gang, die kurzfristig von hohem Nutzen sein, langfristig aber in drastischer Weise zerstörerisch wirken können. Ich werde Ihnen genau erklären, warum und wie Sie sich dem „Kampf- und Fluchtmodus" entziehen können.

Eine Rückschau auf Ihr Leben

Ich hoffe, Sie können sich noch immer an die Zeit erinnern, als es Ihnen gut ging. Sie konnten den ganzen Tag arbeiten oder mit Ihren Kindern spielen und Sie fühlten sich wohl in Ihrem Körper, oder zumindest ganz normal. Ab einem bestimmten Zeitpunkt jedoch haben Sie wahrscheinlich subtile Veränderungen bemerkt. Vielleicht konnten Sie sich nicht mehr so frei bewegen oder so klar denken oder Sie hatten plötzlich Schmerzen. Diese rein äußerlichen Symptome waren ein Signal, dass die biochemischen Vorgänge in Ihrem Körper sich zu verändern begannen. Das Signalsystem zwischen Ihren Zellen geriet allmählich durcheinander.

Sie stellten fest, dass es Ihnen nicht gut ging, obwohl Sie nicht genau erklären konnten, was genau nicht in Ordnung war. Schließlich waren Sie beim Arzt; man hat sie untersucht und Blut abgenommen, aber nichts gefunden. Vielleicht hat man Ihnen gesagt, Sie sollen nach einem Jahr wiederkommen. Als es dann soweit war, fühlten Sie sich ein wenig schlechter als im Jahr zuvor, doch die Untersuchungsergebnisse waren noch immer unauffällig, und Ihr Arzt sagte Ihnen wieder, es sei „alles in Ordnung". Vielleicht wiederholte sich dieses Spiel über Jahre, möglicherweise Jahrzehnte, bis Ihr Körper so stark beeinträchtigt war, dass ein oder zwei Untersuchungsergebnisse von der Norm abwichen. Also begann Ihr Arzt, sich ernsthafter damit zu beschäftigen und zu guter Letzt erhielten Sie eine Diagnose. Ihr Arzt war nicht in funktioneller Medizin ausgebildet worden, und so verstrichen viele Gelegenheiten zur Wiederherstellung Ihrer Vitalität ungenutzt, während der unaufhaltsame Prozess der biochemischen Talfahrt sich in all den Jahren weiter fortsetzte, als Ihre Testergebnisse noch unauffällig waren und die Ärzte Sie beschwichtigten. Ihr Körper begann mit der Bildung und Anhäufung fehlerhafter Substanzen in Zellen und Organen. Vielleicht fühlte es sich so an, als würde die Musik Ihres Lebens langsam aber sicher falsch zu klingen beginnen, als würden Melodie und Harmonie verloren gehen und von einer wunderschönen Symphonie zu chaotischem Lärm werden. So jedenfalls empfand ich es.

Das Spannendste an meinem Programm ist, dass Sie selbst wieder die Fäden in der Hand halten. Man fühlt sich so schnell hilflos, verloren und abhängig von Ärzten und Familienmitgliedern, wenn es mit der Gesundheit bergab geht. Mein Programm bietet Ihnen die Chance, sich aus dieser übermäßigen Abhängigkeit zu befreien. Sie werden Ihre Medikamente immer noch einnehmen müssen, zumindest vorerst. Sie werden sich nach wie vor nach den Anweisungen Ihres Arztes richten müssen. Und Sie werden wahrscheinlich auch weiterhin die Hilfe Ihrer Familie brauchen – aber wer braucht sie nicht? Doch viele Dinge können Sie selbst machen, und es werden immer mehr werden, wenn Sie sich nach meinem Programm richten. Sie haben eine Zukunft und sie muss nicht düster sein.

In seinem bewegenden Buch ... *trotzdem Ja zum Leben sagen. Ein Psychologe erlebt das Konzentrationslager*[18] führt Viktor Frankl aus, dass wir alle die Wahl haben, wie wir auf Ereignisse in unserem Leben reagieren wollen. Er sagt, dass zwischen jedem Ereignis und unserer Reaktion ein Zwischenraum ist. Und in diesem Zwischenraum zeigt sich unsere Charakterstärke. Nach meiner MS-Diagnose beschloss ich, jeden Tag aufzustehen, zur Arbeit zu gehen und mein Pensum zu erledigen, egal wie müde ich war. Ich legte fest, welche Dinge ich noch tun konnte, anstatt mich darauf zu konzentrieren, was nicht mehr ging. Ich beschloss, alles in meiner Macht Stehende zu unternehmen, um meinen Verfall zu verlangsamen. Sie erinnern sich, damals sagten meine Ärzte, dass alle verloren gegangenen Funktionen für immer verloren bleiben würden – dass es, wenn man die sekundär-progrediente Form der MS erreicht habe, zu einem langen, langsamen, stetigen und unausweichlichen Verfall komme. Als ich diesen Weg antrat, hatte ich lediglich die Hoffnung, diesen Verfall verzögern zu können.

Ich hätte all das nicht machen können, was ich gemacht habe – den Rollstuhl wieder zu verlassen, ganz zu schweigen von der Entwicklung meines Programms und seiner Vermittlung an andere –, wenn ich nicht zu Beginn den Entschluss gefasst hätte, nicht aufzugeben, sondern mich anzutreiben, zu leben und ich selbst zu sein, unabhängig von meiner Krankheit. Und das wünsche ich mir für Sie: Dass Sie sich für das Leben anstatt für die Behinderung entscheiden, für Ihr eigenes Wohlbefinden und Ihre Gesundheit anstatt für die Krankheit – auch wenn das schwierig klingt, auch wenn Sie gar nicht aus dem Bett aufstehen wollen.

Das Gute an meinem Programm ist, dass Sie – ungeachtet der Defizite, die Sie vielleicht haben, ungeachtet der fehlerhaften Enzyme, die in Ihrem Körper ihr Unwesen treiben, und ungeachtet dessen, was Sie bis jetzt, ja, sogar bis gestern gegessen, getrunken, getan und gedacht haben –, Ihren Körper trotzdem unterstützen und damit beginnen können, Ihre Zellen wieder aufzufüllen. Das ist ein neues Paradigma, und pikanterweise ist das genau die Art und Weise, wie die Funktion des Körpers ursprünglich gedacht war. Ihre Zellen entscheiden, ob Sie weiterhin abbauen oder gesund werden. Sind Ihre Zellen gesünder, werden auch Sie gesünder. Ich sehe das bei all meinen Patienten – jeden Tag.

Ich nenne meine Patientinnen und Patienten und die vielen anderen Menschen, die mir geschrieben und von ihren Erfolgen berichtet haben, meine „Mitstreiter“, denn sie sind Kämpfer und es gelingt ihnen, ihr Leben zurückzuerobern. Auch Sie können einer dieser Mitstreiter sein. Wollen Sie sich uns anschließen?

KAPITEL 2

Autoimmunität: Schulmedizin kontra funktionelle Medizin

Namen sind Schall und Rauch. Was genau *ist* Krankheit? Krankheiten scheinen real und konkret für all jene zu sein, die sie tatsächlich haben oder die fürchten, betroffen zu sein, denn als Patientinnen und Patienten verstehen wir darunter all das, was mit uns geschieht und wie es sich auf unser Befinden auswirkt. Das ist logisch: Wir wissen nur, wie es uns geht, sonst nichts. Bei mir waren es Abbauprozesse im Rückenmark durch die Multiple Sklerose, und das Ergebnis konnte ich spüren: einen langsamen Verlust der Beweglichkeit, vernebeltes Denken und schubweise höllische Schmerzen.

Obwohl es von außen so aussieht, als sei MS eine bestimmte Krankheit, unterscheidet sie sich auf zellulärer Ebene nicht so sehr von anderen Autoimmunerkrankungen wie rheumatoider Arthritis und systemischem Lupus (erythematodes), von chronischen Erkrankungen wie Diabetes und Herzkrankheiten und selbst von affektiven Störungen wie Depressionen, Autismus und Schizophrenie. Meine biochemischen Abläufe funktionierten nicht mehr richtig, und diese Störungen begannen bei mir in den Zellen des Gehirns und des Rückenmarks. Doch diese Grundursache – die zelluläre Funktionsstörung – unterscheidet sich nicht von anderen Erkrankungen mit anderen Namen.

Wissenschaftler sind gerade dabei zu entdecken, dass fast alle chronischen Krankheiten, die so viel Leiden verursachen und die Kosten im Gesundheitswesen ständig in die Höhe treiben, einen gemeinsamen Nenner haben: Funktionsstörungen in den Mitochondrien, übermäßige Entzündungen, erhöhte Cortisolwerte und andere Fehlfunktionen in den biochemischen Abläufen. Praktisch leiden wir alle an derselben Krankheit, denn jede hat ihren Ursprung in schadhaften, fehlerhaften chemischen Prozessen und einer gestörten (intra-) zellulären Kommunikation. Damit wir wieder gesund werden, muss der normale Ablauf dieser Prozesse sowie die Kommunikationsfähigkeit in und zwischen den Zellen wiederhergestellt werden. Und das gilt für jede Erkrankung.

Ob Ihre Diagnose Multiple Sklerose lautet oder rheumatoide Arthritis oder systemischer Lupus (erythematodes) oder entzündliche Darmerkrankung – oder ob man Ihnen sagt, Ihre Symptome seien „idiopathisch“ (das bedeutet, dass wir Ärzte nicht wissen, wodurch sie verursacht werden) –, hängt weitgehend davon ab, welche äußere Ausprägung sie haben. Innerlich sind die Unterschiede zwischen diesen Autoimmunerkrankungen offen gesagt ziemlich willkürlich, obwohl es verschiedene Sichtweisen, Gedankenmodelle und Erklärungen über die Geschehnisse gibt, die mit der Manifestation zellulärer Fehlfunktionen einhergehen. Als schulmedizinisch ausgebildete Ärztin habe ich gelernt, sie auf eine bestimmte Weise zu betrachten, im Laufe meiner Beschäftigung mit der funktionellen Medizin auf eine andere. Das änderte jedoch nichts an der Tatsache, dass gesundheitliche Probleme im Körper von der Zelle ausgehen.

Aber ich weiß, was Patienten möchten: eine Diagnose. Sie wollen wissen, was sie haben. Das ist eine ganz typische Reaktion, für die ich durchaus Verständnis habe. Ich wollte ja auch wissen, was mir fehlt. Ich wollte eine Bezeichnung, etwas, dem ich die Schuld geben konnte, etwas, das sich behandeln ließ. So funktioniert menschliches Denken. Wir wollen Dinge sortieren, definieren und in Kategorien einteilen, damit wir sie besser verstehen können.

Doch lassen wir all das für einen Augenblick beiseite und versuchen wir unkonventionell zu denken. Das ist einfacher, wenn Sie Folgendes bedenken: In Wahrheit sind Diagnosen nur Namen, die wir Krankheiten aufgrund von Parametern geben, die wir konkret bestimmen und messen können, Symptome zum Beispiel, Testergebnisse, durch die Art der Medikamente, durch die sich Symptome bessern oder verschlechtern, sowie aufgrund von Ausschlussverfahren. Wenn es das, das und das nicht ist, dann muss es eben das sein. Das ist dem Impetus geschuldet, alles zu kategorisieren und zu benennen, aber es heißt nicht unbedingt, dass eine Krankheit sich völlig von einer anderen unterscheidet.

Auch die Bezeichnungen, die wir chronischen Erkrankungen geben, beruhen häufig ganz explizit auf Ergebnissen von Studien, in denen untersucht wird, auf welche – hauptsächlich medikamentöse – Behandlungen die Symptome ansprechen. Mit anderen Worten, bessern sich Symptome durch ein spezielles Medikament, dann beruht die Diagnose oft nur auf dieser Information. Jeder, dessen Symptom X sich durch die Einnahme des Medikaments Y bessert, hat demgemäß die Krankheit Z.

Manchmal ist es auch gar kein Medikament, durch das eine bestimmte Patientengruppe in vorhersagbarer Weise Besserung (oder Verschlechterung) erfährt. Manchmal liegt es an einer Operationstechnik oder einer anderen Therapie. Was auch immer es ist: Wirkt es sich auf die Symptome aus, dann erhalten diese Patienten einen Namen für die Erkrankung und dazu gleich die entsprechende Therapie, die schließlich „Behandlungsstandard“ wird, das heißt, die allgemein anerkannte Methode zur Behandlung eben jener Krankheit. Auf diese Weise haben Hunderte von Ärztegenerationen Diagnosen geschaffen und Krankheiten wie Multipler Sklerose, Diabetes, Stauungsinsuffizienz des Herzens, Asthma, Depressionen und entzündlichen Darmerkrankungen ihren Namen gegeben. Es war ihnen noch möglich, die biochemischen Abläufe der Zellen zu untersuchen, um die Grundursachen dieser Krankheiten zu verstehen oder zu sehen, wie ähnlich sie sich auf zellulärer Ebene wirklich alle sind.

Es ist wichtig, das zu verstehen, damit Sie Ihrer Diagnose nicht mehr Gewicht geben, als sie verdient: Diagnosen beruhen oft eher auf den äußeren Wirkungen von Behandlungen und historischen Beobachtungen als auf den biochemischen Prozessen, die diesen Krankheiten zugrundeliegen. Je tiefer wir in das Verständnis von Krankheitsprozessen und Behandlungen eindringen, desto mehr kommt es zu einer Neueinstufung von Krankheiten, zu einer Anpassung der Behandlungen und oft sogar zur „Geburt“ neuer Krankheiten. Manchmal werden aus einer Krankheit zwei oder mehrere verschmelzen zu einer einzigen.

Weil jedoch nicht alle Informationen hierfür herangezogen werden und das Ganze auch darauf beruht, dass wir Menschen die Dinge benennen wollen, könnte man argumentieren, dass diese Klassifizierungen hauptsächlich semantischer Natur sind, dass es also nur darum geht, „dem Kind einen passenden Namen“ zu geben. Wir Ärzte klassifizieren Krankheiten nun seit Hunderten von Jahren auf der Basis von körperlichen

Untersuchungen und Laborergebnissen, und wir tun das, weil wir sowohl klinische Forschung betreiben wollen, um zu verstehen, wie Krankheiten im Laufe der Zeit fortschreiten, als auch, um bessere Behandlungsmöglichkeiten zu entwickeln. Das alles ist zwar Wissenschaft von hoher Qualität, aber es ist eben nicht alles.

Die Durchführung wissenschaftlicher Studien über Krankheiten folgt einem genauen Forschungsprotokoll. Es gibt immer eine eng definierte Patientengruppe und eine engmaschig kontrollierte Intervention (vorzugsweise ein Arzneimittel oder ein sehr spezifisches Verfahren, damit die leichte Reproduzierbarkeit gewährleistet ist), dadurch sind nicht so viele Variablen zu untersuchen. Auch scheinen die Ergebnisse konkreter und objektiver zu sein, aber ob das tatsächlich so ist, bleibt fraglich. Die Studie ist auf diese Weise einfacher durchzuführen und zu analysieren, und es ist leichter festzustellen, ob die Intervention sinnvoll ist oder nicht, doch die Wirksamkeit eines beliebigen Medikaments zur Linderung von Symptomen hat nicht unbedingt etwas mit der tatsächlichen Fehlsteuerung der biochemischen Reaktionswege zu tun, die der Ausgangspunkt vieler Ihrer Symptome sind.

Auch auf die Gefahr hin, mich zu wiederholen: Die Bezeichnungen, die wir den meisten chronischen Erkrankungen zuerst verliehen haben, sind das Ergebnis von Beobachtungen, die gemacht wurden, bevor man die biochemischen Prozesse der einzelnen Zelle wissenschaftlich erkannt und verstanden hatte. Das Gesundheitsministerium (NIH, National Institutes of Health) und die pharmazeutische Industrie geben Milliarden von Dollar für die Erforschung von Krankheitssymptomen und ihrer Beherrschung durch Medikamente aus. Im Gegensatz dazu fließt jedoch nur wenig Geld in die Erforschung der Möglichkeiten, wie man durch die Wahl des Lebensstils zu optimaler Gesundheit und Vitalität gelangt, obwohl aufgrund dessen die biochemischen Prozesse besser funktionieren und folglich die Menschen gesünder sind.

Das mag widersinnig klingen. Mir erscheint das definitiv so.

Zum Glück beginnen wir, die aus dem Lot geratenen biochemischen Reaktionswege zu verstehen, die zu den Defekten führen und damit diagnoseübergreifend am Anfang vieler chronischer Symptome stehen.

Ich glaube, dass sich dadurch letztendlich die Diagnosestellung bei allen Krankheiten verändern wird. Obwohl die Wissenschaft nun im Begriff ist aufzudecken, wie diese defekten Reaktionswege die biochemischen Prozesse der Zellen stören und zu Krankheiten führen, richten sich die meisten Schulmediziner leider immer noch nach den traditionellen, auf Symptomen beruhenden Krankheitsmodellen, anstatt sich mit der Wurzel des Problems zu beschäftigen. Diese veralteten Methoden beherrschen den Behandlungsstandard. Infolgedessen konzentrieren sich die meisten Schulmediziner auf Symptome, die sich durch Medikamente oder Operationen bessern lassen, anstatt zu versuchen, ihren Patienten durch Optimierung der biochemischen zellulären Prozesse mithilfe einer zuträglichen Lebensweise zu mehr Gesundheit und Vitalität zu verhelfen.

Das ist das Tätigkeitsfeld der funktionellen Medizin: Das Aufspüren und Behandeln der Ursachen defekter biochemischer Abläufe durch gründliches Untersuchen der physiologischen Systeme – von der Zelle über die Organe und den ganzen Organismus bis hin zur Behandlung der Probleme an ihrer Wurzel. Diese Vorgehensweise habe ich mir zu eigen gemacht, denn ich glaube, sie ist der einzig vernünftige Weg, um biochemische Funktionsstörungen zu korrigieren, damit Sie wirklich gesund werden – und nicht nur einfach Ihre Symptome mit Medikamenten lindern.

Dennoch hat die Schulmedizin hat weiterhin ihren Platz. Ich stelle immer noch konventionelle Diagnosen und schreibe Rezepte für Medikamente. Das ist in gewissen Grenzen auch nützlich. Doch jetzt gehe ich noch einen Schritt weiter: Ich diagnostiziere das Gesundheitsverhalten, die Toxinexposition, den Stresspegel, die Qualität der Ernährung und den Grad der sportlichen Betätigung eines Menschen. Ich versuche aktiv, meinen Patientinnen und Patienten zu mehr Gesundheit und Vitalität zu verhelfen, indem ich darüber aufkläre, was sie alles selbst tun können. Hier unterscheidet sich meine Vorgehensweise von der rein schulmedizinischen Behandlung und ähnelt mehr dem Modell der funktionellen Medizin. Ich helfe meinen Patientinnen und Patienten, ihre defekten biochemischen Prozesse neu zu regulieren, indem ich ihnen vermittle, wie sie sich anders bewegen und ernähren können. Dann versuchen wir die Belastung durch Umweltgifte zu verringern und das hormonelle Gleichgewicht zu verbessern – und lösen so die biochemischen Knoten, damit die Zellen wieder wie vorgesehen arbeiten können. Dadurch wird auch der Körper in die Lage versetzt, seine Aufgaben wie vorgesehen zu erfüllen.

Das schwebt mir für Sie vor; doch zuerst sollten wir uns damit beschäftigen, was genau in Ihrem Körper aus dem Lot geraten ist. Lassen Sie uns zuerst sowohl aus der Sichtweise der Schulmedizin als auch aus der der funktionellen Medizin einen Blick auf Autoimmunerkrankungen im Allgemeinen und dann auf Multiple Sklerose im Besonderen werfen.

Erfahrungsbericht

Ich bin zertifizierte Ernährungsberaterin und weiß natürlich, welche Rolle die Ernährung für die Gesundheit spielt, aber erst, nachdem bei mir die Diagnose „schubförmig remittierende Multiple Sklerose“ gestellt wurde, begann ich mit Vollwerternährung, insbesondere mit entzündungshemmenden Nahrungsmitteln zu experimentieren, und ich stellte eine Veränderung in meinem Körper fest. Mein erstes Symptom war eine Sehnervenentzündung, eine Optikusneuritis. Danach bekam ich Parästhesien (schmerzhafte Wahrnehmungen aufgrund der gestörten Nervenimpulsübertragung) in meinen Beinen und litt unter schwerer Müdigkeit. Die wurden Füße taub und mein Kurzzeitgedächtnis verschlechterte sich. Als ich von Dr. Terry Wahls hörte, erkannte ich, dass es einen Schritt weiter gehen musste. Ich erhöhte die Menge der von ihr empfohlenen Nahrungsmittel, aß wieder Fisch dazu (bis dahin war ich Vegetarierin) und ließ Gluten sowie Milchprodukte weg. Ich fühlte mich energiereicher und konzentrierter und stellte einen deutlichen Rückgang meiner Symptome fest. Auf der nächsten Stufe ergänzte ich meinen Speiseplan um Grünkohl und andere Nahrungsmittel für das Nervensystem und die Mitochondrien, wie es das Wahls-Programm vorsieht.

Ich fühle mich jetzt besser als vorher. Ich bin so dankbar, dass eine Schulmedizinerin das unterstützt, wovon ich die Ärzte jahrelang zu überzeugen versuchte, dass nämlich die Ernährung langfristig wirksamer ist als Medikamente. Ich sehe voller Dankbarkeit, dass die klinische

Forschung das zu bestätigen beginnt, sodass die Ärzteschaft sich von der Glaubwürdigkeit all dessen überzeugen kann, was unser Körper und Geist intuitiv bereits wissen.

Marla B., Ernährungsberaterin

Chicago, Illinois

Was versteht man unter einer Autoimmunerkrankung?

Betrachten wir zunächst einmal den Begriff Autoimmunität. In der Biologie bedeutet *auto* „selbst, eigen", und Autoimmunität ist ein Zustand, wenn fehlgesteuerte Immunzellen damit beginnen, die eigenen Zellstrukturen im Körper eines Menschen anzugreifen. Auf allen Zellmembranen befinden sich Rezeptoren, die von den Immunzellen (normalerweise) als eigene Zellen, als Teil unseres Körpers erkannt werden. Nimmt der Körper diese „eigenen" Rezeptoren nicht wahr, stuft er eine Struktur oder Substanz als fremd und mögliche Bedrohung ein. Ist es ein Virus? Bakterien? Etwas, das nicht dort sein sollte? Ihr Körper weiß es nicht. Er kennt nur „körpereigen" und „körperfremd", und wenn es sich um „körperfremd" handelt, muss er entscheiden, ob etwas als „nicht körpereigen, kann aber gefahrlos ignoriert werden" oder „nicht körpereigen und gefährlich" einzustufen ist. Ihre Immunzellen ignorieren Substanzen, die sie als „körpereigen" und „nicht körpereigen, aber sicher" erkennen, fühlen sich aber von allem, was sie für „nicht körpereigen und gefährlich" halten, massiv bedroht und gehen in dem Versuch, den gefährlichen Eindringling zu schädigen oder zu zerstören, zu einem heftigen Angriff über, damit dieser dem Körper keinen Schaden zufügen und das Überleben nicht gefährden kann.

Das ist ein zuverlässiges System – solange es richtig funktioniert. Es erhält Sie gesund, indem es die wirklich gefährlichen Viren und Bakterien angreift, die in Ihr System eindringen können. Bei der Autoimmunität kommt es jedoch zu Missverständnissen, und aus unerklärlichen Gründen stufen die Immunzellen Proteine, die tatsächlich „körpereigen" sind, als fremd beziehungsweise als „nicht körpereigen und gefährlich" ein. Die Ergebnisse können verheerend sein. Welche Strukturen der eigene Körper angreift, bestimmt die Art der Autoimmunerkrankung, die die betroffene Person hat. Wird das Myelin angegriffen – die Fettumhüllungen der Nervenzellen –, was zur Schädigung des Nervensystems führt, dann sprechen wir von Multipler Sklerose. Greifen die Immunzellen die Haut an und es kommt zu Ausschlägen, Pustelbildung und anderen sichtbaren Hautleiden, können wir von Psoriasis, Dermatitis oder von einer blasenbildenden Hauterkrankung, einem bullösen Pemphigoid, sprechen. Greift der Körper das eigene Lungengewebe an und es kommt zu Giemen (einem bestimmten Atemgeräusch) und zur Verengung der Luftwege, nennen wir das Asthma. Ist die Schilddrüse betroffen, wodurch es zu einer breiten Palette von Symptomen kommt, die alle mit der Funktion der Schilddrüse zu tun haben, können wir von einer autoimmunen Thyreoiditis sprechen. Werden die Gelenke angegriffen, was zu Schmerzen und Steifigkeit führt, könnte die Diagnose rheumatoide Arthritis oder systemischer Lupus erythematodes lauten. Obwohl sich alle diese Erkrankungen in unterschiedlichen Ausprägungen zeigen, ist die Grundursache für die mehr als 140 verschiedenen Arten von Autoimmunerkrankungen immer gleich: Immunzellen erkennen Strukturen im Körper nicht mehr als „körpereigen" und greifen sie an, wodurch es zu den beschriebenen Krankheitssymptomen kommt.

Tatsächlich können Autoimmunprozesse bei mehr Krankheiten eine Rolle spielen als bisher angenommen wurde. Die Forschung ist dabei aufzudecken, dass eine große Anzahl anderer chronischer Krankheiten unter Umständen eine autoimmune Komponente haben, Herzkrankheiten zum Beispiel und Bluthochdruck, Migräne und affektive Störungen. Auf diesem Gebiet wird weiter geforscht, und ich glaube, dass unser Wissen über die Auswirkungen von Autoimmunprozessen im Körper noch sehr oberflächlich ist.

Warum sollte der komplexe und intelligente menschliche Körper versehentlich sein eigenes Gewebe angreifen? Es gibt eine schulmedizinische Sichtweise auf Autoimmunerkrankungen und es gibt die der funktionellen Medizin. Im Folgenden wollen wir beide näher betrachten.

Autoimmunerkrankungen aus schulmedizinischer Sicht

Nach schulmedizinischer Lesart hat der Körper bei Autoimmunerkrankungen die Fähigkeit verloren, seine innerlichen Proteinbestandteile als körpereigen zu erkennen. Warum das so ist, wissen wir nicht. Den Wissenschaftlern ist bewusst, dass alle Stadien chronischer Erkrankungen infolge fehlerhafter chemischer Prozesse und verworrener Signalfunktionen zwischen den Zellen beginnen. Es ist, als gebe es inmitten einer großen Symphonie plötzlich einen „Notensalat" und in der Folge gehen Harmonien und Melodie zunehmend verloren, bis die Musik keine Ähnlichkeit mehr mit der ursprünglichen Partitur hat, und eine ehedem wunderschöne Musik nur noch wie Lärm klingt.

Für Wissenschaftler ist das frustrierend. Da die Medizin jedoch ein Gebiet aktiven Handelns ist, konzentriert sich die Schulmedizin darauf, die voranschreitende Invalidität zu verlangsamen, meist mittels entsprechender Medikamente. Dies ist gemäß der wissenschaftlichen Veröffentlichungen der einzig bewährte Weg, konsequent positiv auf das Fortschreiten einer Autoimmunerkrankung einzuwirken, und das ist genau das, was Ärzte tun: Sie versuchen zu helfen. Sie bilden sich ein Urteil über den Patienten, zücken den Rezeptblock und schicken ihre Patienten in die Apotheke.

Die Medikamente, die Schulmediziner bei Autoimmunerkrankungen verschreiben, schwächen die Immunzellen, damit sie den Körper nicht so heftig angreifen können. Alle krankheitsmodifizierenden Präparate für MS oder für andere Autoimmunerkrankungen zielen mithilfe unterschiedlicher Mechanismen auf die Blockade eines Teils der körpereigenen Immunreaktion ab. Manche dieser Präparate wirken wie ein Gift, um die Zellteilung zu beschleunigen (die Immunzellen gehören zu den Zellen im Körper, die sich am schnellsten teilen), damit sie den Körper nicht so wirksam angreifen (oder schützen) können. Andere blockieren einen bestimmten Weg im Prozess der Immunreaktion.

Da sich unser Immunsystem im Laufe seiner Entwicklung jedoch so ausgeprägt hat, dass es über vielerlei Wege Schutz bieten kann, haben alle gegen die Immunzellen gerichteten Medikamente eine lange Liste von Nebenwirkungen, viele davon mit erheblichen negativen Folgen für die Lebensqualität. Wir blockieren wichtige natürliche Funktionen des Körpers, und auch wenn unser Körper diese Funktionen zwar nicht ordnungsgemäß ausüben kann, bleibt solch ein Eingriff niemals folgenlos. Zu den Nebenwirkungen dieser Medikamente gehören Müdigkeit, Gelenkschmerzen, allgemeine Schmerzen, Depressionen und wunde Stellen im Mund. Es besteht ein leicht erhöhtes Infektionsrisiko (weil das Immunsystem unterdrückt wird) sowie ein allgemeines Krankheitsgefühl, denn wenn die Leistungsfähigkeit der Immunzellen gesenkt wird, nimmt die Leistungsfähigkeit aller Zellen ein wenig ab.

Grundsätzlich dämpfen Medikamente die Aktivität des Körpers sowohl in negativer als auch in positiver Hinsicht. Die Symptomatik der Autoimmunerkrankung mag sich bessern, doch Menschen unter Immunsuppressiva können sich ansonsten deutlich schlechter fühlen. Manche setzen die Behandlung fort, ganz egal, wie schlecht es ihnen geht, denn es droht die Gefahr, dass ihre Invalidität mit fortschreitender Krankheit weiter zunimmt, wenn sie nichts dagegen unternehmen.

Die Behandlung, die die Schulmedizin Patienten mit Autoimmunerkrankungen bieten kann, beschränkt sich auf die Verzögerung der fortschreitenden Invalidität auf Kosten Ihres Befindens zum gegenwärtigen Zeitpunkt – es geht Ihnen etwas oder erheblich schlechter.

Autoimmunprozesse aus Sicht der funktionellen Medizin

Autoimmunerkrankungen werden hier ganz anders betrachtet, und auf dieser Sichtweise beruht mein Programm. Das Problem mit dem auf Medikamente beschränkten schulmedizinischen Fokus besteht darin, dass immer mehr Studien nachweislich die Ernährung, die Toxinbelastung und den Grad der körperlichen Aktivität für 70 bis 95 Prozent der Risiken verantwortlich macht, von einer Autoimmunerkrankung, psychischen Problemen, Krebs und den meisten chronischen Krankheiten betroffen zu sein. Medikamente verbessern die Qualität Ihrer Ernährungsweise nicht. Sie reduzieren Ihre Toxinbelastung nicht, sondern erhöhen sie oft noch. Und sie sorgen mit Sicherheit nicht dafür, dass Sie körperlich aktiver werden. In den seltensten Fällen mindern Sie den chronischen Stress in Ihrem Leben.

Die funktionelle Medizin wirft einen genaueren Blick auf die Gründe, warum Ihr Körper seine Toleranz gegenüber seinen eigenen Proteinen überhaupt erst verloren hat. Wir wissen, dass der Körper Proteine eventuell nicht erkennt und dass sie bedrohlich und verdächtig aussehen, wenn sie ihre Form verändern und nicht mehr in die vorgesehenen Rezeptoren passen. Sie sehen mit größerer Wahrscheinlichkeit nach „nicht körpereigen und gefährlich“ aus. Die funktionelle Medizin bemüht sich darum zu erkunden, warum und wie es dazu kommt, welche biochemischen Reaktionen aus dem Ruder gelaufen sind und zur Entwicklung dieser deformierten Proteine geführt haben, und was genau die Besonderheiten der defekten chemischen Prozesse sind und welche Umweltfaktoren die Situation ausgelöst oder verschlechtert haben.

Es gibt mehrere Theorien dazu, warum Autoimmunerkrankungen entstehen. Eine davon ist, dass die Proteine, die der Körper nicht mehr erkennen kann, sich sogar durch Oxidation verändern, wenn ein Zuckermolekül, ein Schwermetallion (zum Beispiel von Blei oder Quecksilber) oder gar ein Virus- oder Bakterienpartikel sich an das Protein anheftet. Das häufigste Oxidationsmittel ist Glukose (eine zucker- und kohlenhydratreiche Ernährung kann die Häufigkeit erhöhen). Das oxidierte Protein verändert seine Form, und bei genetisch bedingt anfälligen Menschen sieht es nun aus wie ein gefährlicher Eindringling von außen. Das Ergebnis: Die Immunzellen greifen an.

In der funktionellen Medizin ist die Hyperreaktivität, also die Übererregbarkeit des Immunsystems ebenfalls von Interesse. Eine Zelle braucht sich nur minimal zu verändern und schon wird eine hochreaktive Immunzelle „argwöhnisch“. Wir wissen, dass es viele Faktoren gibt, die die Reaktionsfähigkeit von Immunzellen erhöhen. Dazu gehören die Menge und das Verhältnis von Omega-3-Fettsäuren zu Omega-6-Fettsäuren, Antioxidanzien sowie der Kohlenhydratgehalt der Ernährung, Nahrungsmittelunverträglichkeiten, die toxische Belastung im Körper, der Hormonspiegel und das Vorliegen chronischer Infektionen. Alle diese Faktoren können dazu führen, dass die Immunzellen hyperreaktiv werden. Daher ist es unser Ziel, ihre Reizbarkeit zu senken, damit die Wahrscheinlichkeit geringer wird, dass sie Amok laufen und die oxidierten Proteine im Körper angreifen. Im Blut und in unseren Zellen kann eine nahezu unendliche Anzahl möglicher Schäden (durch Giftstoffe, Hormone und Infektionen) auftreten – doch unsere Immunzellen haben nur eine begrenzte Anzahl von Möglichkeiten, um auf diese Schäden zu reagieren.

Eine weitere Möglichkeit der Immunzellen aktiv zu werden und nicht als „körpereigen" erkannte Strukturen anzugreifen, besteht in der molekularen Mimikry. Davon spricht man, wenn Viren und Bakterien sich so entwickeln, dass einige ihrer Aminosäuresequenzen mit denen unserer Zellproteine übereinstimmen (um sich vor den Immunzellen zu „verstecken"). Sie ahmen nach, was bei uns als „körpereigen" gilt, um die Immunzellen zu umgehen und eine geringgradige chronische Infektion auszulösen.[1] Sobald die Immunzellen die Infektion erkennen und das Immunsystem dagegen vorzugehen beginnt, beginnt es auch, „körpereigene" Strukturen anzugreifen. Dies ist einer der Mechanismen, durch den chronische Infektionen bei anfälligen Personen möglicherweise in eine Autoimmunerkrankung übergehen.

Erfahrungsbericht

Nach der Geburt meines ersten Sohnes 2006 wurde ich mit einer schweren Staphylokokkeninfektion ins Krankenhaus eingeliefert. Als sie überstanden war, bekam ich merkwürdige Symptome: ein Kribbeln im Rücken, Atembeschwerden und kalte Füße. Zunächst sagte man mir, das seien Angstzustände oder ein zu hoher Kaffeekonsum. Nachdem 2009 schließlich meine ganze rechte Körperhälfte taub wurde, machte man ein MRT und ich wurde sofort zu einem Neurologen geschickt, der meine Aufnahme einfach auf den Tisch warf und sich wie folgt äußerte: „Die gute Nachricht ist, dass Sie keinen Tumor haben, die schlechte – Sie haben Multiple Sklerose. Möchten Sie tägliche Injektionen mit Copaxone oder Avonex?" Er sagte mir, ich würde noch etwa 10 Jahre lang halbwegs beschwerdefrei sein, dann komme es zu einer langsamen Verschlechterung. Wirklich eine nette Art, mit einer Kranken umzugehen. Ich war zu dem Zeitpunkt 27 Jahre alt.

Im Mai 2012 begann ich mit der Ernährung nach Wahls und der Verlauf meiner Krankheit hat sich definitiv verlangsamt. Meine Stimmung ist zu 100 Prozent besser, was fantastisch ist, und ich kann auch wieder Sport machen; das war wegen der Müdigkeit unmöglich geworden. Nun betrachte ich meine Nahrung als Medizin, und was mir nicht hilft, das esse ich einfach nicht. Meine Familie ist so dankbar für die Arbeit von Dr. Wahls, denn sie hat mich jetzt als Mutter und Ehefrau wieder!

Karen K., Elk Grove, Kalifornien

Zur Behandlung einer Autoimmunerkrankung nach den Prinzipien der funktionellen Medizin gehört es, das körpereigene Milieu zu optimieren, um die Hyperreaktivität des Immunsystems zu minimieren, anstatt seine normale Aktivität durch pharmazeutische Intervention zu dämpfen, wie das von der Schulmedizin empfohlen wird. Wir tun das, indem wir dem Körper zuführen, was er braucht, und ihm entziehen, was ihm schadet. Wir legen unser Augenmerk auf diese 70 bis 95 Prozent, von denen schon die Rede war: Eine nährstoffdichte, relativ allergen- und zuckerfreie Vollwerternährung, Toxinausleitung und Reduzierung der Belastung durch Umweltgifte, eine angemessene körperliche Aktivität, die Wiederherstellung eines ausgeglichenen Verhältnisses der Stresshormone und die Eindämmung chronischer Infektionen stehen im Kampf gegen die Autoimmunerkrankung an vorderster Front. Durch das allmähliche Fortschreiten der Genesung helfen diese inneren und äußeren Veränderungen, die Toleranz im Körper wiederherzustellen. Da es eine genaue umweltbedingte Ursache für MS nicht gibt, ist das wohl der Grund dafür, dass nur wenige Schulmediziner die Veränderung der Lebensweise – also Ernährung, sportliche Betätigung und Meditation – bei der Behandlung von MS-Patienten therapeutisch einsetzen, doch das hält den Arzt, der funktionelle Medizin praktiziert, nicht davon ab. Auch er empfiehlt eventuell eine medikamentöse Intervention, doch seine Behandlung beschränkt sich nicht darauf. Wir glauben, dass wir mehr tun können, und die Ergebnisse – z. B. aus meinen klinischen Studien – bestätigen das.

Viele meiner Patienten können ihre verschreibungspflichtigen Medikamente kontinuierlich reduzieren, je länger sie sich nach dem Wahls-

Programm richten. Das beobachte ich auch bei unseren klinischen Studien. Wenn Sie Ihren Zellen geben, was sie brauchen, werden sie für Ihre Erneuerung sorgen, und zwar Molekül für Molekül. Der Blutdruck wird besser, die Müdigkeit weniger und der Bedarf an krankheitsmodifizierenden Medikamenten nimmt oft im Laufe der nachfolgenden drei Jahre ab. Das gilt immer, egal ob es sich um eine klassische Autoimmunerkrankung wie Multiple Sklerose handelt oder um eine chronische Erkrankung wie Adipositas (Fettleibigkeit) oder eine posttraumatische Belastungsstörung.

Bitte beachten Sie jedoch, dass die Medikamente keinesfalls abgesetzt werden können, bevor sie durch die völlige Wiederherstellung der Zellfunktionen überflüssig werden. Wenn der Blutdruck sinkt, die Blutzuckerwerte sich normalisieren, die Stimmung sich aufhellt, die Energie gut und die Müdigkeit verschwunden ist, dann unterhalten wir uns darüber, welche Medikamente weiterhin eingenommen und welche allmählich und vorsichtig reduziert und vielleicht, wenn alles gut geht, schließlich abgesetzt werden können.

Es ist jedoch wichtig, zu verstehen, warum Medikamente für manche Betroffenen wichtig bleiben. Wenn es ihnen in der Umstellungsphase ihrer Lebensweise nicht gut geht, begrenzen Medikamente die Höhe zusätzlicher Schäden während dieser positiven Veränderungen und sollten daher weiterhin eingenommen werden. Zusammen mit der konzentrierten Ernährung und den Veränderungen des Lebensstils wird durch die fortgesetzte Anwendung der Medikamente ein günstigeres Milieu für die Zellen geschaffen. Selbst wenn es dadurch zu geringgradigen Nebenwirkungen oder einer Toxinbelastung im Körper kommt, wie das bei Medikamenten oft der Fall ist, überwiegen ihre positiven Auswirkungen auf den Autoimmunprozess deutlicher als die Schäden, die sie eventuell verursachen können. Hat sich der Körper schließlich regeneriert und die fehlgebildeten Bausteine durch strukturell gesunde ersetzt, verlangsamt sich die Verschlechterung, es kommt zum Stillstand und nachfolgend oft zu einer sich ständig verbessernden Gesundheit und Vitalität. Ein zu frühzeitiges Absetzen der Medikamente stört diesen Prozess jedoch mit hoher Wahrscheinlichkeit.

Erfahrungsbericht

Im Dezember 2011, im Alter von 56 Jahren, erhielt ich zum dritten Mal die Diagnose schubförmig remittierende Multiple Sklerose (RR-MS) seit meinem ersten „diagnostizierbaren" Schub im August desselben Jahres. Nach Monaten, in denen ich untersucht wurde sowie zweite und dritten Meinungen eingeholt hatte, akzeptierte ich meine Diagnose, die von einem Neurologen im Krankenhaus gestellt wurde. Auf den MRT-Bildern wurde mir gezeigt, dass meine Läsionen erheblich waren und manche „alt" aussahen. Ich lebe vielleicht schon seit 30 Jahren mit RR-MS. Im Januar 2012 begann ich mit einer Copaxone-Behandlung und der Ernährung nach Wahls. Im Laufe der Zeit gelang es mir, die täglichen Injektionen auf einmal pro Woche zu reduzieren und sie im Juni 2012 ganz abzusetzen. Mein Neurologe sagte, was immer ich für meine Heilung täte, am Copaxone läge es sicherlich nicht. Alle, die mich im vergangenen Jahr gesehen haben, stimmen darin überein, dass ich auf dem richtigen Weg bin und die Besserung oder sogar Genesung in greifbare Nähe rücken!

Debra K., Accord, New York

Jeder Mensch ist ein Individuum, und wie schnell sich seine Gesundheit stabilisiert und bessert, ist ebenso individuell. Das hängt davon ab, wie hoch die Belastung ist durch weniger wirksame Enzyme (DNS), durch eine einseitige Lebensweise (Ernährung, Giftstoffe, Hormongleichgewicht usw.), durch eine oder mehrere frühere und aktuelle Infektionen und wie viel ein Mensch für eine Optimierung all dieser Faktoren tut. Ihr Arzt oder ein Funktionsmediziner (ein Arzt, der funktionelle Medizin praktiziert) kann Sie beraten, wann und ob Medikamente reduziert werden können.

Was ist Multiple Sklerose?

Nach den Erläuterungen zu den unterschiedlichen Betrachtungsweisen von Autoimmunerkrankungen im Allgemeinen betrachten wir nun die Multiple Sklerose im Besonderen.

MS wurde zum ersten Mal 1868 von dem französischen Arzt Jean-Martin Charcot beschrieben, und obwohl uns diese Krankheit seit mehr als einhundert Jahren bekannt ist, gibt es noch sehr viel, was wir nicht verstehen, zum Beispiel wie sie beginnt, wie sie sich entwickelt und warum das so ist. Obwohl bei der überwiegenden Anzahl der Menschen mit Multipler Sklerose anfangs die schubförmig remittierende Form diagnostiziert wird, bei der Behinderungen schubweise auftreten, geht MS bei 80 Prozent der Erkrankten innerhalb von 15 Jahren nach Diagnosestellung in die schwerwiegendere Form der sekundär progredienten Multiplen Sklerose über, bei der es trotz Therapie zur Invalidität kommt – dauerhaft und unausweichlich.

Es gibt mehrere Theorien darüber, warum ein Mensch an Multiple Sklerose erkrankt, doch im Allgemeinen geht man davon aus, dass es sich um eine genetische Disposition handelt, die mit vielen unbekannten umweltbedingten Faktoren zusammenspielt. Aus zahlreichen Studien geht hervor, dass es das Zusammenspiel von mehreren Genen und der Umwelt ist, das bestimmt, ob jemand an MS erkrankt. Man hat nahezu einhundert Gene identifiziert, die das Risiko, von MS betroffen zu sein, geringfügig erhöhen. Doch keine Studie hat bisher definitiv herausgefunden, welches Problem die Ursache für MS ist[2] oder warum es überhaupt zu diesem Problem kommt.

Die Krankheit äußert sich dadurch, dass die Immunzellen das Myelin und andere Teile des Gehirns angreifen, was zu einer Gehirnschrumpfung und zu Gleichgewichtsstörungen, Problemen mit dem Sehvermögen und/oder der Muskelkraft führt. Im Laufe der Jahre, wenn die Symptome zunehmen, können die Ärzte schließlich aufgrund dieser Symptome eine Multiple Sklerose diagnostizieren.

Am häufigsten kommt MS in Europa, Kanada, den USA und Südaustralien vor. Epidemiologische Hinweise legen nahe, dass Menschen, die diese Krankheit entwickeln, wahrscheinlich vor dem 15. Lebensjahr eine Infektion hatten, von der sich der Körper aufgrund einer genetischen Disposition nicht vollständig befreien konnte. Wird dieser Mensch zudem durch besondere Umweltfaktoren (welche auch immer) belastet und ist er entsprechend genetisch disponiert (auf eine Weise, die man noch nicht genau versteht), beginnt das Immunsystem sein zerstörerisches Werk im Gehirn und im Rückenmark. Mit anderen Worten:

Genetische Dispositionen + umweltbedingte Auslöser = Beginn von MS

Das scheint die Formel zu sein; und je mehr Gene Sie haben, die das Risiko begünstigen, desto weniger umweltbedingte Auslöser müssen hinzukommen, um Symptome zu entwickeln, die schließlich als MS diagnostiziert werden. Die Krankheit zeigt ihr hässliches Gesicht vielleicht jahrzehntelang nicht äußerlich, doch im Inneren des Körpers hat der Prozess der lautlosen Zerstörung längst seinen unerbittlichen Weg genommen.

Mit dem Angriff auf das Myelin, das die Nervenbahnen zwischen den Zellen im Gehirn und im Rückenmark umhüllt, wird die Informationsübertragung zwischen den Dendriten, den langen Ausläufern der Nervenzellen, langsamer. Je weiter die Schäden am Myelin fortschreiten, desto mehr können die Nervenzellen solcherart geschädigt werden, dass sie überhaupt keine Informationen mehr übertragen können. Wenn das geschieht, sind sie unwiederbringlich verloren.

Die verschiedenen Verlaufsformen von MS

Nach heutigen diagnostischen Kriterien unterscheidet man vier Subtypen von MS, die nach der Art eingeteilt werden, wie sich die Krankheit darstellt und fortschreitet.

Bei den meisten Menschen – 80 Prozent – wird anfangs eine schubförmig remittierende Multiple Sklerose oder RR-MS diagnostiziert. Zu dieser Form gehören akute Schübe, bei denen sich die Symptome verschlechtern; auf sie folgen allmähliche Verbesserungen, da Gehirn und Rückenmark weitere Natriumkanäle an den Nervenzellen bilden, um ihnen die Informationsübertragung wieder – wenn auch langsamer als vorher – zu ermöglichen. (Natrium und Kalium sind für eine intakte Übertragung von Nervenimpulsen unerlässlich; Anm. d. Übers.) Zusätzlich zu den Schüben mit eindeutigen Symptomen entwickeln von RR-MS Betroffene oft stumme Läsionen (ohne offenkundige Symptome,

d. h. Schädigung, Verletzung oder Störung einer anatomischen Struktur oder physiologischen Funktion; Anm. d. Übers.), die im MRT des Gehirns zu sehen sind.

Bei den meisten von RR-MS Betroffenen geht die Krankheit innerhalb von 15 bis 20 Jahren nach der ersten Diagnose in eine andere Form über, in die sogenannte sekundär progrediente MS (SP-MS). Wenn es dazu kommt, haben die Betroffenen oft keine akuten remittierenden Schübe mehr. Stattdessen kommt es zu einer allmählichen Verschlechterung der MS-bedingten Symptome und einer zunehmenden Invalidität. Jetzt geht es nur noch bergab. (So ist es mir ergangen.) Bei ungefähr 10 bis 15 Prozent der MS-Patienten wird anfangs eine andere Form diagnostiziert, die sogenannte primär progrediente MS (PP-MS). Bei ihnen kommt es niemals zu akuten schubweisen Verschlechterungen. Sie erleben lediglich von Anfang an einen allmählichen Abbau. Weitere 5 bis 10 Prozent leiden unter einer progredient schubförmigen MS (PR-MS) und erleben einen ständigen Abbau, der von gelegentlichen Attacken sich verschlechternder MS überlagert wird, ohne dass es jedoch wieder zu Verbesserungen kommt.

Die schulmedizinische Behandlung von Multipler Sklerose

Da MS eine Autoimmunerkrankung ist, stellt die Hauptsäule der Therapie die Unterdrückung der Immunzellen mit zunehmend stärkeren Medikamenten dar, meist mit sogenannten „ABC-R“-Medikamenten wie Avonex, Betaferon und Copaxone oder Rebif. Diese sollen das Fortschreiten der Krankheit verlangsamen, doch selten kehren MS-Betroffene wieder zu einem Zustand von guter Gesundheit und Vitalität zurück. Das liegt in der Natur der meisten Autoimmunerkrankungen.

Selbst wenn wir einmal annehmen, dass die Gleichung „genetische Disposition plus umweltbedingte Auslöser gleich Beginn von MS“ stimmt, versuchen Wissenschaftler immer noch zu verstehen, worin genau die genetische Disposition besteht und warum es nicht bei jedem Menschen mit MS dieselbe ist. Es gibt einige Theorien, die gegenwärtig die Behandlung beeinflussen.

Eine davon besagt, dass Multiple Sklerose eigentlich eine Gefäßkrankheit ist. Dr. Paolo Zamboni hat eine chronische Cerebrospinalvenen-Insuffizienz (CCSVI) im Rahmen von MS und auch als Ursache beschrieben.[3] Unter CCSVI versteht man die Verengung der Venen, über die das Blut aus dem Gehirn abfließt. In der Folge steigt der Druck in den Venen und führt zu einer übermäßigen Eisenablagerung im Gewebe und einer Zunahme von Entzündungsprozessen sowie oxidativem Stress. All das trägt wiederum zur Entwicklung von MS-Symptomen bei.

Bei der typischen schulmedizinischen MS-Behandlung werden zwar oft immunsuppressive Medikamente eingesetzt, doch Zamboni berichtet, dass die Erweiterungen der Gefäße mittels Angioplastie, also dem Einbringen eines Ballons oder Stents zur Erweiterung des verengten Blutgefäßes, mit einer akuten Verminderung der MS-Symptome einhergeht. Er berichtet weiter, dass mittels ambulanter Angioplastie die Müdigkeit erfolgreich behandelt werden kann.[4] Dies ist sicherlich interessant und klingt, oberflächlich betrachtet, vielversprechend. Ein einfaches chirurgisches Verfahren zur „Korrektur" von MS – das klingt fast wie ein Wunder. Bei manchen Betroffenen ist eine erhebliche Verbesserung unmittelbar nach der Angioplastie feststellbar. Andere sagen, die Verringerung der Symptome sei jedoch von relativ kurzer Dauer und erfordere mehrmalige Eingriffe, um die Blutgefäße wieder durchgängig zu machen.[5] Zudem gab es kontroverse Diskussionen darüber, ob eine CCSVI häufiger bei Patienten mit MS oder solchen ohne MS vorkommt. Manche Wissenschaftler konnten keine vermehrte CCSVI bei MS-Patienten feststellen.[6]

Dies ist nur eine von mehreren schulmedizinischen Methoden, die operative Maßnahmen oder Medikamente zu Linderung von MS-Symptomen vorsehen. Sie setzen nicht an der ursprünglichen Ursache der Funktionsstörung an, daher können sie diese auch nicht kurieren. Hängt MS mit einer CCSVI zusammen, muss man fragen, wodurch sich die Venen überhaupt verengt haben. Die schulmedizinische Behandlung hört leider dort auf, wo die Symptome gelindert werden – und bei MS zeitigt die Linderung der Symptome bekanntermaßen keinen Erfolg.

Die funktionelle Medizin dagegen hat eine ganz andere Sichtweise auf MS und ihre Behandlung.

Der Ansatz der funktionellen Medizin bei der Behandlung von MS

Die Schulmedizin hat die MS in vier Kategorien unterteilt, und selbst innerhalb dieser Kategorien zeigt sie sich noch sehr variabel, da der Schaden überall im Gehirn und Rückenmark auftreten kann. Wenn die Nerven betroffen sind, die für die Informationsübertragung aus den Sinnesorganen zuständig sind, kommt es zu gestörten Sinneswahrnehmungen. Dann sieht die betroffene Person schlecht, hat Gleichgewichtsstörungen oder eine Schmerzsymptomatik, zum Beispiel Gesichtsschmerzen, wie ich sie hatte. Werden die motorischen Nervenbahnen zwischen Gehirn und Muskulatur geschädigt, kommt es zu einer Schwäche und/oder Koordinationsstörung, die oft die Mobilität beeinträchtigt. Da der Schaden häufig punktuell auftritt, kann es zu individuell gestörten Mustern beim Gehen, Stehen oder dem Gebrauch der Hände kommen.

All das gehört zu den Merkmalen einer MS, doch nun kommt das Interessante: Auf zellulärer Ebene gibt es bei Autoimmunkrankheiten – ungeachtet der spezifischen Diagnosestellung – sechs gemeinsame Merkmale:

1. Die Mitochondrien sind überlastet, ihre Energieproduktion ist ineffizient und es kommt zur Bildung übermäßig vieler Abfallstoffe, wie im vorigen Kapitel erklärt. Das wiederum führt zur Bildung zu vieler freier Radikale im Körper, die dann die Zellen schädigen.
2. Die Immunzellen reagieren zu stark, was zu übermäßigen Entzündungen im ganzen Körper führt.
3. Die Immunzellen greifen insbesondere als „körpereigen" geltende Zellstrukturen an, also solche, die zu uns gehören.
4. Im Körper gespeicherte Toxine wie Blei, Quecksilber und Pestizide sowie unterschwellige chronische Infektionen wie die Lyme-Borreliose oder selbst Parodontitis können autoimmun bedingte Symptome verschlechtern.
5. Ein Vitamin-D-Mangel und ein übermäßig hoher Spiegel der Stresshormone verstärken die Entzündungen.

6. Ein Mangel oder Überschuss an bestimmten Vitaminen, Mineralstoffen, essenziellen Fettsäuren und pflanzlichen Antioxidanzien ist häufig anzutreffen.

Die funktionelle Medizin betrachtet MS weniger als bestimmte Krankheit, sondern mehr als gesamtsystemische Funktionsstörung, die Gemeinsamkeiten mit einer breiten Palette chronischer Krankheiten aufweist. Das stellt natürlich die Behandlung auf den Kopf, denn bei der Bestimmung des Problems – und damit der „Lösung“ – geht es nicht mehr darum, welche Medikamente die spezifischen Symptome lindern, sondern vielmehr darum, wie man die mitochondriale Überlastung, die Reizbarkeit der Immunzellen, die Toxinbelastung im Körper, das hormonelle Ungleichgewicht und die Infektionen behebt. Wenn das gelingt, lassen sich viele Krankheiten sowie unerklärliche chronische Symptome und noch nicht diagnostizierte Probleme erfolgreich behandeln, ganz egal wie Sie sie nennen.

Erfahrungsbericht

Innerhalb von drei Wochen nach der hier beschriebenen Ernährungsumstellung fühlte ich mich schon sehr viel besser! Ich hatte das Gefühl, meine geistige Leistungsfähigkeit und meine Energie waren wieder wie vor der MS-Diagnose. Mir fiel auf, dass ich gar nicht wusste, wie vernebelt mein Gehirn gewesen war, bis ich diesen Zustand überwunden hatte. Ich musste mich nach kleinen Ausflügen, maßvoller sportlicher Betätigung oder nachdem ich Besuch hatte, nicht mehr mitten am Nachmittag hinlegen. Mein Gleichgewicht wird besser. Ich muss nicht mehr so häufig Wasser lassen, der Harndrang und die Inkontinenz lassen nach. Meine Doppelbilder sind einer verminderten Farbwahrnehmung auf einem Auge gewichen. Die nächtliche Muskelspannung in den Beinen hat sich deutlich gebessert. Ich habe weniger Probleme mit Schlaflosigkeit.

Wenn ich erzähle, wie gut es mir geht, fragen mich manche, ob ich in der Remissionsphase sei. Dann verneine ich das, denn ich glaube, dass es bei mir zur völligen Genesung kommt. Das neueste MRT zeigt keine neuen Herde, und mein Arzt gestattete die Absetzung von Betaferon.

Sally B., Lansing, Michigan

Die Schwere der Symptome geht bei vielen Autoimmunerkrankungen zurück, nicht nur bei MS, sondern auch bei zahlreichen anderen chronischen Erkrankungen wie affektiven Störungen, Adipositas, Bluthochdruck und Herzerkrankungen. Das Prinzip ist einfach: Geht es den Zellen gut, geht es auch dem Körper gut.

Schauen wir uns zum Beispiel die bereits angesprochene Theorie von Dr. Zamboni an. Selbst wenn eine Cerebrospinalvenen-Insuffizienz mit MS zu tun hat, kommt es nicht ohne Grund zu einer Verstopfung der Venen oder Arterien: Es ist der Versuch, den durch äußere Faktoren verursachten Schaden, der zur Verengung der Venen geführt hat, zu reparieren und zu heilen. Wissenschaftler haben 38 verschiedene Schritte identifiziert, zu denen es kommt, wenn sich ursprünglich gesunde Blutgefäße dermaßen verengen.[7] Zu diesen äußeren Faktoren zählen beispielsweise:

1. Toxine wie Schwermetalle, Pestizide und Lösungsmittel[8]
2. Unterschwellige chronische Infektionen wie Chlamydien (Bakterien) und das Eptstein-Barr-Virus[9]
3. Unterversorgung mit Vitaminen, Mineralstoffen, Antioxidanzien und essenziellen Fettsäuren (Mikronährstoffen)[10]
4. Nahrungsmittelallergien und -empfindlichkeiten[11]
5. Hormonschwankungen[12]
6. Schlafstörungen[13]

Kann man – dieses Wissen vorausgesetzt – dann wirklich noch sagen, die einzige Behandlungsmöglichkeit zur Weitung verengter Blutgefäße sei eine Angioplastie oder andere operative Maßnahmen? Es sind alles dieselben Faktoren, die zu einer Funktionsstörung in den Mitochondrien führen und die man beeinflussen kann, wenn man die Umweltbedingungen verändert: Ernährung, Entgiftung, Bewegung, Meiden von Allergenen – all diesen Faktoren wird im Wahls-Programm ohne Medikamente und ohne operative Eingriffe Rechnung getragen.

Warum sollte man besagte Arterien mit einer Ballonangioplastie oder einem Bypass behandeln, wenn eine veränderte Lebensweise dieselbe Wirkung haben kann, ohne dass man die Risiken einer Operation eingehen muss – insbesondere, wenn diese Maßnahmen oft viele Male wiederholt werden müssen? Warum sollen wir operativ gegen die Müdigkeit vorgehen, wenn ich bei meinen Patientinnen und Patienten beobachte, dass das Erste, was ihnen nach Beginn des Wahls-Programms auffällt, eine Abnahme der Müdigkeit ist? Sie berichten oft, dass es innerhalb von drei Monaten, manchmal auch innerhalb von Wochen oder sogar Tagen dazu kommt.

Jedes Mal, wenn das Blutgefäß mit dem Stent oder Ballon manipuliert wird, kommt es zu mikroskopischen Schäden. Unsere Immunzellen verursachen bei deren Reparatur eine Entzündung, und diese ist in der Lage, das Blutgefäß wieder zu verschließen. Es besteht auch die Möglichkeit einer unabsichtlichen Schädigung des Blutgefäßes, durch einen Riss zum Beispiel, von einem potenziellen Operationsfehler ganz zu schweigen.

Das „Rezept" der funktionellen Medizin – meine bevorzugte Therapie als Ärztin und Patientin – ist, den Lebensstil umfassend darauf auszurichten, dass die Blutgefäße heilen können und alle Verengungen wieder durchlässig werden, egal ob sie nun eine spezielle „Ursache" der Multiplen Sklerose sind oder nicht. (Ich halte es für wahrscheinlicher, dass es sich dabei nur um ein weiteres Symptom eines unverhältnismäßigen Angriffs der Immunzellen auf den Körper, in diesem Fall auf die Blutgefäße, handelt.)

Leben ist eine Aneinanderreihung selbstregulierender chemischer Reaktionen. Haben Sie also dafür gesorgt, dass alle chemischen Prozesse in Ihren Zellen optimal ablaufen, wird oft in erstaunlicher Weise ein Selbstheilungsmechanismus in Gang gesetzt, auch wenn Wissenschaftler nicht ganz genau verstehen, was überhaupt schief gelaufen ist. Auch die funktionelle Medizin ist auf der Suche der zugrunde liegenden Ursache, sie richtet ihre Aufmerksamkeit aber nicht so sehr auf Bezeichnungen und Kategorisierungen, da das zu einer Verengung des Blickes auf die tatsächlich ablaufenden Vorgänge führen kann.

Was bedeutet das für Sie?

Je weiter die Wissenschaft fortschreitet und je mehr die Wissenschaftler chronische Krankheiten auf der zellulären Ebene von biochemischen Prozessen betrachten, desto häufiger stellen sie fest, dass es Gemeinsamkeiten zwischen chronischen Erkrankungen gibt, insbesondere den „roten Faden", der sich durch das ganze Spektrum der Autoimmunerkrankungen zieht. Welche Erkrankung man sich auch immer anschaut, auf zellulärer Ebene wird sichtbar, dass eine mitochondriale Überlastung zur übermäßigen Bildung von freien Radikalen und zu Schäden an den Zellen, den Organen und am Körper führt, wodurch sich die betreffende Erkrankung verschlechtert, und dass unsere Immunzellen zu viele Entzündungsherde schaffen, die den Zellen, den Organen und dem Körper ebenfalls Schaden zufügen.[14]

Im Studium wurde mir beigebracht, Diagnosen auf der Grundlage der Anamnese, der körperlichen Untersuchung und der Laborergebnisse zu stellen. Ich habe gelernt, viele Krankheiten zu unterscheiden, die von Wissenschaftlern, die sich mit Zellbiologie und Biochemie beschäftigen, jetzt als unterschiedliche Manifestationen ein und derselben Krankheit erkannt werden. Ausgedehnte Entzündungsherde sind zum Beispiel ein Faktor bei vielen, wenn nicht allen psychiatrischen Störungen.[15] Ausgedehnte Entzündungsherde sind auch ein Faktor bei Herzkrankheiten, Bluthochdruck, Schlaganfällen und Krebs.[16] Unzureichende Mengen von Vitaminen, Mineralstoffen und Antioxidanzien im Blut erhöhen die Wahrscheinlichkeit, dass ein Mensch vorzeitig einer der zehn Hauptursachen von Tod und Invalidität zum Opfer fällt.[17] Ein relativ niedriger Vitaminspiegel erhöht das Risiko, an Krebs zu erkranken, schnell zu altern und mehrere Stadien chronischer Erkrankungen zu durchlaufen, weil Hunderte von Schritten in unseren biologischen Abläufen gestört werden.[18] Bluthochdruck, Arteriosklerose und Herzkrankheiten spiegeln alle das Bild von überlasteten Mitochondrien, zu vielen Entzündungsherden und Immunzellen, die die Blutgefäße angreifen – und nun vermuten viele Wissenschaftler, dass all diese Erkrankungen eine autoimmune Komponente haben.[19]

Außerdem wurden genau diese Probleme sowie eine Überfrachtung mit Toxinen bei Adipositas, metabolischem Syndrom, polyzystischem Ovarialsyndrom (PCOS, eine tendenziell steigende Ursache für die weibliche Unfruchtbarkeit), Hirsutismus (übermäßige Gesichtsbehaarung bei Frauen), erektiler Dysfunktion, Schlafapnoe und Leberverfettung beobachtet.[20] Man könnte gar den Verdacht haben, dass es überhaupt keine individuellen Krankheiten gibt! Ich wiederhole: Wir leiden alle an derselben chronischen Krankheit – nämlich defekten biochemischen Prozessen und einer aus dem Lot geratenen Kommunikation zwischen unseren Zellen. All das wiederum führt zur Bildung von zu vielen Entzündungsherden und zur Überlastung der Mitochondrien, hauptsächlich infolge unserer Lebensweise.

Aus diesem Bild erschließt sich mir eine sehr einfache Botschaft: Sie haben Ihre Gesundheit und Vitalität selbst in der Hand. Sie müssen nicht Medizin studiert haben, um feststellen zu können, dass es an der Zeit ist, in Ihrem Körper auf zellulärer Ebene Veränderungen vorzunehmen. Ganz egal, welche Einzelheiten wir aus dem Bild herausarbeiten, wenn wir versuchen eine Krankheit zu diagnostizieren und sie von einer anderen abzugrenzen, wahr bleibt, wie schon erwähnt, dass die Funktionsstörung auf der mitochondrialen und zellulären Ebene mit fehlerhaft ablaufenden biochemischen Prozessen beginnt. Wenn wir sie hier stoppen, kann der Körper genesen. Wenn wir darüber hinaus noch sicherstellen, dass die Zellen alle benötigten Bausteine bekommen, werden sie bei ihrer Arbeit weniger Fehler machen. Denn unsere Zellen sind ein komplexes Netz selbstregulierender chemischer Reaktionen. Wenn wir uns so ernähren und so leben, wie es unserer DNS entspricht, werden unsere Zellen den Körper zu einem gesunden Ganzen zusammensetzen. Tun wir das nicht und enthalten wir unseren Zellen die benötigten Bausteine vor, sind Probleme vorprogrammiert. Wir leben, weil unsere Zellen zur Selbstkorrektur fähige chemische Fabriken sind. Ihre Aufgabe ist es, Ihren Zellen diese Arbeit zu erleichtern – und nicht sie zu behindern.

Setzen Sie das Wahls-Programm um, spielen sich Ihre mitochondrialen und zellulären Prozesse zunehmend in einem gesünderen Rahmen ein. Dann wird es wahrscheinlich zu einem Nachlassen der Symptome Ihrer wie auch immer von Ihren Ärzten diagnostizierten Erkrankung kommen. Ihr Gesundheits- und Vitalitätsgefühl wird sich allmählich bessern, wenn Ihre Zellen die defekten, gestörten, fehlerhaft gebildeten Bausteine durch gesunde, intakte, funktionierende ersetzt. Wenn Sie sich drei oder vier Jahre lang so ernähren und leben, wie es Ihrer DNS entspricht, werden Sie nicht nur jünger aussehen und sich jünger fühlen, sondern auch mehr Kraft haben und ausgeglichener sein. Sie werden weniger verschreibungspflichtige Medikamente einnehmen – wenn überhaupt. Sie halten den Faden in Ihrem Leben und in Ihrem Körper wieder in der Hand.

Sie werden wieder gesund.

Kapitel 3

Der Einstieg

Vielleicht sind Sie ja jetzt soweit und möchten gleich loslegen – mit den veränderten Essgewohnheiten, den Nahrungsergänzungen und allem anderen, was zum Wahls-Programm dazu gehört. Veränderung ist eine aufregende Angelegenheit, und ich verstehe, dass Sie Ihre Zellen, Ihre Organe und Ihren ganzen Körper schnellstmöglich kurieren wollen. Doch bevor wir uns näher mit den Details beschäftigen, müssen wir zuerst Ihre Prioritäten durchgehen.

Die Botschaft dieses Kapitel ist sehr wichtig. Betrachten Sie sie als Grundvoraussetzung für die Arbeit mit dem Wahls-Programm. Auch wenn Sie sich mit den psychischen und emotionalen Aspekten lieber später beschäftigen wollen und jetzt gleich zur Sache kommen möchten, möchte ich Sie doch bitten, über einige Dinge nachzudenken – auch darüber, was Ihnen wirklich wichtig ist und ob Ihr heutiges Leben tatsächlich diesen Prioritäten entspricht. Denn in all den Jahren meiner Arbeit mit den Patienten habe ich festgestellt, dass sich das Programm nur dann durchhalten lässt, wenn man einen kühlen Kopf bewahrt.

Denken Sie über Ihre Motive nach. Vielleicht wollen Sie ein Beispiel geben und für Ihre Kinder da sein. Vielleicht ist ein Ehemann oder eine Ehefrau oder ein Elternteil auf Sie angewiesen. Vielleicht gibt es noch etwas in Ihrem Leben, das Sie zuwege bringen müssen. Was immer es auch ist, etwas Großes oder etwas Kleines, es muss wichtig und sinnvoll genug für Sie sein, damit es Sie durch diese schweren Zeiten trägt und Sie in Ihrem Entschluss bestärkt, sodass Sie unbeirrt am Wahls-Programm festhalten können. In diesem Kapitel möchte ich Ihnen helfen herauszufinden, was das für Sie ist, und ich werde Sie dabei unterstützen, positiv zu denken, um maximalen Erfolg zu erzielen.

Erfahrungsbericht

Mein Mann hat MS. Seine Diagnose ist vier Jahre her, aber wenn ich es rückblickend betrachte, hat er schon seit vielen Jahren diffuse Symptome. Seine Mutter hatte auch MS. Als sie starb, war sie sehr geschwächt. In den ersten vier Jahren unserer Ehe lebte sie bei uns, und ich habe ihren Zorn und ihre emotionalen Phasen nie verstanden – bis jetzt. Nach der Diagnose war mein Mann schockiert, wütend und emotional sehr instabil. Die Medikamente, die er einnahm, schwächten ihn sehr, und wir hatten Angst, weil wir den Verfall schon kannten, den meine Schwiegermutter durchgemacht hatte.

Ich begann nach allen möglichen Behandlungswegen zu suchen. Anfangs wollte mein Mann von einer Ernährungsumstellung überhaupt nichts wissen, und ich war skeptisch, obwohl ich Ökotrophologin bin, denn damals vertrat ich wirklich eine fettreduzierte und kohlenhydratreiche Ernährungsform. Die Ernährung nach Wahls hat unsere ganze Familie jedoch auf eine ganz andere Stufe des Gesundens geführt. Keine Probleme mehr mit dem Magen und eine starke Verbesserung von Konzentration und Stimmung. Die meisten unserer Probleme im Hinblick auf die Autoimmunerkrankung haben sich entweder gelöst oder nehmen allmählich ab.

Anne G., Illinois

Ich weiß, in Ihrer Lebenslage gibt es schwerwiegende Herausforderungen, die alles andere als gerecht sind. Zweifellos belasten Sie und Ihre Familie auch andere Sorgen, unabhängig davon, dass Sie von MS oder einer anderen Autoimmunerkrankung betroffen sind. Dies ist eine Gelegenheit zu konkretisieren, worin der übergeordnete Sinn Ihres Lebens besteht. Eine Studie, die den Einfluss einer deutlichen Ausrichtung auf ein übergeordnetes Ziel im Leben untersuchte, ergab, dass diejenigen Menschen, die sich damit identifizierten, weniger Schlaganfälle und Herzinfarkte hatten und deutlich länger lebten als diejenigen, denen dieses Ziel fehlte.[1] Außerdem wird dadurch die Belastbarkeit eines Menschen sowie das persönliche und spirituelle Wachstum verbessert – trotz des gesundheitlichen Abbaus und der zunehmenden Invalidität.[2] Jetzt ist der richtige Moment, sich über ein höheres Ziel in Ihrem Leben klar zu werden oder es auszusprechen. Mit der Zeit wird es sich weiterentwickeln, aber worin besteht es genau jetzt? Ich wünsche mir, dass Sie in der Lage sind, es zu auszudrücken.

Erfahrungsbericht

Eine langfristige Lebensperspektive und Ziele für die Zukunft zu haben, ist wirklich wichtig. Ich erinnere mich daran, dass ich immer dachte, diese Welt ist so viel größer als ich und das, was ich jetzt durchmache. Die Diagnose war ein Schock, ich war am Boden zerstört und wie betäubt und fragte mich, warum das gerade mir passierte. Der Umgang mit dem Krebs war ein Kampf an vier Fronten: mental, emotional, spirituell und körperlich. Die mentale Seite bedeutet Pläne für die Zukunft und für ein langes Leben zu schmieden, an die Dinge zu denken, die ich tun möchte, und warum ich leben will. Der emotionale Kampf dreht sich um Zorn, Angst, Eifersucht, Missgunst, Bitterkeit und die fehlende Versöhnlichkeit. Negative Emotionen lähmen das Immunsystem, sie müssen wir definitiv loslassen.

Chris W., Tennessee

Führen Sie Tagebuch

Worum ich Sie nun bitte – und das ist etwas, das Ihnen eine große Hilfe sein wird, wenn Sie Ihre Leitlinie entwickeln und an Ihrer Einstellung und Motivation arbeiten –, ist das Führen eines Tagebuchs. Dies ist ein wichtiger Teil des Prozesses, und ich rate all meinen Patientinnen und Patienten dazu. Für die Teilnehmer der klinischen Studien ist es Pflicht. Im Laufe des gesamten Programms werden Sie Aufzeichnungen über viele Dinge machen: Ernährung, Stresspegel, Nahrungsergänzungen, Schmerzen und Energieniveau sowie darüber, wie Sie jeden Tag bewältigen und die Herausforderungen Ihres Lebens meistern. Das ist zu viel, um es nur gedanklich „aufzuzeichnen“. (Und jeder, der weiß, wie sehr eine Autoimmunerkrankung das Gehirn „benebeln“ kann, weiß auch, wie schwierig das wäre!) Also möchte ich, dass Sie schriftliche Aufzeichnungen machen.

Ich ermuntere Sie auch dazu, ein aktuelles Bild von sich in Ihr Tagebuch zu kleben. Meine Patienten und Studienteilnehmer freuen sich darüber, dass sie immer nachsehen und feststellen können, um wie viel „jünger“ sie im Laufe des Wahls-Programms werden. Machen Sie es jetzt sofort, wenn das möglich ist. Machen Sie einfach einen Schnappschuss von sich. In ein paar Monaten oder ein paar Jahren ist es ein sehr aufschlussreiches „Dokument“.

Wenn eine medizinische Frage oder ein gesundheitliches Problem auftaucht, ist es sehr wichtig, dass Sie Ihre Symptome, Medikamente, Ernährung und sportliche Betätigung belegen können, und es ist auch wichtig, dass Sie Ihren Fortschritt verfolgen, nicht nur zu Ihrer eigenen Information, sondern auch für Ihre Behandler. Ihr Wahls-Tagebuch wird jedoch eine noch größere Rolle in Ihrem Leben spielen: Sie halten darin Ihre Beobachtungen zu Ihrem Befinden fest, wie Sie mit Stress umgehen, was Sie tun, wie sich Ihre Beziehungen gestalten – einfach alles. Damit wird es zu einem Protokoll Ihres Lebens, ausgehend von einer Momentaufnahme und, was noch wichtiger ist, es wird zu einem unschätzbaren Bericht, der Ihre stetige Besserung mithilfe des Wahls-Programms nachzeichnet.

Aus meinem eigenen Tagesbuch

Nach meiner Diagnose im Jahr 2000 wurde mir klar, dass sich die Spielregeln verändert hatten. Ich musste mich neu definieren und neu erfinden. Ich war immer noch „Terry Wahls, Ärztin" und „Terry Wahls, Mutter" und „Terry Wahls, Partnerin von Jackie", aber die Dynamiken all dieser Beziehungen hatten sich verändert und ich musste mich dem stellen. Am dramatischsten war die Veränderung der Art und Weise, wie ich meine Rolle als Elternteil wahrnehmen konnte.

Ich war immer fest davon überzeugt gewesen, dass es wichtig sei, meine Kinder Zielstrebigkeit, Belastbarkeit und Durchhaltevermögen zu lehren. Das lief bei uns immer über sportliche Aktivitäten wie Zelten und Herausforderungen wie Bergsteigen. Als meine Behinderung zunahm, wurde mir klar, dass ich in dieser Hinsicht etwas ändern musste. Ich merkte bald, dass es zu vielen der Dinge, die ich vorgehabt hatte, nie würde kommen können. Wir gingen nicht mehr Bergsteigen, wir maßen uns nicht mehr im Kampfsport. Meine Kinder würden mir auch nicht mehr bei sportlichen Siegen zujubeln. Keine Familien-Birkebeiner-Rennen. Keine Trekkingtouren in Nepal. Alle diese Träume, die ich gehabt hatte, schienen verloren. Wie konnte ich dann ein Rollenvorbild für sie sein? Wie konnte ich Ihnen etwas beibringen, das ich nicht mal selbst konnte? Doch dann erkannte ich, dass ich die MS dazu nutzen konnte, um meinen Kindern Belastbarkeit auf eine völlig andere Weise zu vermitteln.

Eines Morgens sah ich, wie meine Tochter Zebby, die damals erst acht Jahre alt war, dasaß und jede meiner Bewegungen beobachtete. Als ich darüber nachdachte, begriff ich, dass beide Kinder, Zebby und Zach, mich oft beobachteten, um zu sehen, wie ich die Dinge bewältigte. Sie waren jung und verwirrt, dass ihre aktive, sportliche Mutter allmählich die Fähigkeit verlor, selbst die einfachsten Dinge zu tun. Sie wollten wissen, was ich machen würde. Sie wollten wissen, wie ich mit der neuen Mühsal in meinem Leben umgehen würde. Das hat mich wachgerüttelt. Ich begann zu lächeln. Ich begann, jeden Morgen unter Aufbietung aller Kräfte aufzustehen. Ich stieg in meinen Strömungspool und begann zu kraulen. Dabei hatte ich nur einen Gedanken im Kopf: Sie beobachten dich. Ich redete mir ein, dass sie mich immer beobachten, denn dadurch veränderte sich meine ganze Einstellung und die ganze Art, wie ich mich daran machte, Dinge zu tun.

Dies war meine Motivation, mich weiter anzutreiben. Ich sagte mir, wenn ich wollte, dass sie lernen, wie man in schweren Zeiten zurechtkommt, dann musste ich ihnen zeigen, wie ich mit einem Unglück umging. Ich erkannte, dass ich auch mit MS ein Rollenvorbild für sie sein konnte, in gewisser Weise sogar ein viel stärkeres als ohne die Krankheit. Bergsteigen ist hart, aber mit MS jeden Tag aufzustehen, arbeiten zu gehen und weiter am Leben teilzunehmen, ist um ein Vielfaches härter. Dies wurde zu meinem Ziel und zu meiner Motivation, um meine Krankheit zu besiegen, anstatt mich in ihr zu verlieren. Was können Sie tun, um für sich ein Ziel und eine Motivation zu finden?

Ich kann die Bedeutung nicht oft genug betonen, doch ich kann Sie nicht dazu zwingen. Auch wenn Sie noch nie ein Tagebuch geführt haben oder Dinge eigentlich nicht gerne aufschreiben, so lohnt es lohnt doch, sich das anzugewöhnen. Ihr Tagebuch wird zu einem wichtigen, wenn nicht sogar wesentlichen Teil Ihres Genesungsprozesses. In Studien wurde belegt, dass Menschen, die Tagebuch führen, einen niedrigeren Stresshormonspiegel und eine geringere Krankheitsaktivität haben und dass sie zufriedener sind mit ihrem Leben. Es ist also an der Zeit, mit dem Schreiben zu beginnen!

Was sollten Sie notieren?

Sie brauchen nicht förmlich zu beginnen. Erzählen Sie einfach ein paar Geschichten von sich, bis Ihnen das Schreiben leichter von der Hand geht. Sie können über Ihre Gefühle schreiben, darüber, wie Sie früher Ihre Herausforderungen gemeistert haben und worin Sie die positiven Aspekte dieser Herausforderungen sehen. Listen Sie auf, wofür Sie dankbar sind, wen Sie lieben, was Sie hoffen, tun zu können, auch, was Ihnen aus Ihrem alten Leben fehlt. All das kann Ihnen helfen herauszufinden, was Ihre neuen Lebensumstände für Sie bereithalten, und dazu gehören auch die Menschen und die Dinge, für die Sie dankbar sind, und das kann Ihre Widerstandsfähigkeit erhöhen.[3]

Ein großer Teil der Kraftwirkung, die im Wahls-Tagebuch steckt, ist dem psychologischen Aspekt geschuldet: Sie schreiben sich die Dinge von der Seele. Aber konzentrieren Sie sich nicht nur auf die Symptome. Das ist Ihr Tagebuch und der Raum, in dem Sie ganz Sie selbst sein können; und ich wünsche mir für Sie, dass Sie diesen Raum auch dazu nutzen, Ihre Geschichte zu erzählen. Nicht Ihre ganze Lebensgeschichte; ich meine damit nicht, dass Sie Ihre Memoiren zu Papier bringen sollen. Fangen Sie klein an: Welche Herausforderungen in Ihrem Leben fallen Ihnen zuerst ein? Denken Sie an frühere Zeiten und was Sie bereits erreicht haben. Denken Sie an die Dinge, die Sie gemacht haben und die Sie jetzt nicht mehr tun können. Woran möchten Sie sich gerne erinnern? Träumen Sie mit offenen Augen von früher und suchen Sie sich eine Geschichte aus – irgendeine. Und dann schreiben Sie sie auf.

Vergessen Sie nicht, wie Sie früher waren. Das Schreiben wird Ihnen dabei helfen, Ihr früheres Ich als Teil Ihrer selbst anzunehmen. Alles, was bisher geschehen ist, ist zu einem Teil Ihrer Geschichte geworden und hat Sie zu dem Menschen gemacht, der Sie heute sind, und Sie haben auf jedes einzelne Detail reagiert. Mithilfe Ihres Tagebuchs können Sie diesen Raum auf eine Art und Weise vergrößern und erweitern, die Ihnen hilft, Ihr persönliches Wachstum fortzusetzen, auch wenn Sie durch Ihre chronische Krankheit das Gefühl haben, als sei es gehemmt oder gestoppt. Schreiben ist Ihr Weg aus dieser Sackgasse.

Dafür müssen Sie nicht mit schriftstellerischen Fähigkeiten glänzen. Sie brauchen sich nicht einmal um Grammatik und Rechtschreibung zu kümmern. Ist es handschriftlich zu schwierig, dann schreiben Sie am Computer. Mit einem Laptop im Bett lässt sich wunderbar Tagebuch führen. Wie Sie das machen, spielt keine Rolle. Dass Sie zu schreiben beginnen, ist das Einzige, was zählt. Feilen Sie nicht an Ihren Worten herum. Schreiben Sie einfach. Schreiben die Dinge so auf, wie sie Ihnen in den Sinn kommen. Ohne Rezension. Ohne Bearbeitung. Versuchen Sie täglich Tagebuch zu schreiben, auch wenn es nur ein paar Zeilen, ein oder zwei Absätze sind. Manchmal werden Sie das Bedürfnis haben mehr zu schreiben, manchmal weniger. In der Regelmäßigkeit liegt die heilsame Wirkung. Halten Sie Ihre Fortschritte fest, Ihre Gefühle (gute wie schlechte), Ihre Siege und Herausforderungen und alle Schritte, die Sie im Rahmen dieses Programms machen.

Im Laufe des Buches erinnere ich Sie hin und wieder an Ihr Tagebuch, wenn die Beantwortung einer Frage hilfreich ist oder etwas festgehalten werden sollte. Nutzen Sie diese Anhaltspunkte als Inspiration oder als eine Möglichkeit, festzuhalten, woran Sie sich später gerne erinnern wollen. Und das könnte in etwa so aussehen:

Anregungen für das Tagebuch

Beantworten Sie einige oder alle der folgenden Fragen in Ihrem Tagebuch:

1. Wie fühlen Sie sich heute? Bitte antworten Sie möglichst genau.
2. Was haben Sie heute nur für sich getan?
3. Was haben Sie heute gegessen? Wie haben Sie es vertragen?
4. Haben Sie sich heute sportlich betätigt? Was haben Sie gemacht? Was für ein Gefühl hatten Sie dabei?
5. Wem oder wofür sind Sie dankbar? Was zählt in Ihrem Leben am meisten?
6. Gibt es ein höheres Ziel oder eine treibende Kraft in Ihrem Leben? Das ändert sich zwar mit der Zeit, denken Sie also nur darüber nach, was es heute ist. Formulieren Sie das als Leitspruch: „Meine Aufgabe in diesem Leben ist ..."
7. Wie lange werden Sie schon schulmedizinisch behandelt? Gibt es Erfolge?
8. Erinnern Sie sich an Ihr erstes Krankheitssymptom? Erzählen Sie diese Geschichte.
9. Welche Symptome sind heute besonders beschwerlich?
10. Machen Sie sich Vorwürfe? Weswegen?
11. Wie würden Sie Ihren heutigen Stresspegel beschreiben?
12. Was könnten Sie morgen machen, damit dieser Tag besser wird als der heutige?

Sie können gleich damit beginnen. Suchen Sie sich Fragen aus und beantworten Sie sie in Ihrem Tagebuch. Aber lassen Sie es nicht dabei bewenden. Das ist Ihr Tagebuch! Sie können es nutzen wie Sie wollen. Es geht darum anzufangen. Dann wird es sich weiterentwickeln. Es wird Ihnen in vielerlei Hinsicht von Nutzen sein, wenn Sie es durchlesen und anfangen, gesünder zu werden. Schreiben ist der erste Schritt dazu, selbst die Kontrolle zu übernehmen, ein Ziel und einen Sinn in dem Leben zu finden, das Sie jetzt haben, und Sie in die Zukunft zu führen.

Ihre Symptome im Blick

Ich möchte auch, dass Sie Ihr Wahls-Tagebuch als Quelle ausführlicher Informationen nutzen. Behalten Sie täglich den Überblick darüber, was Sie essen, wie viel Sie schlafen und was Sie in sportlicher Hinsicht tun. (Am Ende dieses Kapitels befindet sich eine Kopiervorlage.) Ich wünsche mir auch, dass Sie zu Beginn Ihre Symptome einstufen auf einer Skala von 0–4.

Wenn Sie mit dem Wahls-Programm arbeiten, ist es äußerst wichtig, dass Sie Ihre Symptome beobachten. Es wird auch noch manche schlechten Tage geben und dann haben Sie wahrscheinlich das Gefühl, dass Sie überhaupt keine Fortschritte gemacht haben. Der nachfolgende Fragebogen erinnert Sie daran, wie weit Sie schon gekommen sind. Legen Sie ihn in das Tagebuch und nehmen Sie sich die Fragen alle paar Monate wieder neu vor, um Ihre Fortschritte zu überprüfen. Ihre Antworten werden sich verändern! Schreiben Sie immer das Datum dazu, damit Sie alle Fragebögen chronologisch zurückverfolgen können, um die Verbesserungen zu sehen, von denen Sie in dem Augenblick vielleicht gerade nichts spüren. Das gibt Ihnen die Kraft und den Mut weiterzumachen. Sie können auf eine objektive Liste verweisen und sagen: „Ich mache Fortschritte!“

Dieser Symptom-Fragebogen stammt vom Institute for Functional Medicine (zu Deutsch etwa: „Institut für Funktionelle Medizin“), und ich habe die Nachdruckerlaubnis dafür. Ich verwende ihn bei meinen Patienten und bei den Studien-Teilnehmern; sie füllen ihn zur Überprüfung ihrer Fortschritte in regelmäßigen Abständen aus, genauso wie auch Sie es tun sollten. Denken Sie daran, Ihr erster Fragebogen markiert Ihre Ausgangssituation. Es ist sinnvoll, ihn zweimal auszufüllen, zuerst, um den Überblick darüber zu behalten, wie Sie sich in den letzten 30 Tagen gefühlt haben und dann, um zu schauen, wie es Ihnen in den letzten 48 Stunden erging. Kennzeichnen Sie jeden Bogen entsprechend:

Symptom-Fragebogen

Name

Datum

Bewerten Sie die folgenden Symptome anhand Ihres typischen Gesundheitszustands in:

☐ den letzten 30 Tagen

☐ den letzten 48 Stunden

Bewertungsschlüssel

0 Das Symptom ist nie oder fast nie vorhanden

1 Gelegentlich vorhanden, keine schweren Auswirkungen

2 Gelegentlich vorhanden, schwere Auswirkungen

3 Häufig vorhanden, keine schweren Auswirkungen

4 Häufig vorhanden, schwere Auswirkung

Kopf

____ Kopfschmerzen

____ Schwäche, Mattigkeit

____ Benommenheit, Schwindelgefühl

____ Schlafstörungen

____ Gesamtbewertung

Augen

____ tränend oder juckend

____ geschwollene, gerötete oder verklebte Augenlider

____ Tränensäcke oder dunkle Augenringe

____ Verschwommen- oder Tunnelsehen (ohne Kurz- oder Weitsichtigkeit)

____ Gesamtbewertung

Ohren

____ juckend

____ Ohrenschmerzen, Ohrinfektionen

____ Ausfluss aus dem Ohr

____ Ohrgeräusche, Hörverlust

____ Gesamtbewertung

Nase

____ verstopft

____ Nebenhöhlenprobleme

____ Heuschnupfen

____ Niesattacken

____ übermäßige Schleimbildung

____ Gesamtbewertung

Mund/Rachen

____ chronischer Husten

____ Würgereiz, häufiges Räuspern erforderlich

____ Halsschmerzen, Heiserkeit, Verlust der Stimme

____ Schwellung oder Verfärbung von Zunge, Zahnfleisch, Lippen

____ Mundgeschwüre

____ Gesamtbewertung

Haut

____ Akne

____ Nesselsucht, Ausschläge, trockene Haut

____ Haarausfall

____ Erröten, Hitzewallungen

____ übermäßiges Schwitzen

____ Gesamtbewertung

Herz

____ unregelmäßiger Herzschlag, Herzstolpern

____ schneller Herzschlag, Herzklopfen

____ Schmerzen in der Brust

____ Gesamtbewertung

Lunge

____ Engegefühl in der Brust

____ Asthma, Bronchitis

____ Kurzatmigkeit

____ Atembeschwerden

____ Gesamtbewertung

Verdauungstrakt

____ Übelkeit, Erbrechen

____ Durchfall

____ Verstopfung

____ Gefühl des Aufgedunsenseins

____ Aufstoßen, Blähungen

____ Sodbrennen

____ Unterleibs-/Magenschmerzen

____ Gesamtbewertung

Gelenke / Muskeln

____ Gelenkschmerzen

____ Arthritis

____ Steifigkeit oder Bewegungseinschränkung

____ Muskelschmerzen

____ Schwächegefühl oder Müdigkeit

____ Gesamtbewertung

Gewicht

____ zwanghaftes Essen/Trinken

____ Verlangen nach bestimmten Nahrungsmitteln

____ Übergewicht

____ Esssucht

____ Wassereinlagerungen

____ Untergewicht

____ Gesamtbewertung

Energie/Aktivität

____ Müdigkeit, Lustlosigkeit

____ Apathie, Lethargie

____ Hyperaktivität

____ Unruhe

____ Gesamtbewertung

Geistiger Zustand

____ Gedächtnisprobleme

____ Verwirrung, schlechtes Begriffsvermögen

____ Konzentrationsstörungen

____ Koordinationsstörungen

____ Entscheidungsunfähigkeit

____ Stottern oder Stammeln

____ verwaschene, undeutliche Sprache

____ Lernschwäche

____ Gesamtbewertung

Emotionaler Zustand

____ Stimmungsschwankungen

____ Angstzustände, Furcht, Nervosität

____ Wut, Reizbarkeit, Aggressivität

____ Depressionen

____ Gesamtbewertung

Andere Symptome

____ häufige Erkrankungen

____ häufiges Wasserlassen oder Harndrang

____ Jucken oder Ausfluss im Genitalbereich

____ Gesamtbewertung

____ ***Gesamtbewertung***

Beachten Sie bitte:

Weniger als 10 Punkte = optimal

Mehr als 50 Punkte sind ein Hinweis auf eine erhebliche Entzündung und/oder eine toxische Belastung.

(Nachdruck mit freundlicher Genehmigung aus der *Toolbox*, dem „Werkzeugkasten" des Institute for Functional Medicine)

Zählen Sie alle Punkte zusammen und nehmen Sie sie als objektive Maßzahl dafür, wie Sie sich fühlen. Im Laufe der folgenden Wochen rechne ich damit, dass die Punktzahl abnimmt. An manchen Tagen wird es vielleicht den einen oder anderen Punkt mehr geben, aber wenn Sie sich an mein Programm halten, sollte es bei einer grafischen Darstellung – falls Sie Ihre Zahlen auf diese Weise verarbeiten möchten –, zu einer relativ stetig fallenden Kurve kommen. Was Sie heute ausfüllen, spiegelt den heutigen Zustand wieder. Wie werden Sie sich nächste Woche fühlen? Nächsten Monat? Nächstes Jahr? Mithilfe des Fragebogens erhalten Sie Antworten auf diese Fragen und Sie werden damit zufrieden sein.

Beschränken Sie sich bei der Bewertung Ihrer Fortschritte jedoch nicht auf den Fragebogen. Schreiben Sie auch hierüber, z. B. wie Sie sich täglich fühlen, so genau oder allgemein wie Sie möchten. Oder, wenn Ihnen das lieber ist, erstellen Sie Ihren eigenen Fragebogen, der spezieller auf Ihre individuellen Probleme zugeschnitten ist. Wie auch immer Sie es machen, später können Sie darauf zurückgreifen und sich daran erinnern, wie Sie sich gefühlt haben, und Sie können diese Gefühle mit denjenigen vergleichen, die Sie haben, wenn es vorangeht.

Anregungen für das Tagebuch

In meiner Sprechstunde unterstütze ich die Patienten bei der Beurteilung ihrer Fortschritte mit zahlreichen Hilfsmitteln. Diese sind öffentlich zugänglich; vielleicht möchten Sie sich damit beschäftigen, bevor Sie beginnen, die Ergebnisse in Ihr Tagebuch einzutragen. Wenn Sie sie regelmäßig nutzen, können Sie Ihre Fortschritte auch mittels dieser Maßnahmen beurteilen.

Rechner zur Feststellung des biologischen Alters: Es gibt mehrere Rechner dieser Art im Internet, geben Sie einfach „biologisches Alter berechnen" in eine Suchmaschine ein. Ich habe das gerade gemacht und ein Alter von 40 Jahren errechnet, obwohl ich in Wirklichkeit 58 Jahre alt bin!

Skala zur Bewertung des Gehirnleistung und Gehirntraining im Internet: Auch hier werden Sie fündig, wenn Sie die entsprechenden Suchbegriffe eingeben. Ich habe einen solchen Test gemacht, der auch eine Reihe von Fragen über meine Essgewohnheiten, meine Aktivitäten sowie darüber enthielt, wie gut mein Gehirn arbeitet, und das Ganze hat weniger als zwei Minuten gedauert. Mein Ergebnis war A- (als ich den Test 2007 in meinem damaligen Zustand machte, kam ich nur auf C+). Der Test, den ich gemacht habe – bereitgestellt von *Lumosity* – beinhaltet außerdem spezielle Vorschläge zur Verbesserung Ihrer Gehirnleistung, und auf der Webseite *www.lumosity.com* werden auch Trainingsspiele angeboten (die Seite ist auch auf Deutsch verfügbar, für das Trainingsprogramm ist eine kostenlose Registrierung vonnöten; Anm. d. Übers.). Durch solche Übungen nehmen die Wachstumshormone des Gehirns zu, die Ihr Gehirn braucht, um Schäden zu reparieren, neue Verknüpfungen herzustellen und mehr Gehirnzellen zu bilden.

Nintendo DS Gehirnjogging: Ich empfehle solche Spiele in meinen Sprechstunden. Als ich das erste Mal ein solches Spiel mit meinen Kindern spielte, lautete mein Ergebnis „85 Jahre", meine Kinder haben gebrüllt vor Lachen, aber ich wusste, dass mein Denkprozess langsam war. Heute ist mein Gehirn 40 Jahre alt! Jetzt lacht keiner mehr!

Wie könnte Ihr Tagebuch aussehen?

Manche meiner Patienten kaufen ein hübsches gebundenes Buch und tragen Ihre Aufzeichnungen handschriftlich ein. Manche machen es sich einfacher und verwenden einen Spiralblock oder einen simplen Notizblock. Viele ziehen es vor, ihr Tagebuch am Computer zu führen. Dann können sie die betreffenden Teile ausdrucken und zum nächsten Termin mitbringen.

Vielleicht haben Sie ja schon eine Idee, wie Ihr Tagebuch aussehen könnte, ich mache Ihnen aber trotzdem einen Vorschlag: Ich wünsche mir, dass Sie jeden Tag einige oder alle der folgenden Details über Ihr Leben eintragen. Natürlich können Sie noch mehr hinzufügen, was auch immer Sie an diesem Tag inspiriert hat. Wenn Sie diese Details festhalten, ist Ihnen das später, wie schon erwähnt, eine große Hilfe, nämlich dann, wenn Sie zurückblicken und schauen, wie weit Sie vorangekommen sind. Und Ihr Arzt weiß die genauen Angaben über Ihre Gesundheit sicherlich auch zu schätzen. Ihr Tagebuch könnte folgendermaßen aussehen:

Das Wahls-Tagebuch

(Kopiervorlage für die täglichen Einträge)

Datum: ______________________________

Schlafdauer in Stunden: ______________________________

Wie habe ich mich heute beim Aufwachen gefühlt? __________

Gewicht (mind. ein Eintrag pro Woche): ______________________

Das gab es zum Frühstück: ______________________________

Körperliche Aktivitäten für den Tag (alle angeben): __________

Nahrungsergänzungen, mit Angabe des Einnahmezeitpunkts:

Uhrzeit	Nahrungsergänzung

Medikamente, mit Angabe des Einnahmezeitpunkts:

Uhrzeit	Medikament

Schreiben Sie alle Zwischenmahlzeiten und Knabbereien auf:

____

Das gab es zum Mittagessen: ______________________________

Das gab es zum Abendessen: ______________________________

Wofür oder wem bin ich heute dankbar? ____________

Was habe ich heute gemacht? ____________

Welche guten zwischenmenschlichen Begegnungen hatte ich heute? ____________

Wie würde ich heute meinen Stress auf einer Skala von 1 bis 10 bewerten? (10 = sehr viel Stress)

____

Wie würde ich heute meine Schmerzen auf einer Skala von 1 bis 10 bewerten? (10 = sehr viele Schmerzen)

____

Wie würde ich heute meine Energie auf einer Skala von 1 bis 10 bewerten? (10 = sehr viel Energie)

____

Wie habe ich mich heute insgesamt gefühlt? ____________

Worüber möchte heute sonst noch schreiben? ____________

Schreiben Sie eine positive Sache auf, die heute passiert ist:

____

Ich hoffe, Sie sind nun inspiriert, über Ihr Leben, Ihre Gesundheit, Ihre Stimmung, Ihre Gewohnheiten, Ihre Ernährung, Ihre Nahrungsergänzungen, Ihre Medikamente und darüber, wie Ihr Tag verlaufen ist, Buch zu führen. Aber hören Sie an dieser Stelle nicht auf! Schreiben Sie über Ihre Herausforderungen. Schreiben Sie über Ihre Vorlieben. Schreiben Sie darüber, was Sie quält, was Sie ärgert, was Ihnen die Tränen in die Augen treibt. Finden Sie Ihre Motivation und schreiben Sie darüber, auch wenn sich das im Laufe der Zeit ändert. Denken Sie daran, warum Sie leben wollen. Denken Sie daran, von wem Sie gebraucht werden. Denken Sie an die Dinge, die Sie noch zu tun haben. Und schließen Sie immer mit etwas Positivem ab. Eine positive Notiz, mit der Sie den Tag beenden, senkt Ihren Stresspegel und sorgt dafür, dass Sie sich besser fühlen. Das ist natürlich unser oberstes Ziel, und wenn Sie ein Ziel haben, dann werden Sie es auch erreichen.

Teil 2

Essen Sie Ihre Zellen gesund

Kapitel 4

Die Anfänge meines Ernährungsprogramms

Mit der Ernährung fängt alles an. Sie gehört zu den Dingen, auf die Sie in Ihrer Umgebung den meisten Einfluss nehmen können, und daher ist sie das einflussreichste Mittel, das Ihnen gegen Ihre MS, eine andere Autoimmunerkrankung oder ein chronisches Leiden zur Verfügung steht. Diese Erkenntnis ist mir nicht in den Schoß gefallen. Die Gestaltung meines Ernährungsplans in seiner heutigen Form war ein mehrstufiger Entwicklungsprozess. Jetzt ist er weitgehend präzisiert, und er ist so flexibel, dass Sie die für Sie richtige Stufe wählen können:

1. *Das Basis-Programm*: Das ist die Grundstufe für die „Zündphase" Ihres Stoffwechsels, bei der konzentrierte Nahrung zugeführt wird und Bestandteile der Ernährung, die zu einer Verschlechterung Ihres Zustandes beitragen könnten, weggelassen werden.
2. *Das Paläo-Programm*: Die nächste Stufe, die viele Menschen dauerhaft beherzigen, bietet mehr Struktur und macht damit weitere Bestandteile der Ernährung, die Ihrer Darmgesundheit schaden können, verzichtbar.
3. Das *Paläo-Plus-Programm*: Diese Stufe ist die anspruchsvollste und zugleich die für die Behandlung aller von einer Autoimmunerkrankung Betroffenen am besten geeignete; hiervon profitieren aber auch alle Menschen mit neurologischen oder psychischen Problemen, egal in welchem Krankheitsstadium sie sich befinden, sowie Patienten, die an Krebs erkrankt sind.

Was Ärzte nicht wissen

Während meines Studiums in den 1980er-Jahren war Ernährungslehre in den medizinischen Lehrplänen kaum zu finden und daran hat sich leider nicht viel geändert. (Das gilt nicht nur für die USA; Anm. d. Übers.) Wenige Universitäten bieten den Studierenden der medizinischen Fakultät gesonderte Lehrveranstaltungen zum Thema Ernährung an, bei den meisten beschränkt sich dieses Thema in den vier Studienjahren auf nicht einmal 25 Stunden.[1] So ist es nicht verwunderlich, dass Ärzte Ihren Patienten die Aufklärung darüber, dass die Qualität der Ernährung den Hauptfaktor für die Gesundheit darstellt, schuldig bleiben müssen.

Jeder Ernährungsplan hat zwar seine ganz spezifischen Komponenten, doch es gibt einige Grundprinzipien, die für alle ernährungsspezifischen Aspekte des Wahls-Programms gelten. Aufbauend auf meiner Beschäftigung mit funktioneller Medizin, der Durchsicht medizinischer Forschungsarbeiten und einer Annäherung an die Ernährungsweise steinzeitlicher Jäger und Sammler, ist es in erster Linie darauf ausgelegt, die Zufuhr der für Gehirn und Mitochondrien unerlässlichen Vitamine, Mineralstoffe, Antioxidanzien und essenziellen Fettsäuren zu maximieren. Ich halte es für wichtig, dass Sie verstehen, warum das nicht nur eine gesunde Ernährungsweise ist, sondern den Bedürfnissen der DNS viel eher entspricht. Werfen wir also einen Blick auf den Hintergrund der Ernährungspläne des Wahls-Programms.

Paläolithische Ernährung – die Ernährungsform des Steinzeitmenschen

Eines der Grundprinzipien meiner Ernährungsempfehlungen ist das Nahrungsspektrum, das den Jägern und Sammlern im Paläolithikum zur Verfügung stand. Bei der Paläo-Ernährung wird versucht, diese unter Berücksichtigung der Umweltveränderungen seit der Steinzeit so genau wie möglich zu imitieren. Die Menschen begannen erst vor ungefähr 10 000 Jahren, Getreide als wesentlichen Bestandteil in ihre Ernährung einzugliedern, und vor etwa 8000 Jahren kamen Milchprodukte und Hülsenfrüchte dazu. Das ist nur ein „Wimpernschlag" in der Geschichte der Menschheit. Verglichen mit den 2,5 Millionen Jahren, in denen sich die Gattung Mensch von grünen Blättern, Früchten, Wurzeln und Fleisch ernährte, sind diese Ergänzungen also noch ziemlich neu. Der Homo sapiens, unser unmittelbarer Vorfahre, ernährte sich 500 000

Jahre lang so, bevor Getreide, Milchprodukte und Hülsenfrüchte dazu kamen.

Die moderne Paläo-Ernährung ist im Allgemeinen gut und gesund. Es gibt natürlich Kritik und auch einige Missverständnisse, aber meist von Menschen, bei denen man den Eindruck hat, dass sie gar nicht so genau wissen, was die moderne Version der Paläo-Ernährung überhaupt beinhaltet. Bevor ich Sie bitte, das Konzept zu akzeptieren, schauen wir uns die strittigen Punkte einmal an.

Ein Argument ist, dass es keine einheitliche Paläo-Ernährung gibt. Das stimmt. Die Jäger und Sammler der damaligen Zeit aßen im Laufe eines Jahres über zweihundert verschiedene Pflanzen und Tiere. Die Nahrungsmittel unserer Vorfahren waren in hohem Maße angepasst an ihre Lebensräume, und jede regionale Gesellschaft lernte über mehrere Hunderte von Generationen hinweg, welche Pflanzen und Tiere in dem Ruf standen, für Lebenskraft zu sorgen oder Krankheit in die Sippe zu tragen.

Auch haben Studien ergeben, dass die traditionelle Ernährungsweise zwischen den Gesellschaften grundverschieden war. Die Jäger und Sammler der Arktis ernährten sich zum Beispiel zehn Monate im Jahr von rein tierischer Kost, die Bewohner des Regenwaldes am Amazonas und Afrikas mehr von Insekten, Amphibien und Eidechsen sowie von Hunderten verschiedener Pflanzen. Die Ureinwohner Amerikas aßen über das Jahr hinweg eine Mischkost aus Fisch, Fleisch und Hunderten von verschiedenen Pflanzen und Tieren, die in ihrer spezifischen Umgebung heimisch waren. Alle diese Ernährungsweisen waren extrem abhängig vom jeweiligen Ort und der Jahreszeit. Da es in vielen verschiedenen Kulturen Jäger und Sammler gab, gibt es wohl Tausende von Menschen kreierte Ernährungsformen, die auf einer maximalen Zufuhr von Vitaminen, Mineralstoffen, essenziellen Fetten und Antioxidanzien pro Kalorie beruhten, aufbauend auf der in einer Region zur Verfügung stehenden Nahrung.

Diese Ernährungsweisen haben jedoch einige Gemeinsamkeiten: Sie enthalten wesentlich mehr Vitamine, Mineralstoffe und essenzielle Fettsäuren als die typischen Ernährungsformen westlicher Prägung voller industriell hergestellter Lebensmittel wie Weißmehl, Maissirup mit hohem Fruktosegehalt und anderen raffinierten Zuckern, einem minimalen Anteil an Gemüse und Obst und vergleichsweise noch weniger Vitaminen und Mineralstoffen.[2] Viele Kritiken an der Paläo-Ernährung gehen an diesem Punkt vorbei. Sich stärker an die Nahrungsmittel unserer steinzeitlichen Vorfahren anzulehnen ist eine großartige Verbesserung gegenüber der Ernährung der meisten Menschen heute.

Ein weiteres Argument, das gegen die Paläo-Ernährung ins Feld geführt wird, ist unsere veränderte Umwelt und die fehlende Ähnlichkeit der heutigen Nahrung mit der damaligen. Es stimmt, dass viele unserer heutigen Lebensmittel durch intensive Pflanzenzucht noch süßer und kohlenhydratreicher geworden sind, als sie es einmal waren. Selbst bei natürlichen, biologischen Nahrungsmitteln ist ein gewisser Toxingehalt unvermeidbar, da unsere Welt heute so verschmutzt ist. Der Boden ist ausgelaugt, was den Nährstoffgehalt der Pflanzen verringert, die darauf wachsen. Dazu kommt die selektive Züchtung und genetische Veränderung, die auf einen höheren Ernteertrag (und nicht auf eine Verbesserung des Vitamin- oder Mineralstoffgehalts) abzielt, und dies hat unsere Nahrungsmittel ebenfalls beeinflusst. Alle diese Faktoren führen zu Pflanzen mit einer vergleichsweise geringeren Nährstoffdichte. Wir können die Zeit nicht mehr zurückdrehen, unser Planet wird nie mehr so sauber sein, wie er es in der Steinzeit war, doch das heißt nicht, dass wir uns nicht mit den besten, saubersten und nährstoffdichtesten Nahrungsmitteln versorgen können oder sollten, die uns zur Verfügung stehen. Es heißt nur, dass wir vielleicht noch mehr Gemüse und Obst essen müssen, um den verringerten Nährstoffgehalt auszugleichen.

Ein weiterer Kritikpunkt ist, dass mit dem Streichen von Getreide und Milchprodukten wichtige Nährstoffquellen wegfallen, was zu einem Mangel führt. Das ist jedoch nicht richtig: Sie können sich auch ohne Getreide, Milchprodukte oder Hülsenfrüchte mit allen notwendigen Nährstoffen versorgen. Eine Ernährungsweise nach Art der Jäger und Sammler mit vielen pflanzlichen Nahrungsmitteln, Fleisch von natürlich gehaltenen Weidetieren, Wildfleisch und/oder frei lebendem Wildfisch enthält alle Nährstoffe, die Sie brauchen.

Ein häufiger Kritikpunkt ist schließlich, dass die Menschen in der Steinzeit nicht sehr alt wurden. Das stimmt: Unsere frühen Vorfahren starben *im Durchschnitt* in den Dreißigern, doch dieser statistische Mittelwert ergibt sich aus einer hohen Sterblichkeitsrate von 38 bis 45 Prozent bei den unter 15-Jährigen. Diejenigen, die das Kindesalter überlebten, schlugen sich ganz wacker. Gurven und Kaplan untersuchten diese Frage ausführlich und veröffentlichten 2007 ihre Ergebnisse. Und diese könnten Sie überraschen: Die historischen Jäger und Sammler wurden oft über 60 Jahre alt und das gilt auch für die heutigen Jäger- und Sammler-Gesellschaften, die den westlichen Lebensstil noch nicht angenommen haben.[3] Diese Menschen sind körperlich und geistig fit und benötigen keine Medikamente, manchen geht es bis in ihre Siebziger- und Achtzigerjahre blendend. Der Übergang aus den Gesellschaften der Jäger und Sammler ging einher mit einer Einbuße an Körpergröße, einem erhöhten Risiko für eine degenerative Arthritis der Wirbelsäule und Tuberkulose, obwohl die Fruchtbarkeit anstieg, was zwar zu einer Bevölkerungszunahme führte, die aber nicht mehr so gesund war.[4]

Den Teilen der Bevölkerung, die sich der westlichen Ernährungsweise zuwandten, ging es mit zunehmendem „Fortschritt" gesundheitlich immer schlechter. Die nächste größere Zäsur kam 1850 mit der Industriellen Revolution, als Zucker und Weißmehl in großem Stil verfügbar wurden und das Stillen von Säuglingen ständig zurückging. Damit ging eine weitere Verschlechterung der Gesundheit einher, chronische Krankheiten einschließlich Herzerkrankungen, Diabetes und Adipositas (Fettleibigkeit) nahmen zu.[5] Nun, da sich die Gesellschaften von den aufstrebenden Volkswirtschaften in Richtung der hoch entwickelten Volkswirtschaften bewegt, treten an die Stelle der Frühsterblichkeit aufgrund von Infektionskrankheiten zivilisationsbedingte chronische Krankheiten wie Diabetes, Adipositas und Herzerkrankungen.[6] Diese wirken sich erst mit Verzögerung auf eine Population aus, aber der Preis ist hoch. Nach Angaben der Zentren für Krankheitsschutz und Prävention in den USA (*Centers of Disease Control*) waren 2010 tatsächlich 69 Prozent der Amerikanerinnen und Amerikaner übergewichtig oder fettleibig.[7]

Anregungen für das Tagebuch

Bitte beantworten Sie die folgenden Fragen in Ihrem Wahls-Tagebuch:

- Fühlen Sie sich bereit, mit Ihrem neuen Ernährungsprogramm zu beginnen? Sind Sie aufgeregt oder nervös? Wie fühlen Sie sich?
- Wenn Sie dieses Kapitel gelesen haben, schreiben Sie auf, welche Stufe der Ernährung Ihrer Meinung nach die Beste für Sie ist, zumindest in diesem Augenblick.
- Welche Erwartungen verbinden Sie mit einer Ernährungsumstellung? Welche Gefühle erhoffen Sie sich speziell davon?

Vergessen Sie nicht aufzuschreiben, wie Sie auf die Veränderungen reagieren, wenn Sie mit der Umstellung angefangen haben.

Einfacher ausgedrückt, zur Erhöhung des durchschnittlichen Lebensalters von der Steinzeit bis heute kam es, weil die Infektionskrankheiten als Todesursache zurückgingen, die Kindersterblichkeit abnahm und die medizinischen Möglichkeiten sich vergrößerten – und eben nicht, weil wir als Gesellschaft über mehr Vitalität und Kraft verfügen.

Alle diese Kritikpunkte lassen eine einfache Tatsache außer Acht: Das Prinzip der modernen Paläo-Ernährung ist nicht als genaue Wiederholung der Ernährungsweise unserer Vorfahren gedacht. Sie macht sich vielmehr ihre allgemeinen Prinzipien zunutze und wendet sie bestmöglich auf unser modernes Nahrungsmittelangebot an, in dem Bestreben, die Gesundheit des Menschen wiederherzustellen und epidemische oder chronische Krankheiten rückgängig zu machen, an denen die Menschheit seit dem Übergang von der Agrar- zu Industriegesellschaft leidet.

Warum eine Ernährung nach dem Paläo-Prinzip besser für unsere Gesundheit ist

Jeder logisch denkende Mensch weiß, nur weil die Menschen in geschichtlicher Frühzeit etwas nicht getan haben, heißt das nicht noch lange nicht, dass man es jetzt nicht nachholen könnte. Eine Ernährungsweise nach Art der Jäger und Sammler ist jedoch nicht nur theoretisch gut. Ihre positiven Auswirkungen werden durch die Forschung gestützt. Als sich zum Beispiel gesunde Freiwillige einer solchen Ernährung unterzogen, die reich an tierischen Proteinen, nicht stärkehaltigem Gemüse und Beeren ist, kam es zu einer deutlichen Verbesserung zahlreicher Biomarker, die den Gesundheitszustand anzeigen, und bei den Probanden zeigten sich Verbesserungen des Blutdrucks, der Cholesterinwerte und eine erhöhte Insulinsensitivität.[8] Bei einer anderen randomisierten Cross-over-Studie (d. h. dieselben Probanden erhalten Prüf- und das Kontrollpräparat nacheinander, durch die Randomisierung wird die Reihenfolge der Behandlung jedoch zufällig bestimmt; Anm. d. Übers.), ernährten sich die Probanden drei Monate lang entweder gemäß eines Diabetiker-Standards oder einer „Steinzeitdiät"; dann wurde zur jeweils anderen Ernährungsform gewechselt. Wieder stellten die Forscher fest, dass die Paläo-Ernährung mit einer besseren Blutzuckersteuerung, niedrigerem Blutdruck, gesünderen Cholesterinwerten und einer größeren Gewichtsabnahme einherging als das bei der Diabetiker-Standardernährung der Fall war.[9]

Es gibt auch viele belastbare wissenschaftliche Gründe, warum eine Ernährungsweise mit viel Getreide, Stärke und Zucker gesundheitsschädlich sein kann und eine Ernährung, die sich enger an die Prinzipien der Paläo-Ernährung anlehnt, der Gesundheit eher förderlich ist. Einer der überzeugendsten ist, was stärke- und zuckerhaltige Nahrungsmittel in der menschlichen Darmflora (dem sogenannten Mikrobiom) anrichten.

Die meisten Menschen beherbergen mehr als 100 Billionen individuelle Bakterien und Hefen in ihrem Darmtrakt, die die Verdauung unserer Nahrung und der dabei entstehenden Nebenprodukte unterstützen. Wir sind tatsächlich unser eigenes Ökosystem und können – wie jedes andere Ökosystem auch –, aus dem Gleichgewicht gebracht werden. Wir sind auf mehr als 1000 verschiedene Bakterien- und Hefearten angewiesen, die sicherstellen, dass wir über alle notwendigen Bausteine für die optimale Funktion unserer Zellen verfügen. Übernehmen jedoch die falschen (Bakterien und Hefen) die Kontrolle, kann das der Beginn einer Funktionsstörung in den biochemischen Abläufen unseres Körpers sein.

Wenn wir Getreide, Milchprodukte, Hülsenfrüchte und Süßungsmittel zu uns nehmen, die alle viel Stärke und/oder Zucker enthalten, bilden sich in unserem Körper mit größerer Wahrscheinlichkeit zuckerliebende Bakterien und Hefen, da diese speziellen Mikroorganismen durch unsere Ernährungsweise angefüttert werden. Infolgedessen reduziert sich die Menge der anderen, oben beschriebenen Arten, die den menschlichen Darm in den ersten 2,5 Millionen Jahren besiedelten, als unsere Vorfahren lebten – diejenigen also, die zur ursprünglichen Ernährung des Menschen passen und Teil des ordnungsgemäßen Stoffwechsels und der biochemischen Prozesse sind, die in unseren Zellen ablaufen. Wäre unsere gesamtgesellschaftliche Gesundheitslage durch die moderne Ernährungsweise und unser dadurch bedingtes neues Ökosystem immer noch ausgezeichnet, würde dieser Gesichtspunkt keine Rolle spielen. Doch wir werden insgesamt immer kränker. Unser neues Ökosystem funktioniert nicht. Kohlenhydrate liebende Bakterien wie Pseudomonas und Hefen wie Candida albicans sorgen für allerhand Probleme im menschlichen Körper.

Eines der gefährlichsten Probleme, das der westlichen Standardernährung geschuldet ist, ist das sogenannte Leaky-gut-Syndrom (*leaky* = leck, undicht; *gut* = Darm; Anm. d. Übers). Das Leaky-gut-Syndrom ist dadurch gekennzeichnet, dass sich in der zellulären Auskleidung zwischen dem Dünndarm und den Blutgefäßen Löcher oder Lecks bilden. Gedeihen in Ihrem Darm die falschen Bakterien, Hefen oder Parasiten, insbesondere Kohlenhydrate liebende Hefen wie Candida albicans, kommt es häufiger zur Bildung von Toxinen, die die Steuerung des intrazellulären Bindungssystems zur Abdichtung der Zellauskleidungen des Dünndarms stören.[10] Zonulin ist ein Protein, das die Funktionen dieser „Pforten" regelt. (Fachsprachlich werden diese Zellzwischenräume auch „tight junctions" genannt; Anm. d. Übers.) Liegt zu viel Zonulin vor, beginnen sich diese Abdichtungen zu öffnen (wie kleine Tore), sodass Darminhalt in den Blutstrom sickern kann; diesem Umstand verdankt die Erkrankung ihren Namen. Die Wahrscheinlichkeit eines Leaky-gut-Syndroms kann auch zum Beispiel durch häufige Einnahme von Antibiotika, eine zucker- und kohlenhydratreiche Ernährungsweise, die Entwicklung von Empfindlichkeiten gegenüber spezifischen Proteinen wie Gluten im

Getreide (vor allem Weizen) und Kasein in Milchprodukten sowie durch zivilisationsbedingte Chemikalien und Toxine, zum Beispiel Tabakrauch, verursacht oder erhöht werden. Jede einzelne dieser Substanzen kann die Intaktheit der Darmwand gefährden.

Nicht nur die Darmwand, auch die Wände aller Blutgefäße sind auf diese Weise abgedichtet; wenn es zu einer Lösung dieser eigentlich dichten Verbindungen kommt, kann man davon ausgehen, dass das überall passiert – und somit natürlich auch in den Gefäßen, die zum Gehirn führen. Sie könnten also einen durchlässigen Darm, durchlässige Blutgefäße und ein durchlässiges Gehirn haben! Auch eine durchlässige Haut ist nicht abwegig. Sind die Blutgefäße durchlässig, steigt die Wahrscheinlichkeit, dass sich die Immunzellen in die Wände „eingraben", Cholesterin und Entzündungsmediatoren in den Gefäßen ablagern sowie Venen und Arterien verstopfen und verengen. Im Gehirn verliert die Blut-Hirn-Schranke, die für einen zusätzlichen Schutz des Gehirns vor Bakterieninfektionen bietet, an Wirksamkeit. Das Gehirn lässt überaktive Immunzellen häufiger passieren, und damit kommt es häufiger zu einer unangemessenen Entzündungsreaktion und einer Verschlimmerung des Problems mit Stimmungsschwankungen und neurologischen Störungen wie MS. Auf der Haut kommt es häufiger zu allen möglichen lästigen und unvorhersehbaren Ausschlägen und Hautproblemen. Daher ist ein durchlässiger Darm niemals nur ein gastrointestinales Problem, er betrifft Sie insgesamt und daher Ihre gesamte Gesundheit. So etwas sollte Ihrem Körper lieber erspart bleiben! Und doch sind viele Menschen davon betroffen, hauptsächlich aufgrund unserer industriell verarbeiteten Produkte und auf Getreide beruhenden Ernährungsweise.

Erfahrungsbericht

Mit 19 Jahren wurde bei mir schubförmig remittierende Multiple Sklerose (RR-MS) diagnostiziert, doch außer einer optischen Neuritis hatte ich bis zu meinem 30. Lebensjahr kein weiteres Symptom. Jetzt bin ich 33 und im Februar 2012 verschlechterte sich mein Zustand sehr. Ich entdeckte die Arbeit von Dr. Wahls im Juli 2012, als mir meine Schwester einen Link zum Video Minding Your Mitochondria *(zu Deutsch etwa:*

„Passen Sie auf Ihre Mitochondrien auf") schickte. Als ich im August 2012 mit ihrem Basis-Programm und im September desselben Jahren mit Copaxone begann, konnte ich nicht mehr selbstständig laufen; nur drei Jahre vorher gehörte ich noch verschiedenen Sportteams an. Seit Beginn des Basis-Programms habe ich massive Verbesserungen festgestellt, ich bin klarer im Kopf und es gibt Zeiten, da kann ich auf meinen Gehstock verzichten und fühle mich wieder wie ein normaler Mensch. Dafür lohnt es sich schon. Ich verzichte gerne auf Cheeseburger, wenn das bedeutet, dass ich wieder laufen kann! Vor ein paar Wochen ging es mir so gut, dass ich anfing, Brot zu essen. Das passiert mir nie wieder! Ich fühlte mich träge und die Spastik in meinen Beinen war wieder da. Herauszufinden, dass es eine Ärztin gibt, die selbst MS hat, und hauptsächlich im Eigenversuch nach einer optimalen Ernährungsweise sucht – das war schon sehr inspirierend. Danke, Dr. Wahls.

Natalie S. Halifax, Nova Scotia, Kanada

Ist die von Dr. Wahls empfohlene Ernährung eine Paläo-Ernährung?

Sie mögen sich fragen, ob Sie die spezielle Wahls-Ernährung im gegenwärtigen Augenblick überhaupt brauchen. Wäre nicht auch eine der anderen Arten vom „Typ Paläo" möglich? Bücher zu diesem Thema gibt es ja zuhauf: Paläo-Ernährung, Steinzeitdiät, Urgeschmack-Kochbücher usw. Sie ähneln sich alle ein wenig und sie unterscheiden sich alle ein wenig, doch Dr. Cordain setzte mit seinem Originalbuch *Das Paläo-Prinzip der gesunden Ernährung im Ausdauersport* diese Bewegung in Gang. Grundlage waren medizinisch-anthropologische Studien von Menschen, die vor mehr als 10 000 Jahren gelebt haben, sowie von modernen Menschen, die sich auch heute noch nach Art der Jäger und Sammler selbst versorgen. Hauptsächlich populär gemacht haben sie Robb Wolf, Co-Autor von *The Paleo Solution: The Original Human* Diet (zu Deutsch etwa: „Die steinzeitliche Lösung: Die ursprüngliche Ernährung des Menschen"), und Mark Sisson, Autor von *The Primal Blueprint: Reprogram Your Genes for Effortless Weight Loss, Vibrant Health and Boundless Energy* (zu Deutsch etwa: „Das Ur-Programm:

Programmieren Sie Ihre Gene neu für eine mühelose Gewichtsabnahme, strahlende Gesundheit und grenzenlose Energie“).

Ich bin ein großer Fan dieser steinzeitlichen Ernährungsweise, aber ich möchte Ihnen auch klar machen, dass mein Ernährungsprogramm nicht „irgendeine weitere Paläo-Ernährung“ ist. Es liefert mehr Struktur und Anleitung, damit Sie Ihre Ernährung maximieren können, ein Umstand, der für Menschen mit chronischen Erkrankungen ganz entscheidend ist. Sie brauchen einen dynamischeren Plan, um Ihre Gesundheit wiederherzustellen. Das war ein entscheidender Kernpunkt der Forschungen bei der Entwicklung meines Ernährungsprogramms. Obwohl ich die Paläo-Ernährung (wie ursprünglich von Dr. Loren Cordain genau beschrieben) lange praktiziert habe, hat sie für mich nicht ausgereicht, um gesund zu werden. Für viele Menschen ist sie (zumindest ausreichend) gut geeignet, vor allem, wenn sie gesund sind. Kranke brauchen jedoch mehr Struktur als die üblichen „Steinzeitprogramme“ bieten, denn es geht hier nicht einfach nur darum, die Nahrungsmittel wegzulassen, die Ihnen schaden können. Sie müssen auch wissen, wie Sie die Zellen und Mitochondrien bestmöglichst ernähren.

Für ihr Buch *Naked Calories: The Caltons‘ Simple 3-Step Plan for Micronutrient Sufficiency* (zu Deutsch etwa: „Der Calton-Plan zur ausreichenden Versorgung mit Mikronährstoffen in drei einfachen Schritten“) untersuchten Dr. Jayson Calton und Mira Calton den Mikronährstoffgehalt mehrerer derzeit gängiger Ernährungsstile, darunter Diane Sanfilippos Paläo-Ernährung aus ihrem Buch *Practical Paleo*[11] und die Ur-Ernährung von Mark Sisson. Dabei entdeckten sie, dass diese eine viel höhere Nährstoffdichte haben als die übliche amerikanische Standardernährung und von all den untersuchten Formen tatsächlich zu denen mit der höchsten Nährstoffdichte gehörten. Das sind großartige Neuigkeiten! Doch bei beiden Ernährungsformen enthielten nur 15 von 27 Mikronährstoffen den empfohlenen Tagesbedarf, und man hätte mehr als 14 000 Kalorien zu sich nehmen müssen, um ihn vollständig abzudecken. (Bei der amerikanischen Standardernährung hätten es mehr als 27 000 Kalorien sein müssen.)[12] Die Ernährung nach steinzeitlicher Art ist der amerikanischen Standardernährung offensichtlich weit überlegen, doch ohne spezielle Anleitung zur Maximierung des Mikronährstoffgehalts besteht immer noch das Risiko, dass wichtige Vitamine, Mineralstoffe, essenzielle Fettsäuren und Antioxidanzien für das Gehirn und die Mitochondrien fehlen. Wenn Sie unter einer autoimmunen oder neurodegenerativen Erkrankung leiden, können Sie es sich meines Erachtens einfach nicht leisten, dieses Risiko einzugehen. (Das gilt im Übrigen auch für jede andere chronische Erkrankung.)

Damit es soweit nicht kommt oder um diese Defizite auszugleichen, bin ich auf jeder Stufe meines Ernährungsprogramms bemüht, Ihnen sehr strukturiert Nahrungsmittel anzubieten, die die maximal mögliche Ernährung mit den zur Verfügung stehenden landwirtschaftlichen Produkten sicherstellt. Nur die wenigsten von uns sind in der Lage, tatsächlich nach Art der Jäger und Sammler für ihre Nahrung zu sorgen, ebenso wenig verfügen wir über das Wissen unserer Vorfahren, wie man den höchsten Nährwert aus der in unserer Umgebung wachsenden Nahrung gewinnt. Wenn Sie sich jedoch von viel grünem Blattgemüse, stärkefreien Gemüse- und Obstsorten wie Beeren sowie von tierischem Eiweiß ernähren (und störende moderne Beilagen wie glutenhaltiges Getreide, Milchprodukte und auf den höheren Stufen Hülsenfrüchte, jede Getreideform und sehr süße Früchte vermeiden), dann haben Sie die bestmöglichen Aussichten, Ihre Gesundheit zu verbessern.

Das sind die Hauptunterschiede zwischen meinen Ernährungsplänen und anderen Paläo-Programmen:

- *Nährstoffdichte*: Alle Stufen meiner Ernährungspläne sind hinsichtlich der Nährstoffdichte sorgfältig und genau konzipiert. Sie finden genaue Richtlinien, damit die maximale, aber nicht toxische Menge an Vitaminen, Mineralstoffen und Antioxidanzien gewährleistet ist. Ich überlasse nichts dem Zufall in der Annahme, dass Sie schon genügend Obst und Gemüse oder Proteine und/oder gesunde Fette zu sich nehmen. Sie brauchen einen ganz spezifischen Nährstoffgehalt. Ihr Körper hat ihn bisher nicht bekommen. Er ist Medizin für Sie.
- *Fett*: Die Paläo-Ernährung empfiehlt mageres Fleisch, doch mein Paläo-Programm und ganz besonders das Paläo-Plus-Programm, erhöht die Zufuhr von gesunden Fetten in einer Weise, die gut für das

Gehirn ist (zum Beispiel fetter Wildfisch, Kokosöl und Avocados). Das Gehirn besteht zu 60 bis 70 Prozent aus Fett. Wir brauchen gesunde Fette zur Bildung von Myelinscheiden für die „Verkabelung" im Gehirn, also sollten Sie nicht an den gesunden Fetten sparen.

– *Regionale Produkte*: Ich empfehle Ihnen, Ihren persönlichen Geschmack und Ihren Speiseplan zu erweitern und möglichst viele regionale und saisonale Nahrungsmittel aufzunehmen. Das Wesentliche an der Paläo-Ernährung ist für mich, der Ernährung unserer steinzeitlichen Vorfahren so nahe wie möglich zu kommen, und zwar genau dort, wo man jetzt lebt. Regionale Nahrungsmittel sind tendenziell nahrhafter, denn man verzehrt sie eher kurz nach der Ernte. Je länger die Nahrung gelagert wird, desto mehr Vitamine und Antioxidanzien gehen verloren. Nahrung, die außerhalb der Saison um den Globus verschifft wird, hat weitaus weniger Nährstoffe. Einheimische, wild wachsende Nahrung gedeiht in dem Boden und unter den Bedingungen, die für sie am natürlichsten sind, daher sind diese Pflanzen wahrscheinlich gesünder. Gesündere natürliche Böden führen zu gesünderen, nahrhafteren Pflanzen. Sie tragen einen natürlichen Schutz vor einheimischen Insekten in sich und weisen einen wesentlich höheren Gehalt an schützenden Antioxidanzien und Vitaminen auf. Ich ermuntere die Veteranen unter meinen Patienten dazu, auf die Jagd zu gehen, wild wachsende Nahrung sammeln zu lernen sowie bei sich zu Hause Gärten anzulegen und Nutzpflanzen anzubauen. Die Nahrung, die man dadurch gewinnt und die Zeit, die man draußen in der Natur verbringt, haben auch eine heilende Wirkung.

– *Kein Gluten, keine Milchprodukte, keine Eier und möglichst wenig Hülsenfrüchte:* Bei manchen Ernährungsplänen nach Paläo-Art sind Milchprodukte (vorzugsweise Rohmilchprodukte) erlaubt, es wird zum Verzehr von Eiern angehalten und es dürfen sogar einige Hülsenfrüchte verzehrt werden. (Beachten Sie bitte, dass Hülsenfrüchte und glutenfreie Getreidesorten notwendig sind, wenn Sie sich steinzeitlich und zugleich vegetarisch ernähren.) Diese Nahrungsmittel empfehle ich in meinen Ernährungsplänen nicht. Gluten wurde komplett gestrichen, Milchprodukte und Eier auch. Obwohl Hülsenfrüchte einige Anti-Nährstoffe enthalten, erkläre ich Ihnen im Folgenden noch, wie Sie diese reduzieren können, wenn Sie Hülsenfrüchte essen müssen.

Häufig gestellte Fragen

Warum kann ich beim Wahls-Programm keine Eier essen? Bei der Paläo-Ernährung wird man dazu angehalten, und solange sie von freilaufenden Hühnern aus biologischer Aufzucht stammen, scheinen sie eine gesunde Ergänzung zu sein.

In meinem Ernährungsprogramm sind Eier einfach deswegen nicht vorgesehen, weil ich eine schwere Ei-Allergie habe und für unsere klinische Studie sollte ich genau das wiederholen, was ich für meine eigene Genesung getan habe. Dazu gehörte, dass ich alle allergenen Nahrungsmittel gestrichen habe, und dadurch eben auch die Eier.

Sie sind vielleicht nicht allergisch auf Eier, aber viele Menschen sind es und wissen es gar nicht. Die beste Möglichkeit, das herauszufinden, ist, sie einen Monat lang zu meiden und dann zu Testzwecken Folgendes zu machen: Essen Sie zum Beispiel zwei Tage lang drei oder vier Eier und beobachten Sie, wie es Ihnen ergeht. Nehmen irgendwelche Symptome zu, dann wird es Sie vielleicht überraschen zu erfahren, dass Sie auf das Protein in den Eiern reagieren und dass es besser ist, sie nicht zu essen. Verspüren Sie im Laufe der nächsten zwei Wochen keine Zunahme irgendwelcher negativen Symptome, dann sind Eier für Sie vermutlich unproblematisch, doch ich möchte Ihnen ans Herz legen, nur solche von freilaufenden Hühnern zu kaufen, die Gras und Insekten fressen und sich ihr Futter im Freien selbst suchen dürfen, denn diese Eier enthalten mehr gute Fette, Vitamine und Proteine.

Werfen wir nun einen kurzen Blick darauf, wie sich die einzelnen Ernährungsstufen unterscheiden.

Stufe 1: Das Basis-Programm

Das ist mein Ernährungsgrundprogramm. Es enthält nur drei Hauptbestandteile.

1. Neun Tassen Obst und Gemüse täglich, nach folgendem Schlüssel:

- Drei Tassen (eng gefüllt) rohes oder gekochtes grünes Blattgemüse wie Grünkohl, andere Kohlsorten, Mangold, asiatisches Grüngemüse und Salat (je dunkler das Grün, desto besser).
- Drei Tassen Obst und Gemüse von intensiver Farbe wie Beeren, Tomaten, Rote Bete, Karotten und Winterkürbis.
- Drei Tassen Gemüse, das viel Schwefel enthält, unter anderem Brokkoli, Weißkohl, Spargel, Rosenkohl, Rüben, Rettich, Zwiebel und Knoblauch.

Mir ist klar, dass neun Tassen nach sehr viel klingt und dafür gibt es zwei Gründe. Grund 1: Damit Sie genügend konzentrierte Nährstoffe bekommen, müssen Sie viel Gemüse essen. Grund 2: Das Bedürfnis nach Getreide, Zucker und Milchprodukten nimmt ab. Ich möchte, dass Sie sich hauptsächlich von Gemüse ernähren und das heißt, dass Sie lernen müssen, große Mengen davon zu essen. Ich verstehe aber auch, dass für manche Menschen – insbesondere solche, die selten größere Mengen Obst und Gemüse essen oder ein empfindliches Verdauungssystem haben –, eine so plötzliche große Zunahme der Ballaststoffe unangenehm sein kann. Im nächsten Kapitel erkläre ich Ihnen genauer, wie Sie sich zu den neun Tassen „hocharbeiten“ und sich dabei gut fühlen können. Sie müssen nicht alles auf einmal machen.

Erfahrungsbericht

Ich esse frische Nahrungsmittel, und ich esse sie in Maßen, ich mag frische Säfte und ich verzichte auf Weizen und Soja. Ich meditiere jeden Morgen und jeden Abend und kann nun auf meinen Körper hören. Ich weiß, dass ich ihn nicht zu Extremen zwingen darf. Ich fühle mich wieder wie ein normaler Mensch, und meine Arbeitskollegen, Freunde sowie meine Familie sehen die Veränderungen auch. Das ist das erste Jahr, in dem ich keinen Rückfall/Schub hatte, und dabei habe ich nichts weiter als meine Ess- und Trinkgewohnheiten verändert. Ich kann sechs Tage in der Woche arbeiten und mein Energieniveau und meine Befindlichkeit sind klar und positiv. Es ist wirklich so, ich fühle mich besser als vor meiner MS-Diagnose!

Ethel C., Little Rock, Arkansas

2. Glutenfrei und ohne Milchprodukte

Diese neun Tassen führen Ihrem Körper Nährstoffe zu, die er bisher nicht bekommen hatte, doch der nächste Schritt besteht darin, all das vom Speiseplan zu nehmen, was zu einer (negativen) Reaktion in Ihrem Körper führen kann, und das bedeutet, dass Sie Gluten und Milchprodukte meiden müssen. Anders als beim ersten Schritt, wenn es in Ordnung ist, allmählich darauf hinzuarbeiten, empfehle ich Ihnen für diesen Punkt den „kalten Entzug". Streichen Sie Gluten und Milchprodukte sofort. Es könnte das Wichtigste sein, dass Sie je für sich tun.

Menschen mit einer Autoimmunerkrankung haben viel eher einen durchlässigen Darm, und wenn das der Fall ist, dann sind Gluten und Milchprodukte ganz besonders schädlich. Ist der Darm durchlässig, können unvollständig verdauter Weizen (Gluten) und/oder Milchproteine (Casein) in den Blutstrom gelangen. Diese unverdauten Partikel sind für den Blutstrom zu groß. Sind Sie genetisch so disponiert, dass Ihre Immunzellen auf Gluten und/oder Casein hin aktiv werden, kommt es dadurch zu weiteren Problemen. 20 bis 30 Prozent der Menschen mit europäischen Vorfahren haben DQ2- oder DQ8-Gene und tragen damit das Risiko, eine Glutenempfindlichkeit zu entwickeln.[13] Bei diesen Menschen können Gluten und Casein im Blutstrom eine unverhältnismäßig heftige Immunreaktion auslösen. Dies kann zu einem hyperaktiven Immunsystem führen, das dann auch überempfindlich auf andere, vorher unproblematische Nahrungsmittel reagieren kann, z. B. auf echte Nüsse (solche, die auf Bäumen wachsen, und nicht zum Beispiel Erdnüsse, die botanisch keine Nüsse, sondern Leguminosen sind; Anm. d. Übers.), auf Zitrusfrüchte, Erdbeeren (sie sind botanisch auch Nüsse, obwohl sie nicht auf Bäumen wachsen; Anm. d. Übers.) sowie andere Obst- und Gemüsesorten.

Nicht jeder reagiert auf eine Barrierestörung im Darm gleich. Es kann sein, dass Sie keine genetische Disposition für solche Probleme haben oder dass Ihre Reaktion relativ mild ausfällt. Andere Menschen können dramatischer reagieren, auch mit schweren allergischen oder gastrointestinalen Symptomen, die die Probleme schließlich verschärfen. Wenn Sie jedoch an MS oder einer anderen Autoimmunerkrankung leiden, ist die Wahrscheinlichkeit, eine schwerwiegende Reaktion zu entwickeln, ziemlich hoch.

Ich bitte Sie also, Gluten und Milchprodukte künftig zu meiden, und bin mir der Tatsache vollkommen bewusst, dass das sehr schwierig ist. Der Grund, warum Gluten und Milchprodukte als „Futter für die Seele" gelten (denken Sie an überbackene Makkaroni mit Käse, an Törtchen und Cheeseburger) ist der, dass sie eine zusätzliche opiatartige Wirkung im Körper haben (mehr hierzu in Kapitel 6 und 8). Lässt man sie weg, kann sich das tatsächlich wie eine Art Entzug anfühlen. Wenn Sie jedoch diese erste Hürde genommen haben, wird es Ihnen bald besser gehen.

Häufig gestellte Fragen

Reicht es auch aus, die Menge an Gluten und Milchprodukten zu reduzieren oder aber Milchprodukte vollständig zu meiden, aber nicht Gluten, oder umgekehrt? Oder muss man beides vollständig meiden?

Es ist sehr schwer, die Nahrungsmittel aufzugeben, die man gerne isst, insbesondere „Seelenfutter" wie glutenhaltige Produkte und Milchprodukte, doch Sie müssen sie hundertprozentig meiden, denn selbst eine winzige Menge von Gluten oder Milchprodukten könnte eine unangemessen hohe Immunreaktion in Ihrem Körper auslösen, wenn Sie unter einer nicht erkannten Gluten- oder Casein-Empfindlichkeit leiden. Gehen Sie nicht davon aus, dass Sie nicht empfindlich sind. Selbst wenn Sie nach dem Genuss von Gluten oder Casein keine besonderen Symptome bemerken, leidet Ihr Körper vielleicht doch an den Wirkungen einer Unverträglichkeit und somit auch unter den täglichen Angriffen von Gluten und Casein. Aufgrund einer ähnlichen Aminosäure-Sequenz in Gluten und Casein reagieren die meisten glutenempfindlichen Menschen auch auf Milchprodukte, daher empfehle ich Ihnen, es zu meiden. Sie brauchen beides nicht, um gesund zu sein, und Sie haben keine Ahnung, wie gut es Ihnen ohne diese Nahrungsmittel gehen könnte.

Verzichten Sie mindestens einen Monat lang komplett darauf. Sie können sich damit beruhigen, dass Sie sie wieder einführen, wenn sich zeigt, dass Sie keine Unverträglichkeit haben. Nehmen Sie dann eine Testmahlzeit zu sich, in der Sie nur jeweils eines der beiden ausprobieren. Verzehren Sie dazu einige Milchprodukte, vorzugsweise gesäuerte Lebensmittel wie Joghurt aus Kuh- oder Ziegenmilch – diese werden noch am ehesten vertragen. Etwa 80 Prozent der Menschen mit einer Glutenunverträglichkeit reagieren, wie gesagt, auch auf Milchprodukte, aber Sie könnten ja zu den restlichen 20 Prozent gehören. Kommt es zu einer negativen Reaktion, lassen Sie Milchprodukte für immer weg. Wenn nicht, können Sie sie vielleicht wieder in Ihren Essensplan einführen. Können Sie jedoch nur eine Veränderung sofort vornehmen, dann streichen Sie bitte als erstes das Gluten. Da glutenhaltige Produkte am ehesten mit negativen Reaktionen einhergehen, geht es vielen Menschen besser, wenn sie sie völlig vom Speiseplan streichen. Ich rate deshalb dringend dazu, Gluten umgehend und dauerhaft zu meiden.

3. Biologisch, aus Freilandhaltung oder wild lebend

Hochwertiges Protein ist das dritte wesentliche Element meines Basis-Programms. Auch wenn Sie sich auf dieser ersten Stufe noch vegetarisch oder sogar vegan ernähren können – wie genau erkläre ich im nächsten Kapitel –, empfehle ich es jedoch nicht. Ebenfalls im nächsten

Kapitel erkläre ich ausführlich, warum ich hier eine kontroverse Haltung einnehme. Die qualitativ hochwertigsten Proteinquellen für den Menschen ist Fleisch von Tieren aus biologischer Freilandhaltung sowie von frei lebenden Wildtieren und Fisch, und ich empfehle Ihnen eindringlich, das auch zu sich zu nehmen. Kaufen Sie biologische Ware, wann immer es Ihnen möglich ist, aber verzichten Sie keinesfalls auf qualitativ hochwertiges Protein.

Stufe 2: Das Paläo-Programm

Mein Paläo-Programm ist dem Basis-Programm ähnlich, doch nun legen wir noch einmal nach. Wenn Sie unter einer schweren Autoimmunerkrankung leiden oder andere neurologische oder psychische oder andere chronische medizinische Probleme haben, empfehle ich Ihnen, auf diesem Niveau einzusteigen oder hier weiterzumachen, sobald Sie sich an das Basis-Programm gewöhnt haben.

Das Paläo-Programm beinhaltet das Basis-Programm und hat folgende zusätzliche Komponenten:

1. Alle glutenfreien Getreide (unter der Annahme, dass Sie sich glutenfrei ernähren), Hülsenfrüchte und Kartoffeln werden auf zwei Portionen pro Woche beschränkt.

Es ist wünschenswert, alle Getreide und Hülsenfrüchte zu meiden, doch mit zwei Portionen pro Woche lässt sich der gesellschaftliche Kontakt mit Freunden und Familie flexibler gestalten. Das haben wir im zweiten Teil unserer Studie gemacht. Diese Portionen sind keine Pflicht, aber sie sind erlaubt, wenn Sie das Gefühl haben, dass das sein muss. Selbst glutenfreies Vollgetreide, Hülsenfrüchte wie schwarze Bohnen und Linsen sowie Kartoffeln tragen zu einer erhöhten Kohlenhydratzufuhr bei. Sie nehmen mit diesen Nahrungsmitteln auch mehr Lektine und Phytate zu sich (Phytinsäure, bioaktive Substanzen in Hülsenfrüchten, Getreide und Ölsamen; Anm. d. Übers.), die als Anti-Nährstoffe gelten. Ich möchte Sie dazu ermutigen, mehr stärkefreie Gemüse als glutenfreie Getreide zu verzehren und auch mehr Gemüse als Obst zu essen. Je weniger Kohlenhydrate Sie zu sich nehmen, desto mehr Fleisch können Sie auch essen.

Häufig gestellte Fragen

Das Wahls-Programm klingt großartig, aber ich bin nicht sicher, was meine Familie von dieser Art der Ernährung hält. Ist es in Ordnung, wenn sie sich genauso ernährt? Und was ist, wenn sie das nicht will? Muss ich dann für mich und die Familie getrennt kochen?

Es ist äußerst wichtig, dass Sie die Unterstützung Ihrer Familie haben, wenn Sie in das Wahls-Programm einsteigen. Ich weiß aus meinen Beobachtungen, dass das eine gemeinsame Entscheidung der Familie sein muss. Wir sagen unseren Probanden, dass wir von der Familie erwarten, vor ihren Augen nur das zu essen, was mit der Studie konform geht und alle Nahrungsmittel aus dem Haus zu entfernen, die nicht zur Ernährung passen. Diejenigen, deren Familien genauso einkaufen und essen wie sie, sind fast immer erfolgreich. Diejenigen, deren Familien keine Stütze sind und weiterhin bei der westlichen Standardernährung bleiben, sind fast immer zum Scheitern verurteilt. Daher ist es wichtig, in der Familie über das Essen zu sprechen. Was ist jeder bereit zu tun? Womit kann jeder leben? Da muss unter Umständen verhandelt werden, doch zweierlei zu kochen, ist meist nicht vertretbar. Familien können eine glutenfreie Ernährung praktizieren, während die Studienteilnehmer das Paläo-Programm durchführen, aber zum Beispiel außer Haus glutenhaltig essen. Das kann funktionieren; doch wenn Familienmitglieder sich wie gewohnt ernähren, während man selbst dem Basis-, Paläo- oder Paläo-Plus-Programm folgt, funktioniert es mit ziemlicher Sicherheit nicht. Zum Glück ist mein Ernährungsprogramm nicht nur gut für jeden gesunden Erwachsenen, sondern sogar zur Vorbeugung vor künftigen chronischen Erkrankungen geeignet. Es ist auch eine ausgezeichnete Ernährungsform für Kinder, die (in unserer Kultur) dazu neigen, zu viel industriell verarbeitete Kohlenhydrate und übermäßig zuckerhaltige Nahrungsmittel zu sich zu nehmen. Das Wissen, dass die Ernährungsumstellung sehr wahrscheinlich von einer besseren Gesundheit, mehr Energie und dem Verlust überschüssiger Pfunde begleitet ist, könnte dazu beitragen, andere Familienmitglieder davon zu überzeugen, mit Ihnen „an Bord zu gehen".

Erfahrungsbericht

Als „Beinahe-Vegetarierin" fühle ich mich, als würde ich richtig auf den Putz hauen! Seit ich mit dem Wahls-Programm angefangen habe, habe ich mich dazu gebracht, täglich Fleisch zu essen, manchmal sogar zweimal täglich. Gerade letzte Woche habe ich Hühnerleber und Hühnerherzen gegessen. Das war ein riesiger Schritt für mich. Fleisch zu essen liegt mir gar nicht, aber in diesem Moment tue ich alles Menschenmögliche, damit es mir wieder besser geht. Medikamente sind keine Lösung. Das ist, als würde man das wirkliche Problem zupflastern, und mein Ziel ist vor allem herauszufinden, warum das passiert ist.

Amy Z., Hudson Valley, New York

2. Mehr Innereien und Meeresalgen

Eine Menge Menschen sperren sich gegen die Vorstellung, Algen und Innereien zu essen. Diejenigen meiner Patienten, denen vor allem Gemüse suspekt ist, tun sich besonders schwer mit Algen, und ehemalige Vegetarier haben oft wirklich Probleme mit dem Gedanken, dass sie Innereien essen sollen. Die Erweiterung Ihres Speiseplans um diese beiden Nahrungsmittel ist jedoch ein wirksamer Schritt in Richtung Genesung. Algen steuern wichtige Mineralstoffe bei und Innereien Coenzym Q10, beides wichtige Nährstoffe für Ihre Mitochondrien, die unter Umständen aus den üblichen Nahrungsmitteln eher schwer zu beziehen sind. In Kapitel 6 zeige ich Ihnen ein paar schmackhafte Möglichkeiten, diese Nahrungsmittel zuzubereiten.

3. Mehr sauer eingelegte, fermentierte Nahrungsmittel, eingeweichte Samen und Nüsse sowie Rohkost

Enzymreiche Nahrungsmittel sind ein wesentlicher Bestandteil traditioneller Ernährungsweisen, doch viele unserer modernen Nahrungsmittel enthalten keine Enzyme mehr, weil sie industriell verarbeitet und gekocht werden.[14] Die besten Enzymquellen sind:

- Rohes Obst und Gemüse
- Fermentierte Nahrungsmittel wie milchsauer vergorenes Sauerkraut, Pickles, Kimchi (fermentiertes Gemüse) und Kombucha-Tee

- Eingeweichte und gekeimte Nüsse und Samen (vor dem Verzehr sechs bis 24 Stunden in Wasser einweichen; mehr hierzu in Kapital 9)
- Rohes tierisches Eiweiß wie Sushi, Steak-Tartar und Ceviche (Ceviche besteht in seiner ursprünglichen Form aus klein geschnittenem, rohem Fisch, der kurz in Limettensaft mariniert wird. Aufgrund der Zitronensäure kommt es zu einer Denaturierung des Eiweißes ähnlich wie beim Kochen; Anm. d. Übers.)

Wissenswertes

Eine ketogene Ernährung ist extrem arm an Kohlenhydraten und fettreicher; so kann der Körper Fette anstelle von Glukose verbrennen. Fachleute, die funktionelle Medizin betreiben, behandeln andere progressive neurologische Krankheiten wie Parkinson und die Frühform von Alzheimer mit einer ketogenen Ernährung.

Stufe 3: Paläo-Plus-Programm

Das ist die extremste und intensivste Stufe. Das ist die Ernährungsform, an die ich mich halte, denn ich finde, dass sie mir am besten hilft, und ich empfehle sie meinen Patienten, die mit dem Paläo-Programm nicht genügend Fortschritte machen. Dies ist eine äußerst kohlenhydratarme, fettreiche Ernährungsform, ähnlich den ketogenen Ernährungsweisen, die bereits unter Studienbedingungen bei der Behandlung von Epilepsie eingesetzt werden. Das Basis- und das Paläo-Programm werden um die folgenden Elemente erweitert:

1. Alle Getreide, Hülsenfrüchte und Kartoffeln werden gemieden. Dazu gehören auch glutenfreie Sorten wie Reis und Quinoa. Es mag schwierig erscheinen, aber wenn Sie es sich erst einmal zur Gewohnheit gemacht haben, Getreide bei der Speiseplanung außen vor zu lassen, erscheint es nicht mehr so schwer.
2. Essen Sie mindestens sechs Tassen Gemüse, die gleichmäßig in grünes, andersfarbiges und schwefelhaltiges eingeteilt sind. Beim Paläo-Plus-Programm werden Sie nicht so viel Hunger haben, also können

Sie auch nicht so viel essen, daher wird die Gemüsemenge ein wenig reduziert, ist jedoch immer noch hoch genug, um ausreichend nährstoffdicht zu essen. Sie brauchen diese äußerst wichtigen Mikronährstoffe immer noch!

3. Reduzieren Sie gekochtes stärkehaltiges Gemüse und Obst. Beschränken Sie gekochtes stärkehaltiges Gemüse auf zwei Portionen pro Woche – nicht mehr (gerne jedoch weniger). Wenn Sie ein stärkehaltiges Gemüse wie Winterkürbis zu sich nehmen, müssen Sie eine große Menge Fett wie Kokosöl dazugeben. Gibt es das stärkehaltige Gemüse roh, etwa als Rote-Bete-Salat, können Sie es zu den farbigen Portionen des Tages zählen. Beschränken Sie Obst auch auf eine Portion pro Tag, vorzugsweise Beeren. Jetzt ist es an der Zeit, weißfleischiges Obst wie Äpfel, Bananen und Birnen sowie andere sehr süße Früchte wie Trauben, Pfirsiche, Ananas und Mangos zugunsten ausschließlich farbintensiver Sorten wie Heidelbeeren, Brombeeren, Himbeeren, Kirschen usw. von Ihrem Ernährungsplan zu streichen.
4. Fügen Sie Kokosöl und vollfette Kokosmilch hinzu. Das Paläo-Plus-Programm ist eine fettreiche Ernährungsweise, die entgegen allem, was Sie bisher über gute Gesundheit gelesen haben mögen, Ihrem Herz nicht schadet. Es ist vielmehr so, dass eine fettreiche Ernährung in Verbindung einer relativ geringeren Kohlenhydratzufuhr Ihr Gehirn und Ihr Herz am besten mit Nährstoffen versorgt. Diese Art der Ernährung kommt der Art sogar noch näher, nach der unsere Vorfahren 2,5 Millionen Jahre lang ihren Stoffwechsel am Laufen hielten. Das Fett in der Nahrung wird in Ketone (Ketonkörper) umgewandelt, die eine ausgezeichnete Energiequelle für unsere Mitochondrien, Gehirnzellen sowie die Muskelzellen sind. Daher konnte unsere Art überleben und sogar während des Winters, der traditionell eine Zeit sehr eingeschränkter Kohlenhydratzufuhr ist sowie während Hungersnöten und Kriegen gedeihen.
5. Essen Sie nur zweimal täglich und fasten Sie jede Nacht zwölf bis 16 Stunden. Beim Paläo-Plus-Programm werden Sie weniger Hunger haben, denn Proteine und Fette sowie relativ wenige Kohlenhydrate

wirken tendenziell als Appetitzügler. Während der langen Zeiten zwischen Frühstück und Abendessen und zwischen Abendessen und Frühstück kann sich Ihr Körper darauf konzentrieren, Toxine zu verarbeiten und auszuscheiden, Hormone zu bilden und Heilarbeit zu leisten. Wenn darunter leiden, nur zweimal am Tag zu essen, behalten Sie drei Mahlzeiten bei, wenn Sie sie wirklich brauchen, stellen Sie aber immer sicher, dass zwischen Abendessen und Frühstück 12 bis 16 Stunden liegen. Das erhöht die Vitalität und die Anzahl Ihrer Mitochondrien in den Zellen erheblich. Ihr Gehirn wird begeistert sein!

Die Umstellung

Wenn Sie an meiner klinischen Studie teilnehmen, sind die Regeln streng: Sie müssen die Ernährungsvorschriften ab dem ersten Tag einhalten; es gibt kein langsames Eingewöhnen. Nach einer zweiwöchigen Testphase überprüfen wir, ob die Probanden diese Ernährungsumstellung erfolgreich annehmen können. Die Studie dauert drei Jahre. Für die meisten Menschen bedeutet das eine ungeheure Veränderung ihrer Essgewohnheiten, aber sie sind extremmotiviert und meist sehr erfolgreich.

Erfahrungsbericht

Ich habe keine MS, aber mein Sohn ist daran erkrankt, und so halte ich mich auch an das Wahls-Programm. Anfangs machte ich das, um meinem Sohn zu zeigen, dass ich ihn unterstütze. Ich stellte aber bald fest, dass ich gesamtgesundheitlich viel besser in Form war. Mein Körper schlägt schnell Alarm, wenn ich wieder in meine alten Essgewohnheiten zurückfalle. Jetzt, mit 68 Jahren, wiege ich etwa 53 kg, habe einen schönen flachen Bauch, viel Energie, alle Blutuntersuchungen und die Blutdruckwerte sind normal. Ich habe nie besser ausgesehen und es ging mir auch nie besser! Diese Ernährung empfiehlt sich als Lebensstil für jedermann. Hören Sie auf, den industriell verarbeiteten Mist zu essen – Sie möchten schließlich gesund alt werden!

Liz B., Halifax, Nova Scotia, Kanada

In meinen Sprechstunden bin ich nicht so streng. Ich möchte meinen Patienten beibringen, den Zusammenhang zwischen Ernährung und Gesundheit zu erkennen, und die drei Ernährungsstufen, die ich empfehle (Basis-Programm, Paläo-Programm und Paläo-Plus-Programm) bieten ihnen Alternativen. Schließlich frage ich sie auch, was sie aus dem Programm mitgenommen und welche Ziele sie nun haben. Tatsächlich können manche mit einem Schlag große Veränderungen herbeiführen, weil sie hoch motiviert sind und von ihren Familien voll unterstützt werden. Die meisten, und ich schließe mich da nicht aus, nähern sich dieser Ernährung schrittweise an. Manche entscheiden sich dafür, einfach den Gemüseverzehr zu erhöhen, manche auch glutenfrei und ohne Milchprodukte zu leben und wieder andere entscheiden sich für den stufenweisen Weg zum Paläo-Plus-Programm, um so schnell wie möglich die Kontrolle über ihren Körper und den Krankheitsprozess zu bekommen. Seien Sie nicht zu streng mit sich und Ihrer Familie, wenn es ein paar Monate dauert, bis das Basis-Programm, das Paläo- oder das Paläo-Plus-Programm vollständig umgesetzt ist. Aber fangen Sie unbedingt damit an. Und dann, wenn Sie Ihr angestrebtes gesundheitliches Ziel immer noch nicht erreicht haben, wechseln Sie zur nächsten Stufe.

Mein dreistufiges Ernährungsprogramm bietet Vorzüge für alle, aber wenn Sie von MS oder einer anderen Autoimmunerkrankung betroffen sind, werden Sie wahrscheinlich ganz enorm davon profitieren. Sie werden überflüssige Pfunde verlieren und Energie und Vitalität gewinnen. Gehen Sie schrittweise vor; im Fall einer Autoimmun- oder Gehirnerkrankung oder anderer chronischer Probleme können Sie als wichtigste Sofortmaßnahme zumindest gleich mit dem Basis-Programm beginnen. Essen Sie neun Tassen (oder was Sie anteilig können) und meiden Sie Glutenhaltiges und Milchprodukte von Anfang an. Gehen Sie dann sukzessive weiter, orientieren Sie sich an den in den nächsten fünf Kapiteln aufgezeigten Schritten. Sie sind nun offiziell auf dem Weg der Besserung.

Kapitel 5

Ein guter Start: Das Basis-Programm

Wenn Sie bereit sind, Ihr Leben zu ändern, Ihre Gesundheit zu verbessern, Ihre Zellen gut zu ernähren, Ihre Mitochondrien zu stärken und den Prozess in Gang zu setzen, der Ihre chronische Krankheit rückgängig machen kann, dann ist das Ihr Ausgangspunkt. Das Basis-Programm ist ein Anfang. Wenn Sie es erfolgreich in Ihren Alltag integriert haben, können Sie entscheiden, ob Sie mit der nächsten Stufe, dem Paläo-Programm, oder mit der letzten Stufe, dem Paläo-Plus-Programm, weitermachen wollen, doch zuerst müssen Sie sich mit dieser Grundstufe der Ernährungsumstellung auseinandersetzen.

Das Basis-Programm besteht aus zwei Hauptkomponenten und einer dritten, die nicht verpflichtend ist, aber dringend empfohlen wird.

1. Ergänzungen auf Ihrem Speiseplan
2. Zukünftig zu meidende Nahrungsmittel
3. Die Qualität der Produkte

Sie werden verblüfft sein, wie sich Ihr Befinden verändert, wenn Sie sich an diese drei einfachen Grundsätze halten. Wenn Sie an einer Autoimmunerkrankung leiden, rate ich Ihnen, umgehend, also buchstäblich heute, mit dem Basis-Programm zu beginnen.

Bevor wir auf die Details des Basis-Programms eingehen, möchte ich Ihnen etwas zu den Grafiken sagen, die Sie am Anfang jedes Kapitels finden, das sich mit dem Ernährungsprogramm beschäftigt. Wir werden sehen, wie sich die drei Stufen meines Programms bezüglich der Nährstoffdichte von der amerikanischen Standardernährung (beruhend auf 1759 Kalorien, der durchschnittlichen Kalorienaufnahme einer Frau in meiner Altersgruppe) unterscheiden. Unter dem empfohlenen Tagesbedarf (RDA) versteht man die Menge eines bestimmten Nährstoffs, der den Bedarf von 97 Prozent der Bevölkerung abdecken sollte. Die Werte werden vom *Food and Nutrition Board* (zu Deutsch etwa: „Ausschuss für Ernährung") der Nationalen Akademie der Wissenschaften für jeden wichtigen Nährstoff festgesetzt und regelmäßig überprüft. Wir haben die durchschnittliche Nährstoffaufnahme, die in der medizinischen Literatur als entscheidend für ein gesundes Gehirn bezeichnet wird, mit den tatsächlich erhobenen Durchschnittswerten für eine Frau meines Alters verglichen.

Das Basis-Programm

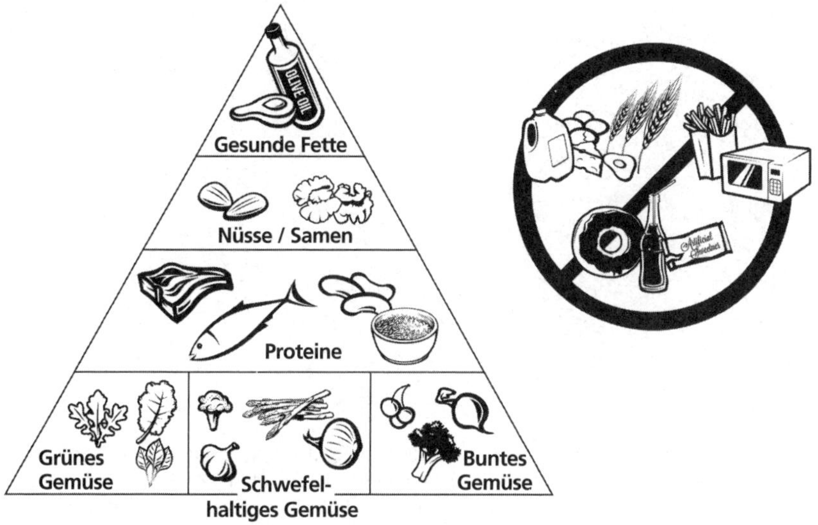

Ernährungsfachleute aus allen Bereichen sträuben sich dagegen, wichtige Nahrungsmittelgruppen wie glutenhaltige Getreide, Milchprodukte und Eier wegzulassen, da sie viele Vitamine und Mineralstoffe liefern. Die durchschnittliche Frau (in den USA) bezieht zum Beispiel den Großteil ihrer B-Vitamine aus dem Verzehr von Mehl, dem synthetische B-Vitamine wie Folsäure, Riboflavin, Thiamin, Niacin und Eisen zugesetzt wurden. Die Nahrung selbst, nicht synthetische Nahrungsergänzungen, sollte jedoch alle wesentlichen Nährstoffe für eine optimale Gesundheit liefern.

Sie werden feststellen, dass das Basis-Programm die Betreffenden im Vergleich zur amerikanischen Standardernährung mit dem 1,5- bis 8-Fachen an Vitaminen und Mineralstoffen versorgt, und zwar ohne angereichertes Mehl. Es ist vollgepackt mit allem, was Ihre Zellen brauchen und kommt ohne synthetische Vitaminzusätze aus.

	Basis-Programm	
Nährstoffe ***	*U.S.-Standardernährung*	*Basis-Programm nach Wahls*
Vitamin D	31%	75%
Vitamin E	55%	143%
Kalzium	74%	126%
Magnesium	88%	174%
Vitamin A	100%	340%
Pyridoxin	121%	626%
Folsäure	122%	207%
Zink	123%	178%
Thiamin	128%	741%
Vitamin C	133%	514%
Niacin	154%	452%
Eisen	164%	235%
Riboflavin	175%	827%
Vitamin B_{12}	201%	704%

* Verglichen mit den Referenzwerten für die Nährstoffzufuhr; empfohlener Tagesbedarf (RDA) für Frauen von 51–70 Jahren; Basis-Programm, ausgelegt auf 1759 Kalorien. (Quelle: Nationale Akademie der Wissenschaften, Institut für Medizin, Ausschuss für Ernährung)

** Durchschnittliche Nährstoffaufnahme aus der Nahrung bei Frauen von 50–59 Jahren.

(What We Eat in America, zu Deutsch etwa: „Was wir in Amerika essen", NHANES 2009–2010, www.ars.usda.gov/SP2UserFiles/Place/12355000/pdf/0910/Table_1_NIN_GEN_09.pdf, freigeschaltet 25.5.2013)

Teil 1: Die 9 Tassen

Das Basis-Programms beruht darauf, dass Sie täglich zusätzlich neun Tassen Gemüse und verschiedenfarbiges Obst zu sich nehmen. Sie haben richtig gelesen, neun Tassen! Das klingt als wäre es viel, und für manche Menschen ist es auch eine abschreckende Menge. Wenn Sie bereit sind, würde ich vorschlagen, dass Sie umgehend damit anfangen. Das ist der erste Schritt zur Versorgung Ihres Körpers mit geballten Nährstoffen, und Sie werden den Unterschied in Ihrem Befinden feststellen. Anders als meine Studienteilnehmer dürfen Sie diese neun Tassen im Lauf von sieben Tagen allmählich „einschleichen".

Fangen Sie so an, wie es für Sie und Ihre Familie am besten geht. Beginnen Sie mit drei Tassen und arbeiten Sie sich allmählich aber stetig vor. Das bringt Sie auf den richtigen Weg und bewahrt Sie davor, das Programm abzubrechen, weil Sie glauben, dass Sie es nicht schaffen können. Kleine Schritte sind besser als keine Schritte, denn auch kleine Schritte führen zu einer besseren Gesundheit – aber wenn Sie aufgeben, hilft Ihnen das gar nicht.

Anregungen für das Tagebuch

Mit dem Basis-Programm sollten Sie gleichzeitig anfangen aufzuschreiben, was Sie essen und wie Sie sich fühlen. So lernen Sie, was Ihr Körper Ihnen mitteilen möchte, wenn Sie diese Informationen täglich verfolgen. Die Nahrung, die Sie zu sich nehmen, das Wasser, das Sie trinken, die Luft, die Sie atmen und was Sie auf Ihre Haut auftragen – alles kann sich auf Ihr Befinden und auf die Gesundheit Ihrer Zellen auswirken. Sie werden feststellen, wie Sie auf diese Umgebung reagieren. Wenn sich Symptome zeigen, können Sie in Ihrem Tagebuch nachlesen, was Sie gegessen haben, und ob es vielleicht etwas war, das Sie häufiger nicht vertragen. Sie werden beginnen, eigenverantwortlich herauszufinden, wie Sie essen und leben sollten, um so gesund und vital wie möglich zu sein. (Sie erinnern sich, dass die meisten Menschen, die auf ein Nahrungsmittel empfindlich reagieren, innerhalb von 72 Stunden Probleme bekommen; in einigen wenigen Fällen kann es auch bis zu zwei Wochen dauern, bis sich Symptome zeigen. Wenn Sie Beschwerden haben, sehen Sie sich immer zumindest die letzten drei Tage an, um herauszufinden, was der potenzielle Auslöser gewesen sein könnte).

Ich möchte aber nicht, dass Sie neun Tassen Äpfel und Eisbergsalat essen. Die neun Tassen sind speziell zusammengestellt, sodass Sie den höchsten Nährwert pro Kalorie daraus ziehen können (Ökotrophologen sprechen hier von Nährstoffdichte). Sie müssen sie in drei gleiche Portionen aufteilen:

- 3 Tassen grünes Blattgemüse
- 3 Tassen Gemüse und Obst von anderer kräftiger Farbe
- 3 Tassen Gemüse, die viel Schwefel enthalten

Diese neun Tassen sind für den Erfolg des Basis-Programms entscheidend. Denken Sie daran, dass wir versuchen, durch insgesamt nur zwei Maßnahmen die Gesundheit Ihrer Zellen zu verbessern: Wir fügen hinzu, was sie brauchen, und wir lassen weg, was ihre Funktionsfähigkeit beeinträchtigt. Die neun Tassen erfüllen dieses erste Ziel. Das ist der direkte Weg zur Versorgung Ihrer Zellen mit all dem, was sie brauchen, um mit maximaler Leistungsfähigkeit zum Wohle Ihrer Gesundheit zu arbeiten.

Häufig gestellte Fragen

Ich bin kein Fan von Gemüse. Kann ich nicht Nahrungsergänzungsmittel einnehmen, um all die Vitamine und Mineralstoffe zu bekommen?

Ich werde oft gefragt, ob nicht anstelle dieser ganzen Gemüse einfach Nahrungsergänzungen eingenommen werden können. Die Antwort lautet: Nein! Wenn Sie jeden Tag neun Tassen Gemüse und Obst essen, führen Sie Ihrem Körper wirksam und auf die für ihn natürlichste Art und Weise Vitamine, Mineralstoffe und sekundäre Pflanzenstoffe (pflanzliche Mikronährstoffe) zu, die ihm sehr wahrscheinlich fehlen. Die in der Nahrung natürlich vorkommenden Vitamine und Antioxidanzien nützen Ihren Zellen mehr, wenn sie nicht isoliert, sondern zusammen mit allen anderen noch dazugehörenden Stoffen aufgenommen werden. In Gemüse und buntem Obst sind nämlich jeweils Hunderte zusätzlicher Substanzen enthalten, die die Zellfunktionen synergistisch unterstützen, und die Vitamine und Antioxidanzien entfalten in den Zellen eine wesentlich bessere Wirkung, wenn sie im Verbund mit den anderen Antioxidanzien und Phytonährstoffen aus der ganzen Pflanze zugeführt werden. Zusätzlich werden die Vitamine, Aminosäuren und Antioxidanzien, die Sie als Nahrungsergänzung in Pillenform einnehmen, üblicherweise synthetisch hergestellt. Sie sind nicht identisch mit den natürlich vorkommenden, und es fehlen ihnen, wie gesagt, auch alle dazugehörenden Substanzen der ganzen Pflanze, die dazu beitragen, dass der Körper sie effektiv nutzen kann. Infolgedessen haben synthetische Vitamine nicht dieselben Eigenschaften und sind nicht so wirksam für Ihre Zellen wie die in der Nahrung enthaltenen. Sehr viel mehr Informationen über Nahrungsergänzungen finden Sie in Kapitel 10.

Sehen wir uns die Zusammenstellung dieser neun Portionen genauer an, und wie Sie davon profitieren, wenn sie sich auf diese Fülle von Obst und Gemüse einlassen.

Ernährung in grauer Vorzeit

Seit 2,5 Millionen Jahre ernährt der Mensch sich von nährstoffreichen Pflanzen. Auch wenn die Wissenschaft gerade erst zu entdecken beginnt, was die Pflanzennährstoffe für uns bedeuten, gibt es bereits Tausende von Artikeln, die ihren gesundheitlichen Nutzen bestätigen; angefangen von antibiotischen und antioxidativen Eigenschaften, über die Erhaltung der Elastizität der Blutgefäße und die Erleichterung der Toxinausscheidung, bis hin zur Regulierung der verschiedenen Funktionsbereiche des Immunsystems und der Verbesserung der Gehirnfunktion.

1. Drei Tassen grünes Blattgemüse

Grüne Blattgemüse sind nährstoffdichte „Fabriken" für sekundäre Pflanzenstoffe. Sie sind eine exzellente Vitamin-B-Quelle, speziell für Folsäure (auch Vitamin B_9 genannt) sowie für die Vitamine A, C und K. Diese vier Vitamine sind für MS-Kranke unglaublich wichtig:

- *B-Vitamine*: Für die reibungslose Funktion des Nervensystems ist der Bedarf des Körpers sehr hoch. Sie brauchen zum Beispiel Folsäure (Vitamin B_9) für Bildung von Myelin (das sind die isolierenden Fettschichten um Ihre Nerven, die bei MS angegriffen und abgebaut werden). Alles, was Ihre Myelinbildung unterstützt, ist gut!
- *Provitamin A*: Grünes Gemüse ist auch reich an Alpha- und Beta-Carotinen, den Vorstufen von Vitamin A, das Sie (unter anderem) für eine gesunde Netzhaut benötigen (sie wird durch Licht stimuliert). Viele Menschen mit MS haben eine Makuladegeneration (eine Gruppe von Erkrankungen des Auges, die die Makula der Netzhaut, d. h. den Punkt des schärfsten Sehens, betreffen; Anm. d. Übers.) und andere Krankheiten mit Netzhautbeteiligung. Ein höherer Anteil von Grüngemüse in der Ernährung verbessert die Gesundheit der Netzhaut

und des Sehnervs und vermindert das Risiko einer Sehbehinderung. Vitamin A unterstützt auch die Funktion der Immunzellen. Lassen Sie sich durch die Autoimmunität nicht verwirren: Ihr Immunsystem mag überaktiv sein, doch durch Vitamin A wird diese schädliche Aktivität nicht erhöht. Es hilft dem Körper vielmehr, die Immunfunktion wieder neu auf ein normales, gesundes Maß einzustellen. Vitamin A trägt auch zur Stärkung der Knochen und zur Flexibilität und Elastizität der Haut bei; man kann sagen, das Basis-Programm bedeutet eine „Verjüngung“ für Sie.

– *Vitamin C*: Es ist für eine gesunde Funktion der Immunzellen sowie für eine gesunde Haut und gesundes Zahnfleisch äußerst wichtig. Vitamin C ist zudem ein hochwirksames Antioxidans, das zur Senkung des Krebsrisikos beiträgt. Auch wenn Krebs auf der Liste Ihrer gesundheitlichen Belange vielleicht gerade ganz unten steht, sollten Sie wissen, dass Antioxidanzien für eine normale Zellfunktion in Ihrem Körper sorgen, und das ist für Menschen, die von einer chronischen Krankheit betroffen sind, wichtig – egal, welche das ist.
– *Vitamin K*: Das im grünen Gemüse enthaltene Vitamin K wird von gesundheitsfördernden Bakterien im Darm in andere, wirksamere Vitamin-K-Form umgewandelt, die Ihr Risiko für Bluthochdruck und Verkalkung (Verhärtung) der Blutgefäße und Herzklappen senken können. Noch spannender ist, dass es in einem Tierversuch an Mäusen mit einer experimentell herbeigeführten Autoimmun-Enzephalitis (Gehirnentzündung), dem Tiermodell für MS, nicht zur Auslösung einer MS kam, und dies mit Vitamin K in Verbindung gebracht wurde.[1] Wissenschaftler werden sich der großen Bedeutung von Vitamin K für die Gesundheit des Gehirns zunehmend bewusst, und dazu gehört auch die Bildung von Myelin.[2] Vitamin K sollte auf Ihrer Liste wichtiger Nährstoffe einen hohen Stellenwert haben, wenn sie unter MS oder einer (anderen) Autoimmunerkrankung leiden.

Doch grünes Blattgemüse hat noch viel mehr zu bieten als diese vier Vitamine. Wenn Sie einen großen Teller Grünkohlsalat essen, nehmen Sie noch Tausende anderer Substanzen zu sich, die Ihnen bei Folsäure,

Vitamin A, Vitamin C und Vitamin K in Form von Nahrungsergänzungen entgehen würden. Die Wissenschaftler können sie noch nicht einmal alle benennen. Alle diese Substanzen arbeiten im Körper zusammen, um Ihren Zellen zu geben, was sie brauchen, aber MS-Kranke können auch die potenziellen Vorzüge bei der MS-Prävention und/oder der Ergänzung des Myelins nicht ignorieren. Essen Sie Ihr grünes Gemüse, roh oder gekocht: Drei Tassen täglich. (Packen Sie rohes Grüngemüse dicht oder halten Sie sich an die Regel, dass zwei Tassen rohes Gemüse einer Tasse gekochtem entspricht. Theoretisch könnten Sie auch jeden Tag sechs Tassen rohes grünes Blattgemüse essen.)

Bedienen Sie sich aus dieser großartigen Auswahl (* mit hohem Kalziumgehalt):

- Rucola*
- Rübengrün
- Pak Choi* (Senfkohl) und andere asiatische Grüngemüse
- Mangold*, alle Farben
- Blattkohl*
- Löwenzahnblätter*
- Grünkohl (alle Sorten)*
- Salat, alle dunkelgrünen, hellgrünen oder roten Blattsalate (kein Eisbergsalat)
- Blattsenf*
- Petersilie
- Spinat*

Die guten Grünen

Grüne Gemüse sind wahre Kraftpakete, vollgepackt mit sekundären Pflanzenstoffen. Die Nährstoffe sorgen bekanntermaßen für:

- Schutz vor Krebs
- Schutz vor Entzündungen
- ein gesünderes Gehirn

- stärkere, elastischere Haut
- einen ausgeglicheneren Hormonhaushalt
- geringere Atheroskleroseneigung
- eine gesündere Leber
- gesündere Augen

Mit freundlicher Genehmigung adaptiert aus *The Phytonutrient Spectrum,* Toolkit, Institute for Functional Medicine, Cardiometabolic Conference Course Materials, 28.5.2012

Anmerkung: Die Nahrungsmittellisten in diesem Kapitel sind nicht unbedingt vollständig. Sie sollen Ihnen lediglich Beispiele für Gemüse- und Obstsorten geben. Umfangreichere Listen finden Sie am Ende des Buches, falls Sie Nahrungsmittel in diesem Kapitel vermissen.

2. Drei Tassen Farbe

Die nächsten drei Tassen sollten Obst und Gemüse in vielen Farben enthalten. Entscheiden Sie sich für solches, dessen Farbe sich nicht nur auf die Schale beschränkt (wie rote Äpfel), sondern das durchgehend farbig ist, z. B. Karotten und Rote Bete. Obst, das innen weiß ist, zum Beispiel Äpfel, Birnen und Bananen, zählen genau genommen nicht zu Ihren neun Tassen. Sie können Sie im Basis-Programm noch essen, aber erst, wenn Sie Ihre vorgeschriebenen neun Tassen verzehrt haben. Heben Sie sich den Apfel oder die Banane als Leckerei auf!

Die Kraft der Antioxidanzien

Antioxidanzien schützen Sie nicht nur vor Autoimmunerkrankungen. Hunderte von Studien zeigen, dass eine daran reiche Ernährung mit farbenfrohem Obst und Gemüse nachweislich auch vor Herzkrankheiten, Krebs und Demenz schützt.[3] Studien über den Genuss von Rote-Bete-Saft ergaben zum Beispiel einen Zusammenhang zwischen der verstärkten Bildung von Stickstoffmonoxid und gesünderen Endothelzellen (das sind die Zellen der

> Blutgefäßwände, die einen direkten Einfluss auf ihre Funktion haben). Ihre Blutgefäße sollten elastisch, stabil und undurchlässig für problematische Ablagerungen sein, die die Arterien verhärten. Antioxidanzien erledigen das, und zwar gut, besonders, wenn Sie sie in großen Mengen in Form natürlicher Nahrungsmittel zu sich nehmen. Die Probanden der Studie mit dem Rote-Bete-Saft hatten einen niedrigeren Blutdruck und weniger aggregierte (verklebte) Blutzellen, das heißt also, die Blutdruckwerte bessern sich auf natürliche Weise und das Risiko verstopfter Arterien und Venen sinkt.[4]

Die Vorzüge von intensiv gefärbtem Obst und Gemüse bestehen darin, dass die Farbe ein Zeichen für den Gehalt an gesundheitsfördernden Antioxidanzien ist. Am höchsten ist ihre Konzentration in vollfarbigen Sorten. Freie Radikale richten im Körper Schaden an, doch die Antioxidanzien neutralisieren diese freien Radikale, bevor es in großem Maße dazu kommt.

Essen sie also Farben! Es trifft sich gut, dass Obst und Gemüse von intensiver Farbe am besten schmeckt. Bemühen Sie sich, jeden Tag zumindest drei verschiedene Farben auf dem Tisch zu haben. Großartig sind zum Beispiel folgende:

Grün

(Obwohl Gurken und Zucchini innen weiß sind, dürfen Sie mitgezählt werden, wenn Sie die Schale mitessen, weil sie wenig Stärke enthält und voller Antioxidanzien steckt).

- Artischocken
- Avocados
- Bohnen (grüne)
- Erbsen
- Gurken, mit Schale
- Honigmelonen
- Kiwi (grüne)
- Kohl (grün)
- Limonen, Limetten
- Okraschoten
- Oliven (grüne)
- Paprikaschoten (grüne)
- Sellerie
- Spargel
- Trauben (grüne)
- Zucchini, mit Schale
- Zuckererbsen
- Zuckerschoten

Rot

- Blutorangen
- Cranberrys (frisch / getrocknet, ohne Zuckerzusatz)
- Erdbeeren
- Granatäpfel
- Grapefruit (rote)
- Himbeeren (rote)
- Kirschen
- Paprikaschoten (rote)
- Rotkohl
- Radicchio
- Rote Bete
- Tomaten
- Trauben (rote)
- Wassermelonen

Blau / Violett / Schwarz

- Aronia-Beeren (wachsen in Nordamerika und Europa)
- Auberginen
- Braunkohl (bräunlich-violette Blätter)
- Brombeeren
- Datteln
- Feigen (violett)
- Heidelbeeren
- Himbeeren (schwarze)
- Holunder
- Oliven (schwarze)
- Pflaumen
- Rosinen
- Trauben (violett)
- Zwetschgen

Gelb / Orange

- Ananas
- Aprikosen
- Grapefruit (gelbe)
- Karotten
- Kiwi (gelbe)
- Kürbis
- Mandarinen
- Mangos
- Nektarinen
- Orangen
- Papaya
- Paprikaschoten (gelb und orange)
- Pfirsiche
- Süßkartoffeln
- Zitronen
- Zuckermelone (Cantaloupe)
- Yams

Unglaubliche Farben

Die Farbvielfalt bei Obst und Gemüse ist ein Hinweis auf die verschiedenen Eigenschaften und Kombinationen von sekundären Pflanzenstoffen. Im Folgenden genannt sind nur einige der gesundheitlichen Vorzüge, die Ihnen der Verzehr bietet:

- entzündungshemmend
- krebshemmend
- stärkere, elastischere Blutgefäße
- gesündere Gehirnzellen
- gesündere Körperzellen allgemein
- gesündere Prostata
- Schutz der DNS
- antibakteriell
- gesundes Immunsystem
- gesunde Haut
- gesunde Fruchtbarkeit
- gesunde Augen

Mit freundlicher Genehmigung adaptiert aus *The Phytonutrient Spectrum,* Toolkit, Institute for Functional Medicine, Cardiometabolic Conference Course Materials, 28.5.2012

3. Drei Tassen schwefelhaltiges Gemüse

Schließlich hätte ich gerne, dass Sie drei Tassen Gemüse mit hohem Schwefelgehalt essen, das außer Antioxidanzien gesundheitsfördernde Schwefelverbindungen enthält. Für Schwefel interessieren sich die Medien zwar nicht so sehr wie für die Antioxidanzien, doch für die Gesundheit ist er von enormer Bedeutung. Nahrungsmittel, die viel Schwefel enthalten, sind Nahrung für die Zellen und die Mitochondrien und unterstützen den Körper speziell bei einer noch wirksameren Toxinausscheidung. Schwefel ist auch für die Proteinsynthese und die Bildung von Kollagen wichtig, aus dem alle Bindegewebe bestehen. Bei Gelenkproblemen brauchen Sie Schwefel! Er sorgt auch für eine starke, schöne

Haut und ebensolche Haare und Nägel. Unter dem Einfluss einer schwefelhaltigen Ernährung bessern sich Hautkrankheiten und Arthritis. Viele an Arthritis Leidende nehmen MSM (Methylsulfonylmethan) zu sich, ein Supplement, das bei Gelenkschmerzen hilft, doch ich habe meinen Schwefel lieber auf dem Teller, natürlich und mit allem, das noch dazugehört.

Erfahrungsbericht

Ich leide unter schwerer schubförmig remittierender MS mit Bewegungseinschränkung. Außer leichten Depressionen habe ich keine anderen Symptome. Anfangs wurde ich mit Verdacht auf Schlaganfall bei nur 4/5 der Kraft in meinem rechten Bein ins Krankenhaus eingeliefert, aber bei weiteren Tests wurden nach drei Monaten Läsionen im Gehirn gefunden, und die Diagnose lautete Multiple Sklerose. Seit 10 Wochen versuche ich nun, das Basis-Programm ganz genau einzuhalten. Davor hatte sich mein Zustand rapide verschlechtert, und meinen Freunden fiel es auf. Praktisch innerhalb von Tagen begann es mir besser zu gehen, und jetzt kann ich klarer denken, die Spastik ist nicht mehr so stark, ich schlafe besser und ich habe in Bezug auf das Leben und seine Möglichkeiten ein viel positiveres Gefühl. Meine Freunde sagen auch, dass sie eine deutliche Besserung sehen können. Ich genieße das Essen sehr viel mehr, denn ich kann jetzt feststellen, wie es wirklich schmeckt, und es geht mir rundum besser: Ich habe abgenommen, mein Haar fühlt sich gesünder an, meine Kopfhaut ist nicht mehr trocken, meine Libido ist gestiegen und ich wache jeden Morgen erholt auf. Ich bin für viele Dinge in meinem Leben dankbar, und jetzt setze ich Dr. Wahls auch auf meine Liste, denn sie hatte den Mut, nicht aufzugeben, als sie mit MS konfrontiert wurde. Dank ihr fühle ich mich jetzt besser gerüstet, um es mit meinem eigenen Missgeschick aufzunehmen.

Richard J., London

Es gibt buchstäblich Tausende von Studien, die den gesundheitlichen Nutzen von Pflanzen mit hohem Schwefelgehalt belegen. Am besten erforscht ist ihr Beitrag zur Gesunderhaltung der Blutgefäße. Das sollte für alle MS-Patienten sowie für Menschen mit anderen autoimmunen Problemen eine sehr große Rolle spielen. Wie bereits in Kapitel 2 erwähnt, geht aus den Studien von Dr. Paolo Zamboni hervor, dass MS-Patienten eher an verengten Venen leiden, die das Blut aus dem Gehirn ableiten, wodurch es zu einer chronischen cerebrospinalen venösen Insuffizienz (CCSVI) kommen kann, das heißt, dass die Hals- und Thoraxvenen nicht in der Lage sind, das Blut effizient aus dem zentralen Nervensystem (ZNS) abzuleiten. Schwefelhaltiges Gemüse ist eine natürliche, konservative, das heißt nicht-operative Möglichkeit, dieses potenzielle Problem anzugehen. Zudem leiden Menschen, die an systemischem Lupus erythematodes und rheumatoider Arthritis erkrankt sind, häufiger an Atherosklerose mit Verengung der Blutgefäße als die Allgemeinbevölkerung.[5] Gemüse mit hohem Schwefelgehalt ist auch für sie besonders wichtig. Ernähren Sie sich so, das die Endothelzellen der Blutgefäße bei bester Gesundheit bleiben, damit senken Sie das Atherosklerose-Risiko.

Zu den guten Schwefelquellen gehören die Familien der Kohlgemüse, der Zwiebelgewächse und der Pilze. Sie haben allesamt in den asiatischen Kulturen eine lange Tradition als therapeutische Nahrungsmittel. Sehen wir uns diese wertvollen Gemüsesorten genauer an.

Die Familie der Kohlgemüse

Sie heißen auch Kreuzblütler oder Brassica, und zu ihnen gehören Grünkohl, andere Blattkohlarten, Rosenkohl, Rüben, Steckrüben sowie Rettich und Radieschen. Die Familie der Kreuzblütler-Gemüse ist reich an vielen organischen Schwefelverbindungen wie Di-indolylmethan (DIM), Indol–3-Carbinol (I_3C) und Sulforaphan, die sich in vielen Tierversuchen bei der Unterstützung von Entgiftungsprozessen, der Reduzierung von oxidativem Stress und beim Schutz von Gehirnzellen durch Anregung der Glutathionproduktion, eines hochwirksamen intrazellulären Antioxidans, als nützlich erwiesen.[6] Die Gemüsesorten der Kohlfamilie sind in vielen Kulturen hoch geschätzt und gehören zu den Gemüsen mit dem höchsten Nährwert. Sie haben eine wichtige Schlüsselfunktion bei der Entgiftung, was für Menschen mit chronischen Krankheiten unglaublich wichtig ist. (Im Kapitel zur Entgiftung erfahren Sie mehr darüber.) Diese Substanzen sind auch hochwirksame Antioxidanzien, die mit der Verminderung des Risikos für Herz- und Krebserkrankungen Verbindung gebracht werden.[7]

Vielfalt ist die Würze der Gesundheit

Um die Vielfalt zu erhöhen, ist es wichtig, dass Sie mit den Gemüsesorten rotieren. Alle Gemüse- und die meisten Obstsorten tragen Spuren von Gift in sich, um sich vor Fraßfeinden zu schützen (zu denen natürlich auch Sie und ich gehören). Genau genommen sind es eben diese chemischen Stoffe, die unseren Zellapparat zu höherer Leistungsfähigkeit stimulieren. Wenn Sie jeden Tag dieselben Pflanzen essen, können sich diese Toxine aufbauen und sich negativ auf die Gesundheit auswirken; wenn Sie aber mit Ihren Nahrungsmitteln rotieren, das heißt abwechseln, genießen Sie alle Vorteile und gehen kein Risiko ein. Ich esse zum Beispiel Grüngemüse in Rotation: Grünkohl an einem Tag, Salat am nächsten, dann Spinat und dann die Blätter der Roten Bete oder Mangold. Je breiter die Palette Ihrer Nahrungsmittel ist, desto größer sind die gesundheitlichen Vorteile und desto geringer die Nachteile. Unsere Vorfahren hatten jedes Jahr zweihundert oder mehr verschiedene Pflanzen und Tierarten auf ihrem Speisezettel. Denken Sie darüber nach. Wie sieht es bei Ihnen mit der Vielfalt aus? Grünkohl, so gerne ich ihn auch esse, sollte nicht täglich auf den Tisch kommen. Essen Sie abwechslungsreich – Ihrer Gesundheit zuliebe.

Die Familie der Zwiebelgewächse

Zu dieser Familie gehören alle Zwiebelsorten sowie Knoblauch, Schnittlauch, Lauch und Frühlingszwiebeln. Sie alle enthalten viel Allicinsulfid (wenn man eine Knoblauchzehe zerdrückt oder eine Zwiebel zerkleinert, wandelt es sich zu Di-Allysulfid um), das in vielen Kulturen ebenfalls eine lange Tradition im medizinischen Bereich hat, weil es antibakteriell wirkt und die Gesundheit von Blut und Blutgefäßen fördert. Der regelmäßige Verzehr dieser Gemüsesorten vermindert das Risiko von Herzkrankheiten, Krebs und Demenz.[8]

Aus vielen Studien geht hervor, dass die Verwendung von Knoblauchtrockenextrakt nachweislich für gesündere Blutgefäße und besseres Fließvermögen des Blutes sorgt sowie Schutz vor Atherosklerose und Gefäßverstopfung bietet.[9] Man kann zwar Knoblauchtrockenextrakt oder L-Arginin (die aktive Verbindung im Extrakt) verwenden, mir ist es jedoch lieber, wenn die Menschen auf vollwertige Nahrungsmittel – im Sinne eines ganzheitlichen Therapieansatzes – und nicht auf Extrakte setzen. Die Extrakte unterliegen einer Verarbeitung und Reinigung, in deren Verlauf sie wohl wertvolle Bestandteile einbüßen. Die beste und sicherste Methode ist meiner Meinung nach, den Verzehr von Knoblauch, Zwiebeln und Gemüse mit hohem Schwefelgehalt zu steigern.

Verschwenden Sie nichts!

Regelmäßig frisches Obst und Gemüse zu kaufen kann teuer werden, insbesondere, wenn Sie nahrhafte Teile davon wegwerfen oder liegen lassen, bis sie verderben. Hören Sie damit auf, Ihr Geld und therapeutische Nahrungsmittel zu verschwenden, und machen Sie stattdessen Folgendes:

- Wenn Gemüse nicht mehr ganz frisch aussieht, schneiden Sie es und schmoren Sie es bei geringer Hitze den ganzen Tag mit Wasser oder Brühe zu einer Gemüsesuppe.
- Werfen Sie die Blätter von Rettich, Radieschen, Roter Bete (falls Sie welche mit Blättern bekommen), oder Rüben nicht weg. Diese kann man in Smoothies oder gekocht genießen. Sie sind sehr nährstoffreich und zählen zu Ihrem täglichen Soll an Grünem. Die Blätter von Blumenkohl, Brokkoli und Kohlrabi sind ebenfalls essbar. Verarbeiteten Sie sie in Smoothies, Suppen und essen Sie sie gedünstet.
- Zwei einfache Arten, das Grün zu verwenden: 1. Geben Sie es mit Obst und/oder Orangensaft oder vollfetter Kokosmilch in den Mixer und verarbeiten Sie es bei hoher Geschwindigkeit zu einem grünen Smoothie. 2. Sautieren Sie Zwiebeln und Pilze in Kokosöl, fügen Sie geschnittenes Grün dazu und lassen Sie sie unter Rühren oder Schwenken zusammenfallen (das dauert nur etwa ein bis zwei Minuten). Ist Ihnen das Grün zu bitter, geben Sie mehr Kokosöl oder etwas vollfette Kokosmilch dazu. (Unter Sautieren versteht man das mehrmalige Wenden durch Schwenken in einer heißen Pfanne; Anm. d. Übers.)

Die Familie der Pilze

Die letzte Kategorie der Gemüsesorten mit hohen Schwefelgehalt sind die Pilze, die außerdem auch reich an B-Vitaminen sind. Insbesondere Pilze werden in Asien seit Jahrtausenden zu medizinischen Zwecken verwendet. Wir wissen, dass Beta-D-Glucan und Fucogalactane Bestandteile der Pilzzellwände sind, und dass diese Verbindungen die natürlichen Killerzellen des Immunsystems stimulieren und eine Schutzwirkung gegen Krebs[10] und Autoimmunerkrankungen[11] haben. Pilze sind eine ausgezeichnete und schmackhafte Ergänzung der Ernährung, aber Vorsicht: Manche Menschen mit einer Autoimmunerkrankung reagieren empfindlich darauf. Ausführlicher bespreche ich das in Kapitel 6, wenn es um fermentierte Nahrungsmittel geht. Wenn Sie jedoch nach dem Genuss von Pilzen vermehrt Kopfschmerzen, Müdigkeit oder eine Verschlechterung von Symptomen feststellen, die das Gehirn betreffen, sollten Sie sie zumindest vorübergehend vom Speiseplan streichen. Vielleicht vertragen Sie sie ja nach sechs Monaten Basis-Programm wieder ab und zu, doch Sie sollten sie höchstens einmal pro Woche essen. Zum Glück stehen viele andere Nahrungsmittel mit hohem Schwefelgehalt zur Wahl, sodass Sie problemlos auf Ihre täglichen drei Tassen kommen.

Je mehr Schwefel, desto besser

Zu den bekannten Vorteilen von Nahrungsmitteln mit hohem Schwefelgehalt gehören:

- krebshemmende Eigenschaften
- antibiotische Wirkung
- gesunde Blutgefäße
- Entgiftungswirkung
- ein gesunder Darm
- ein gesundes Herz
- ein ausgeglichener Hormonhaushalt

- die Unterstützung des Immunsystems
- eine gesunde Leber

Mit freundlicher Genehmigung adaptiert aus *The Phytonutrient Spectrum,* Toolkit, Institute for Functional Medicine, Cardiometabolic Conference Course Materials, 28.5.2012

Es folgt eine Auswahl an Gemüsesorten mit hohem Schwefelgehalt. Sie werden feststellen, dass einige davon auch in anderen Listen auftauchen, denn einige Nahrungsmittel – wie Grünkohl, der Schwefel enthält und ein grünes Blattgemüse ist –, gehören zu mehreren Kategorien. Sie können sie bei Ihren neun Tassen der einen oder der anderen Gruppe zuordnen, ganz wie Sie möchten:

- Blattkohl
- Blumenkohl
- Brokkoli
- Daikon (japanischer Rettich)
- Frühlingszwiebeln
- Grünkohl
- Knoblauch
- Kohlrüben
- Kohlsorten
- Lauch
- Pilze
- Radieschen
- Rettich
- Rosenkohl
- Rüben und Rübenblätter
- Pak Choi (Senfkohl)
- Schalotten
- Schnittlauch
- Spargel
- Zwiebeln, rote, gelbe und weiße

Häufig gestellte Fragen

Ich kann FODMAP-Nahrungsmittel nicht essen, ohne Verdauungsprobleme zu bekommen. Kann ich das Basis-Programm trotzdem umsetzen?

Antwort: FODMAPs (**F**ermentierbare **O**ligosaccharide, **D**isaccharide, **M**onosaccharide und **P**olyole; Letztere sind Zuckeraustauschstoffe; Anm. d. Übers.) sind kurzkettige Kohlenhydrate wie

Fruktose und Laktose. Beispiele dafür sind Weizen, Roggen, Hülsenfrüchte, Zwiebeln, Knoblauch, Pilze, Avocados, Steinobst und Äpfel. Diese Stoffe werden im Allgemeinen nicht im Dünndarm resorbiert, sondern dort von Bakterien durch Fermentation (Gärung) weiter verdaut und dann resorbiert. Bei manchen Menschen kommt es dadurch zu Symptomen, die Ähnlichkeit mit einem Reizdarmsyndrom haben. Nach meiner Beobachtung bei Patienten und anderen MS-Betroffenen lösen sich diese Probleme fast immer von selbst, wenn sie nach dem Paläo-Programm vorgehen (siehe Kapitel 6). Gibt es damit immer noch Probleme, empfehle ich, das Paläo-Plus-Programm zu versuchen (siehe Kapitel 7). Die Mikronährstoffe aus Biofleisch und natürlichen, qualitativ hochwertigen Fetten auf dieser Stufe werden von Menschen mit Reizdarmproblemen tendenziell gut vertragen.

So holen Sie das Beste aus Ihren neun Tassen heraus

Es ist nicht so leicht, einfach loszulegen und jeden Tag neun Tassen Obst und Gemüse zu essen. Wo und wie oft sollten Sie sie einkaufen? Wie werden sie gelagert, damit sie frisch bleiben? Wie sollten sie für Mahlzeiten und Zwischenmahlzeiten zubereitet werden? Was ist zu tun, wenn Sie von allen diesen Gemüsesorten Magenschmerzen bekommen? Arbeiten wir diese Fragen der Reihe nach ab.

Wo und wie oft sollten Sie einkaufen?

Da der Gehalt an Vitaminen und Antioxidanzien in frischem Obst und Gemüse mit der Zeit abnimmt, sollte die erste Überlegung sein, so nah und so frisch wie möglich einzukaufen. Bauernmärkte und Stände mit landwirtschaftlichen Produkten sind ausgezeichnete Quellen, um Ihre neun Tassen zu füllen, wenn diese Produkte Saison haben. Wenn Sie Ihr Gemüse vor Ort bekommen können, ist die Zeit zwischen Ernte und Verzehr geringer und der Vitamin- und Mineralstoffgehalt größer. Kaufen Sie mindestens einmal pro Woche ein. Wenn es Ihnen möglich ist, wäre mehrmals in der Woche noch besser. Es gibt nichts Schöneres als einen großen Teller voller Gemüse, das am selben Tag geerntet wurde.

Noch besser ist es, wenn Sie einen großen Teil Ihres Gemüses im Garten selbst anbauen, sofern Sie genügend Platz haben. Idealerweise ernten Sie Ihr „Abendendessen“ selbst von der Terrasse oder aus dem Garten. Frischer kann man gar nicht essen, und ich glaube, es ist wichtig, dass Sie mehr selbst anbauen, wenn Sie Ihre Gesundheit und Vitalität (und die Ihrer Familie) zurückgewinnen wollen.

Natürlich macht ein Hausgarten Arbeit, aber vielleicht weniger, als Sie denken. Vieles für Ihre neun Tassen kann man leicht in hängenden oder stehenden Containern auf der Terrasse ziehen. Dazu gehört Grüngemüse wie Spinat, Grünkohl, Mangold und Salat sowie andere Sorten wie Zwiebeln, Knoblauch, Schnittlauch, Tomaten und Erdbeeren. Sie können entsprechend Ihren gärtnerischen Möglichkeiten auch wenig pflegeintensiven Sorten anfangen. Beerensträucher brauchen zum Beispiel nach dem Setzen sehr wenig Pflege.

Manche Menschen machen sich Sorgen wegen der körperlichen Anstrengung beim Gärtnern, aber Hochbeete ermöglichen das Gedeihen Ihres Gemüses auf Hüfthöhe. Sie müssen sich dann nicht einmal zum Jäten bücken. Bei Hochbeeten können Sie auch die Bodenqualität verbessern, denn Sie können sie mit besserer Erde befüllen und mit Kompost und natürlichem Dünger anreichern. Ihre Familie geht Ihnen dabei vielleicht sogar gerne zur Hand. Gärtnern ist äußerst bereichernd und hilft sehr beim Stressabbau – ein weiterer wichtiger Punkt meines Programms, auf den ich später noch zu sprechen komme.

Wenn Sie in einer Wohnung leben, können Sie sich vielleicht einem Gemeinschaftsgarten anschließen oder einen Schrebergarten pachten. Wenn Sie kein Obst und Gemüse anbauen können oder wollen, sollten Sie überlegen, sich einer Versorgergemeinschaft anzuschließen. Sie kaufen einen Anteil der Ernte eines Bauern und bekommen dafür in der Vegetationsperiode wöchentlich eine Kiste frisch geerntetes Obst und Gemüse. Viele solcher Versorgergemeinschaften gelten nur für den Sommer, aber zunehmend häufiger werden auch Anteile für das Frühjahr, den Herbst und sogar für den Winter verkauft. (In Deutschland gibt es vielerorts die sogenannte „Biokiste“, die man in unterschiedlichem Umfang wöchentlich liefern lassen kann; Anm. d. Übers.) Auch auf diese großartige Weise kann man seine Nahrungsvielfalt erhöhen und mit den Gemüsen rotieren. Ich plädiere dafür, dass Sie sich einen Biobauern in Ihrer Umgebung suchen. Sie können selbst auch weniger übliche Nahrungsmittel ziehen, wie Sprossen und Pilze. Kinder machen das oft mit großer Freude. Im Anhang am Ende des Buches finden Sie weitere Anregungen.

Häufig gestellte Fragen

Ist die Wirkung dieselbe wie bei den ganzen Nahrungsmitteln, wenn ich das Obst und Gemüse für die neun Tassen entsafte?

Nein. Wenn Sie mit einem Entsafter arbeiten, der die Faserstoffe entfernt, hat der Saft einen sehr hohen glykämischen Index und zieht als Reaktion eine höhere Insulinausschüttung nach sich. Der Saft wird zusammen mit den Vitaminen und Enzymen sehr schnell resorbiert. Ich würde eher einen guten, hochtourigen Mixer nehmen und Smoothies herstellen. Lassen Sie sich im Fachhandel entsprechend beraten. In den Smoothies wird das Obst und Gemüse als Ganzes einschließlich der Faserstoffe verarbeitet, daher steigt der Blutzuckerspiegel langsamer an. Wenn Sie eine entsprechende Menge Wasser zugeben, damit der Smoothie flüssiger wird, ähnelt er eher einem Saft, aber der Nutzen ist höher, weil der glykämische Index geringer ist. Sehr zierliche Probandinnen unserer Studie, die keine neun Tassen Obst und Gemüse „schafften", aßen lediglich vier bis sechs Tassen und nahmen den Rest als Smoothie zu sich. Das kann für alle, die mit den neun Tassen ihre Schwierigkeiten haben, eine gute Lösung sein.

Eine weitere Aktivität, die der ganzen Familie Spaß macht, ist in der freien Natur nach essbaren Wildfrüchten und Wildgemüsen zu suchen. Sie müssen jedoch ganz sicher sein, dass Sie die Pflanzen auch richtig erkennen, da manche Pflanzen und auch Pilze giftig und oft von den ungiftigen Arten nicht ohne Weiteres zu unterscheiden sind (zum Beispiel Champignon und Knollenblätterpilz, Bärlauch und Maiglöckchenblätter). Wer bei den Pilzen nicht sicher ist, kann sie bei einer Pilzberatungsstelle, die es in der Regel vor Ort gibt, begutachten lassen oder nimmt gleich jemand auf diesen Ausflug mit, der erfahren und sicher im Umgang damit ist.

Der Nährstoffgehalt von Obst und Gemüse in absteigender Rangfolge:

- Frisch aus dem Garten und am selben Tag verzehrt,
- beim Bauern vor Ort (oder einer Versorgergemeinschaft) gekauft und am selben Tag verzehrt,
- in einem Laden gekauft, der mit frischer Ware von einem lokalen Bauern beliefert wird, geerntet möglichst in derselben Woche (das kann man nicht immer sicher feststellen),
- gefroren oder vergoren (oft besser als frische Ware, die einen langen Seeweg hinter sich hat),
- frisch in einem Laden gekauft, der von einem Bauern aus dem eigenen Land oder aus dem nicht weit entfernten Ausland beliefert wird,
- frisch gekauft, aber aus Übersee,
- aus Dosen.

Denken Sie daran, je größere Strecken ein Nahrungsmittel zurücklegen muss und je stärker es erhitzt wird, desto mehr Vitamine und Antioxidanzien gehen verloren. Und noch eine Anmerkung zum Schluss: Wenn es bei maximal 40,5°C getrocknet wird, ist es so gut wie frisch, solange man es trocken und bei weniger als 29°C lagert.

Sie haben eingekauft – und dann?

Wenn Sie mit Ihrem Gemüse nach Hause kommen, sollten Sie es sofort zur Aufbewahrung vorbereiten. Füllen Sie Ihre Spüle mit Wasser und waschen Sie alles. Sie können es nur mit Wasser waschen oder pro zwei Liter Wasser einen Esslöffel Essig zugeben. Tupfen Sie es mit Papierhandtüchern trocken und füllen Sie es in Gefrierbeutel oder BPA-freie Plastikbehälter, sodass alles sauber bleibt und gut sichtbar ist. Damit Sie es später noch einfacher haben, können Sie Gemüse schon vorbereiten: Entfernen Sie die Enden von Wurzelgemüse und von (grünen) Bohnen und waschen Sie den Salat, sodass Sie nur noch das Dressing zugeben müssen. Brechen Sie Brokkoli und Blumenkohl in Röschen. Wenn Sie das schön hergerichtete, verzehrfertige oder zum Kochen vorbereitete Gemüse in Ihrem Gemüsefach sehen, dann werden Sie sehr viel eher einen Salat oder eine Gemüsepfanne zubereiten oder zwischendurch ein Stück roh essen, als wenn Sie die ganze Prozedur der Vorbereitung noch vor sich haben. Vergessen Sie nicht, die äußeren Blätter zurückzubehalten: Stecken Sie sie in einen Schmortopf (oder in den Tiefkühler) für eine Gemüsesuppe oder einen Gemüsefond. Die Beeren sollten Sie erst kurz vor dem Verzehr waschen und herrichten. Beeren sind auch nicht so lange haltbar und sollten am besten innerhalb von ein bis zwei Tagen nach dem Kauf gegessen werden.

Wenn Sie mehr kaufen oder ernten, als Sie sofort essen können, konservieren Sie es für später. Waschen sie es und entfernen Sie Samen und Kerngehäuse, um es in geeigneten Gefrierbeuteln einzufrieren. So haben Sie das ganze Jahr etwas von Ihren einheimischen Lebensmitteln. Eindosen ist eine weitere Möglichkeit, aber das macht viel Arbeit und nicht jeder hat Lust dazu. Noch eine großartige Möglichkeit: Lernen Sie, Ihr Gemüse milchsauer einzulegen und damit seine Nährstoffqualität zu erhöhen. Im Rezeptteil am Ende des Buches finden Sie einige Rezepte zu diesem Thema. (Natürlich können Sie auch qualitativ hochwertiges, biologisches tiefgefrorenes oder milchsauer vergorenes Obst und Gemüse außerhalb der jeweiligen Saison kaufen.)

Häufig gestellte Fragen

Warum sind Nachtschattengewächse für manche Menschen problematisch? Und warum sind sie im Basis-Programm erlaubt?

Bei manchen genetisch bedingt empfindlichen Menschen verursacht das Zuckerprotein Lektin überschießende Entzündungen, die das Risiko einer Autoimmunerkrankung erhöhen. Nachtschattengewächse (Kartoffeln, Tomaten, Auberginen und Paprikaschoten) enthalten Lektine, die zu einer Überaktivität des Immunsystems führen können. Andere wiederum vertragen Nachtschattengewächse, von denen einige viele Nährstoffe enthalten. Ich streiche diese Gemüsesorten nicht, denn wenn jeder alles weglassen müsste, worauf jemand anderes potenziell reagieren kann, dann würde nur sehr wenig übrig bleiben. Manche Menschen reagieren auch auf Grünkohl! Stattdessen streiche ich nur diejenigen Nahrungsmittel, von denen ich glaube, dass sie für alle von einer chronischen Erkrankung Betroffenen schädlich sind (wie Gluten und Milchprodukte), und die mit sehr großer Wahrscheinlichkeit eine Empfindlichkeit verursachen können. Wenn Sie darüber hinaus an einer Unverträglichkeit leiden, gibt es viele Möglichkeiten, das festzustellen – zuallererst dadurch, dass Sie Ihre Reaktion auf die Nahrungsmittel in Ihrem Tagebuch verfolgen. Reagieren Sie also negativ auf Nachtschattengewächse, dann sollten Sie sie unter allen Umständen meiden. Wenn nicht, dann gibt es dafür keinen Grund.

Wenn neun Tassen einfach zu viel sind oder Magenschmerzen verursachen

Sie glauben nicht, dass Sie so viel Gemüse essen können? Ich verstehe. Das bekomme ich die ganze Zeit zu hören. Zunächst einmal könnte Ihr Problem weitgehend gelöst werden, wenn Sie alle Teile des Basis-Programms umsetzen, also auch Gluten und Milchprodukte weglassen. (Dazu werde ich mich in diesem Kapitel noch äußern.) Bei den meisten Menschen beruht die Ernährung hauptsächlich auf Getreide- und Milchprodukten, sodass viel Platz im Magen frei wird, wenn sie diese weglassen. Und womit könnte man ihn besser ausfüllen als mit Obst und Gemüse?

Ich verstehe jedoch auch, dass das eine große Ernährungsumstellung ist. Bei manchen Menschen kommen die Magenprobleme daher, dass sie plötzlich sehr viel mehr pflanzliche Nahrung zu sich nehmen. Da kann es in der Anpassungsphase Ihres Körpers durchaus zu Blähungen, Magenkrämpfen, Durchfällen oder sogar zu Verstopfung kommen. Wenn Sie an MS oder einer anderen Autoimmunerkrankung leiden, sind auch noch weitaus schwerwiegendere gastrointestinale Probleme möglich, zum Beispiel eine entzündliche Darmkrankheit, und dann tut sich Ihr Darm mit dem vielen Gemüse schwer.

Wenn Sie sich langsam an diese Ernährungsweise herantasten müssen, dann ist das absolut in Ordnung. Es ist besser, langsam zu beginnen, als das Ganze zu überstürzen und dann wieder aufzuhören. Wenn Sie viele

Probleme im Magen-Darm-Bereich haben, kann ich Ihnen zwei Vorschläge machen:

Fangen Sie zuerst einmal Sie mit ein bis drei Tassen hausgemachter Knochenbrühe (siehe Rezept am Ende des Buches) und etwas Kokosmilch täglich an, damit Ihre Darmschleimhaut ausheilen kann.

Führen Sie dann Ihr Gemüse in Form von Gemüsebrühe in den Ernährungsplan ein. Lassen Sie es in Wasser zwanzig Minuten lang simmern (köcheln), seihen Sie es ab und geben Sie die Gemüsebrühe zur Knochenbrühe. Klappt das gut und Sie haben sich daran gewöhnt, pürieren Sie das Gemüse nach dem Kochen und geben es wieder in die Suppe, zuerst kleinere Mengen, dann immer mehr. Ihr Körper gewöhnt sich an diese Ernährung, doch zugleich werden die Ballaststoffe aufgeschlossen und das Gemüse ist leichter verdaulich.

Der Grund, warum Sie Gemüse unterschiedlich gut vertragen, hat mit den Verdauungsenzymen und mit der Beschaffenheit Ihrer Darmflora zu tun. Jeder von uns hat eine individuelle DNS und deshalb stehen die Verdauungs- und die toxinverarbeitenden Enzyme in einem individuellen Gleichgewicht. Ich habe schon erlebt, dass manche Menschen drei Tassen rohes Grüngemüse täglich nicht vertragen und Durchfall bekommen; wenn sie es stattdessen aber kochen oder nur ein bis zwei Tassen als Salat essen, klappt es wunderbar. Menschen mit entzündlichen Darmerkrankungen oder Darmproblemen jedweder Art, wie einem Reizdarmsyndrom, führen sich Gemüse am einfachsten als Suppe und in gekochter Form zu. Im Laufe der Zeit wird gedünstetes Gemüse meist gut vertragen, und schließlich werden Sie wahrscheinlich auch mit Salaten, Smoothies und rohem Gemüse gut zurechtkommen. Lassen Sie sich Zeit und erhöhen Sie die Obst- und Gemüsemenge in dem Maße, wie die Verträglichkeit besser wird. Ihre Verdauungsenzyme und Ihre Darmflora werden sich voraussichtlich auf Ihre besser werdende Gesundheit einstellen, doch diese Anpassung kann langsam vonstattengehen.

Wenn Sie auf ein bestimmtes Nahrungsmittel deutlich negativ reagieren, akzeptieren Sie das und meiden Sie es drei Monate lang. Halten Sie sich an die anderen Punkte des Basis-Programms und nach drei Wochen können Sie vielleicht schon wieder einmal in der Woche kleine Mengen davon vertragen. Wenn nicht, meiden Sie es weiterhin.

Häufig gestellte Fragen

Was raten Sie Menschen, die zum Beispiel gerinnungshemmende Mittel (wie Coumadin oder Marcumar) einnehmen müssen, und daher Probleme haben, großen Mengen von dunkelgrünem Gemüse und anderen gesunden Nahrungsmittel zu essen?

Dabei handelt es sich um ein Mittel, das das Blut „verdünnt", d. h. die Blutgerinnung herabsetzt, weil es als Vitamin-K-Antagonist in der Leber wirkt. Aus diesem Grund ist es sehr wichtig, täglich konsequent Vitamin-K-reiche Nahrungsmittel zu sich zu nehmen. Mit anderen Worten, Sie müssen täglich immer dieselbe Menge grünes Gemüse essen (wie die im Basis-Programm genannten drei Tassen), damit die Dosis Ihres Medikaments zuverlässig an diese stabile tägliche Zufuhr angepasst werden kann. Wenn Sie nur ein- oder zweimal im Monat einen Teller essen und ansonsten Grünes meiden, könnte es an den Tagen, an denen Sie viel grünes Gemüse essen, zu massiven Schwankungen bei der blutverdünnenden Wirkung (auch Prothrombinzeit genannt) Ihres Medikamentes kommen.

Leider glauben viele Menschen, dass Sie deshalb Vitamin-K-reiche Nahrungsmittel ganz meiden müssen. Das ist ein Irrtum: Wenn Sie ganz auf grünes Gemüse verzichten, kommt es im Laufe der Zeit zu einem Mangel an mehreren Vitaminen und Mineralstoffen. Durch die zunehmenden Defizite schwankt die Prothrombinzeit oft erheblich und so wird es immer schwieriger, die Medikamentendosis entsprechend anzupassen. Ein solcher Fall ist tatsächlich ein Zeichen von mehrfachem Nährstoffmangel, und damit steigt das Risiko von Kalziumablagerungen auf den Herzklappen und in den Blutgefäßen, die zu einer Aortenklappenstenose führen (und oft genug so schwerwiegend ist, dass eine Herzoperation erforderlich wird), oder zu einem sich verschlechternden Bluthochdruck, der den Einsatz von immer mehr Medikamenten notwendig macht.[12]

Ich rate Patienten, die Blutverdünner einnehmen, ihrem behandelnden Arzt zu sagen, dass sie erheblich mehr Gemüse essen möchten und ihr Blut häufiger untersuchen lassen müssen, damit die Dosierung entsprechend angepasst werden kann. Dann muss aber auch täglich immer dieselbe Menge grünes Gemüse gegessen werden! Auf diese Weise sollte es möglich sein, zwei Fliegen mit einer Klappe zu schlagen: Der Körper profitiert von allen Vorzügen des grünen Gemüses und zugleich von dem Medikament, dessen Einnahme jetzt sicher erfolgen kann. Eine Alternative, die ich allerdings nur Patienten empfehlen würde, die auf Blutverdünner angewiesen sind, ist die tägliche Einnahme von Menaquinon-7 (Vitamin K_2). So stellen Sie eine gleichbleibende Zufuhr von Vitamin K sicher und die Dosierung Ihres Medikaments kann gefahrlos angepasst werden. Das senkt das Risiko, dass die Herzklappen aufgrund eines Vitamin-K-Mangels durch übermäßige Kalkablagerungen verhärten. Sprechen Sie aber bitte unbedingt mit Ihrem Arzt, bevor Sie damit beginnen. Sie müssen Ihre Behandler immer in Ihre Vorhaben einweihen, damit diese wissen, dass Sie zum Beispiel gerade an der Steigerung Ihrer Nährstoffzufuhr arbeiten.

Teil 2: Glutenfrei und ohne Milchprodukte

Nachdem wir jetzt ausführlich besprochen haben, was Sie essen können, lassen Sie uns darüber sprechen, was Sie weglassen sollten und warum. Auf Gluten zu verzichten, das Protein, das in Weizen (sowie in allen Weizenabkömmlingen wie Dinkel, Grünkern, Kamut, Emmer und Einkorn; Anm. d. Übers.), Roggen und Gerste vorkommt und zugleich auch auf Casein, das Protein in den Milchprodukten, scheint reichlich viel verlangt zu sein. Sie lieben Brot! Sie lieben Käse! Wie sollen Sie ohne diese leiblichen Genüsse leben?

Obwohl oberflächlich betrachtet kein Zusammenhang zu bestehen scheint, haben Gluten und Casein eine ähnliche Aminosäurensequenz und Ihr Immunsystem betrachtet sie oft als identisch. Wenn wir diese Nahrungsmittel zu uns nehmen, steigt unser Dopaminspiegel, wir fühlen uns wohl, ja, sogar aufgeputscht und „high“. (Überlegen Sie sich, wie es Ihnen geht, wenn Sie eine klebrige Pizza mit viel Käse, eine Tüte Eiscreme oder einen Keks mit Schokoladensplittern essen.) Unser

Gehirn wird süchtig nach diesem Hochgefühl und so nehmen wir schließlich zu viele Kalorien und nicht genügend Nährstoffe zu uns. Gluten und Casein stehen mit denselben Rezeptoren in Wechselwirkung, die von Betäubungs- und Suchtmitteln stimuliert werden, den Opioidrezeptoren.[13] Raffinierte Zucker und industriell verarbeitete Nahrungsmittel machen ebenfalls süchtig. Sie wurden ganz speziell so konzipiert, dass sie unser Lustzentrum stimulieren, damit wir uns gut fühlen und deshalb wollen wir auch immer mehr davon.[14] Aber gegen eine solche Abhängigkeit kann man vorgehen, und das müssen Sie auch, wenn Sie nicht mehr länger unter den negativen Auswirkungen der ungesunden Nahrungsmittel leiden wollen. Es ist Zeit für einen kalten Entzug. Das Basis-Programm ist Ihr Weg!

Sie essen jetzt jeden Tag neun Tassen Obst und Gemüse und steigern damit die Nährstoffdichte Ihrer Ernährung deutlich. Die meisten stärkehaltigen Nahrungsmittel – insbesondere Getreide und Kartoffeln – sowie Milchprodukte haben viele Kalorien und werden beim Verdauungsprozess zu Zuckern abgebaut. Im Vergleich zu grünem und buntem Obst und Gemüse sowie solchem mit einem hohen Schwefelgehalt enthalten sie relativ wenig Vitamine, Mineralstoffe und andere Mikronährstoffe. Wenn Sie das Getreide und die weißen Kartoffeln durch Gemüse, Obst von intensiver Farbe und Beeren ersetzen, führen Sie sich täglich sehr viel mehr Antioxidanzien und andere pflanzliche Nährstoffe und weniger leere Kalorien zu.

Dann ist da noch das Problem mit den Allergien, Unverträglichkeiten und Empfindlichkeiten. In den Medien wird heutzutage ein großes Tamtam um den Verzicht auf Gluten und/oder Milchprodukte gemacht. Es gibt einige offiziell anerkannte Krankheiten wie Zöliakie und Laktoseintoleranz, bei denen man Gluten und/oder Milchprodukte strikt meiden muss, aber was ist mit all den anderen Menschen, die auf Gluten und Milchprodukte verzichten und von vagen Symptomen und selbst diagnostizierten „Unverträglichkeiten" sprechen? Das ist zweifelsohne zu einer Modeerscheinung geworden, und manche Ärzte machen sich Sorgen, dass viele absolut gesunde Menschen ohne Not Weizen und Milchprodukte von ihrem Speiseplan streichen.

Ich möchte behaupten, dass viele Menschen davon profitieren, wenn sie auf Gluten und Casein verzichten, ob bei Ihnen nun eine Allergie, eine Unverträglichkeitsreaktion oder eine Sensibilität festgestellt wurde – oder auch nicht. Wahr ist jedenfalls, dass besonders für Menschen mit chronischen Erkrankungen Gluten und Casein sehr problematisch sein kann. Nahrungsmittelallergien und Empfindlichkeiten sind schwer zu diagnostizieren, sie kommen aber häufiger vor als von der (etablierten) Medizin anerkannt wird, insbesondere bei Menschen mit einer chronischen Krankheit. Bei Ihnen deutet vielleicht nichts darauf hin, dass Sie ein Problem mit Gluten und Casein haben, denn in 90 Prozent der Fälle kommt es nicht zu akuten Darmsymptomen. Stattdessen kommen die Symptome schleichend, allmählich und manifestieren sich in einer Vielzahl von Beschwerden wie unerklärliche Müdigkeit, unerklärliche Ausschläge, Kopfschmerzen und Stimmungsschwankungen. Eine unerkannte Gluten- und/oder Casein-Sensibilität geht mit einer breiten Palette von Gesundheitsproblemen einher[15], zu denen die nachfolgenden gehören, aber nicht auf sie beschränkt sind:

- Allergien
- Asthma
- Autismus und andere Störungen der Gehirnchemie
- chronische Migräne
- Ekzeme und andere Hautkrankheiten
- Unfruchtbarkeit
- entzündliche Darmkrankheiten
- Reizdarmsyndrom
- Psoriasis
- psychiatrische Erkrankungen
- Schilddrüsenerkrankungen

Bei vielen Menschen mit chronischen, nicht erklärbaren Symptomen und bei solchen, die an einer Autoimmunerkrankung leiden, können tatsächlich Nahrungsmittelunverträglichkeiten eine der Hauptursachen für diese Symptome sein. Die in Nordamerika am häufigsten vorkommende Unverträglichkeit betrifft Gluten und Casein.[16]

Da Sie die meiste Zeit in Ihrem Leben Getreide und/oder Milchprodukte zu sich genommen haben, wissen Sie gar nicht, ob Sie eine entsprechende Empfindlichkeit haben oder nicht, und es ist Ihnen wahrscheinlich überhaupt nicht klar, wie viele Ihrer Symptome darauf zurückzuführen sein können. Ihr Körper ist in Bezug auf Ihre Essgewohnheiten im Zustand des „Status quo" angelangt und hat sich an den Schaden angepasst, der ihm ständig zugefügt wird. Sie haben sich an Ihr Befinden gewöhnt. Geben Sie nun den Startschuss zu einem wesentlich besseren Befinden.

Die nachfolgend aufgezählten Nahrungsmittel sind allesamt glutenhaltig und sollten gemieden werden:

- Gerste und alles, was Gerste enthält (auch die meisten Biersorten sowie Gerstenmalz und Malzextrakt sowie Malzessig)
- Bulgur (der Weizen im Taboulé-Salat)
- Müslimischungen, die Weizen, Gerste oder Roggen enthalten (warm oder kalt)
- Couscous
- Mazze-Mehl
- Schrotmehl
- Brot
- Panko oder Pankomehl, ein aus der japanischen Küche stammendes Paniermehl aus Brotkrume (die meisten Paniermischungen enthalten Gluten), aber auch die ganz normalen Semmelbrösel
- Nudeln aus Grieß und/oder Hartweizengrieß (beides besteht aus Weizen)
- Roggen und alles, was Roggen enthält
- Seitan (reines Weizengluten)
- Udon (Weizennudelsorte aus der japanischen Küche)

- Weizen und alles, was Weizen enthält, auch Weizenkleie und Weizenkeime; dazu gehören auch die meisten Brotsorten, Bagels, Cracker, Muffins, Kekse, Kuchen und Gebäck
- Weizenverwandte wie Dinkel, Triticale (Weizen- und Roggenhybride), Faro, Kamut, Einkorn

Gluten ist auch in vielen Dingen versteckt, an die Sie gar nicht denken würden wie Aufschnitt, Würzmischungen, Hostien, Salatdressing, Suppen, Sojasoße und sogar in Arzneimitteln, Kosmetika sowie in der Klebeleiste von Briefumschlägen! Wenn Sie sich nicht sicher sind, ob Gluten enthalten ist, schauen Sie auf das Etikett, ob dort „glutenfrei" steht oder kontaktieren Sie den Hersteller. (Anm. d. Übers.: Der Gesetzgeber in Deutschland erlaubt, dass z. B. Roggenbrot 10 % Weizen enthalten und trotzdem als „reines Roggenbrot" deklariert werden darf.)

Und nun zur guten Nachricht: Es gibt trotzdem glutenfreies Getreide und Stärkehaltiges, das Sie essen dürfen, zumindest auf der Stufe des Basis-Programms! Im Paläo-Programm werde ich diese Nahrungsmittel noch weiter einschränken, doch vorläufig können Sie sie in begrenzten Mengen beibehalten.

Mögliche Getreide und stärkehaltige Nahrungsmittel im Basis-Programm

- Amaranth
- Pfeilwurzmehl
- Buchweizen (kein Weizen, sondern ein Knöterichgewächs; Anm. d. Übers.)
- Kichererbsenmehl und andere Mehle aus Hülsenfrüchten
- Kokosmehl
- Mais
- Leinsamenschrot
- Hirse
- gemahlene Kerne (wie Mandelmehl),

- Hafer, aber nur, wenn er ausdrücklich als glutenfrei deklariert ist. (Der übliche Hafer ist in der Regel direkt oder indirekt ungewollt mit Gluten verunreinigt, man spricht hier von Kreuzkontamination)*,
- als „glutenfrei" gekennzeichnete abgepackte Nahrungsmittel
- Kartoffelmehl
- Quinoa
- Reis
- Sago
- Sorghum (Hirsearten)
- Sojamehl
- Tapioka (Sago)
- Teff (Zwerghirse, gehört zur Familie der Süßgräser)

Folgende Milchprodukte sollten Sie von Ihrem Speiseplan streichen:

- Kuhmilchkäse, Schafs- und Ziegenkäse
- Sahne (Doppelrahm, Schlagsahne)
- Milcheis
- Joghurt aus Milch
- Milchschokolade und viele andere Schokoladensorten und Süßigkeiten (lesen Sie das Etikett; selbst viele dunkle Schokoladen enthalten noch Milch)
- Kuhmilch, Ziegenmilch, Schafsmilch, Stutenmilch (eine Ausnahme ist Ghee, geklärte Butter, aus der die Milchproteine entfernt wurden)
- milchfreier Kaffeeweißer (auch wenn er als „milchfrei" gekennzeichnet ist, enthält er Bestandteile der Milch)
- milchfreie „Sahnehäubchen"
- abgepackte Nahrungsmittel, die laut Zutatenliste Milch, Weizen, Casein, Molke, lösliche Milcheiweiße oder Hydrolysate enthalten

* Vorsicht bei Hafer: Bis zu 30 Prozent der Menschen mit einer Empfindlichkeit gegen Gluten reagieren mit Symptomen nach dem Genuss von Haferflocken, auch wenn sie als glutenfrei gekennzeichnet sind. Seien Sie vorsichtig damit, sie könnten auch für Sie ein Problem sein.

- vegetarische „Käsesorten", die Milch in der Trockenmasse enthalten (siehe Etikett)
- Molke

Häufig gestellte Fragen

Ich weiß, dass es mit Milchprodukten eine Menge Probleme gibt, aber wie sieht es bei Rohmilch aus? Viele Ernährungsformen, die Ihren ähneln, empfehlen Rohmilchprodukte.

Bei der Pasteurisierung und Homogenisierung von Milch werden die Form und die Verfügbarkeit des Proteins und des Milchfetts leicht verändert. Daher glauben manche Menschen, dass Rohmilch besser für die Gesundheit sei. Ich stimme zu, dass Rohmilch vom Nährwert her besser sein mag als pasteurisierte und/oder homogenisierte Milch, doch sie enthält trotzdem Casein, wodurch das Risiko einer Nahrungsmittelallergie und einer Empfindlichkeit steigt; außerdem kann sie ein potenzieller Infektionsüberträger sein, wenn die Kuh, von der die Milch stammt, krank ist. Aus diesem Grund gehören Milch, Käse, Joghurt, Eiscreme, Molke (wie im Molkeeiweißpulver) und alle anderen Milchprodukte mit Ausnahme von Ghee, der geklärten Butter, aus der die Milcheiweiße entfernt wurden, weder zum Basis-Programm, noch zum Paläo- oder zum Paläo-Plus-Programm.

Milchersatz im Basis-Programm

Zum Glück gibt es viele Milchersatzprodukte, die für das Basis-Programm wunderbar geeignet sind. Schauen Sie auf den Etiketten nach, was alles zugesetzt wurde und achten Sie darauf, dass möglichst wenig Sirup mit hohem Fruktosegehalt und Zucker sowie andere nahrungsähnliche Zusätze enthalten sind (die oft nur hinzugefügt werden, damit sich die Produkte im Mund besser „anfühlen").

Die einzige Ausnahme ist der Zusatz von Kalziumcitrat, um den Kalziumgehalt zu erhöhen, das ist tolerierbar. Ich schlage vor, dass Sie ungesüßte Produkte wählen, mit einer kurzen Liste Ihnen bekannter Grundzutaten, oder dass Sie Ihre Milchersatzprodukte selbst herstellen, indem

Sie Nüsse oder Samen mit Wasser in einem guten Mixer bei hoher Geschwindigkeit verarbeiten und die Flüssigkeit abseihen (auch die „Maische“ kann verwendet werden).

Das alles dürfen Sie genießen:

- Mandelmilch
- Kokosmilch (vollfett)
- Haselnussmilch
- Hanfmilch
- Reismilch (vorzugsweise biologisch)
- Kaffeeweißer auf der Basis von Soja-, Mandel- oder Kokosmilch (als „vegan“ gekennzeichnet)
- Soja-, Mandel- oder Kokosjoghurt
- gefrorene Desserts (Eiscreme-Ersatz) aus Soja-, Mandel- oder Kokosmilch mit unraffinierten Süßungsmitteln
- Sojamilch (nur biologisch)
- Sojakäse oder andere als vegan gekennzeichnete milchfreie Käsesorten

Sie dürfen sich auch dunkle Schokolade gönnen, wenn sie keine Milchprodukte enthält. Für den höchsten Nährwert und einen intensiven Schokoladengeschmack sollten Sie Schokolade mit einen Kakaoanteil von mindestens 75 % verwenden.

Mein Rat an die Vegetarier unter Ihnen

Als vegetarisch lebender Mensch können Sie das Basis-Programm durchführen, auch wenn Sie nicht mit den nächsten beiden Stufen weitermachen können, falls Sie weiterhin vegetarisch leben wollen. Wenn Sie Ihr Idealgewicht haben und sich ausgezeichneter Gesundheit erfreuen, können Sie einfach beim Basisprogramm bleiben und trotzdem enorm davon profitieren. Ich bitte

Sie jedoch eindringlich, das Kapitel über das Paläo-Programm zu lesen, um sich über die Vorzüge von Meeresalgen und das Einweichen von Getreide, Hülsenfrüchten und Nüssen kundig zu machen, auch wenn Sie nicht vorhaben, wieder Fleisch zu essen. Stellen Sie jedoch eine Verschlechterung Ihrer Gesundheit fest, empfehle ich Ihnen dringend, über das Paläo-Programm nachzudenken. Ich empfehle eine vegetarische Lebensweise nicht und im nächsten Kapitel werde ich meine Gründe dafür nennen, falls Sie sich damit befassen möchten. Die Wahl Ihrer Ernährungsweise liegt jedoch ganz bei Ihnen, deshalb biete ich in meinem Programm drei Stufen an.

Ich kann nachvollziehen, dass manche Menschen der Meinung sind, eine vegetarische Lebensweise sei notwendig, und das respektiere ich. Trifft das auf Sie zu, dann müssen Sie mehr Getreide und Hülsenfrüchte essen als ich es regelmäßig empfehlen würde, um Ihren Protein- und Eiweißbedarf zu decken. Die folgenden Mengen gelten für eine Ernährung mit 2000 kcal und beruhen auf den Ernährungsrichtlinien des Landwirtschaftsministeriums der Vereinigten Staaten (USDA):

- Proteinhaltige Nahrungsmittel, etwa 160 g täglich (die 28 g [1 Unze] entsprechende Menge ist 1 Esslöffel Erdnussbutter, ca. 14 g Nüssen und Samen, ¼ Tasse gekochte Trockenbohnen oder Trockenerbsen, ¼ Tasse Tofu oder ca. 28 g vegetarisches Fleisch). Ich empfehle Ihnen, abwechselnde Proteinquellen zu sich zu nehmen, damit Sie sich vielfältiger ernähren und sich nicht so sehr auf eine Proteinart konzentrieren.
- Getreide (170 g täglich)
- Vegane „Milchprodukte, die mit Kalzium angereichert sind, drei Tassen täglich (wie Soja-, Reis- oder Mandelmilch, Soja-Joghurt; mit Kalzium angereichert oder mit Kalziumsulfat hergestelltes Tofu)

Wegen dieses höheren Konsums an Getreide und Hülsenfrüchten empfehle ich auch allen Vegetariern dringend, ihre Getreide und Hülsenfrüchte vor dem Verzehr einzuweichen. Dafür gibt es viele wichtige Gründe, die ich im nächsten Kapitel bespreche, doch kurz vorab: Das Keimen senkt die Aktivität von Anti-Nährstoffen wie Phytat-, Lektin- und Trypsin-Hemmern, die in Getreide und

Hülsenfrüchten natürlicherweise vorkommen. Weichen Sie sie vor der Zubereitung 24 Stunden lang in Wasser ein, in einer Schüssel oder einem Glas, danach gut abseihen und gründlich spülen. Dadurch bilden Getreide und Hülsenfrüchte Phytase, die einige der Aktivitäten der Antinährstoffe neutralisiert. Ein zusätzlicher Vorteil: Durch das Einweichen verringert sich die Kochzeit.

Teil 3: Biologisch, aus Freilandhaltung und wild lebend

Im letzten Teil des Basis-Programms geht es nicht darum, was Sie essen können und was nicht, sondern um die Qualität Ihrer Nahrungsmittel. Ich sehe ein, dass man es sich nicht immer leisten kann oder es auch nicht immer erhältlich ist, doch wenn möglich, sollten Sie sich für Obst und Gemüse aus biologischem Anbau, Biofleisch von Weidetieren, frei lebendem Wild und frei lebendem Fisch entscheiden würden.

Manche Menschen glauben, dass Begriffe wie biologisch, aus Freilandhaltung und frei lebend lediglich Marketingstrategien sind, die die Kosten in die Höhe treiben, aber keinen wirklichen Vorteil bieten. Es stimmt schon, dass Obst und Gemüse sowie Tiere und Fisch, die ohne Chemie kultiviert beziehungsweise gehalten werden, teurer sind, doch dafür gibt es gute Gründe. Natürlich sind Gemüse, Obst, Fleisch und Fisch prinzipiell gesund, was jedoch konventionell produzierte Nahrungsmittel sonst noch alles enthalten, ist am Ende doch nicht so gesund.

Biologisches Obst und Gemüse leicht zu bekommen: Die meisten Lebensmittelgeschäfte führen es inzwischen. Sie können es im Garten selbst anbauen oder auf dem Bauermarkt kaufen. Wenn Sie es sich nicht leisten können, ausschließlich Bio-Ware zu kaufen, versuchen Sie sinnvolle Schwerpunkte zu setzen. Die Arbeitsgruppe „Umweltschutz für den Verbraucher“ (*Environmental Working Group,* www.ewg.org, Seite nur in englischer Sprache), gibt jährlich einen Leitfaden heraus, in dem Sie eine Liste der am meisten und am wenigsten mit Pestiziden belasteten Nahrungsmittel vorfinden; nutzen Sie diese Liste als Entscheidungshilfe beim Einkaufen.

Es gibt jedoch einen Bereich, bei dem die Reduzierung der chemischen Belastung eine noch größere Rolle spielt: bei Fleisch und Fisch. Das liegt am sogenannten Biokonzentrationsfaktor. Die chemischen Stoffe im Tierfutter konzentrieren sich im Fleisch der Tiere, das auf Ihrem Teller landet. Das geschieht aufgrund der Verschmutzung unseres Planeten auch in der Natur. Ein sehr kleiner Fisch frisst zum Beispiel Phytoplankton und nimmt damit eine winzige Menge Quecksilber und andere chemische Stoffe aus einer belasteten Umgebung auf. Wird er von einem größeren Fisch gefressen, führt dieser sich nicht nur das Quecksilber und die chemischen Stoffe aus der Umgebung zu, in der er selbst lebt, sondern auch noch das Quecksilber und die Chemikalien, die in seiner „Mahlzeit" bereits in konzentrierter Form vorhanden sind. Schaut man sich die Nahrungskette an, in der der jeweils größere Fisch die kleineren Fische frisst, nimmt die Konzentration zu. Deshalb enthält das Fleisch der größeren Fische die höchsten Konzentrationen an Quecksilber und anderen Chemikalien.

Und wer steht am Ende der Nahrungskette? Wir natürlich. Wenn Sie konventionell produziertes Fleisch und Fisch aus sogenannter Aquakultur („Zucht") essen, dann setzten Sie sich und Ihre Familie den Wachstumshormonen, Antibiotika und Pestiziden aus, die den Tieren bei der Aufzucht verabreicht werden. Der höchste Biokonzentrationsfaktor von Toxinen befindet sich in Ihren Fettzellen – und Ihr Gehirn besteht, wie Sie wissen, zu 60 bis 70 Prozent aus Fett.

Häufig gestellte Fragen

Woher bekommen die Menschen, die auf Fisch allergisch reagieren, ihre Omega-3-Fettsäuren?

Wenn Sie nicht einmal Fischöl vertragen, dann versuchen Sie es mit Seealgen-DHA-Öl. Vertragen Sie auch das nicht, sollten Sie täglich zwei Esslöffel Leinöl einnehmen. Für Sie wäre es dann noch wichtiger, Fleisch von Weidetieren zu essen. Eine andere Möglichkeit ist, überprüfen zu lassen, ob Sie auf Eier allergisch und/oder sensibel sind. Ist das nicht der Fall, können Sie versuchen, sogenannte „Omega-3-Eier" zu bekommen, die mit DHA angereichert sind.

Das Fleisch, das unsere steinzeitlichen Vorfahren gegessen haben, unterschied sich erheblich von dem, das wir heute essen. Bis zum Spätsommer und Herbst, bevor die Tiere sich auf den Winter einstellten, enthielt ihr Fleisch nicht viele gesättigte Fettsäuren. Es war mager und wies einen höheren Anteil an ungesättigten Omega-3-Fettsäuren auf. Die Herbsttiere wurden wegen ihres höheren Fettanteils geschätzt. Die Gemeinschaften, die an den Küsten lebten, aßen mehr Meeresfrüchte aus viel saubererem Wasser. Daher bestand ihre Ernährung im Vergleich zu unserer modernen Ernährungsweise aus mehr Eiweiß und Omega-3-Fettsäuren und enthielt weniger Toxine. Ich wuchs auf dem Bauernhof unserer Familie auf, und damals waren in den Vereinigten Staaten die meisten Bauernhöfe Familienbetriebe wie der unsere. Die Durchschnittsgröße betrug knapp 70 Hektar. Üblicherweise variierten die Nutzpflanzen. Man hatte kleine Herden Milchvieh, Schlachtvieh und Mastschweine und baute Mais, Sojabohnen, Alfalfa (Luzerne) und Hafer an. Wir hatten einen riesigen Garten und ernteten wilde Pflaumen, Trauben und Beeren, die um den Garten herum und entlang der Zäune, an Bächen sowie in den einheimischen Waldgebieten wuchsen. Wir hatten auch Hühner, Enten und jedes Jahr ein paar Truthähne. Doch auch wir begannen, Kunstdünger, Herbizide und Pestizide einzusetzen, die zunehmend beliebt wurden, weil sie den Ertrag steigerten.

Ich erinnere mich daran, dass mein Vater ein Sprühgerät hatte, mit dem er Atrazin über dem Mais versprühte und ein Herbizid zur Bekämpfung der Disteln auf der Weide. Er setzte auch Antibiotika zur Infektionsbekämpfung beim Viehbestand ein und entwurmte alle Tiere einmal im Jahr. Er mästete die Schweine mit Mais, damit sie für den Verkauf an den Schlachthof fett wurden. Im Herbst verkaufte er Schlachtkälber an andere Bauern, die sie dann wieder zusammenpferchten und mit Mais mästeten. Das Milchvieh wurde zweimal täglich gemolken. Die Kühe standen im Frühling und im Sommer auf üppigen Weiden und wurden im Winter mit Mais und Heu gefüttert. Das war Landwirtschaft an der Schwelle zur modernen Technologie – teils wurde sie noch nach den alten Methoden, teils bereits nach den neuen betrieben.

Heute funktioniert Landwirtschaft ganz anders. Es gibt viel weniger kleine Familienbetriebe, dagegen wächst die durchschnittliche Größe der genossenschaftlich betriebenen Farmen ständig. Fleisch wird effizient und relativ billig produziert. Das meiste Fleisch, das Sie in Supermärkten vorfinden, stammt von Tieren aus Massentierhaltung. Die Tiere werden oft in Ställen oder überfüllten Pferchen im Freien gehalten und so gefüttert, dass sie in kürzester Zeit die maximale Größe erreichen. Oft enthalten diese Futterrationen Antibiotika und Wachstumshormone.

In der Folge enthält Fleisch von nicht biologisch, sondern konventionell gehaltenen Tieren und Zuchtfisch fast immer chemische Toxine, die Ihr Körper verarbeiten und über die Leber und die Nieren ausscheiden muss. Ein gesunder Körper mag diese Chemikalien eine Zeit lang tolerieren können, doch letzten Endes kommt es in Ihren Zellen wahrscheinlich zu verheerenden Schäden, die zu einer Vielzahl von Krankheiten führen. Woran Sie dann speziell erkranken, hängt von Ihrer genetischen Disposition ab und davon, welche Toxine sich im Körper ansammeln, sowie davon, welche Hormonschwankungen bei Ihnen auftreten. Wenn Sie an einer Autoimmunerkrankung wie MS leiden, ist Ihr Körper bereits ganz eindeutig aus dem Gleichgewicht geraten, und deshalb sollten gerade Sie ganz besonders darauf achten, was in Ihrem Fleisch alles enthalten ist.

Aus diesem Grund sollten Sie nur Fleisch der gesündesten, kräftigsten und am wenigsten belasteten Tiere essen. Wären Sie ein Steinzeitmensch, bekämen Sie Fleisch und Fisch aus der sauberen freien Natur, doch das ist heutzutage erheblich schwieriger. Sie können sich aber durchaus mit reinerem und nährstoffdichterem tierischen Protein versorgen, wenn Sie es aus den richtigen Quellen beziehen:

- *Haben Sie einen Jagd- oder Angelschein oder kennen Sie einen Jäger oder Fischer*? Bei solchen Praktiken sind die heutigen Menschen eher zurückhaltend, aber genau so haben unsere Vorfahren ihr Überleben gesichert, und es gibt keine natürlichere Möglichkeit, zu absolut frischem tierischem Eiweiß zu kommen.
- *Haben Sie Zugang zu Produkten einer Wildtierfarm, wo die Tiere das Futter selbst suchen dürfen*? Sie bieten allesamt köstliches Fleisch zum Verkauf, das minimale toxische Rückstände und eine höhere Konzentration von gesunden Nährstoffen wie Omega-3-Fettsäuren

enthält. Lassen Sie sich bestätigen, dass die Tiere nicht gemästet oder vor der Schlachtung mit Getreide gefüttert werden.

- *Gibt es in der Nähe einen Bauernhof, auf dem das Vieh auf der Weide, frei laufend, biologisch gehalten wird*? Solche Tiere dürfen keine Hormone oder Antibiotika bekommen, und zusätzliches Futter muss ebenfalls biologisch sein. Biologisch bewirtschaftete Bauernhöfe, die Weidetiere halten, sind (nicht nur in den USA) häufiger und leichter zu finden als je zuvor, insbesondere, seit man einige dieser Produkte auf dem Versandweg beziehen kann, wenn es in der näheren Umgebung keine gibt.
- *Können Sie Bio-Fleisch von Tieren bekommen, die vor der Schlachtung mit Getreide gefüttert wurden?* Es ist immer noch besser als Fleisch aus konventioneller Tierhaltung.
- *Können Sie Wild-Fisch, Shrimps und andere Meeresfrüchte beziehen*? Entscheiden Sie sich für kleinere Fische, die in der Nahrungskette weiter unten stehen und kaufen Sie sie am besten von kleineren Fischerei-Familienbetrieben, die kleinere Fänge aus kalten Wässern hereinholen. Das sind die natürlichsten und am wenigsten belasteten Alternativen beim Fisch.
- Meiden Sie Fleisch von konventionell gehaltenen Tieren aus Massentierhaltung, Geflügel aus Käfighaltung und Zuchtfisch, solange sie keine Alternativen haben. Dies sind die am stärksten belasteten tierischen Proteinquellen.

Woher sollte Ihr Fleisch kommen?

Idealerweise ernähren Sie sich nur von tierischem Eiweiß biologisch gehaltener Weidetiere und/oder frei lebender Wildtiere. Es gibt verschiedene Quellen für tierisches Eiweiß, zum Beispiel die folgenden:

Konventionelle Haltung: Konventionell gehaltene Tiere werden mit Getreide gefüttert, (in den USA) oft mit Genmais. Sie werden in der Regel auf engem Raum gehalten und bekommen Hormone untergemischt, damit sie schneller wachsen, sowie Antibiotika gegen die durch den beengten Lebensraum verursachten Krankheiten.

Zuchtfisch: Zuchtfisch wird in Küstengewässern in Netzkäfigen gehalten. Manchmal wird er mit Getreideprodukten gefüttert, die seinen Omega-6-Gehalt erhöhen und er ist eher mit Schadstoffen belastet, zum Beispiel mit neurotoxischen polychlorierten Biphenylen (PCB) und polybromierten Diphenylethern (PBDE), die das Hormonsystem stören, sowie mit Antibiotika und Pestiziden, die eingesetzt werden, um den Befall von Amphipoden, zum Beispiel Seeläusen, unter Kontrolle zu halten.

Weidehaltung: Weidetiere werden nach der Entwöhnung von der Mutter bis zur Schlachtreife nur mit Gras und Silage gefüttert. Achten Sie darauf, dass Sie Fleisch von Tieren aus Weidehaltung bekommen, die vor der Schlachtung mit Gras-Silage gefüttert wurden.

Weidehaltung und Getreidefütterung: Diese Tiere fressen nach der Entwöhnung von der Mutter nur Gras, doch in den letzten sechs Wochen vor der Schlachtung werden sie mit Getreide, normalerweise Mais, gefüttert. Die Zeit reicht aus, um die Zusammensetzung der Fettsäuren zu verändern, sodass sich der Anteil der Omega-6-Fettsäuren erhöht, leider zum Nachteil der wünschenswerten Omega-3-Fettsäuren, der dann abnimmt, wodurch viele Vorzüge der Weidehaltung verloren gehen.

Biofleisch: Tiere, die Biofleisch liefern, werden ohne Hormone und Antibiotika gehalten, können aber trotzdem mit Getreide gefüttert werden, sodass das Fleisch zu viel Omega-6-Fettsäuren enthält. Einige kleine bäuerliche Familienbetriebe (in den USA) sind zwar nicht bio-zertifiziert, halten ihre Tiere aber trotzdem auf der Weide, frei laufend, ohne Hormone und Antibiotika. Fragen Sie auf dem Hof einfach nach.

Wild: Wildtiere und frei lebender Fisch zählen nicht zu den domestizierten, vom Menschen gehaltenen Tierarten, sie suchen sich ihre Nahrung selbst. Nehmen Sie Kontakt zu einem Jäger auf und Sie können so viel Wild bekommen, wie Sie in Ihrem Tiefkühler unterbringen.

Es ist mitunter nicht wirklich einfach, diese Nahrungsmittel zu bekommen, und wenn sie Ihr Budget übersteigen, dann sollten Sie wissen, dass die wesentlichen Elemente des Basis-Programms die neun Tassen (Obst und Gemüse, grün, bunt und schwefelhaltig) sowie eine Ernährung ohne Gluten und Milchprodukte sind. Das geht auch ohne biologische Produkte, beziehungsweise in dem Rahmen, in dem Sie sich biologisch angebaute Produkte leisten können. Die oberste Priorität beim Basis-Programm hat die Versorgung mit allen Nährstoffen und der Entzug von Gluten und Milchprodukten, damit es keine negativen Reaktionen in Ihrem Körper mehr gibt. Allein mit diesen beiden Schritten haben Hunderte von Menschen, die sich nach dem Basis-Programm gerichtet haben, dramatische Veränderungen zum Positiven erzielt, und auch Sie dürfen das erwarten.

Was Sie außerdem meiden sollten

Obwohl diese beiden Punkte die wichtigsten sind, bitte ich Sie zu überlegen, ob Sie im Basis-Programm noch andere Dinge meiden möchten, durch die Sie das Risiko von Empfindlichkeitsreaktionen auf Nahrungsmittel verringern können:

- Verzichten Sie für eine gewisse Zeit auf Eier, um zu sehen, ob Sie darauf reagieren. Viele Menschen erkennen das erst, wenn sie die Eier von Ihrem Speiseplan streichen.
- Konventionelles Soja (das zu übermäßigen Entzündungen führen kann)
- Konventionelle Soja- oder Reismilch
- Maissirup mit hohem Fruktose-Gehalt
- Raffinierter Zucker (weiß und braun)
- Künstliche Süßstoffe und Natriumglutamat (das zur Exzitotoxizität, einer Überstimulation der Gehirnzellen, führen kann, die wiederum zu Stress im Gehirn sowie zu einer ungünstigen Zusammensetzung der Darmflora wie bei einer zucker- und kohlenhydratreichen Ernährung führt)
- Transfette, gehärtete oder teil-gehärtete Öle

- Pflanzenöle, insbesondere Maiskeimöl, Sojaöl, Rapsöl, Traubenkern- und Palmkernöl (mehr zu Ölen und Fetten siehe Kapitel 7)
- Limonaden, auch Diät-Limonade

Außerdem bitte ich Sie, bestrahlte Nahrungsmittel und solche, die aus der Mikrowelle kommen, zu meiden. Mikrowellen oder Ionenstrahlen reagieren mit dem Nahrungsmittel auf molekularer Ebene und führen entweder zum Erhitzen (Mikrowelle) oder töten Mikroben ab (Ionenstrahlen). Bevorzugen Sie Nahrungsmittel, die frisch sind, aus der Region stammen und so behandelt und zubereitet wurden (roh, gekocht oder milchsauer vergoren) wie das seit Hunderten von Generationen üblich ist. Ich finde auch, dass Essen aus der Mikrowelle seltsam schmeckt.

Das Basis-Programm auf einen Blick

Anmerkung: Essen Sie, bis Sie satt sind. Sie können die Menge an Obst, Gemüse und Fleisch entsprechend Ihrer körperlichen Konstitution erhöhen oder verringern, machen Sie das jedoch immer gleichmäßig bei allen Nahrungsmitteln.

- Essen Sie täglich 9 Tassen Obst und Gemüse in folgender Aufteilung (entsprechend der Menge, die Sie essen können, ohne dass Sie das Gefühl haben, sich zu überessen:

  3 Tassen grünes Blattgemüse

  3 Tassen Gemüse, das viel Schwefel enthält (Kohlfamilie, Zwiebelfamilie und/oder Pilze)

  3 Tassen buntes Obst und Gemüse (gelb-orange, rot oder violett-blau-schwarz)
- Essen Sie Fleisch von Weidetieren oder Wildtieren und frei lebenden Wildfisch (170–340 g pro Portion, je nach Größe und Geschlecht). Ich empfehle, industriell verarbeitetes Fleisch wie Wurst, Schinken, Speck oder Salami auf ein Minimum zu beschränken. Doch wenn Sie sie gerne essen, versuchen Sie, Produkte ohne Gluten, Nitrit und Natriumglutamat zu bekommen.
- Wenn Sie sich vegetarisch ernähren, sorgen Sie für die entsprechende Kalorienzufuhr und essen Sie abwechslungsreich. Auf Ihrem Speiseplan sollten Gemüse, Getreide, Hülsenfrüchte, Nüsse,

Samen, Bohnen und Soja stehen. Sie sollten 2 Esslöffel Lein-, Hanf- oder Walnussöl (Vorsicht bei Allergikern!) einnehmen. Soja dürfen Sie auch essen, doch es sollte Bio-Soja, kein genetisch verändertes sein (das steht auf der Packung). Wenn Sie sich vegetarisch ernähren und häufig Soja essen, empfehle ich Ihnen, auf fermentiertes Soja zurückzugreifen, wie milchsauer vergorenen Tofu, Tempeh, Natto oder Miso. (Warum Fermentieren wichtig ist, wenn man regelmäßig Soja zu sich nimmt, erfahren Sie in Kapitel 6.)

- Sie können glutenfreie Kohlenhydrate wie glutenfreies Getreide oder Kartoffeln essen, übertreiben Sie es aber möglichst nicht, vor allem sollten Sie diese Dinge nicht täglich essen. Vegetarier müssen ihren Anteil daran jedoch erhöhen, damit die Komplettprotein-Versorgung gewährleistet ist.

Das können Sie in Maßen genießen:

- Äpfel, Bananen und Birnen, obwohl sie nicht zu Ihren neun Tassen zählen und erst gegessen werden sollten, wenn Sie diese bereits verzehrt haben.
- Nüsse und Samen (auch rohe Mandelbutter, Tahin und Sonnenblumenbutter), bis zu ca.115 g täglich
- Getreidefreien Alkohol (wie Wein, vorzugsweise Biowein oder glutenfreies Bier, maximal ein Glas täglich)
- Süßungsmittel, maximal 1 Teelöffel täglich (Honig, Melasse, echten Ahornsirup und unraffinierter Vollrohrzucker).
- Omega-3-Öle (Leinöl, Hanföl, Walnussöl (Achtung bei Allergikern!), nur kalt verwenden (nicht zum Kochen!) und nicht mehr als 2 Esslöffel täglich (außer Ihr Arzt sagt etwas anderes)
- Andere Öle (Olivenöl; Sesamöl und Avocadoöl sollten Sie spärlich verwenden), nur aus Kaltpressung. (Vergewissern Sie sich, dass diese Produkte aus biologischem Anbau stammen und nicht genmanipuliert sind.)

Nicht erlaubt sind:

- Glutenhaltige Nahrungsmittel
- Nahrungsmittel, die Milchprodukte enthalten
- Eier
- Soja- oder Reismilch aus konventioneller Herstellung

- raffinierter Rohrzucker, Maissirup mit hohem Fruktosegehalt und künstliche Süßstoffe, auch Limonade und Diät-Limonade
- Transfette, gehärtete Öle und Pflanzenöle, die viele Omega-6-Fettsäuren enthalten (Maiskeimöl, Sojaöl, Rapsöl und Baumwollkernöl)
- Konservierungsstoffe und Geschmacksverstärker, einschließlich Natriumglutamat
- Meiden Sie Essen aus der Mikrowelle und bestrahlte Nahrungsmittel!

Das Basis-Programm: Regeln und Speiseplan

Nun wissen Sie, warum das Basis-Programm so aufgebaut ist, wenden wir uns jetzt also der Methode zu. Die Durchführung ist einfach. Die folgende Tabelle fasst die Hauptbestandteile des Basis-Programms zusammen, einschließlich der Mengen, und gibt an, wie oft Sie bestimmte erlaubte Nahrungsmittel essen dürfen. Danach folgt ein siebentägiger Speiseplan, damit Sie erfolgreich starten können.

Ein hilfreicher Hinweis noch: Ihr Frühstück wird sich ändern. Der Hauptakzent wird nicht mehr auf dem Getreide liegen. Stattdessen werden Sie Gemüse, Obst und qualitativ hochwertiges Protein zu sich nehmen.

Und noch eine Anmerkung für Vegetarier: Auch wenn Sie sich vegetarisch ernähren und nicht die Absicht haben, über das Basis-Programm hinauszugehen, bitte ich Sie, die anderen Ernährungspläne in den nächsten beiden Kapiteln trotzdem zu lesen; sie enthalten viele weitere hilfreiche Informationen.

Wochenplan für das Basis-Programm

Alle Nahrungsmittel, für die es am Ende des Buches die passenden Rezepte gibt, sind mit einem Sternchen (*) gekennzeichnet. Beachten Sie bitte auch, dass ich manchmal Mandel-, Soja- oder Kokosmilch empfehle. Das ist der Vielfalt geschuldet; es steht Ihnen im Basis-Programm jedoch frei, jede davon durch eine andere zu ersetzen.

Frühstück	Mittagessen	Abendessen
Tag 1 *Smoothie*: – 1 Tasse Grünkohl – 1 kleine Orange – 1 Tasse Ananas – 1 Tasse ungesüßte Bio-Sojamilch – 1 EL Nährhefe – 1 Portion Rosmarin-hühnchen* (am Abend vorher zubereitet)	*Salat:* – 2 Tassen Grünkohl – 1 Tasse Pak Choi (Senf-kohl) – 1 kleine Tomate – 2 TL Olivenöl extra vergine – Reisessig nach Ge-schmack ca. 115 g Sardinen in Tomatensoße 1 Tasse rohe Kohlrüben 1 mittelgroßer Pfirsich	1 Portion rotes Chili mit Bohnen* 1 Tasse brauner Reis ¼ Avocado Salat: – 3 Tassen Römersalat – 1 mittelgroße Stange Sellerie – ½ Tasse Pilze – 1 Knoblauchzehe – getrocknetes Basilikum nach Geschmack – 2 TL Olivenöl extra ver-gine – Reisessig nach Ge-schmack 170 g Kokosmilch-Natur-joghurt ¾ Tasse Brombeeren Kräuter-Beruhigungstee*
Tag 2 *Smoothie:* – 1 Tasse Petersilie – 1 Tasse grüne Trauben – 1 Kiwi – 1 EL Nährhefe – Wasser/Eis 1 Tasse Hafer- oder Reis-brei aus braunem Reis – 1 TL schwarze Melasse – $^{1}/_{3}$ Tasse Rosinen – 2 EL gehackte Wal-nüsse ½ Tasse ungesüßte Bio-Sojamilch	1 Portion Pfannengericht nach Grundrezept* (Schinken und Kohl) 1 Tasse gehackte Ofen-süßkartoffel – 1 TL Olivenöl extra vergine – $^{1}/_{8}$ TL Zimt 1 Tasse Himbeeren 1 ½ Tassen ungesüßte Bio-Sojamilch	1 Portion Pfannengericht nach Grundrezept* (Lammkotelett mit Brok-koli) *Salat:* – 4 Tassen Spinat – ½ Tasse Orangen-spalten – ¼ Tasse Mischpilze in Scheiben – ¼ Tasse gehackte Zwiebeln – 1 EL Olivenöl extra ver-gine – Essig nach Geschmack 1 mittelgroßer Apfel mit Schale 1 Portion Wahls Butter-toffee* Pfefferminztee

Frühstück	Mittagessen	Abendessen
Tag 3 *Smoothie:* – 1 Tasse Spinat – 1 Tasse Honigmelone – 1 Kiwi – 1 Tasse ungesüßte Bio-Mandelmilch – 1 EL Nährhefe 1 Portion des restlichen Pfannengerichts* (Lammkotelett mit Brokkoli) ½ Tasse Karotten in Scheiben geschnitten 6 Datteln	 1 Portion Lachs-Salat* 8 glutenfreie Reiscracker *Salat:* – 3 ½ Tassen Spinat – ½ Tasse Himbeeren – ½ Tasse rohe Zucchinischeiben – 2 TL Olivenöl extra vergine – Balsamicoessig nach Geschmack *Früchtebecher:* – 1 Tasse Wassermelone – 1 Tasse Honigmelone – 1 Tasse ungesüßte Mandelmilch	 1 Portion Pfannengericht nach Grundrezept* (Steak und Rutenkohl (brauner Senf) 1 Portion Quinoa und rote Paprikaschoten* 1 Tasse Winterkürbis, in Würfel geschnitten 2 TL geklärte Butter (Ghee) 1 Portion Wahls Buttertoffee* 1 mittelgroße Birne 1 Tasse ungesüßte Bio-Sojamilch Detox-Kräutertee (zur Entgiftung)
Tag 4 *Smoothie:* – 1 Tasse Grünkohl – 1 kleine Orange (1 Tasse) – 1 Tasse ungesüßte Bio-Sojamilch – 1 EL Nährhefe ca. 45 g rohe Mandeln 6 getrocknete Aprikosenhälften 4 Trockenpflaumen	 1 Portion Wahls Pizza* 1 mittelgroße rohe Karotte 1 Tasse schwarze Trauben 2 Tassen ungesüßte Bio-Mandelmilch	 1 Portion Tomatensuppe mit Meeresfrüchten* ½ Tasse Pellkartoffeln *Salat:* – 3 ½ Tassen Römersalat – ½ Tasse Korianderblätter – 1 Knoblauchzehe – ¼ Tasse grüne Erbsen – 2 TL Olivenöl extra vergine – Limonen-/Limettensaft nach Geschmack 170 Mandelmilchjoghurt 1 Tasse Erdbeeren ½ Tasse Banane Kräutertee mit Süßholz (Lakritzgeschmack)

Frühstück	Mittagessen	Abendessen
Tag 5		
Smoothie: – ½ Tasse rohe Rote Bete – ½ Tasse Mango – ½ Tasse Heidelbeeren – ½ Tasse ungesüßte Bio-Sojamilch – ½ TL geriebene Ingwerwurzel – 1 TL Nährhefe ca. 85–115 g Ölsardinen aus der Dose 2 Scheiben glutenfreies Brot ¼ Tasse Sellerie	*Wahls-Spaghetti:* – 1 Tasse Spaghettikürbis, gekocht – ¾ Tasse gekochte Pizzasoße – 85 g Rinderhack – ¼ Tasse Pilze – 2 EL veganer Parmesan* 1 Tasse grüne Bohnen *Salat:* – 3 Tassen Pak Choi (Senfkohl) – ½ Tasse Sommerkürbis – 1 Knoblauchzehe – 2 TL Olivenöl extra vergine – Limonen-/Limettensaft nach Geschmack 2 mittelgroße Pflaumen 1 Tasse ungesüßte Bio-Sojamilch	1 Portion algerisches vegetarisches Gericht* 1 Portion Quinoa und rote Paprikaschote* 1 Tasse gekochter Moschus-Kürbis *Salat:* – 3 Tassen Pak Choi (Senfkohl) – ½ Tasse Tomaten – ½ Tasse Gurke, ungeschält – ½ Tasse Trauben – 1 Knoblauchzehe – 3 TL Sonnenblumenbutter – Limonen-/Limettensaft nach Geschmack ca. 230 g Kokosmilch-Joghurt 2 EL Mandeln Kamillentee
Tag 6		
Smoothie: – 1 Tasse Korianderblätter – 1 kleine Orange – 1 Tasse Ananas – 1 EL Nährhefe – Wasser/Eis 1 Tasse Maisgrütze ½ Tasse rosa Grapefruitspalten 1 Tasse ungesüßte Bio-Sojamilch	*Salat:* – 3 Tassen Pak Choi – 2 Tassen Römersalat – ¼ Tasse Avocado – ½ Tasse Tomaten – ½ Tasse rote Paprikaschoten – ½ Tasse Pilze – 2 EL Mandeln – 2 TL Olivenöl extra vergine – Limonen-/Limettensaft nach Geschmack 1 mittelgroße Hühnerbrust ohne Haut *Früchtebecher:* – 1 mittelgroße Banane – ½ Tasse Trauben	1 Portion Pfannengericht nach Grundrezept* (Lachs und Senfblätter) 1 Portion pürierte Steckrüben* 1 TL Olivenöl extra vergine 1 Tasse grüne Erbsen *Früchtebecher:* – 1 mittelgroßer Pfirsich – ½ Tasse ungesüßte Kirschen 1 Tasse ungesüßte Bio-Sojamilch Rooibos-Tee

Frühstück	Mittagessen	Abendessen
Tag 7		
Smoothie: – 1 Tasse Kohlblätter – ½ Tasse Wassermelone – ½ Tasse Zuckermelone (Cantaloupe) – 1 Tasse ungesüßte Bio-Sojamilch – 1 EL Nährhefe 170 g Mandelmilchjoghurt – ½ Tasse ungesüßte Kirschen – 4 EL gehackte Walnüsse	1 Portion vegetarische Grünkohlsuppe* 15 glutenfreie Reiscracker *Salat:* – 2 Tassen Spinat – 2 Tassen Grünkohl – 4 Blumenkohlröschen (½ Tasse) – 1 Knoblauchzehe – ½ Tasse rohe Pilze – 2 EL gehackte Mandeln – 2 EL Leinöl – Apfelessig nach Geschmack (Limonen-/ Limettensaft geht auch) 1 Tasse Ananas	1 Portion Pfannengericht nach Grundrezept* (Schweinekotelett und Rotkohl) 1 kleine (ca. 5 cm Durchmesser) Ofenkartoffel mit Schale 1 TL Olivenöl extra vergine 6 mittelgroße Stangen Spargel 1 Tasse Heidelbeeren Kräutertee

Snacks für zwischendurch

- Rosinen und Nüsse
- Frische Walnüsse, Mandeln oder Sonnenblumenkerne
- Apfelscheiben (nach den neun Tassen!) in Bio-Mandelbutter-Dip
- getrocknete Mangoscheiben
- getrocknete Grünkohlchips
- eingelegter Hering und glutenfreie Cracker
- Avocadocreme-Dip und aufgeschnittenes rohes Gemüse
- Auberginen (gebraten und mit zerdrücktem Knoblauch und Olivenöl in einer Küchenmaschine zubereitet) mit aufgeschnittenem Gemüse (Kohlrüben, Kohlrabi, Sellerie)
- Frisches Obst
- Wurstaufschnitt (nitritfrei) mit einem Salatblatt aufgerollt, Pickles und Senf
- Grüner Tee, mit Fruchtsaft gesüßt
- Grüner Tee mit Kokosmilch

Kapitel 6
Das Paläo-Programm

Nachdem Sie bereits mit dem Basis-Programm begonnen haben, stellen Sie wahrscheinlich schon einige Vorzüge fest. Vielleicht spüren Sie, wie Ihr Energieniveau sich verändert hat oder dass Sie sich besser konzentrieren können, vielleicht haben Sie sogar schon einige Unterschiede in Ihrer Beweglichkeit festgestellt. Wenn Sie sich gut fühlen, beschließen Sie eventuell, dass der richtige Zeitpunkt gekommen ist, um zur nächsten Stufe zu wechseln. Oder Sie haben entschieden, gleich hier einzusteigen, weil Sie schnellere Ergebnisse erzielen wollen. Wie auch immer, willkommen zum Paläo-Programm, der beliebtesten Stufe meines Ernährungsplans!

Ich schätze, dass die meisten meiner Patienten Ihre Ernährung entsprechend den Vorgaben des Paläo-Programms umstellen und dann dabei bleiben. Sie wünschen sich zwar eine verstärkte Wirkung, die die Effekte des Basis-Programms übertrifft, sind aber für die doch recht extremen Anforderungen des Paläo-Plus-Programms (vgl. Kapitel 7) noch nicht ganz offen. Wenn Sie beim Paläo-Programm bleiben, kann ich Ihnen versichern, dass Ihnen mit dieser Art der Ernährungsumstellung eine hochwirksame Medizin zur Verfügung steht, und Ihr Körper sich von den vielen Toxinen befreit, die ihn in der Vergangenheit daran gehindert haben, seinen Selbstheilungsprozess in Gang zu setzen.

Im Paläo-Programm sind alle Elemente des Basis-Programms enthalten, aber es kommen noch einige weitere dazu. Es bleibt bei den neun Tassen Obst und Gemüse täglich, der Speiseplan kommt ohne Gluten und Milchprodukte aus, und die Zufuhr von qualitativ hochwertigem Protein wir beibehalten. Nun gilt es noch, die folgenden vier Punkte zu beachten:

Reduzieren Sie alle auf Ihrem Speisezettel verbliebenen Getreide, Hülsenfrüchte und Kartoffeln auf maximal zwei Portionen pro Woche.

Essen sie täglich tierisches Eiweiß. Auf dieser Stufe ist das mehr als im Basis-Programm: Nehmen Sie sich eine Menge zwischen 250g bis rund

600g täglich vor, damit eine ausreichend hohe Proteinzufuhr gewährleistet ist. (Passen Sie die Menge an Gewicht und Geschlecht an: Zierliche Frauen bleiben vielleicht eher bei 250g, hochgewachsene Männer bei 600g). Pro Woche sollten etwa 450 g davon auf frei lebenden Kaltwasserfisch entfallen.

Erweitern Sie Ihren Speiseplan um Meeresalgen: ¼ Teelöffel Kelp-Pulver oder ein Teelöffel Dulse-Flocken täglich und etwa 350g Innereien pro Woche. (Jodempfindliche Personen oder Patienten mit Schilddrüsenproblemen sollten die Einnahme jodhaltiger Meeresalgen unbedingt mit ihrem Arzt abstimmen; Anm. d. Übers.) Innereien zählen auch zu Ihrem Bedarf an tierischem Protein.

Erweitern Sie Ihren Speiseplan auch um eingelegte (milchsauer vergorene) Nahrungsmittel, Samen und Nüsse (vorzugsweise eingeweicht) und mehr Rohkostanteile. (Im Laufe dieses Kapitels gehe ich näher

Das Paläo-Programm

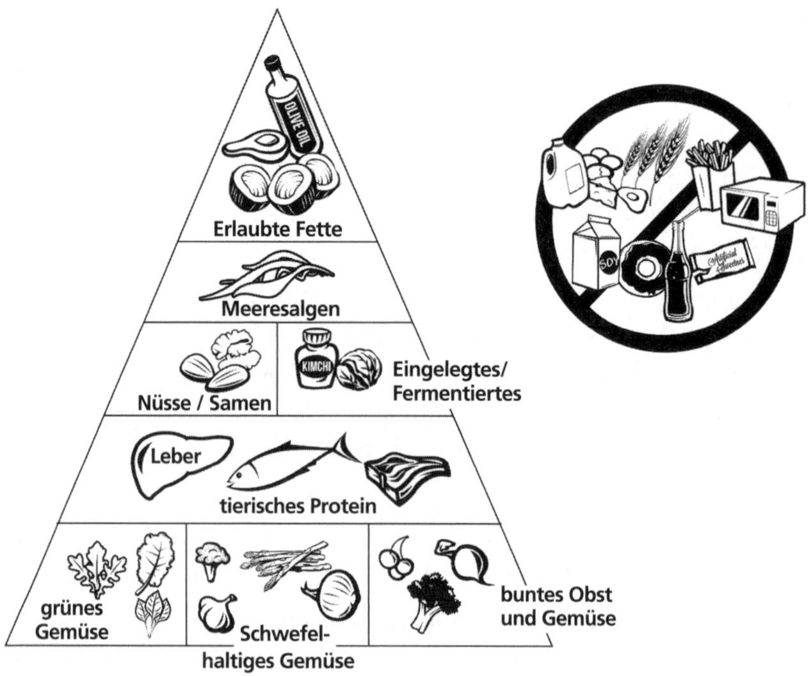

darauf ein, warum das Einweichen die Anti-Nährstoffe in Getreiden und Hülsenfrüchten vermindern kann; dabei denke ich vor allem an die Menschen, die sich aus ethischen oder spirituellen Gründen vegetarisch ernähren.)

Schauen wir uns diese Punkte der Reihe nach an. Im letzten Kapitel haben wir die durchschnittliche amerikanische Standardernährung mit der durchschnittlichen Nahrungszufuhr beim Basis-Programm verglichen, und hier können Sie nun wieder feststellen, dass das Paläo-Programm Ihre Zellen mit deutlich mehr Nährstoffen versorgt!

Das Paläo-Programm		
Nährstoff ***	*US Standardernährung*	*Paläo-Programm*
Vitamin D	31%	52%
Vitamin E	55%	108%
Kalzium	74%	70%
Magnesium	88%	138%
Vitamin A	100%	523%
Pyridoxin	121%	638%
Folsäure	122%	251%
Zink	123%	351%
Thiamin	128%	703%
Vitamin C	133%	661%
Niacin	154%	531%
Eisen	164%	303%
Riboflavin	175%	781%
Vitamin B_{12}	201%	850%

* Verglichen mit den Referenzwerten für die Nährstoffzufuhr. Empfohlener Tagesbedarf (RDA) für Frauen von 51–70 Jahren; Paläo-Programm, ausgelegt auf 1759 Kalorien (Nationale Akademie der Wissenschaften, Institut für Medizin, Ausschuss für Ernährung)

** Durchschnittliche Nährstoffaufnahme aus der Nahrung bei Frauen von 50–59 Jahren; (What We Eat in America, NHANES 2009–2010, www.ars.usda.gov/SP2UserFiles/Place/12355000/pdf/0910/Table_1_NIN_GEN_09.pdf, freigeschaltet 25. Mai 2013)

Teil 1: Weniger Getreide, Hülsenfrüchte und Kartoffeln

Im Basis-Programm haben Sie mit dem Meiden von Gluten und Milchprodukten begonnen, da dadurch potenziell Nahrungsmittelempfindlichkeiten verursacht werden können. Jetzt ist es an der Zeit, die Menge der Kohlenhydrate weiter zu reduzieren. Bei unseren Studienteilnehmern kommen nur noch zwei Portionen stärkehaltige, glutenfreie Getreide wie brauner Reis und stärkehaltiges Gemüse wie Kartoffeln oder Hülsenfrüchte wie Linsen oder Kichererbsen pro Woche auf den Tisch.

Anregungen für das Tagebuch

Wenn Sie sich dazu entschließen, vom Basis-Programm zum Paläo-Programm zu wechseln, sollten Sie alle Veränderungen in Ihrer Ernährung genau verfolgen und auch notieren, wie es Ihnen damit geht. Stellen Sie irgendwelche Verbesserungen bei den Symptomen fest? Gibt es Nebenwirkungen? Das kann Ihnen helfen, genau zu bestimmen, welche Nahrungsmittel Ihnen am Besten bekommen, und es wird Sie ermutigen, diese Ernährungsvorgaben dauerhaft zu berücksichtigen. Erhalten Sie sich Ihre Begeisterung!

Viele unserer Probanden leben weitgehend ohne Getreide, Hülsenfrüchte und Kartoffeln und nehmen sie lediglich bei den sehr seltenen Gelegenheiten zu sich, meist wenn es in Gesellschaft schwierig ist, Nein zu sagen. Sie können das ähnlich handhaben.

Diese Einschränkung verwirrt manche Patienten, weil sie glauben, dass Nahrungsmittel wie brauner Reis, Linsen und Kartoffeln gesund sind. In gewisser Weise sind sie das ja auch. Sie enthalten Vitamine, Mineralstoffe und Proteine und sind außerdem glutenfrei. Selbst glutenfreies Vollgetreide, Hülsenfrüchte wie Linsen, aber auch Kartoffeln erhöhen jedoch den Insulinbedarf des Körpers, weil sie außerdem viele Kohlenhydrate enthalten. Die Bauchspeicheldrüse muss dafür Insulin bilden und ins Blut abgeben, um den Blutzucker während der Verdauung stabil zu halten, und das erhöht die Wahrscheinlichkeit, dass Sie eine Insulinresistenz entwickeln (mehr hierzu später). Diese wiederum erhöht das

Risiko eines frühen geistigen Abbaus, je nachdem, wie Sie genetisch disponiert sind und welche umweltbedingten Risikofaktoren dazukommen. Wenn Sie ohnehin schon mit einer chronischen Erkrankung zu kämpfen haben, insbesondere wenn sie mit Gehirnsymptomen einhergeht, sollten Sie nichts tun, was die Funktionsfähigkeit Ihres Gehirns noch weiter verschlechtern könnte. Eines der wichtigsten Ziele des Wahls-Programms ist es, Ihre Gehirnfunktion zu maximieren, und nicht, sie zu gefährden. Eine verringerte Kohlenhydratzufuhr trägt nicht nur zur Entzündungshemmung bei, sondern auch zu einem gesunden Magen-Darm-Trakt. Zu viele kohlenhydratreiche Nahrungsmittel, selbst solche, die kein Gluten enthalten, können Ihr Mikrobiom (Ihre Darmflora) aus dem Gleichgewicht bringen, denn Kohlenhydrate haben auf zuckerliebende Bakterien und Hefen eine mit „Dünger" vergleichbare Wirkung, und das kann viele weitere Gesundheitsprobleme nach sich ziehen.

Stärkefreies Gemüse und bunte Obst- und Gemüsesorten wie Winterkürbis, Rote Bete und Beeren enthalten auch Kohlenhydrate, aber weitaus weniger als Getreide, Hülsenfrüchte oder Kartoffeln. Außerdem bieten sie pro Kalorie oft mehr Vitamine und Mineralstoffe, daher sind sie gegenüber Getreide, Kartoffeln oder Hülsenfrüchte wesentlich nährstoffdichter. Aus diesem Grund dürfen Sie sich diese Obst- und Gemüsesorten beim Paläo-Programm weiterhin gönnen. Sie können den Insulinbedarf zwar auch erhöhen, aber in weitaus geringerem Maße. Nach und nach streichen wir die schlimmsten Dinge „portionsweise" von Ihrem Speisezettel.

Allerdings möchte ich Sie darin bestärken, sich eher für stärkefreie Gemüsesorten (wie Grüngemüse) als für stärkehaltige wie gekochte Rote Bete und Kürbis zu entscheiden, und die stärkehaltigen sollten möglichst leicht gekocht oder gedünstet verzehrt werden, damit sie nicht ganz weich und matschig werden. Sind sie noch ein bisschen knackig, werden sie im Blut nicht so leicht in Zucker umgewandelt. Auf dieser Ernährungsstufe sollten Sie auch damit beginnen, ihren prozentualen Anteil an Gemüse gegenüber Obst zu erhöhen. Die positive Wirkung des Paläo-Programms steigern Sie am besten dadurch, dass Sie Ihre

Nährstoffe hauptsächlich aus den kohlenhydratärmeren, weniger Insulin verbrauchenden Nahrungsmitteln beziehen.

Teil 2: Täglich tierisches Eiweiß

Wenn Sie sich nicht vegetarisch ernähren, machen Sie das wahrscheinlich ohnehin schon, doch jetzt möchte ich sicherstellen, dass Sie nicht nur tierisches Eiweiß zu sich nehmen, sondern dass Sie auch genug davon essen. Es ist ein unglaublich wichtiger Bestandteil des Paläo-Programms. Sie sollten je nach Größe und Geschlecht täglich etwa 250 bis 600g Fleisch essen. Und Sie sollten sich für Fleisch von Weidetieren aus biologischer Aufzucht und von frei lebenden Tieren entscheiden, wann immer das möglich ist.

Fleisch und Fisch sind wegen ihres besonderen Nährstoffprofils ein wesentlicher Bestandteil des Paläo-Programms, und doch habe ich festgestellt, dass selbst regelmäßige Fleischkonsumenten zu der Ansicht neigen, dass sie lieber kein Fleisch essen sollten – sie haben Schuldgefühle. Wir sind massiv ideologisch beeinflusst, wir sollen glauben, dass eine vegetarische Ernährung gesünder sei, und daher möchte ich an dieser Stelle näher auf das Thema Fleisch und vegetarische Lebensweise eingehen.

Mehr als ein Jahrzehnt lang habe ich weder Fleisch, noch Geflügel oder Fisch gegessen, doch inzwischen bin ich überzeugt, dass tierisches Eiweiß insbesondere für Menschen mit chronischen Gesundheitsproblemen sehr wichtig ist. Mir ist klar, dass ich hier eine umstrittene Position einnehme, daher möchte ich Ihnen gerne meine Gründe nennen. Schauen wir uns aber zuerst den großen Nutzen an, den Ihnen der Genuss von tierischem Protein bietet.

Erfahrungsbericht

Ich bin Hausarzt in den Niederlanden, und 2011 wurde bei mir sekundär progrediente MS diagnostiziert. Etwa drei Jahre lang beobachtete ich, dass sich meine Gehfähigkeit fortlaufend verschlechterte. Ich begann mit meinem rechten Bein zu hinken, konnte aber immer noch ohne

Hilfe laufen. Im September 2012 erfuhr ich von Terry Wahls, und meine Frau und ich beschlossen, dass ich etwas für meine Gesundheit tun musste. Wir begannen uns an die Empfehlungen zu halten und ernährten uns verstärkt nach Art des Paläo-Programms. Wir essen jede Menge Obst und Gemüse, Fisch und Bio-Fleisch sowie Nüsse. Getreide, Kartoffeln, Nudeln und Milchprodukte esse ich überhaupt nicht mehr. Seither bin ich deutlich vitaler, und mein Gangbild verbessert sich tatsächlich auch. Das ist für uns sehr ermutigend! Es wird Zeit, dass die Medizin sich stärker auf die Ernährung und die Lebensweise konzentriert. Ich danke Terry Wahls und ihrem Team, dass sie uns so viel mehr Einblick in Gesundheit und Krankheit gegeben und uns gelehrt haben, beides zu verstehen.

Marco J., Maastricht, Niederlande

Vorteil Nr. 1 von tierischem Eiweiß: Komplettprotein

Um unsere Vitalfunktionen aufrechtzuerhalten, muss der Körper Proteine und Zellstrukturen bilden, und viele davon sind auf kompliziert aufgebaute Proteine angewiesen. Grundlage dieser Proteine sind Aminosäuren, die wiederum in drei Gruppen eingeteilt sind: essenzielle, bedingt essenzielle oder nicht-essenzielle. Die essenziellen müssen wir über die Ernährung zuführen, da wir sie nicht selbst bilden können (dazu fehlt uns die entsprechende Ausstattung, soll heißen, die Enzyme). Bedingt essenzielle Aminosäuren sind diejenigen, die wir unter den richtigen Bedingungen selbst bilden können. Und um die Bildung der nicht-essenziellen kümmert sich unser Körper selbst, wir müssen sie also nicht über die Ernährung zuführen.

Da es so viele Aminosäuren gibt, die wir brauchen, nimmt unser Körper sie sich mit drastischen Maßnahmen, wenn wir sie ihm nicht liefern. Fehlen uns zum Beispiel die richtigen Aminosäuren zur Bildung der benötigten Proteine, kommt es zur Autophagozytose oder Autophagie eigener Muskel- und Organzellen (Zellfunktion, bei der ähnlich einer Phagozytose Bestandteile einer Zelle abgebaut werden, man „isst" sich praktisch selbst auf). Der Körper nimmt sich, was er braucht, um seine dringlichsten Aufgaben zu erfüllen, selbst wenn das bedeutet, dass er dafür Teile seiner selbst opfern muss, die er für weniger wichtig erachtet. Das kann bei einer kurzen Fastenkur, in Zeiten von Nahrungsknappheit oder auch in Fällen von Hungersnot von Vorteil sein, aber auf lange Sicht schlägt es ganz offenkundig ins Gegenteil um, denn dann besteht die Gefahr, dass es zu Muskelschwund kommt und auch die inneren Organe Schaden nehmen. Qualitativ hochwertige Proteine sind für eine optimale Gesundheit und Funktionsfähigkeit unverzichtbar!

Die Versorgung mit qualitativ hochwertigem tierischen Protein

Ich gebe mein Geld möglichst in meiner unmittelbaren Umgebung aus. Wenn man zum Beispiel ein halbes Schwein beim Bauern in der Nähe kauft, das von einem Metzger vor Ort richtig zerlegt wird, dann bleibt das Geld in der eigenen Kommune und es kommt oft billiger als das Fleisch aus dem Supermarkt, weil man in größeren Mengen einkaufen kann. Die Biobauern in Ihrer Region können Sie beim örtlichen Amt für Landwirtschaft erfragen oder auch über das Internet finden. Viele landwirtschaftliche Produktionsgemeinschaften, die Obst und Gemüse erzeugen, verkaufen auch Eier und Fleisch. Und wenn nicht, können sie Ihnen sicher entsprechende landwirtschaftliche Betriebe nennen. Sie können diese Höfe selbst aufsuchen und schauen, ob die Tiere biologisch und artgerecht gehalten werden. Ich kaufe den überwiegenden Teil meines Fleisches direkt bei den Bauern, die ich kenne. Auf diese Weise habe ich Einblick in die bäuerlichen Betriebe und kann mich von der biologischen Bewirtschaftung überzeugen. Außerdem sind Bio-Innereien oft günstiger als das Bio-Muskelfleisch.

Das Großartige am Fleisch ist, dass es – im Gegensatz zu einer pflanzlichen Ernährung – alle essenziellen Aminosäuren enthält. Es liefert Ihnen alles, was Sie brauchen. Bei Getreiden beschränken sich die Aminosäuren auf Lysin und/oder Threonin und bei Hülsenfrüchten auf die schwefelhaltige Aminosäure Methionin. Daher müssen Vegetarier Getreide und Hülsenfrüchte kombinieren, um sich mit allen Proteinen zu versorgen. Das geht, aber es ist schwieriger. Wenn sie nur Getreide oder nur Hülsenfrüchte essen, dann kommt es also zu einem Mangel, und die fehlenden Aminosäuren muss der Körper durch den Abbau von Muskelmasse selbst beisteuern.

Vorteil Nr. 2 von tierischem Eiweiß: Essenzielle Fettsäuren

Essenzielle Fettsäuren sind die Fette, die unsere Zellen brauchen, aber nicht selbst herstellen können. Wir müssen sie zuführen, damit es nicht zu einem Mangel und zu gesundheitlichem Schaden kommt. Es handelt sich um Alpha-Linolensäure (ALA), eine Omega-3-Fettsäure, sowie um Linolsäure (LA), eine Omega-6-Fettsäure. Zudem gibt es noch zwei bedingt essenzielle Fettsäuren: Omega-3-Docosahexaensäure (DHA) und Omega-6-Gamma-Linolensäure (GLA). Die bedingt essenziellen Fettsäuren DHA und GLA werden häufiger von Menschen mit Gehirnerkrankungen, Autoimmunproblemen oder mit Krankheiten benötigt, bei denen es zu übermäßig vielen Entzündungen kommt.

In den ersten 2,5 Millionen Jahren des Menschen der Gattung Homo und in den ersten 500 000 Jahren unserer Spezies, des Homo sapiens, wurden diese Omega-6- und Omega-3-Fettsäuren in einem Verhältnis von etwa 1:1 konsumiert. Die frühen Menschen aßen Pflanzen und Samen, die Omega-6-Fettsäuren enthielten, aber auch viele Wildtiere, deren Futter aus Gras und anderem grünem Futter bestand, sowie Wildfisch, die Omega-3-Lieferanten sind. So kam es zu einem Gleichgewicht von ungefähr 1:11, das mit einem geringeren Risiko für neurologische und kardiovaskuläre Krankheiten einhergeht.[2]

Heute lebt und ernährt sich der Mensch ganz anders. Das Verhältnis der essenziellen Fettsäuren hat sich dramatisch zugunsten der Omega-6-Fettsäuren verschoben und die Zufuhr von Omega-3-Fetten ist im selben Maße dramatisch gesunken.[3]

Als Pflanzenöle wie Maiskeimöl, Soja- und Rapsöl, die bis zum Zweiten Weltkrieg ursprünglich als Abfallprodukte galten, in die Ernährung des Menschen Eingang fanden und Tiere zunehmend Getreide- anstatt Grasfutter erhielten (wodurch der Omega-3-Gehalt ihres Fleisches sank), stieg die Zufuhr von Omega-6-Fettsäuren drastisch an. Gegenwärtig beträgt das Verhältnis der Aufnahme von Omega-6- zu Omega-3-Fetten bei einigen Amerikanern 15:1 bis sogar 45:1!

Verschiebt sich das Verhältnis so weit in Richtung der Omega-6-Fettsäuren, kippen viele unserer biochemischen Stoffwechselwege und führen zur Entwicklung von Entzündungen und chronischen Erkrankungen.[4] In der Folge nimmt die Wahrscheinlichkeit von ausgedehnten Entzündungen in den Blutgefäßen erheblich zu, es kommt häufiger zu Autoimmunproblemen, Atherosklerose, Herzerkrankungen und psychischen Problemen.[5] Dies kann man jedoch alles leicht wieder rückgängig machen, wenn man den Anteil an Fleisch von Weidetieren und Wildfisch in der Ernährung erhöht (und zugleich den Verbrauch von Pflanzenöl deutlich senkt). Bei einer vegetarischen Ernährung ist es besonders schwierig, ein Verhältnis von 1:1 zu erreichen (hierzu gleich mehr).

Fisch als Quelle für Omega-3-Fettsäuren	
Fisch (ca. 115 g pro Person)	*Omega-3-Fettsäuren*
Königslachs	2,1 g
Hering, eingelegt	1,9 g
Jakobsmuscheln	1,1 g
Heilbutt	0,6 g
Shrimps	0,4 g
Schnapper (Barschart)	0,4 g
Gelbflossenthunfisch	0,3 g
Kabeljau	0,3 g

(Adaptiert aus Toolbox for Clinicians des Internationalen Symposiums für Funktionelle Medizin vom 1. Juni 2013)

Vorteil Nr. 3 von tierischem Eiweiß: Gut für Knochen und Gelenke

Wenn in den Ur-Gesellschaften Fleisch verzehrt wurde, hat man das ganze Tier verwertet, um den maximalen gesundheitlichen Nutzen für die Sippe daraus zu ziehen. Heute konzentrieren wir uns hauptsächlich auf das Muskelfleisch, doch viele andere Teile, zum Beispiel die Hühnerfüße, enthalten wertvolle Nährstoffe, die dem Muskelfleisch fehlen.

Knochen, Sehnen, Faser- und elastischer Knorpel gehörten zu den Grundnahrungsmitteln dieser frühen Gesellschaften. Sie verwendeten Knochen, Knorpel und Bindegewebe der Tiere normalerweise für Suppen. Die Brühe lieferte ihnen Kollagen, Glucosamine und Glukane für Knochen und Gelenke. Ich erinnere mich, dass meine beiden Großmütter auf Hühnerknorpeln herumkauten und mir sagten, dass sie das für ihre Gelenke bräuchten. Leider wusste ich damals ihre Weisheit nicht zu schätzen, denn ich fand das Ganze ein wenig abstoßend. Heute ist mir jedoch klar, dass sie genau das taten, was für den Menschen ganz natürlich sein sollte: Sie nutzten die Vorzüge einer hochwirksamen Quelle für gesunde Gelenke. Ich bin froh, dass ich das inzwischen auch mache und diese knorrigen Stücke ebenfalls für Suppen und Eintöpfen verwende.

Häufig gestellte Fragen

Wirkt sich das Wahls-Programm auch positiv auf eine Neuropathie aus?

Ich glaube, man kann eine Schädigung der peripheren Nerven nicht von den Erkrankungen trennen, die Schaden am Rückenmark und im Gehirn anrichten. Solche Unterschiede muss man als konstruiert betrachten. Die peripheren Nerven benötigen dieselben wichtigen Vitamine, Mineralstoffe, Antioxidanzien und essenziellen Fettsäuren. Sie werden auch durch dieselben Toxine und überschießenden Entzündungsreaktionen geschädigt. In meiner Praxis habe ich schon mehrere Menschen mit diabetischen und idiopathischen Neuropathien zu Gesicht bekommen (bei Letzteren kennen wir die Ursache nicht), die recht positiv auf das Basis- oder das Paläo-Programm reagieren.

Knochenbrühe ist herzhaft, wohltuend und köstlich, und auch wenn wir den Mechanismus nicht genau kennen, so geht das darin enthaltende Glucosamin wohl sofort in die Gelenke, wo es am meisten gebraucht wird.[6] Die Natur kann zaubern! In der Knochenbrühe befinden sich die wichtigen Mineralstoffe für unser Skelett und außerdem Glutamin sowie alle anderen Mineralstoffe, die für Menschen mit einem Leaky-gut-Syndrom, einer durchlässigen Darmwand, heilsam sind. Unsere Darmzellen bevorzugen die Aminosäure Glutamin als primäre Energiequelle (anstatt Glukose), um ihren „Betrieb" am Laufen zu halten; wenn wir sie also gut damit versorgen, regulieren sie innerliche Schäden äußerst effizient. Ein bis zwei Tassen Knochenbrühe sind ideal, wenn man die Barrierestörung des Darms zum Abklingen bringen will.[7] Dass Darmzellen Glutamin bevorzugen, erklärt auch, warum wir bei vielen fiebrigen Erkältungskrankheiten Gliederschmerzen haben: Der Körper entzieht es den Muskeln. Wenn Sie bei Ihrer nächsten fiebrigen Erkrankung Knochenbrühe essen, gehen diese Schmerzen wahrscheinlich schnell zurück, weil den Muskeln nicht so viel Glutamin entzogen wird. Das ist das Geheimnis dieses altmodischen „Allheilmittels" Hühnersuppe – solange sie die Brühe mitsamt den Hühnerknochen kochen. Unsere Ur-Großmütter wussten sehr viel! (Am Ende des Buches finden Sie ein einfaches Rezept für Knochenbrühe.) Für diese Knochenbrühe gibt es keinen vegetarischen Ersatz.

Die möglichen Nachteile des Vegetarismus

Ich hoffe, ich konnte Sie davon überzeugen, dass Fleisch viele großartige Vorteile für die Gesundheit bietet, aber vielleicht interessiert Sie das ja gar nicht. Sie leben vegetarisch und wollen dabei bleiben. Das kann ich verstehen. Sie können sich vegetarisch ernähren und trotzdem das Basis-Programm umsetzen. Wenn Sie jedoch das Paläo-Programm durchführen möchten, ist die vegetarische Lebensweise keine Option mehr. Das überrascht manche Menschen. Ist sie nicht die gesündeste Art sich zu ernähren? Sagen die Ärzte nicht, sie sei das Beste für Ihr Herz? Ist Fleisch nicht ungesund? Da wir jetzt auf der Stufe sind, die für eine vegetarische Ernährung nicht mehr geeignet ist, würde ich die Gunst der Stunde gerne nutzen und Sie über meine Gründe aufklären.

Als Ärztin und Wissenschaftlerin stimme ich der Ansicht nicht zu, dass eine vegetarische Ernährung die gesündeste Ernährungsform für den Menschen ist – ich bin vielmehr der Meinung, dass sie sogar schaden kann. Wenn sie nicht gewissenhaft umgesetzt wird. Ich glaube auch, dass die vielen Jahre, die ich als Vegetarierin gelebt habe, zur Auslösung oder zumindest zu einer Beschleunigung meiner Multiplen Sklerose beigetragen haben könnten. Ich akzeptiere jedoch auch, dass manche Menschen aus religiösen, moralischen oder ethischen Gründen kein Fleisch essen. Ich werde keinesfalls versuchen, Ihnen einzureden, diese Glaubensmuster seien falsch.

Im Laufe meiner Forschungen, die mich immer mehr auf den Weg von „Essen für die Gesundheit" geführt haben, habe ich mich jedoch vollkommen bekehren lassen. Ich werde mich nie wieder vegetarisch ernähren. Das Paläo-Programm kombiniert die gesündesten Aspekte der vegetarischen Ernährung (neun Tassen Obst und Gemüse täglich) mit den besten Aspekten aus der traditionellen steinzeitlichen Ernährung (natürliche tierische Proteinquellen), und das halte ich für die gesündeste Form der menschlichen Ernährung schlechthin.

Zu viele Menschen werden Vegetarier und essen zwar kein Fleisch mehr, aber weiterhin viele stark industriell verarbeitete Nahrungsmittel und wenig Gemüse, und sie kümmern sich auch nicht um Komplettprotein-Quellen, was in zunehmendem Maße zu einer schweren Mangelernährung in Bezug auf essenzielle Fette, Proteine, Vitamine, Mineralstoffe und Antioxidanzien führt. Solche Ernährungsformen bergen ein ernsthaftes Risiko. Selbst für diejenigen Vegetarier, die viel Gemüse und Protein zu sich nehmen, gibt es andere zwingende Gründe, aus denen ich eine vegetarische Ernährung für potenziell gesundheitsschädlich halte.

Gefahrenquelle Nr. 1 bei vegetarischer Ernährung: Das unstimmige Verhältnis der Fettsäuren zueinander

Sie wissen zwar, dass Sie Ihr Verhältnis zwischen Omega-6- und Omega-3-Fettsäuren verbessern müssen, was Sie aber möglicherweise nicht wissen, ist, dass Sie das mit einer ausschließlich vegetarischen Ernährung voraussichtlich nicht schaffen. Viele pflanzliche Nahrungsmittel werden als gute Quellen für Omega-3-Fettsäuren beworben, zum Beispiel Leinsamen, Walnüsse und Hanfsamen. Sie haben einen hohen Nährwert, ich esse sie auch. Sie enthalten jedoch zusätzlich noch viele Omega-6-Fettsäuren (wovon Sie normalerweise nichts hören), und die

Omega-3-Fettsäuren nicht in der Form, die unser Körper braucht, nämlich als Docosahexaensäure (DHA) und Eicosapentaensäure (EPA). Stattdessen enthalten sie Alpha-Linolensäure (ALA), die unser Körper erst in eine besser nutzbare Form umwandeln muss. ALA ist kurzkettig, die Zellen müssen sie in mehreren Schritten verlängern, um EPA und DHA zu bilden, die Form der Omega-3-Fettsäuren, die unsere Zellen am meisten brauchen. Das ist ein sehr ineffizienter Prozess. Nur etwa 5 Prozent (wenn Sie schwanger sind, 7 bis 10 Prozent) der zugeführten ALA wird in DHA umgewandelt. Sie müssen die zehn- bis zwanzigfache Menge ALA zu sich nehmen, damit die entsprechende Menge DHA für Ihr Gehirn überhaupt gebildet werden kann.

In einer Studie, bei der die Wirksamkeit hoher Dosen von Olivenöl, Leinöl und Fischöl bei Patienten mit ADHS verglichen wurden, veränderte sich das Verhältnis von Omega-6- zu Omega-3-Fetten in den Membranen der Erythrozyten (roten Blutkörperchen) nur bei denjenigen, die Fischöl einnahmen.[8] Und das ist nur eine von vielen Studien, bei denen sich die Überlegenheit des Fischöls gegenüber den Pflanzenölen in Bezug auf die Verbesserung des Verhältnisses Omega 6 zu Omega 3 zeigt. Es steht außer Frage, dass der Körper von den Omega-3-Fettsäuren im Fischöl stärker profitiert als von den pflanzlichen Omega-3-ALAs.

Gefahrenquelle Nr. 2 bei vegetarischer Ernährung: Pflanzenöl

Wenn wir gerade über das ideale Verhältnis von Omega 6 zu Omega 3 sprechen, lassen Sie uns auch gleich auf die Pflanzenöle eingehen, die durch Pressung aus Saaten wie Mais, Sonnenblumenkernen oder Raps gewonnen werden (oft unter Verwendung von Lösungsmitteln wie Hexan, das ziemlich toxisch ist). Ich habe schon im letzten Kapitel davon gesprochen, dass Sie die Zufuhr dieser Öle auf einige wenige spezielle Arten begrenzen und die meisten anderen Öle meiden sollten, doch lassen Sie uns nun genauer betrachten, warum das so ist.

Pflanzenöl ist ein Name, der gesund klingt, doch es gehört zu den Nahrungsmitteln, die den höchsten Gehalt an Omega-6-Fettsäuren haben.

Wie bereits erklärt, benötigen Sie Omega-6-Fettsäuren, doch diese sollten mit Omega-3-Fetten im Gleichgewicht sein. Die meisten Menschen ernähren sich heute jedoch Omega-6-lastig – und Pflanzenöle verschärfen dieses Problem weiter.

Doch es geht nicht nur um ein leicht verbessertes Gleichgewicht zwischen den Fettsäuren. Für Menschen mit Autoimmunerkrankungen kann ein Zuviel an Omega 6 tatsächlich gefährlich sein. Maisöl und Sojaöl sind die größten Übeltäter. Sie bringen das Verhältnis von Omega 3 zu Omega 6 erheblich aus dem Gleichgewicht. Deshalb rate ich meinen Patienten von diesen beiden Ölen ganz entschieden ab. Rapsöl wird oft als Omega-3-Quelle beworben, und es enthält tatsächlich mehr davon als andere Pflanzenöle. Erhitzt man Rapsöl jedoch, werden die Omega-3-Fettsäuren aufgespalten und damit für den Körper nutzlos. Außerdem enthält Rapsöl mehr Transfette und kann beim Erhitzen ebenfalls leichter Transfette bilden. Die meisten Soja-, Mais- und Rapsöle stammen überdies von genveränderten Pflanzen (diese Aussage betrifft explizit die Verhältnisse in den USA und kann auf den deutschen Sprachraum nicht generell übertragen werden; Anm. d. Übers.), und diese sind vor allem für Menschen mit Autoimmunerkrankungen nicht empfehlenswert. Mein Vorschlag ist, sie alle zu meiden.

Sie mögen Olivenöl trotzdem für eine gute Wahl halten, und ja, das stimmt, unter einer Bedingung: Sie dürfen es niemals erhitzen! Die Doppelbindungen im Olivenöl nehmen beim Erhitzen eher Schaden (sie werden oxidiert), wodurch viele der Vorzüge des Öls verloren gehen. Außerdem werden die mehr als 20 verschiedenen gesundheitsfördernden Polyphenole (Antioxidanzien), die im Olivenöl enthalten sind, beim Erhitzen zerstört.[9] Verwenden Sie es lieber kalt für die Salatsoße, damit all die gesunden Antioxidanzien erhalten bleiben. Nutzen Sie Olivenöl bitte niemals zum Braten! Die besten Fette hierfür – diejenigen, die am

---

Anmerkung der Übersetzerin: Fettsäuren bestehen aus kurzen, mittleren oder langen Ketten chemisch miteinander verbundener Moleküle, je nachdem, um welche es sich handelt. Die sogenannten ungesättigten Fettsäuren sind an einer oder an mehreren Stellen doppelt gebunden. Man spricht dann von einer einfach (eine Doppelbindung) beziehungsweise einer mehrfach (mehrere Doppelbindungen) ungesättigten Fettsäure. Die gesättigten Fettsäuren, von denen diejenigen, die aus langen Ketten bestehen, verschiedene Probleme verursachen können, enthalten keine Doppelbindungen.

stabilsten bleiben –, sind tierische Fette wie Schmalz, Talg oder Hühnerfett. Wenn Sie ein Pflanzenöl verwenden müssen, dann nehmen Sie Kokosöl, das bei hohen Temperaturen nicht denaturiert.

Und es gibt noch mehr schlechte Nachrichten über Pflanzenöl: Vermutlich dachten Sie, dass man Transfette nur in industriell verarbeiteten Nahrungsmitteln findet, doch sie entstehen unter Ihren Händen in Ihrer eigenen Küche, ohne dass Sie es wissen oder wollen, wenn Sie mehrfach ungesättigte Öle erhitzen. Wenn Pflanzenöle zum Braten oder speziell zum Frittieren verwendet werden, werden einige Bindungen durch die Hitzeeinwirkung oxidiert (geschädigt) und dadurch erhöht sich das Risiko der Bildung von Transfetten. Je größer die Hitze ist, desto mehr Transfette entstehen und desto mehr Vitamine und Antioxidanzien im Öl (und im Brat- oder Frittiergut) gehen verloren! Je häufiger das Öl wiedererhitzt wird, desto mehr Transfette bilden sich. Daher sollten Sie ein Brat- oder Frittierfett niemals wiederverwenden. Das ist noch ein Grund mehr, Gebratenes und Frittiertes zu meiden. In Fast-Food-Restaurants wird das Öl sicher nicht nach jeder Portion Pommes frites gewechselt, und außerdem müssen Sie davon ausgehen, dass billiges Pflanzenöl verwendet wird und nicht Schmalz wie früher.

Gefährliche Transfette

Wissenschaftler stellten Transfette bereits in den 1890er-Jahren her, indem sie Fette mit Wasserstoff versetzten (der Prozess heißt Härtung), wodurch diese bei Zimmertemperatur fest wurden. Doch diese neuen Fette waren bis nach dem Zweiten Weltkrieg nicht zum Verzehr bestimmt. Einer ihrer Vorteile war, dass sie selbst gekühlt „streichfähig" waren. Und es wurde auch viel Geld ausgegeben, um die neue Theorie über den Zusammenhang zwischen Cholesterin und Herzkrankheiten bekannt zu machen, die darauf abhob, das gesättigte Fett durch mehrfach ungesättigtes Fett (Pflanzenöle) zu ersetzen. Die Pflanzenölindustrie überzeugte die amerikanische Öffentlichkeit davon, statt Butter Margarine zu verwenden (die aus teilgehärteten Fetten, darunter auch Transfetten besteht), weil man die teilgehärteten Fette für gesünder hielt als die in der Butter enthaltenen gesättigten Fette. Wie falsch die Verfechter dieser Idee doch lagen!

Heute wissen wir, dass Transfette ungesund, ja krankheitsfördernd sind. Dazu gibt es eine Menge belastbare Forschungsergebnisse. Die Transfett-Moleküle werden in unsere Zellmembran eingebaut, machen sie starr und stören die Kommunikation zwischen den Zellen. Transfette bringen auch unsere Zellbiologie durcheinander, sie sorgen für mehr Entzündungen in den Blutgefäßen und im Gehirn und stören die hormonelle Signalübermittlung.[10] Infolgedessen kommt es zu einer schnelleren Entwicklung von Atherosklerose (der Verstopfung der Arterien) und einer Schrumpfung des Gehirns, was die Kommunikation zwischen den Gehirnzellen erschwert. Transfette in der Ernährung erhöhen auch die Wahrscheinlichkeit, an Fettleibigkeit und Diabetes zu erkranken. Im Rahmen der bereits erwähnten Studie von Bowman[11], in der Wissenschaftler Denkleistung und Gehirngröße bei älteren Erwachsenen (Durchschnittsalter 87) untersuchten, wurde auch der Spiegel von Vitaminen, Mineralstoffen, essenziellen Fettsäuren und Antioxidanzien sowie gehärteten Fetten (Transfetten) im Blut bestimmt. Die Höhe des Transfettspiegels der Probanden korrelierte mit der Denkleistung und der Gehirngröße: Je höher der Spiegel, desto geringer die Leistung und desto kleiner das Gehirn.[12]

Gefahrenquelle Nr. 3 bei vegetarischer Ernährung: Getreide und Hülsenfrüchte

Wenn Sie sich vegetarisch ernähren, essen Sie wahrscheinlich viel Getreide und Hülsenfrüchte. Das ist die einfachste Möglichkeit, um Ihre Eiweißversorgung sicherzustellen. Selbst wenn Sie wegen einer bestehenden Autoimmunerkrankung glutenfrei essen, müssen Sie trotzdem glutenfreie Getreide (auch Vollgetreide) mit Hülsenfrüchten kombinieren, um den Bedarf an Aminosäuren für die Bildung des Komplettproteins zu decken. (Sie haben vielleicht davon gehört, dass man nicht unbedingt Getreide und Hülsenfrüchte in einer Mahlzeit zu sich nehmen muss, solange man im Laufe von ein paar Tagen abwechslungsreich genug isst. Tatsächlich ist diese Kombination jedoch immer noch der einfachste Weg, um die Versorgung mit allen Aminosäuren, die man bei jeder Mahlzeit braucht, sicherzustellen.) Aber auch glutenfreies

Getreide und Hülsenfrüchte bereiten Probleme: Getreide, selbst glutenfreie, und Hülsenfrüchte enthalten zahlreiche Anti-Nährstoffe, von denen man als Vegetarier mehr zu sich nimmt. Hierzu zählen Phytate, Lektine und Trypsinhemmer. Phytat oder Phytinsäure ist eine feste Verbindung aus Inositol und Phosphor, sie cheliert, d. h. Bindet Mineralstoffe wie Zink, Eisen, Kalzium und Magnesium, die ungenutzt aus dem Körper geschleust werden. Mit anderen Worten, Phytate blockieren die Resorption von Magnesium, Kalzium und insbesondere Zink im Körper, was zu einem Mineralstoffmangel führen kann.[13] Lektin ist eine Art Zucker-Protein, das bei Menschen mit Autoimmunerkrankungen und bei genetisch disponierten Menschen zu deutlich vermehrten Entzündungen führen kann.[14] Trypsinhemmstoffe, die vorwiegend in Hülsenfrüchten vorkommen, blockieren die Verdauung des Proteins, das zur Erhaltung der Gesundheit äußerst wichtig ist.[15] Ihre Bemühungen, die Proteinzufuhr durch den verstärkten Verzehr von Hülsenfrüchten zu erhöhen, können durch das Protein selbst vereitelt werden! Es gibt jedoch eine Möglichkeit, einige dieser Hemmstoffe zu umgehen. Durch das Keimen verringert sich der Schaden durch Phytate und Lektine.[16] Wenn man Getreide, Hülsenfrüchte, Körner und/oder Nüsse einweicht, um den Keimungsprozess in Gang zu setzen, bildet sich Phytase, die die Aktivität von Phytaten, Lektinen und Trypsinhemmstoffen reduziert. Deshalb rate ich Vegetariern, Getreide und Hülsenfrüchte 24 Stunden vor dem Verzehr einzuweichen und sie vor dem Kochen sorgfältig zu waschen. Dadurch verringert sich auch ihre Kochzeit. Das mag wie ein zeitaufwendiger oder unnötiger Schritt erscheinen, doch auf die Resorption der Proteine und den Erhalt wertvoller Mineralstoffe kann er sich erheblich auswirken!

Erfahrungsbericht

Nachdem bei mir Darmkrebs im Stadium 3 diagnostiziert wurde und ich eine radikale Änderung meines Lebens einer Chemotherapie vorzog, entschied ich mich für eine vegane Rohkosternährung: Ich aß nur Obst, Gemüse, Körner und Nüsse und trank täglich acht Gläser Gemüsesaft (meist Karotte, Sellerie, Rote Bete und Ingwerwurzel). Ich fixierte mich darauf, die krebshemmenden Nahrungsmittel, insbesondere aus der

Familie der Kreuzblütler und Zwiebeln, täglich zu mir zu nehmen, und aß Brokkoli, Blumenkohl, Kohl, Grünkohl, Zwiebeln und Knoblauch. Ich aß Riesenmengen Salat zu Mittag und am Abend. Ich trank auch täglich Obst-Smoothies aus frischer junger Kokosnuss, Heidelbeeren, Himbeeren, Brombeeren, Erdbeeren und Banane.

Es gelang mir jedoch nicht, ein gesundes Gewicht zu halten. Nach 90 Tagen setzte ich auf Anraten meines naturheilkundlichen Behandlers wieder ein wenig Bio-Hühnchen und Eier von frei laufenden Hühnern, Alaska-Wildlachs und Rindfleisch von Weidetieren sowie Lamm auf meinen Speiseplan. Dadurch konnte ich wieder zunehmen und ein gesundes Gewicht halten, was mir durch die vegane Rohkosternährung nicht möglich gewesen war. Als ich Dr. Wahls 2012 bei Ihrem TEDx-Gespräch sah, war ich begeistert von ihrem Erfolg und ihrer Mission, andere daran teilhaben zu lassen. Die Prinzipien ihres Ernährungsprogramms entsprechen denjenigen, die ich praktizierte, um gesund zu werden. Ich halte mich weiterhin an die Grundsätze des Basis-Programms und bin nun frei von Krebs. Die vollwertigen Nahrungsmittel, die uns die Erde bietet, unterstützen die optimale Funktion des Körpers beim Entgiften, bei „Reparaturarbeiten" und beim Regenerieren. Sie fördern ein gesundes Gewicht, liefern uns Energie und sorgen dafür, dass wir uns wohlfühlen!

Chris W., Memphis, Tennessee

Gefahrenquelle Nr. 4 bei vegetarischer Ernährung: Soja

Soja gehört zu den beliebtesten Proteinquellen von Veganern und Vegetariern; insbesondere in den Vereinigten Staaten werden sehr viele Sojaprodukte verzehrt. Wenn Sie sich vegetarisch ernähren, essen Sie wahrscheinlich häufig Soja, denn ziemlich viele unkomplizierte vegetarische Produkte wie Veggie-Burger und Veggie-Hotdogs bestehen daraus, und viele beliebte vegetarische Gerichte enthalten Soja wie Tofu und Tempeh. Und dann gibt es auch noch Sojamilch, Sojakäse, Sojaeis … Soja ist das einzige Pflanzenprotein, dass vom US-Landwirtschaftsministerium als Komplettprotein angesehen wird. Einige Studien belegen zwar, dass manche Sojaprodukte einen gewissen Nutzen haben, insbesondere für Frauen, die auf die Wechseljahre zugehen. Im Großen und Ganzen sind die Aussichten eher düster, wenn Soja in großen Mengen – insbesondere unvergoren – gegessen wird.

Meine erste Sorge ist, dass 95 Prozent der Sojaprodukte in den USA aus gentechnisch verändertem Soja stammen und nicht als solche gekennzeichnet werden müssen. Beim Anbau wird viel Glyphosat eingesetzt, ein Herbizid, das das Unkraut auf Feldern mit gentechnisch veränderten Mais- und Sojabohnen in Schach halten soll. Glyphosat hat sich unter Laborbedingungen für menschliche Zellen als toxisch erwiesen, und es hat sich auch gezeigt, dass es die hormonelle Signalübertragung[17] sowie einige der Enzyme stört, die für die Entgiftung zuständig sind.[18] Der (in den USA) zunehmende Einsatz von Pestiziden bei allen GMO (genetisch veränderten Organismen) und die zweifelhaften Auswirkungen der Gentechnik sind meines Erachtens Grund genug, sie zu meiden. Man muss inzwischen davon ausgehen, dass wahrscheinlich alles, was nicht als biologisch gezeichnet ist, gentechnisch verändert wurde.[19]

Mögen Sie Smoothie mit Sojaproteinen?

Machen Sie Ihren Smoothie mit Sojaproteinpulver? Soja in Form eines isolierten Proteinpulvers gibt es als Nahrungszusatz für den Menschen noch nicht sehr lange. Diese stark verarbeiteten Produkte werden oft bei Temperaturen hergestellt, bei denen Proteine denaturieren (ihre Form verändern) und schwerer verdaulich werden.[21] Wir verfügen über keinerlei Erfahrungen, wie sich diese als Nahrungsmittelersatzprodukte verwendeten Lebensmittelimitate langfristig auf die menschliche Gesundheit auswirken. Sie erinnern sich, seinerzeit wollte uns die Wissenschaft glauben machen, dass Transfette besser als Butter und daher gesünder seien. Es dauerte Jahre, bis man entdeckte, dass Transfette in Wirklichkeit schädlich sind. Bleiben Sie bei Ihren Smoothies, aber mischen Sie statt des industriell verarbeiteten Sojaproteinpulvers einfach frische oder gefrorene Beeren, eine große Handvoll grünes Blattgemüse und ein paar Nüsse oder Nussbutter und Kokosmilch darunter. Geben Sie eventuell Eiswürfel dazu und, wenn Sie mögen, ein wenig Zimt – und genießen Sie das Ganze ohne Proteinpulver!

Ebenfalls bedenklich ist, dass Soja – wie viele andere Hülsenfrüchte – ebenfalls Phytinsäure und Trypsinhemmstoffe enthält. Wie bereits erwähnt bindet Phytinsäure Mineralstoffe, insbesondere Magnesium, Kalzium und Zink, sodass diese Ihren Zellen nicht mehr ohne Weiteres zur Verfügung stehen, was bei genetisch dazu disponierten Menschen vermehrt zu Entzündungen führen kann.[20] Trypsinhemnmer können den Verdauungsprozess stören. Soja enthält auch pflanzliche Hormone, sogenannte Phytoöstrogene, die mit den Östrogenrezeptoren in Ihrem Körper wechselwirken können. Zu diesen gehören Isoflavone, Genistein und Daidzein. In traditionellen Kulturen hat man Soja vergoren (d. h. fermentiert), wodurch alle diese Inhaltsstoffe neutralisiert wurden. Doch der größte Teil des in den USA verzehrten Sojas wird nicht fermentiert, und so enthalten Sojaprodukte wie Sojamilch und Tofu diese Anti-Nährstoffe nach wie vor. Der Verzehr fermentierter Sojaprodukte wie Tempeh und Miso, wie das in traditionellen asiatischen Gesellschaften üblich war, birgt wesentlich weniger Gesundheitsrisiken. Wenn Sie viel Soja essen, sollten Sie nur zu ausdrücklich als nicht gentechnisch verändert gekennzeichneten, fermentierten Produkten greifen; hierzu gehört auch Natto.

Falls all diese Argumente Sie noch nicht davon überzeugen konnten, der vegetarischen Ernährungsweise den Rücken zu kehren, da sie im Hinblick auf den Nährstoffgehalt als mangelhaft zu bezeichnen ist, beachten Sie bitte die folgenden zusätzlichen Fakten. Sie lassen erkennen, was Ihnen eine vegetarische Ernährungsweise bietet beziehungsweise nicht bietet.

- Tierische Produkte enthalten als einzige natürliche Quelle bereits die vollständigen Vitamine A (Retinol) und D (Cholecalciferol). Gemüse enthält Beta-Carotine, die Vorstufen, die der Körper in Vitamin A umwandeln kann; mit welcher Effizienz dies geschieht, ist jedoch individuell verschieden und nicht immer ist die Umwandlung zufriedenstellend.[22] Vitamin A ist für Sehvermögen, Knochengesundheit, Fruchtbarkeit und ein intaktes Immunsystem unerlässlich. Die beste Vitamin-D-Quelle ist die Sonne, doch man kann es auch aus Fisch und Ghee (geklärte Butter) aufnehmen. Vitamin D ist wichtig für die Gesundheit von Gehirn, Knochen und Immunzellen sowie für die korrekte Replikation der DNS (damit bei der Verdopplung der DNS-Stränge während der Zellteilung keine Fehler passieren). Leber und Lebertran sind ebenfalls gute Quellen für Vitamin A und Vitamin D. Unsere klugen Großmütter wussten, dass Kinder jeden Tag Lebertran zu sich nehmen sollten.

- Zur Resorption von Cobalamin (Vitamin B_{12}) wird im Körper der (im Magen gebildete) sogenannte Intrinsische Faktor mit dem Cobalamin (aus der Nahrung) verknüpft. (Fachsprachlich wird er *Intrinsic Factor* genannt und ist ein Glykoprotein, d. h. er besteht aus Protein und einer oder mehreren Zuckergruppen; Anm. d. Übers.) Da er nur an die tierische Form von Cobalamin gut bindet, kann Ihr Darm Cobalamin aus Bakterien oder Algen nicht ohne Weiteres resorbieren. Die besten Cobalamin-Quellen sind Leber und andere Inneren. Der Nährhefe wird Cobalamin in einer vom Körper resorbierbaren Form zugesetzt, verwenden Sie sie also großzügig, wenn Sie sich vegetarisch ernähren. Ich empfehle auch die sublinguale (unter die Zunge zu gebende) Supplementierung mit Methylcobalamin, der Methylform von Vitamin B_{12}. Auf diese Form ist unser Gehirn angewiesen, und wenn Sie es sublingual anwenden, bedeutet das, dass Sie zur Resorption keinen Intrinsischen Faktor brauchen. (Dann wird Vitamin B_{12} direkt über die Schleimhäute aufgenommen und geht nicht bzw. nicht vollständig über den Magen. Achten Sie bitte auch darauf, dass Sie tatsächlich Methylcobalamin und nicht Cyanocobalamin bekommen, denn das ist nicht dasselbe; Anm. d. Übers.)
- Wenn Sie sich schon jahrelang vegetarisch und/oder vegan ernähren, ist das Risiko größer, dass Sie von einem Mangel an Magensäure betroffen sind und deshalb Vitamin B_{12} und viele Mineralstoffe weniger gut resorbieren (das kommt zum oben erwähnten Thema Intrinsischer Faktor noch dazu).[23] Das wiederum ist schlecht für Gehirn und Herz und erhöht das Risiko, Osteoporose und eine gestörte Darmflora zu entwickeln, wobei Letztere eine Barrierestörung (Leaky-gut-Syndrom) nach sich ziehen und somit auch noch das Risiko einer Autoimmunerkrankung steigen kann.

Ich möchte betonen, dass es mir fernliegt, eine vegetarische oder vegane Lebensweise „schlecht zu machen“. Ich sage lediglich, welche Ernährungsform meines Erachtens optimal ist, wenn Menschen an einer Autoimmunerkrankung oder anderen chronischen Gesundheitsproblemen leiden. Sie müssen alle Möglichkeiten ausschöpfen, um gesund zu werden und bei bestmöglicher Gesundheit zu bleiben. Meiner Ansicht nach gehört dazu auch das tierische Protein, aber die letztendliche Entscheidung liegt natürlich bei Ihnen.

Erfahrungsbericht

Im August 2012 erhielt ich die Diagnose Multiple Sklerose. Die Symptome setzten plötzlich ein: Kribbeln und Taubheit im rechten Arm und beiden Händen, Harndrang, Probleme mit der geistigen Leistungsfähigkeit und Benommenheit, Kreuzschmerzen und eine Fußhebeschwäche rechts. An einem Sonntag spielte ich noch Golf und am darauf folgenden Freitag brauchte ich bereits einen Gehstock. Ich war erschrocken und wusste nicht, was los war. Man unterzog mich einer fünftägigen intravenösen Behandlung mit Steroiden. Ich begann mit Physio- und Ergotherapie sowie mit einer Sprachtherapie gegen meine Wortfindungsstörungen.

Voller Verzweiflung recherchierte ich im Internet und las so viel ich konnte über Multiple Sklerose. Ich versuchte, das Thema Ernährung mit meinem Neurologen zu besprechen, weil ich las, dass eine glutenfreie Ernährung für Menschen mit Autoimmunerkrankungen von Nutzen sein kann. Er empfahl mir, bei meiner „ausgeglichenen“ Ernährung zu bleiben, weil die glutenfreie Ernährung wohl nur eine Modeerscheinung und zudem schwer durchzuführen sei. Im Oktober 2012 suchte ich einen ganzheitlichen Behandler auf, der mir empfahl, Gluten, Milchprodukte und Eier von meinem Speiseplan zu streichen und dann einen Allergietest machen zu lassen. Zu dieser Zeit stieß ich auf Dr. Wahls, deren Geschichte mir Hoffnung gab. Ich begann mit den neun Tassen Obst und Gemüse und aß mageres Biofleisch, jede Menge Wildfisch, Meeresalgen und auch Innereien (obwohl ich mich damit schwertue). Die Ergebnisse meiner Allergietests ergaben dann auch tatsächlich, dass ich auf Gluten, Milchprodukte, Eier, Soja und Mandeln äußerst empfindlich reagierte. Diese Untersuchungen bestätigten mich in meiner Ernährungsumstellung nach Dr. Wahls.

Wenn Sie auf stark entzündungsfördernde Nahrungsmittel verzichten und sie durch die oben genannten ersetzen, kann Ihr Körper gesund werden. Seit ich das Wahls-Programm beherzige, sind vier Monate vergangen, und mein Vitamin-D-Spiegel ist von 17µg/l auf 52µg/l gestiegen, meine Medikamentendosis wurde reduziert und ich habe mehr als 6 kg abgenommen. Ich treibe nun Sport, laufe mehrmals in der Woche mehr als drei Kilometer und gehe täglich fast fünf Kilometer, ich fahre Rad, schwimme, mache Krafttraining, meditiere und mache täglich Dehnübungen. Ich bereite meine Smoothies und „echtes" Essen in meiner eigenen Küche zu. Die Zeiten, in denen ich drei oder vier Mal wöchentlich essen ging oder etwas zum Mitnehmen kaufte, sind endgültig vorbei. Durch diese Art der Ernährung habe ich mehr Energie, der Nebel in meinem Gehirn hat sich gelichtet, ich habe auch keine Wortfindungsstörungen mehr, meine Haut sieht großartig aus, und ich bin flinker im Kopf und präsenter. Diese Art der Ernährung ist nicht ganz einfach, und auch meine Familie musste sich in mancher Hinsicht anpassen, doch letzten Endes habe ich mich für die Gesundheit entschieden. Ich bin mehr im Einklang mit meinem Körper und versorge ihn mit der Nahrung, die er braucht, damit es ihm gut geht.

Michelle M., Baltimore, Maryland

Teil 3: Meeresalgen und Innereien

In grauer Vorzeit, vor Millionen von Jahren, waren unsere Urahnen Jäger und Sammler in den Savannen Afrikas. Nahrung war wertvoll, und wenn sie ein kleines Tier erlegten, aßen sie außer dem Muskelfleisch auch die Leber, das Herz, die Nieren und das Gehirn. Sie profitierten auch von der Jagd auf größere Raubtiere wie Löwen: Wenn Löwen ihre Beute töteten, fraßen sie die inneren Organe zuerst. Hyänen und Schakale fraßen das Muskelfleisch. Unsere Vorfahren konnten jedoch schon primitive Werkzeuge zum Aufbrechen des Schädels und der langen Knochen benutzen, um an das Gehirn und das Knochenmark zu gelangen, die ausgezeichnete Quellen von DHA (Docosahexaensäure) sind, einem wichtigen Nährstoff für das Gehirnwachstum.

Sie wateten auch durch die Küstengewässer und versorgten sich mit Meeresfrüchten, wobei sie mit ihren Werkzeugen die verschiedenen

Muscheln öffneten, die sie fanden. Jodreiche Meeresalgen und Meeresgemüse mit einer hohen Mineralstoffkonzentration standen ebenfalls auf dem Speiseplan. Allgemein wird angenommen, dass die Anpassungen zu einem Wettbewerbsvorteil in Bezug auf das Überleben und zur Entwicklung eines größeren, komplexeren Gehirns führte.[24]

Wenn es bei diesem großen Gehirn bleiben soll, dürfen wir und unsere Nachkommen uns beim Verzehr aber nicht auf das Muskelfleisch beschränken und wir müssen auch Meerespflanzen essen, die uns noch mehr Vitamine, Mineralstoffe und Antioxidanzien liefern.

Sind wir Geschöpfe des Meeres?

Das Leben begann vor mehr als drei Milliarden Jahren im mineralstoffreichen Meer. Der Mineralstoffgehalt in unserem Blut ist ein Spiegel dieser Urmeere: Wir tragen immer noch einen kleinen Teil des Ozeans in uns. Ich glaube, dass der menschliche Körper genau deshalb so positiv auf die Pflanzennahrung aus den Meeren reagiert. Meeresalgen sind voller mineralhaltiger Nährstoffe und nützlicher Vitamine. Sie können täglich Romanasalat und Grünkohl essen, wenn Sie aber Meeresalgen auf Ihrem Speiseplan ergänzen, hebt das Ihre Ernährung auf eine ganz neue Stufe. (Hier sei noch einmal daran erinnert, dass Menschen mit Schilddrüsenproblemen oder einer Jodunverträglichkeit eine eventuelle Hinzunahme jodhaltiger Meeresalgen unbedingt mit ihrem Behandler besprechen müssen; Anm. d. Übers.).

Meeresalgen werden seit Jahrtausenden zu therapeutischen Zwecken verwendet – in Badeorten und in der Ernährung.[25] Damals legten die Menschen große Entfernungen zurück oder betrieben Tauschhandel, um an Meeresalgen zu gelangen. Es mag ihnen nicht bewusst gewesen sein, dass es sich dabei um großartige Mineralstofflieferanten handelte, doch intuitiv erkannten sie den Wert dieser wichtigen Nahrungsquelle. Insbesondere bei den traditionellen Küstenbewohnern gehörten Meeresalgen zu ihrer natürlichen Ernährung, und die Einwohner Japans und Okinawas deckten damit seinerzeit 10 bis 15 Prozent ihres Nahrungsbedarfs. Die Menschen dieser Kulturen leider sehr viel seltener an Herzkrankheiten, Diabetes und Autoimmunerkrankungen, obwohl die Japaner und die

Bewohner Okinawas starke Raucher sind und einen vergleichsweise hohen Salzkonsum haben. Da sich die jungen Menschen jedoch zugunsten der an Einfachzuckern und raffinierten Kohlenhydraten reichen Ernährung amerikanischer Prägung von ihren althergebrachten Ernährungsgewohnheiten abwenden, gibt es inzwischen Hinweise darauf, dass auch bei ihnen diese chronischen Erkrankungen stetig auf dem Vormarsch sind.

Meerespflanzen verfügen über ein Nährstoffprofil, das im wahrsten Sinne des Wortes einzigartig und sonst nirgends zu finden ist. Insbesondere sind sie eine großartige Quelle für Jod, das viele wichtige Aufgaben im Körper hat.[26] Die Schilddrüse, das Steuerungsorgan des Stoffwechsels und des Energieniveaus im Körper, ist in hohem Maße auf Jod angewiesen. Außerdem gehört Jod zum Arsenal der Leukozyten, der weißen Blutkörperchen, und spielt eine Rolle beim Angriff und der Vernichtung von Viren, Bakterien und Krebszellen. Jod unterstützt den Körper auch bei der richtigen Aufbereitung und Ausscheidung von Schwermetallen wie Blei und Quecksilber. Wenn Mineralstoffe, Vitamine und Antioxidanzien in Ihrer Ernährung bisher keine große Rolle spielen oder gespielt haben, und Sie oder jemand in Ihrer Familie von neurologischen oder kardiovaskulären Problemen betroffen ist, ist die Wahrscheinlichkeit größer, dass in Ihrem Fettgewebe – und dabei müssen Sie auch an das Fettgewebe in Ihrem Gehirn denken – Toxine wie Blei und Quecksilber gespeichert sind. Bei einem Jodmangel kommt es zu Problemen mit einer vergrößerten Schilddrüse (Kropf) und einer Unterfunktion (Hypothyreose). Es ist auch sehr viel wahrscheinlicher, dass die Infektionsabwehr nicht so gut funktioniert, zum Beispiel im Falle einer Lyme-Borreliose.

Die Zufuhr von Jod und Spurenelementen ging in den Vereinigten Staaten im Laufe des letzten halben Jahrhunderts immer stärker zurück, teilweise, weil Ärzte ihren Patienten eine salzarme Ernährung empfahlen. Jodsalz war für die meisten Amerikaner die primäre Jodquelle. Und um das Ganze noch schlimmer zu machen, werden unsere Nahrungsmittel ständig mit Halogenverbindungen angereichert, die sich störend auf die Jodrezeptoren in unseren Zellen auswirken, hauptsächlich durch die Fluoridierung und Chlorierung von Wasser und den Zusatz von Brom zu Nahrungsmitteln. (Die chemischen Elemente der Halogene sind Salzbildner, Jod ist auch ein Halogen; Anm. d. Übers.) Da diese Halogene dem Jod chemisch ähnlich sind, konkurrieren sie um die Jodrezeptoren. (Einige Nahrungsmittel wie Soja, Leinsamen und roh verzehrtes Kohlgemüse können die Jodaufnahme ebenfalls leicht behindern, solange sie aber nicht im Übermaß konsumiert werden, überwiegen die Vorzüge dieser Nahrungsmittel gegenüber diesem Gesichtspunkt.)

Es stimmt, dass wir wesentlich mehr Salz zu uns nehmen und dass die Ärzte sich gegen diesen Trend aussprechen, doch das Salz, von dem wir tendenziell am meisten aufnehmen, steckt in industriell verarbeiteten Nahrungsmitteln und Fertigprodukten und enthält nicht immer Jod. In den USA wird seltener zu Hause gekocht, daher verwenden die Menschen weniger jodiertes Salz oder sie greifen auf andere Arten zurück. Die Schilddrüsenunterfunktion (Hypothyreose) ist auf dem Vormarsch, einigen Schätzungen zufolge liegt der Anteil der betroffenen amerikanischen Frauen bei 10 bis 25 Prozent.[27] Glücklicherweise müssen Sie Ihr Essen nicht stärker salzen, um mehr Jod aufzunehmen. Meeresalgen sind eine großartige natürliche Jodquelle.

Sie enthalten außerdem noch viele andere wertvolle Mineralstoffe, darunter Kalzium, Kupfer, Chrom, Eisen, Lithium Mangan, Magnesium, Kalium, Selen, Silizium, Schwefel, Vanadium und Zink. Außerdem sind die Vitamine der B-Gruppe (B_1, B_2, B_3, B_5, B_6, B_9) und die Vitamine A, C, E und K enthalten. Zu den anderen nützlichen Bestandteilen gehören Alginsäuren, die die Ausschwemmung von Lösungsmitteln, Kunststoffen, Schwermetallen und sogar von Radioaktivität aus dem Körper sehr unterstützen[28], sowie U-Fucoidan, das die Schlagkraft der Leukozyten bei der Bekämpfung chronischer Virusinfektionen erhöht.[29]

Ein Warnhinweis

Wegen der Strahlenemission aufgrund des Erdbebens mit Tsunami im Jahr 2011 in Japan und der darauf folgenden teilweisen Kernschmelze in den Atomreaktoren fragen sich viele Menschen, ob die Meeresalgen aus Japan und China noch empfohlen werden können. Ich kaufe meine Meeresalgen heute von Firmen, die in Kanada und im US-Bundessstaat Maine ansässig sind. Um der Vorteile willen, achte ich auf Kelp in Pulverform und Dulse-Flocken (Dulse ist eine Rotalge) aus sauberen Gewässern sowie nachhaltiger biologischer Bewirtschaftung, die auf Radioaktivität, Schwermetalle und Pestizide getestet wurden, damit ich zusätzliche Sicherheit habe. Über getrocknete Meeresalgen können Sie sich auf im Abschnitt Ressourcen informieren. (Deutschsprachige Verbraucher können im Supermarkt, im Bio-Fachmarkt, im Reformhaus sowie bei den Verbraucherzentralen nachfragen, um die entsprechenden Auskünfte einzuholen; Anm. d. Übers.)

Es gibt Tausende unterschiedlicher Meeresalgen, sie werden in drei Gruppen eingeteilt: grüne, braune und rote. Die Farben weisen auf die Art des Chlorophylls hin, das in der Pflanze enthalten ist. Grünalgen wie Meersalat (Lappentang) müssen im Flachwasser in Küstennähe wachsen. Braunalgen können etwa 30 Meter und Rotalgen etwa 120 Meter unter der Wasseroberfläche gedeihen. Um den größten Nutzen daraus zuziehen, sollten wir Algen aller Farben zu uns nehmen.

Das ist gar nicht so schwierig, wie es scheint. Es ist Ihnen vielleicht nur noch nicht aufgefallen, aber in Ihrem Supermarkt und ziemlich sicher auch in Ihrem Bioladen gibt es zumindest einige abgepackte Sorten, aus denen Sie wählen können. Meeresalgen gibt es in verschiedenen Darreichungsformen, zum Beispiel frisch, als Konzentrat, in Flocken und als Pulver.

Warnhinweis für Schilddrüsenpatienten

Wenn Sie wegen einer Schilddrüsenunter- oder überfunktion in Behandlung sind, ändert sich sehr wahrscheinlich die Dosierung Ihres Medikaments, wenn Sie Meeresalgen in Ihren Speiseplan aufnehmen. Besprechen Sie mit Ihrem Arzt, wie vorzugehen ist. Führen Sie die Algen langsam ein, zuerst einmal pro Woche und kochen Sie sie mit Ihren Nahrungsmitteln mit. Steigern Sie Häufigkeit und Menge nur allmählich und lassen Sie Ihre Schilddrüsenwerte ärztlich überwachen. Es könnte sich herausstellen, dass Ihre Medikamentendosis verringert (sehr selten erhöht) werden muss. Gehen Sie bitte langsam vor und arbeiten Sie eng mit Ihrem Arzt zusammen.

Wenn Sie keine Schilddrüsenmedikamente einnehmen müssen, schlage ich vor, jeden zweiten Tag eine kleine Menge Meeresalgen zu sich zu nehmen und das über einen Zeitraum von einem Monat beizubehalten. Verwenden Sie abwechselnd verschiedene Algen. Am besten geeignet sind Kelp-Pulver und Dulse-Flocken. Beginnen Sie mit ¼ Teelöffel jeden zweiten Tag über einen Zeitraum von einem Monat. Wenn Sie diese Menge gut vertragen, können Sie einen weiteren Monat lang täglich ¼ Teelöffel nehmen. Würzen Sie einfach Ihre gekochten Speisen damit. Auch frische oder getrocknete Algen können beim Kochen zugegeben werden. Es geht letztlich nur darum, die Menge allmählich zu steigern. Nachfolgend präsentiere ich Ihnen meine Vorstellung davon, zu welcher Tagesdosis Sie sich beim Paläo-Programm „hocharbeiten" sollten. Wählen Sie täglich aus den folgenden Vorschlägen:

- *Frisch* (oder eingeweicht, sodass das Frischevolumen wieder erreicht wird): ca. 70 g (Etwa 28 g getrocknete Meeresalgen ergeben eingeweicht ungefähr eine Tasse frische Algen.)
- *Flocken*: 1 Teelöffel
- *Pulver*: ¼ Teelöffel

Erfahrungsbericht

Kurz vor Weihnachten 2011 gestand ich ein paar guten Freunden schließlich, dass bei mir eine schubförmig remittierende MS (RR-MS) festgestellt worden war. Am nächsten Tag erhielt ich eine E-Mail mit einem Link zu Dr. Wahls TEDx-Gespräch – was ich dort hörte, sprach mich an. Ich sah mir den Beitrag immer wieder an und war dankbar dafür, dass ich nun wusste, dass mein Verlangen nach Leber und Zwiebeln einmal im Monat genau das war, was ich brauchte! Ich erinnerte mich daran, dass ich früher mit meiner Großmutter an Knochen herumknabberte und mit meiner Schwiegermutter oft Sardinen aß – das zauberte mir ein Lächeln ins Gesicht und gab mir Hoffnung. Das Ernährungsprogramm von Dr. Wahls leuchtete mir sofort ein. Ich begann noch am selben Tag damit und innerhalb einer Woche stellte ich fest, dass sich der Druck in meinem Kopf erheblich verändert hatte, ebenso mein Sehvermögen und meine Fähigkeit „geradeaus zu denken".

Debra K., Accord, New York

Organ-isieren Sie sich

Meine Patienten haben mit dem Verzehr von Innereien größere Problem als mit den Algen. Ich weiß nicht genau, warum das so ist, denn nur wenige Generationen zuvor waren Innereien ein häufiger Bestandteil unserer Ernährungsweise. Ich besitze das Kochbuch meiner Urgroßmutter, die Ausgabe des *Compendium of Cookery and Book of Knowledge* (zu Deutsch etwa: „Leitfaden für die Küche und alles, was man wissen muss“) von 1890 und das *Fanny Farmer Cookbook* (zu Deutsch etwa: „Fanny Farmers Kochbuch“) von 1939. Beide enthalten viele verschiedene Rezepte mit Innereien und anderen, heute nur noch selten verwendeten Teilen des Tieres. Meine Urgroßmutter kannte Rezepte für gekochten Kalbskopf, Bries (die Thymusdrüse des Kalbes; Anm. d. Übers.), Hirn, Zunge, Kutteln, Herz und Leber, die alle für das Kochen über offenem Feuer oder auf einem Holzofen gedacht waren. Ich erinnere mich daran, wie meine eigene Mutter mindestens einmal wöchentlich Leber mit Zwiebeln zubereitet hat, und wir Kinder haben uns den Bauch vollgeschlagen. Aus welchen Gründen auch immer sind die Amerikaner jedoch ein wenig zurückhaltend gegenüber dieser gesunden Angewohnheit geworden.

Bei seiner Studie über die Ernährungsgewohnheiten traditioneller Gesellschaften auf der ganzen Welt untersuchte Weston A. Price auch Innereien und fand heraus, dass sie eine Menge „kraftvolle Beschleuniger“ enthielten (den Begriff Vitamine gab es damals noch nicht).[30] In tierischen Proteinen, insbesondere in Innereien, konzentrieren sich fettlösliche und wasserlösliche Vitamine. Leber hat den höchsten Gehalt an der gesamten B-Vitamin-Gruppe, und ist damit die beste Vitamin-B_{12}-Quelle. Innereien, auch hier wieder insbesondere die Leber, sind reich an Vitamin A (Retinol), das viele äußerst wichtige Aufgaben in unseren Zellen hat. Leber enthält auch das vollständige Vitamin D (Cholecalciferol). Innereien enthalten außerdem reichlich Mineralstoffe in leicht verwertbarer Form wie Zink, Magnesium, Phosphor und andere.

Leber, Herz, Nieren und andere Innereien enthalten viele fettlösliche Vitamine, das sind Vitamin E, Vitamin D, Vitamin K und Vitamin A (Merkwort: EDeKA, der Begriff ist jedem geläufig; Anm. d. Übers.), aber auch viele B-Vitamine (die zu den wasserlöslichen gehören), und ein Weidetier aus biologischer Aufzucht ist zudem noch eine gute Quelle für essenzielle Fettsäuren, auch die erwünschten Omega-3-Fette. Innereien enthalten viel Kreatin, Carnitin, Alpha-Liponsäure und Ubiquinon (Coenzym Q), und all das wird für eine optimale Mitochondrienfunktion benötigt. In jungen Jahren können wir zwar Coenzym Q selbst bilden, doch ab einem Alter vor etwa 50 Jahren lässt diese Fähigkeit langsam nach (vor allem, wenn wir bestimmte Medikamente einnehmen müssen, insbesondere Statine, die bei hohem Cholesterinspiegel verschrieben werden).

Innereien haben einen intensiveren Geschmack als Muskelfleisch, sodass sie einer gewissen Gewöhnung bedürfen, aber es gibt köstliche Zubereitungsmöglichkeiten. Hier sind einige entscheidende Tipps (mehr Ideen finden Sie im Rezeptteil am Ende des Buches):

Essen Sie mehrmals pro Woche Innereien, insgesamt etwa 350 g pro Woche. Achten Sie auf eine möglichst schonende Zubereitung, damit sie saftig bleiben und nicht so viele Vitamine verlieren: Zu stark durchgebratene oder durchgegarte Innereien sind trocken, zäh und schmecken nicht so gut. (Innereien sollten unbedingt erst nach der Zubereitung gesalzen werden, nicht vorher; Anm. d. Übers.)

Beginnen Sie mit Herz. Damit lässt sich vielleicht am besten anfangen, denn es sieht so aus, als hätten Sie ein gutes Steak auf dem Teller. Beachten Sie bitte, es gibt keine bessere Quelle für Coenzym Q als Herzmuskelfleisch. Schneiden Sie Leber in kleine Stücke und mixen Sie sie mit Wasser zu einer Art Leber-Farce. Die können Sie zur nächsten Suppe oder ins Chili geben, so kann man Innereien ganz gut „verstecken". Oder verarbeiteten Sie sie zu einer Pastete.

Geben Sie Kelp oder Dulse dazu, um Ihre Innereien-Rezepte mit mehr Spurenelementen anzureichern. So haben Sie beides in einem Gericht!

Erfahrungsbericht

Im Juli 2012 wurde MS bei mir festgestellt und, ganz ehrlich, ich war mir nicht sicher, was mir bevorstand. Seit meiner Diagnose und dank meiner Schwester kümmerte ich mich ziemlich schnell darum, das wieder in Ordnung zu bringen, und ich begann sofort mit einer ausgedehnten Recherche über das Wahls-Programm. Ich bin immer sehr aktiv und fit gewesen, und ich dachte, ich hätte mich auch gut ernährt, aber jetzt weiß ich, dass ich mich mit Hormonen und Chemikalien abgefüllt habe. Heute esse ich nur Bio-Lebensmittel ohne hormonelle Belastung. Jeden Morgen bereite ich einen Smoothie zu aus etwa drei Tassen Grünkohl, Petersilie, gekeimtem Sesam, gekeimten Sonnenblumen- und Kürbiskernen, gekeimten Walnüssen, Ingwer, Meersalz, Spirulina-Pulver, Kefir und etwas Obst (verschiedene Sorten). Das sind etwa 180 g für Frühstück und Abendessen. Einmal pro Woche versuche ich, Innereien zu essen, mehrmals pro Woche Wildfisch, Sushi und Salat aus Meeresalgen. Ich meide die Nahrungsmittel, auf die ich allergisch reagiere, dazu gehören auch Milchprodukte, und ich habe alle sechs Amalgamplomben in meinen Zähnen entfernen lassen. Ich strenge mich sehr an, um alle Empfehlungen von Dr. Wahls vollständig zu befolgen und bin über meine Gesundheit glücklich.

DeLeia A., Indianapolis, Indiana

Teil 4: Mehr Rohkost, eingeweichte und fermentierte Nahrungsmittel

Enzyme sind Katalysatoren, die dem Körper die Arbeit erleichtern. Sie unterstützen chemische Reaktionen, zum Beispiel die Abläufe, die für Verdauung und Resorption von Nährstoffen notwendig sind. Mit zunehmendem Alter sinkt unsere Fähigkeit, Enzyme zu bilden. Kommt eine nährstoffarme Ernährungsweise hinzu, verschlechtert sich die Situation. Eine Versorgung mit den benötigten Verdauungsenzymen über die Ernährung gewährleistet eine bessere Verdauung und Nährstoffresorption.[31] Dafür gibt es drei Möglichkeiten:

1. mehr Rohkost
2. mehr eingeweichte Nahrungsmittel
3. mehr fermentierte (vergorene) Nahrungsmittel.

Rohkost

In den Anfängen ernährten sich unsere Vorfahren nur von roher Kost. Selbst als sie vor etwa 500 000 Jahren damit begannen, ihr Essen zu kochen, wurde immer noch ein großer Teil roh verzehrt, auch Fleisch. Durch das Kochen werden die Zellwände aufgebrochen, einige Verdauungsvorgänge werden erleichtert und mehr Vitamine und Mineralstoffe aufgenommen, aber auch rohe Pflanzen- und Fleischnahrung enthält insgesamt so viele Enzyme, dass diese den Verdauungsprozess für das jeweilige Nahrungsmittel einleiten. Durch eine Erhitzung von über 47°C werden jedoch alle diese hilfreichen Verdauungsenzyme denaturiert (das heißt, sie verändern ihre Form), und das bedeutet, dass ihre biologische Aktivität verloren geht, sie werden also im Wesentlichen zerstört. Bedenkt man, wie hoch die Nährkraft von tierischem Protein ist, wäre es bedauerlich, wenn man auf einen Teil davon verzichten würde, doch genau das tun viele Menschen, wenn sie ihr Fleisch und Gemüse kochen – insbesondere, wenn sie es verkochen (zu heiß und zu lange).

Ein interessantes Beispiel: Die ersten Erforscher des Nordpolargebietes, die sich von ihrem mitgeführten gewohnten gekochten Essen ernährten, starben alle. Die Forscher, die nach ihnen kamen und sich für die Ernährung der einheimischen Inuit entschieden (d. h. für den Verzehr von rohem Fleisch), überlebten und nahmen bei dieser Extremerfahrung sogar noch an Gewicht zu, obwohl sie weder in dem Gebiet heimisch, noch an das Klima gewöhnt waren.

Zur traditionellen Ernährung vieler Jäger und Sammler gehörten nicht nur rohes Gemüse und Obst, Nüsse und Samen, sondern auch rohes Fleisch und roher Fisch sowie gesäuertes und geräuchertes sowie gepökeltes Fleisch, das eher auf diese Art zubereitet wird als durch Erhitzen.[32]

Ein Warnhinweis

Wenn Sie sich für den Konsum von rohem Fleisch entscheiden, gehen Sie bitte folgendermaßen vor: Frieren Sie das Fleisch für mindestens zwei Wochen ein und marinieren Sie es dann 24 Stunden vor dem Verzehr in Essig und Salz. Damit wird das Risiko einer Belastung durch Bakterien und Parasiten zwar gesenkt, aber nicht völlig beseitigt, sodass Sie sich dabei der sehr realen Infektionsgefahr bewusst sein müssen. Besonders hoch ist sie bei Fleisch aus industrieller Viehzucht und großen Mastbetrieben, den Feedlots. (Dabei handelt es sich um riesige Mastbetriebe, besonders im Süden und Westen der USA, wo teilweise mehrere zehntausend Tiere bis zur Schlachtreife gemästet werden; Anm. d. Übers.)

Erfahrungsbericht

Seit ich meine Ernährungsgewohnheiten geändert habe, habe ich über einen Zeitraum von mehr als vier Wochen unter keinem einzigen MS-Symptom mehr gelitten. Meine Haut ist reiner geworden, ich schlafe besser, das Medikament gegen mein Sodbrennen (Säurereflux) habe ich abgesetzt und mein Schwindelgefühl sowie die Probleme mit dem Gleichgewicht sind deutlich zurückgegangen. Ich ernähre mich nach dem Paläo-Programm und esse nichts Abgepacktes, es sei denn, es handelt sich um Fleisch von Weidetieren. Ich verzichte auf Getreide, Zucker, Soja, lebe ohne chemische Zusätze, kaufe so oft wie möglich Biolebensmittel und viel Obst und Gemüse in allen Farben. Es macht mir Spaß, neue und bunte Nahrungsmittel zu entdecken, die gut schmecken! Alles ist jetzt so viel frischer, und ich weiß es durchaus zu schätzen, dass ich nicht mehr von den täglichen Muskelkrämpfen in der Brust betroffen bin, die sich immer wie ein Herzinfarkt angefühlt haben! Ich treibe drei- bis viermal pro Woche Sport: Radfahren, Schwimmen, Laufen, Freiübungen und einmal in der Woche Yoga. Dr. Wahls hat mich inspiriert und ungeheuer ermutigt. Hätte ich ihr Video über die Ernährung der Mitochondrien nicht gesehen, hätte ich nicht im Traum daran gedacht, dass mich meine Ernährung vor Schmerzen und Leiden bewahren könnte.

Jodi M., Thornton, Denver, Colorado

Heutzutage birgt der Konsum von rohem Fleisch leider Gesundheitsrisiken, denn wenn es in riesigen Mengen bearbeitet wird und, wie in den großen, fleischverarbeitenden Betrieben üblich, gleich von Hunderten von Tieren auf einmal, steigt die Wahrscheinlichkeit einer Belastung durch Fleisch von kranken Tieren. Aus diesem Grund (siehe auch den Warnhinweis) empfehle ich rohes Fleisch im Allgemeinen nicht.

Es gibt natürlich auch Zeiten und Gelegenheiten, in denen nichts dagegen einzuwenden ist: Ein gut zubereitetes Tatarbeefsteak aus einer vertrauenswürdigen Quelle, zum Beispiel, oder Sushi in einem Restaurant, in dem verantwortungsbewusst gearbeitet wird. Auf jeden Fall muss man bei der Auswahl seiner Bezugsquelle sehr vorsichtig sein.

Ein wesentlich sichererer Weg ist, sich von viel rohem Obst und Gemüse zu ernähren und unbelastetes Fleisch, vorzugsweise direkt vom Biobauern Ihres Vertrauens, so kurz wie möglich im Niedertemperatur-Garverfahren zuzubereiten. Essen Sie Ihr Fleisch roh, wenn Sie das können, oder zumindest so schonend zubereitet wie möglich, damit Sie es mit Freude genießen können. Ergänzen Sie Ihren Speiseplan um Pökelfleisch und Pökelfisch, wann immer möglich.

Rohes Obst und Gemüse bekommen Sie natürlich überall und es ist einfach zu essen. Ich esse es gerne zu jeder Mahlzeit, ob als großen Salat oder Obst zum Nachtisch oder ich mixe Obst und grünes Gemüse in meinen Smoothie. Wenn Ihr Magen gegen die Rohkost rebelliert, fangen Sie langsam mit kleinen Mengen an, damit sich Ihr System daran gewöhnen kann. Wenig Rohkost ist immer noch besser als gar keine!

Einweichen und Keimen

Es gibt eine weitere großartige Möglichkeit, um den Enzymgehalt Ihrer Nahrungsmittel zu erhöhen, und zwar durch Einweichen und Keimen. Mit dem Einweichen in Wasser wird der Keimungsprozess in Gang gesetzt und neutralisiert einige der Anti-Nährstoffe, die in Getreide und Hülsenfrüchten enthalten sind. Dazu muss die Einweichzeit 12 bis 24 Stunden betragen. Keimen geht noch eine Stufe weiter. Wenn Getreide und Hülsenfrüchte zu keimen beginnen, bilden sich Enzyme, die die Verdauung und Nährstoffresorption unterstützen. Durch Einweichen und Keimen werden alle ernährungsphysiologischen Vorzüge dieser Nahrungsmittel erschlossen, ohne dass Sie den potenziellen Schaden in Kauf nehmen müssen.

Auch wenn Sie beim Paläo-Programm nur zweimal in der Woche glutenfreie Getreide, Hülsenfrüchte und stärkehaltige Gemüse zu sich nehmen, sollten Sie das Getreide und die Hülsenfrüchte möglichst einweichen, um den größtmöglichen Nutzen daraus zu ziehen. Ebenso sollten Sie Nüsse und Samen vor dem Verzehr einweichen, wenn Sie die Zeit dazu haben. Sie enthalten ebenfalls Anti-Nährstoffe, wenn auch weniger als Getreide und Hülsenfrüchte. Trotzdem werden durch das Einweichen mehr gesunde Enzyme aktiviert.

Aber wie geht das? Der erste Schritt ist das Einweichen, damit der Keimprozess problemlos gelingt.[33] Geben Sie Ihr Getreide, die Hülsenfrüchte, Nüsse oder Samen in einen Glasbehälter, bedecken Sie sie mit Wasser und lassen Sie sie bis zu 24 Stunden lang quellen, um den Keimprozess in Gang zu setzen. Dadurch erhöht sich das Enzym Phytase, das diese unerwünschten Mineralstoffe bindenden Phytate, die Trypsinhemmstoffe und die toxischen Lektine, beseitigt. Nüsse beginnen auch andere Enzyme zu bilden wie Trypsin, damit sie leichter verdaulich werden. Wurden die Nahrungsmittel bestrahlt, keimen sie zwar nicht, trotzdem werden die Anti-Nährstoffe durch das Einweichen verringert.

Nach der anfänglichen Einweichzeit können Sie den Keimprozess bis zur eigentlichen Keimung – möglicherweise stellen Sie erst mal gar keinem sichtbaren Unterschied fest – in einer Keimbox fortsetzen, aus der das Wasser ablaufen kann, denn Sie müssen das Keimgut dreimal täglich spülen. (Solche Keimboxen bekommen Sie im Gartencenter, Keimgläser sind meist auch im Bioladen erhältlich; Anm. d. Übers.) Der Enzymgehalt steigt in den ersten drei Tagen rasch an. Da ich daran am meisten interessiert bin, unterbreche ich den Keimvorgang im Allgemeinen am dritten Tag und verwende das Keimgut zum Kochen, esse es roh[34] oder trockne es bei weniger als 47°C zur späteren Verwendung. (Eingeweichte Nüsse und Samen sind gerne ein wenig zäh, aber wenn man sie trocknet, werden Sie wieder knackig.)

Nüsse, Nüsse Nüsse!

Vergessen Sie geröstete Nüsse. Rohe Nüsse sind ein wichtiger Nahrungsbestandteil, denn sie liefern einige Hauptnährstoffe. Ich rate dazu, sie einzuweichen oder zu keimen und roh zu essen, insbesondere Mandeln, Walnüsse, Sonnenblumenkerne und Haselnüsse. Walnüsse sind eine gute Quelle für die gesunden Omega-3-Fettsäurem. Mandeln und Sonnenblumenkerne enthalten sehr viel Vitamin E, das aus acht fettlöslichen Komponenten (den Tocopherolen und Tocotrienolen) besteht und ein hochwirksames Antioxidans sowie ein wichtiger Schutzstoff für das Myelin im Gehirn ist. Es schützt auch die Zellmembranen vor Schäden durch freie Radikale. Essen Sie täglich bis zu etwa 115 g eingeweichte Nüsse. Kaltgepresste Öle, zum Beispiel Walnuss- und Mandelöl, eignen sich auch hervorragend für Salatsoßen und Smoothies. (Nie über 47°C erhitzen, sonst werden die essenziellen Öle und die zugehörigen Antioxidanzien zerstört.)

Manche Menschen reagieren auf Nüsse von Bäumen allergisch oder zumindest empfindlich und vertragen sie nicht. Bekommen Sie Kopfschmerzen, werden Sie müde oder verschlechtert sich ein anderes störendes Symptom, dann sollten Sie sie meiden. Versuchen Sie es stattdessen mit gekeimten Sonnenblumen- oder Kürbiskernen. Bereiten auch sie Probleme, brauchen Sie andere Vitamin-E-Quellen, zum Beispiel Avocado- oder Olivenöl. Wenn Sie unter schweren Nahrungsmittelallergien leiden, sollten Sie immer Ihren Arzt konsultieren.

Lassen Sie Getreide, Hülsenfrüchte, Nüsse und Samen mindestens 24 Stunden lang quellen, und dann können Sie den Keimvorgang auch über die drei Tage hinaus fortsetzen, bis sich Sprossen und Blättchen bilden. Dann muss das Ganze aber sofort verzehrt werden. Sprossen sind anfällig für Bakterienbefall, der zu Durchfällen führen kann. (Auch das ist ein Grund, warum ich sie im Allgemeinen nicht länger als drei Tage keimen lasse, so ist das Risiko einer bakteriellen Belastung geringer.) Nach dem Quellen sollten Sie alles noch einmal gründlich abspülen. Danach könnten Sie zum Beispiel die Nüsse mit Wasser und Eis in einem leistungsstarken Mixer zu einer selbst gemachten Nussmilch verarbeiten. Oder sie mit einer Avocado als Grundlage für eine Dessertcreme verwenden. Oder Sie könnten Nüsse und Samen in einem Dörrautomaten bei niedrigster Temperatur über Nacht trocknen lassen und haben dann eine knusprige Zwischenmahlzeit voller Mineralstoffe, Enzyme und essenzieller Fettsäuren.

Fermentierte Nahrungsmittel

Jeder Mensch ist ein eigenes Ökosystem. Wir haben eine Billion Körperzellen und 100 Billionen Hefen, Bakterien und teilweise Parasiten, die auf und in uns leben. In jedem Augenblick laufen gleichzeitig zigtausende von ihnen gesteuerte chemische Reaktionen ab, und viele ihrer Abbauprodukte gelangen schließlich ins Blut, wo sie entweder die Gesundheit oder die Entwicklung einer Krankheit fördern.[35] Wir haben uns über Tausende von Generation gemeinsam mit diesen 100 Billionen von Mikroben entwickelt und im Laufe der Zeit durch Selektion für die beste gesundheitsfördernde Mischung in unserem Ökosystem gesorgt. Ich bezeichne diesen gesunden Mix aus Bakterien, Hefen und Parasiten als unsere „alten Freunde". Sie unterstützen uns bei der Verdauung unserer Nahrung und ihrer Abbauprodukte, sodass wir sie entweder nutzen oder gefahrlos ausscheiden können.

Die Wissenschaft versucht weiterhin, uns ein vertieftes Verständnis dafür zu vermitteln, wie diese Bakterien und Hefen Einfluss auf unsere Gesundheit nehmen, doch was wir bisher sicher wissen, ist dies: Alles, was wir essen, hat mit diesen Bewohnern in unserem Darm zu tun, der sogenannten Darmflora. Befördern wir da drin ein widerspenstiges „Gelichter" oder eine manierliche, gesundheitsfördernde Population aus guten bakteriellen Darmbewohnern?

Vor Tausenden von Jahren lernten unsere Vorfahren, sich die Milchsäuregärung zunutze zu machen, damit die während der Anbausaison überreichlich vorhandene Nahrung haltbar gemacht und gelagert werden konnte. Das Einlegen des Erntegutes mit Salz führte unter Luftabschluss zum Gärungsprozess, der nur möglich ist, wenn kein Sauerstoff hineingelangt. Vermutlich haben die Menschen zu Anfang Honig vergoren, um Met und schließlich Bier und Wein herzustellen. Anschließend versuchten sie es wohl mit Wurzeln und grünem Gemüse. Durch diesen auch Fermentation genannten Prozess stieg nicht nur die Menge der Vitamine und Antioxidanzien in diesen Nahrungsmitteln, sondern es wurde auch möglich, sie über den Winter zu lagern, wenn es kein frisches Obst und Gemüse gab.

Doch wir essen heute nicht mehr so wie unsere Vorfahren, und diese Veränderungen der Ernährungsweise sind auch für unsere Darmflora nicht folgenlos geblieben.

Wie sinnvoll sind probiotische Nahrungsergänzungen?

Die Einnahme von Probiotika (Mitteln, die Mikroorganismen wie Milchsäurebakterien enthalten), ist ohne eine veränderte Ernährungsweise sinnlos. Sie können die im Darm bereits vorhandenen 15 Milliarden lebender Kulturen um weitere 5 Milliarden pro Kapsel erhöhen, doch selbst diese scheinbar großen Mengen haben unter den 100 Billionen Bakterien und Hefen in und auf unserem Körper keine große Chance, eine Wirkung zu entfalten. Die Erweiterung Ihres Speiseplans um fermentierte Produkte – insbesondere selbst gemachte – ist eine wesentlich effektivere Art, dem Darm und dem ganzen System diese „guten" Bakterien wieder zuzuführen und sie gleichzeitig mit löslichen Ballaststoffen zu füttern (aus Gemüse, Samen und Obst, insbesondere mit Flohsamenschalen, gemahlenen Lein- oder Chiasamen, Pflaumen, Beeren, Mandeln, Hülsenfrüchten, Kohlsorten, Zwiebeln und Pilzen; bei den urzeitlichen Jäger- und Sammlergesellschaften war der tägliche Verzehr von 80 g Ballaststoffen üblich, die meisten stammten von nicht stärkehaltigen Gemüsesorten und Wurzeln[36]). Wenn Sie die „Bösen" dauerhaft mit zu viel Zucker und Stärke füttern, können die „Guten" nicht Fuß fassen. Wenn es Ihrem Darm wieder gut geht, haben probiotische Nahrungsergänzungsmittel eine größere Chance, in einer günstigen Umgebung zu gedeihen. Wenn Sie also Probiotika verwenden möchten, wechseln Sie mit den Arten ab, der größeren Vielfalt wegen.

Mit den Veränderungen der Ernährungsweise wie sie unsere Kultur in den letzten hundert Jahren durch die Hinzunahme von viel mehr kohlenhydratreichen Nahrungsmitteln wie Zucker, Weißmehl und weißen

Kartoffeln erlebt hat, wachsen und gedeihen die ungewohnten Bakterienarten, und unsere alten zuverlässigen Freunde sterben ab. Darüber hinaus machen Antibiotika den nützlichen Bakterien und Hefen den Garaus, sodass die „bösen Jungs" immer mehr die Oberhand gewinnen.

Streicht man industriell verarbeitete Nahrungsmittel und ersetzt sie durch grüne, schwefelhaltige und solche von intensiver Farbe (mit anderen Worten, durch die neun Tassen), werden die „guten" Darmbakterien mit den für ihr Gedeihen nötigen Ballaststoffen versorgt. Isst man zusätzlich fermentierte Nahrungsmittel, die lebende Kulturen enthalten, erhöht man die Anzahl der „guten" gesundheitsfördernden Milchsäurebakterienarten in der Darmflora und schafft dort allmählich wieder gesündere Verhältnisse. Daher werden fermentierte Nahrungsmittel auch oft als milchsauer vergoren bezeichnet. Bei den Ur-Gesellschaften kamen sie zu jeder Mahlzeit auf den Tisch. Bei Ihnen ist das (wie auch bei mir) ebenfalls möglich.

Eine Auswahl an fermentierten Nahrungsmitteln

Sie wissen nicht, welche Sie essen sollen? Hier sind meine Empfehlungen:

- *Joghurt*: Das wahrscheinlich häufigste fermentierte Nahrungsmittel in der amerikanischen Ernährung. Da Sie Milchprodukte jedoch meiden sollten, gilt es natürlich auch um alles Joghurt- und Kefirhaltige einen Bogen zu machen. Es gibt z. B. milchsauer vergorenen Mandelmilch- und Kokosmilchjoghurt, die mit frischen Beeren köstlich schmecken. (Im Internet findet man Anleitungen zum Selbermachen; Anm. d. Übers.) Entscheiden Sie sich für Produkte ohne Zucker.
- *Kombucha-Tee*: Das ist eine schmackhafte Kombination aus Hefen und Bakterien. Bei der Herstellung von Kombucha wird eine Muttersubstanz (eine pfannkuchenartige symbiotische Bakterien- und Hefekolonie, auch unter dem Namen „Kombucha-Pilz" bekannt; Anm. d. Übers.) zu grünem oder schwarzem Tee gegeben und etwas Zucker hinzugefügt, der aber von den Bakterien abgebaut wird. Kombucha erhalten Sie in Naturkostläden, Supermärkten und sogar

in manchen Drogeriemärkten. Natürlich können Sie ihn auch zu Hause selbst herstellen. (Das Rezept finden Sie am Ende des Buches im Rezeptteil.)

- *Kohl, Sauerkraut, Kimchi und eingelegtes Gemüse, milchsauer vergoren*. Das Rezept finden Sie am Ende des Buches im Rezeptteil.
- *Nährhefe* (*Saccharomyces cerevisiae*): Sie wird mehrere Tage auf Zuckerrohr- oder Zuckerrübenmelasse gezüchtet, dann durch Hitze abgetötet und getrocknet und bildet dadurch die typischen gelblichen Flocken. Sie enthält viele B-Vitamine, RNA (Ribonukleinsäure), Mineralstoffe und Proteine. Oft wird sie zusätzlich noch mit B-Vitaminen versetzt, auch mit Cobalamin (Vitamin B_{12}), was sie für Vegetarier besonders wertvoll macht. Nährhefe enthält jedoch natürliches freies Glutamat, das bei manchen Menschen als Excitotoxin wirkt und zu Kopfschmerzen und Reizbarkeit führen kann. (Wirken Excitotoxine auf Gehirnzellen ein, führen sie bei diesen zu einer Hypererregung. Die Gehirnzellen feuern dann ihre Impulse so schnell und so lange ab, bis die Zelle so erschöpft ist, dass sie abstirbt; Anm. d. Übers.) Durch Nährhefe kommt es zu keiner Vermehrung von Candida (einer gesundheitsschädlichen Hefe). Sie schmeckt kräftig, erinnert an Käse und macht es leichter, sich auf eine Ernährung ohne Milchprodukte einzulassen. Wenn sie ihnen zusagt, werden Sie sie absolut genießen. Haben Sie jedoch auch nur einen Anflug von Kopfschmerzen oder Probleme dadurch, lassen Sie sie weg. Bierhefe wird ebenfalls aus *Saccharomyces cerevisiae* hergestellt, ihr wird aber kein B_{12} zugesetzt, daher ziehe ich Nährhefe vor.
- *Alkoholische Getränke, die nicht aus Getreide hergestellt werden*: Da das Ausgangsprodukt von Bier und vielen Spirituosen Getreide ist, schlage ich vor, dass Sie sie meiden, außer, sie sind ausdrücklich als glutenfrei gekennzeichnet. Getreidefreie Spirituosen wie Rum, Wein und glutenfreies Bier sind erlaubt und fermentiert. (Sie sollten aber nicht mehr als ein kleines Glas Wein oder Bier trinken.)

> **Wissenswertes**
>
> Warum manche fermentierte Nahrungsmitteln Probleme bereiten (und was Sie dagegen tun können):
>
> Bei manchen MS-Betroffenen wird eine Überwucherung mit Candida albicans, einem schädlichen Hefenpilz, in Darm nachgewiesen.[37] Im Stoffwechsel von Candida (es gibt verschiedene Arten) entstehen Abfallprodukte, die für die Gehirnzellen und die Mitochondrien giftig sein und zu schwerer Müdigkeit und einem „benebelten" Gehirn führen können.[38] Antibiotikagaben im Kindes- oder Erwachsenenalter und/oder eine stark zucker- bzw. Kohlenhydratlastige Ernährungsweise, aber auch die Einnahme von Säureblockern[39] können die Ursache für die Überwucherung sein.
>
> Manche Candida-Patienten stellen vielleicht fest, dass sie keine Nährhefe und nicht einmal Pilze vertragen. Manche Menschen mit MS und anderen Autoimmunerkrankungen vertragen eventuell keine durch Hefegärung fermentierten Produkte wie Kombucha, Essig und Wein. Ich habe diese Nahrungsmittel nicht von meinem Speiseplan gestrichen, und die meisten meiner Klinikpatienten und Studienteilnehmer sind ebenfalls gut mit der Nährhefe zurechtgekommen, aber ich gebe zu, dass es dem einen oder anderen ohne Hefeprodukte und Pilze besser geht, darunter auch einigen MS-Patienten, die Wein und Essig nicht vertragen. Das ist ganz individuell, achten Sie also bitte darauf, wie gut oder schlecht Sie darauf reagieren.

Das ist das Wesentliche des Paläo-Programms: Fahren Sie Ihren Kohlenhydratkonsum zurück, essen Sie mehr Fleisch, erweitern Sie Ihren Speiseplan allmählich um Meeresalgen und Inneren und steigern Sie den täglichen Anteil an rohen, eingeweichten und fermentierten Nahrungsmitteln. Es wird nicht lange dauern, bis Sie einen deutlichen und wunderbaren Unterschied in Ihrer Gesundheit feststellen. Ihre Ernährung gleicht jetzt mehr der Ihrer Vorfahren, und dieses vorzeitliche, natürliche, gesunde Gefühl, sich richtig zu ernähren, hält wieder Einzug bei Ihnen. Bleiben sie dran, bleiben Sie stark und auch wenn Sie einmal „sündigen", dann üben Sie Nachsicht mit sich und gehen Sie wieder auf

Kurs. Das Paläo-Programm ist Ihr Weg, um gesund zu werden, und er hat bereits begonnen.

Im Folgenden sind alle Grundregeln für das Paläo-Programm zusammengefasst und daran schließt sich wieder der Speiseplan für eine Woche an.

Stufe 2: Das Paläo-Programm

Für das Paläo-Programm gelten alle Regeln des Basis-Programms (die neun Tassen, glutenfrei, keine Milchprodukte, und alle anderen Nahrungsmittel und Zubereitungsverfahren sind nicht oder nur eingeschränkt erlaubt, das gilt auch für Eier, Soja aus konventionellem Anbau, raffinierte Süßungsmittel und die Benutzung der Mikrowelle).

Dazu kommen die nachfolgenden Regeln. Essen Sie sich satt. Sie können die Menge an Gemüse, Obst und Fleisch entsprechend Ihrer Körpergröße nach oben oder unten korrigieren, Sie sollten aber darauf achten, dass das Verhältnis der Nahrungsmittel untereinander gleich bleibt. (So sollten Sie nicht einfach z. B. nur vom Grüngemüse weniger oder mehr nehmen, sondern die Menge aller Sorten gleichmäßig verringern oder erhöhen.)

- Erhöhen Sie den Anteil an Fleisch von Weidetieren und Wild sowie Wildfisch auf 250 g bis 350 g täglich, je nach Größe und Geschlecht. Davon sollten 450 g Ihres wöchentlichen Gesamtbedarfs an tierischem Protein auf frei lebenden Fisch (Kaltwasser; Hering, Sardinen, Lachs) entfallen.
- Erhöhen Sie den Anteil an frischen (wenn möglich) oder eingeweichten Meeresalgen allmählich auf etwa 70 g, einen Teelöffel getrocknete Flocken oder ¼ Teelöffel Algenpulver täglich.
- Decken Sie 350 g Ihres Gesamtbedarfs an tierischem Protein pro Woche durch Innereien.
- Nehmen Sie täglich milchsauer vergorene Nahrungsmittel zu sich.
- Essen Sie täglich bis zu etwa 115 g Nüssen und Samen, roh oder bis zu 24 Stunden eingeweicht.
- Beschränken Sie (weiße) Kartoffeln, glutenfreie Getreide und Hülsenfrüchte auf zwei Portionen pro Woche (maximal; vorzugsweise werden sie vollständig gemieden).

- Fette, die erhitzt werden dürfen, sind Ghee, Kokosöl, Schmalz oder andere tierische Fette wie Enten- und Hühnerfett. Vermeiden Sie alle Pflanzenöle zum Kochen außer Kokosöl.
- Streichen Sie alle nicht fermentierten Sojaprodukte von Ihrem Speiseplan (Tempeh und Miso sind erlaubt, aber Tempeh wird oft mit Getreide hergestellt, vergewissern Sie sich also, dass es glutenfrei ist; es zählt zu Ihren beiden wöchentlichen Getreideportionen).

Der Paläo-Programm-Wochenplan

Frühstück	Mittagessen	Abendessen
Tag 1		
Smoothie: – 1 Tasse Pak Choi (Senfkohl) – 1 Tasse Orangenspalten (2 kleine Orangen) – 1 Tasse Ananas – 1 EL Nährhefe – Wasser/Eis 2 mittelgroße Hähnchenbrustfilets ohne Haut (ca. 170 g)	1 Portion Pfannengericht nach Grundrezept* (Schweinekoteletts mit Rotkohl) *Salat:* – 3 Tassen Pak Choi – ½ Tasse Tomate – ½ Tasse rote Paprika – ½ Tasse japanischer Rettich (Daikon) – 1 EL Mandelblättchen – 1 EL Olivenöl extra vergine – Balsamico-Essig nach Geschmack *Früchtebecher:* – 1 ½ Tassen Erdbeeren – 1 Kiwi ½ Tasse Kombucha-Tee*	1 Portion Leber, Zwiebeln und Pilze* 1 Tasse gekochte Karotten *Salat:* – 2 Tassen Pak Choi – 1 EL Sonnenblumenkerne – ½ Tasse Sommerkürbis – 1 Tasse roher Sellerie – getrocknetes Basilikum nach Geschmack – 1 EL Olivenöl extra vergine – Balsamico-Essig nach Geschmack ¼ Tasse fermentierte Rote Bete 1 ½ Tassen frische Ananas Kräutertee mit Süßholz (Lakritzgeschmack)

Frühstück	Mittagessen	Abendessen
Tag 2 *Smoothie:* – 1 Tasse Petersilie – 2 Tassen grüne Trauben – 1 EL Nährhefe – Wasser/Eis 1 Tasse Leberpastete* ½ Tasse rohe Kohlrübenscheiben 1 mittelgroße Stange Sellerie	1 ½ Portionen Lachssalat* 2 Tassen rohe Kohlblätter (für Wraps) 4 Schalotten oder Frühlingszwiebeln 4 mittelgroße Radieschen ½ Tasse Cantaloupe-Melone, gewürfelt ½ Tasse Kwass*, gemischt mit ½ Tasse Wasser	2 mittelgroße Hähnchenbrustfilets ohne Haut (ca. 170 g) 1 Tasse Süßkartoffel, geschnitten 2 TL Olivenöl extra vergine $^1/_8$ TL Zimt *Salat:* – 3 Tassen Spinat – ¼ Zwiebel in Scheiben – 1 Knoblauchzehe – 1 EL Sonnenblumenbutter – Limonen-/Limettensaft nach Geschmack ¼ Tasse fermentierter Rotkohl ¾ Tasse frische Heidelbeeren Kräuter-Beruhigungstee
Tag 3 *Smoothie:* – 1 Tasse Pak Choi – 1 Tasse Kiwi – 1 Tasse Erdbeeren – 1 EL Nährhefe – Wasser/Eis ca. 85–115 g Sardinen in Tomatensoße (Dose) 1 mittelgroße Selleriestange ½ Tasse rohe Kohlrübenscheiben	2 Portionen Pfannengericht nach Grundrezept* (Schweinekoteletts mit Rotkohl) *Salat:* – 3 Tassen Römersalat – 2 Tassen Spinat – ½ Tasse rote Paprika – 2 TL Leinöl – Balsamico-Essig nach Geschmack 1 Tasse rohe Kiwis ½ Tasse Kombucha-Tee*	170 g Rinderrostbraten 1 mittelgroße Kartoffel, ungeschält 1 TL Olivenöl extra vergine 1 mittelgroße gekochte Karotte ½ Tasse milchsauer eingelegte Okraschoten (Asia-Laden) 1 Tasse Erdbeeren Kräutertee

Frühstück	Mittagessen	Abendessen
Tag 4 *Smoothie:* – 1 Tasse Korianderblätter – ½ Tasse Orange – 1 Tasse Ananas – 1 EL Nährhefe – Wasser/Eis ca. 200 g Putenbrust ohne Haut 6 mittelgroße Spargelstangen 1 TL Olivenöl extra vergine	1 Portion Pfannengericht nach Grundrezept* (Kohl und Schinken) 1 Tasse Süßkartoffel als Ofenkartoffel zubereitet, geschnitten – 2 TL Olivenöl extra vergine *Früchtebecher:* – 1 Tasse Ananas – 1 Tasse Himbeeren – 1 EL rohe Mandeln – ½ Tasse Rote-Bete-Kwass – ½ Tasse Wasser	2 Portionen Hühnersalat* *Salat:* – 2 Tassen Pak Choi – 2 Tassen Spinat – Limonen-/Limettensaft nach Geschmack – 1 EL Leinöl – ½ Tasse Tomaten – 2 EL eingeweichte Sonnenblumenkerne ¼ Tasse milchsauer eingelegte Karotten 1 Tasse Trauben Pfefferminztee
Tag 5 *Smoothie:* – 1 Tasse Spinat – 1 Tasse Erdbeeren – 1 Tasse Pfirsiche – 1 EL Nährhefe – Wasser/Eis 1 Portion Pfannengericht nach Grundrezept* (Lachs und Grünkohl)	2 Portionen Pfannengericht nach Grundrezept* (Lammkoteletts mit Brokkoli) 1 Tasse gekochte Rote Bete *Salat:* – 3 Tassen Pak Choi – 2 Knoblauchzehen – ½ Tasse Korianderblätter – ½ Tasse grüne Paprika – ½ Tasse Trauben – 1 EL Sonnenblumenbutter – Limonen-/Limettensaft nach Geschmack ½ Tasse Kombuchatee	2 Portionen algerisches Hühnchen mit Spargel* ¼ Tasse Kimchi (milchsauer vergorenes Gemüse, aus der koreanischen Küche) 1 mittelgroßer Pfirsich Kräutertee

Frühstück	Mittagessen	Abendessen
Tag 6 *Smoothie:* – ½ Tasse rohe Rote Bete – ½ Tasse Orange – ca. ½ cm frische Ingwerwurzel, gerieben – 1 EL Nährhefe – Wasser/Eis 1 Portion Pfannengericht nach Grundrezept* (Herz und Senfblätter) 1 Tasse Cantaloupe-Melone	ca. 115 g Sardinen in Tomatensoße ½ Tasse Daikon-Rettich 1 mittelgroße Selleriestange ½ Tasse Zucchini 1 Tasse Süßkartoffel, als Ofenkartoffel zubereitet *Salat:* – 2 Tassen Spinat – 2 Tassen Grünkohl – ½ Tasse Erdbeeren – 4 mittelgroße Stangen – Spargel – 2 TL Olivenöl extra vergine – Limonen-/Limettensaft nach Geschmack 1 mittelgroße Orange ¼ Tasse Rote-Bete-Kwass* plus ½ Tasse Wasser	1 mittelgroße Putenkeule ohne Haut (ca. 190 g) 1 Portion pürierte Kohlrüben* 2 TL Olivenöl extra vergine ½ Tasse Petersilie 1 Tasse milchsauer eingelegtes Gemüse (Mixed Pickles) 1 ½ Tassen Kirschen Kamillentee
Tag 7 *Smoothie:* – 1 Tasse Petersilie – 1 Tasse grüne Trauben – ½ Tasse Kiwi – 2 EL Nährhefe – Wasser/Eis 170 g Rindersteak, zusammen mit folgenden Zutaten zubereitet: – ¼ Tasse Zwiebeln – ¼ Tasse Pilze – ¼ Tasse grüne Paprika – 2 TL Ghee	2 Portionen Rosmarin-Hühnchen* 1 Tasse Eichelkürbis 2 TL Olivenöl extra vergine 6 mittelgroße Spargelstangen, mit 1 TL Olivenöl beträufelt ½ Tasse Rote-Bete-Kwass plus ½ Tasse Wasser	1 Portion Meeresfrüchte-Eintopf (Paläo-Variante)* *Salat:* – 3 Tassen Pak Choi – 2 Tassen Spinat – ½ Tasse Korianderblätter – ½ Tasse Tomaten – 1 EL Olivenöl extra vergine – Limonen-/Limettensaft nach Geschmack ½ Tasse rohe Bio-Karotten *Früchtebecher:* – ½ Tasse Zuckermelone (Cantaloupe) – ½ Tasse Wassermelone – ½ Tasse Heidelbeeren Kräutertee

Kapitel 7
Das Paläo-Plus-Programm

Es ist gut möglich, dass Sie das Paläo-Plus-Programm gar nicht ausprobieren müssen, doch ich hoffe, dass Sie dieses Kapitel trotzdem lesen. Das ist die Ernährungsstufe, an die ich mich halte. Nachdem ich mich durch das ganze Programm gearbeitet und aus allen Blickwinkeln damit experimentiert habe, habe ich mich hierauf festgelegt, denn aus dieser Art zu essen schöpfe ich die meiste geistige und körperliche Energie. Manche Patienten sind von den Verbesserungen durch das im vorhergehenden Kapitel erläuterte Paläo-Programm bereits so begeistert, dass sie es nicht für nötig halten, auf Paläo-Plus umzusteigen. Wer mit den bislang erzielten Ergebnissen jedoch noch nicht zufrieden ist, dem möchte ich den Umstieg ans Herz legen.

Das Paläo-Plus-Programm beinhaltet alle Punkte des Paläo-Programms, und es kommen noch einige weitere dazu:

- *Essen Sie mehr Fett!* Ich möchte, dass Sie mindestens fünf Esslöffel Kokosöl oder eine ¾ Dose (auch mehr) vollfette Kokosmilch dazu nehmen. (Alternativ können Sie einen Teil des Kalorienbedarfs aus Fett durch nicht erhitztes Olivenöl oder Ghee decken.)
- *Reduzieren sie die täglichen neun Tassen Obst und Gemüse auf sechs bis neun Tassen*, je nach Größe und Geschlecht (bei sehr zierlichen Frauen reichen sogar vier bis sechs Tassen). Obst wird auf eine Tasse täglich, vorzugsweise Beeren, begrenzt. Trockenfrüchte, Dosenobst und handelsübliche Obstsäfte entfallen.
- *Streichen Sie alle Getreide, Hülsenfrüchte und die weißen (die „normalen“) Kartoffeln von Ihrem Speiseplan*. Dazu gehört auch Reismilch (nehmen Sie stattdessen Kokosmilch) und jede Art von Soja, auch biologisches und fermentiertes.
- *Begrenzen Sie stärkehaltige Gemüsesorten wie gekochte Rote Bete oder Winterkürbis auf maximal zwei Mahlzeiten pro Woche*, geben Sie aber immer mindestens einen Esslöffel Fett und etwas Protein dazu, um ihren glykämischen Index zu senken. Mehr dazu erfahren

Sie im Laufe dieses Kapitels. Wenn Sie mehr stärkehaltige Gemüse verzehren möchten, können Sie sie als Rohkost essen, aber auch dann immer mit mindestens einem Esslöffel Fett.

– *Reduzieren Sie Ihren Fleischkonsum* auf 170 bis 340 g.

Sind Sie überrascht? Für viele Menschen klingt diese Art der Ernährung verrückt, und ich verstehe warum. Wie kann man nur so viel Fett aus gesundheitlichen Gründen essen? Und so wenig Obst? Und überhaupt kein Getreide und keine Kartoffeln? Ich habe sehr gute Gründe dafür, Ihnen diese Ernährung zu verordnen; sie ist, wie ich schon erwähnte, die Form, an die ich mich selbst halte, mit großartigen Ergebnissen. Ich glaube, dass Sie sich eher damit anfreunden, wenn Sie wissen, wie sie entstanden ist.

Das Paläo-Plus-Programm

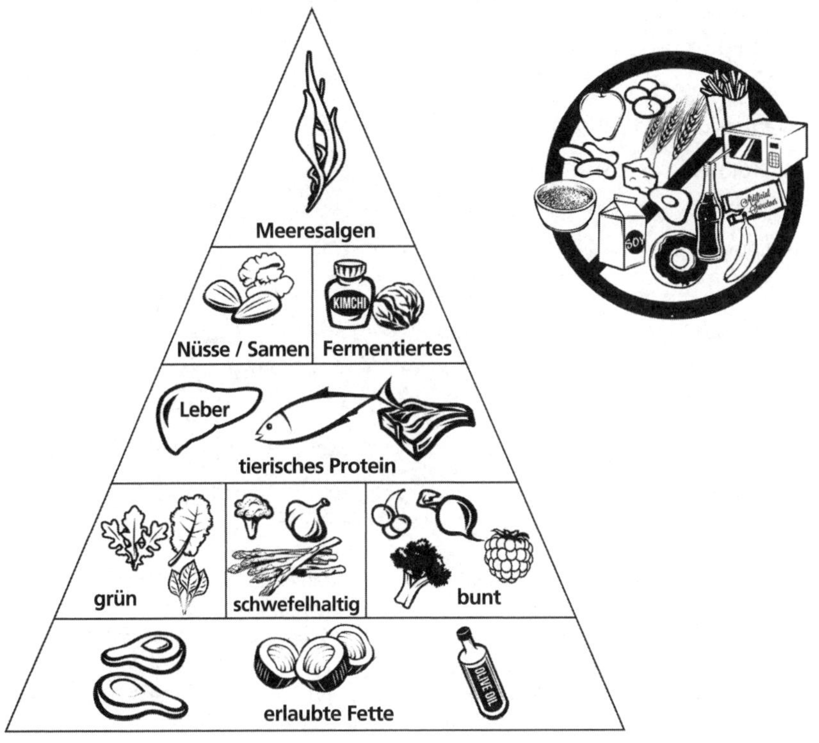

Wieder habe ich die durchschnittliche Ernährungsweise mit meinem Programm verglichen, diesmal mit Paläo-Plus. Erwähnenswert ist, dass das Paläo-Plus-Programm immer noch eine wesentlich größere Nährstoffdichte hat als die amerikanische Standardernährung, obwohl ich die Fettzufuhr so drastisch erhöht habe. Bei den meisten ketogenen Ernährungsweisen (hierzu gleich mehr) müssen Vitamine und andere Nahrungsergänzungen zugesetzt werden, da die Nährstoffdichte aufgrund der strengen Beschränkungen bei den Kohlenhydraten so gering ist. Das Paläo-Plus-Programm ist jedoch vergleichsweise wesentlich ausgeglichener, denn der Kohlenhydratanteil liegt durch die Zufuhr von nicht stärkehaltigem Gemüse etwas höher.

Das Paläo-Plus-Programm		
Nährstoff ***	*US-Standardernährung*	*Paläo-Plus-Programm*
Vitamin D	31%	59%
Vitamin E	55%	97%
Kalzium	74%	54%
Magnesium	88%	122%
Vitamin A	100%	411%
Pyridoxin	121%	226%
Folsäure	122%	191%
Zink	123%	200%
Thiamin	128%	215%
Vitamin C	133%	393%
Niacin	154%	239%
Eisen	164%	238%
Riboflavin	175%	301%
Vitamin B_{12} (Cobalamin)	201%	524%

* Verglichen mit den Referenzwerten für die Nährstoffzufuhr; empfohlener Tagesbedarf (RDA) für Frauen von 51–70 Jahren; Paläo-Plus-Programm, ausgelegt auf 1759 Kalorien. (Nationale Akademie der Wissenschaften, Institut für Medizin, Ausschuss für Ernährung)

** Durchschnittliche Nährstoffaufnahme aus der Nahrung bei Frauen von 50–59 Jahren (What We Eat in America, NHANES 2009–2010, www.ars.usda.gov/SP2UserFiles/Place/12355000/pdf/0910/Table_1_NIN_GEN_09.pdf, freigeschaltet 25.5.2013)

Das Paläo-Plus-Programm ist die modifizierte Form einer Ernährungsweise, die in der Medizin als „ketogene Diät" bezeichnet wird. Der Fettanteil ist hoch, der Anteil der Kohlenhydrate gering, sodass der Körper beginnt, Fett anstelle des Zuckers aus den Kohlenhydraten als Energielieferant zu verbrennen. (Darauf gehe ich später in diesem Kapitel noch ein.) Eine solche Ernährungsweise wurde klassischerweise Menschen mit Anfallsleiden verordnet, doch im Laufe meiner Forschungen habe ich festgestellt, dass auch Menschen mit anderen neurologischen Erkrankungen von der in diesem Kapitel vorgestellten modifizierten Form ganz erheblich profitieren.

Ketogene Ernährungsweisen sind nicht neu, entwickeln sich aber immer weiter. Damit Sie das unkonventionelle Ernährungsprofil des Paläo-Plus-Programms akzeptieren können, möchte ich Ihnen erklären, was es damit auf sich hat und warum diese Ernährung Ihrem Gehirn so guttut, insbesondere, wenn Sie an einer Autoimmunerkrankung mit neurologischen Symptomen leiden. Schauen wir uns zunächst an, was das überhaupt ist.

Ketogene Ernährungsweise und MCT (Mittelkettige Triglyceride)

Ganz simpel ausgedrückt bedeutet Ketose, dass Sie Fett anstelle von Zucker als primäre Energiequelle nutzen. Die Leber verbrennt diese mittelkettigen Fettsäuren und dabei entstehen Ketonkörper, die, da sie die Blut-Hirn-Schranke passieren können, von den Mitochondrien im Gehirn als Energielieferanten genutzt werden. Je mehr mittelkettige Triglyceride Sie zu sich nehmen, desto mehr Ketonkörper werden gebildet. Sind sie mit einem Teststäbchen im Urin nachweisbar, spricht man von einer ernährungsbedingten Ketose. (Zu einer ernährungsbedingten Ketose kann es auch kommen, wenn der Körper wie beim Fasten seine eigenen Fettreserven verbrennt.) Langkettige Fette kann das Gehirn nicht nutzen, weil diese die Blut-Hirn-Schranke nicht passieren können. Je länger Sie im Zustand der ernährungsbedingten Ketose sind, desto mehr Enzyme für die Verbrennung der Ketone werden hochgefahren, das heißt, ihre Anzahl wird erhöht, was dem Körper die Nutzung der Ketone zunehmend erleichtert.

Sie haben vielleicht schon einmal gehört, eine Ketose sei gefährlich, und es gibt tatsächlich Ketose-Formen, die Ihnen schaden können, doch die ernährungsbedingte Ketose schadet Ihnen nicht. Sie hat vielmehr eine Heilwirkung und war lange ein Garant für das Überleben des Menschen. In der Geschichte der Menschheit war je nach Umgebung und Jahreszeit Fett oft leichter zugänglich als Kohlenhydrate. Im Winter sank der Nahrungsvorrat, und unser Stoffwechsel schaltete auf die Fettverbrennung um, da weniger einfache Kohlenhydrate als Nahrung zur Verfügung standen. Unser Körper kann sehr gut Fett verbrennen, wenn aber Einfachzucker in großen Mengen vorhanden sind, entscheiden sich die Zellen gegen die Fettverbrennung. Der Abbau von Zuckern (Glykolyse) findet nicht in den Mitochondrien, sondern im Zytoplasma der Zellen statt. Dafür sorgen Hefen und Bakterien, man nennt dies Gärung oder Fermentation. Sauerstoff war ursprünglich einmal giftig und tötete 90 Prozent aller Bakterienarten. Aber einige winzige Bakterien konnten den Sauerstoff dennoch nutzen, denn sie verbrannten Zucker. Diese kleinen, aeroben (Sauerstoff nutzenden), Zucker verbrennenden Bakterien wurden von größeren Bakterien umhüllt, und sie erhöhten deren Leistungsfähigkeit erheblich. Die winzigen Bakterien waren die Vorläufer unserer heutigen Mitochondrien, d. h. der „Kraftwerke" in jeder unserer Zellen. Dadurch wurde es möglich, mit sehr viel größerer Wirksamkeit Energie aus der Nahrung zu gewinnen als aus dem (anaeroben, das heißt ohne Sauerstoff stattfindenden) Gärungsprozess, der sogenannten Glykolyse, in Hefen und Bakterien. Dass diese urtümlichen Bakterien sich zu einem vielzelligen Organismus entwickeln konnten, ist allein den Mitochondrien geschuldet!

Als es mit Beginn der Landwirtschaft und mehr noch, durch die Industrialisierung und Modernisierung, stärkehaltige Nahrungsmittel im Überfluss gab, kam es weniger häufig zu einem Zustand der Ketose. In den modernen Industriegesellschaften kommen das ganze Jahr über große Mengen von Kohlenhydraten auf den Tisch. Wir nutzen Zucker als Energiequelle, aber das ist nicht ideal – vor allem dann nicht, wenn es neurologische Probleme gibt. Eine zucker- und stärkehaltige Ernährung fördert Entzündungsprozesse. Wir haben den Bezug zu den Vor-

Wissenswertes

Als langkettig gelten Fettsäuren, wenn sie aus mehr als 12 Kohlenstoffatomen bestehen, als mittelkettig, wenn sie über 6 bis 12 Kohlenstoffatome verfügen, und als kurzkettig, wenn sie weniger als 6 Kohlenstoffatome aufweisen. Die mittelkettigen im Kokosöl und die kurzkettigen im Ghee können aus dem Dünndarm direkt ins Blut gehen, die langkettigen werden dagegen über einen längeren, komplexeren Prozess ins Blut aufgenommen. Dieser Unterschied ist nur einer der Gründe, warum Kokosöl und Ghee während des Paläo-Plus-Programms bevorzugt werden.

zügen der metabolischen (ernährungsbedingten) Ketose verloren und das ist uns teuer zu stehen gekommen.

Doch die ketogenen Ernährungsweisen gibt es immer noch. Im Jahr 1911 ergab eine klinische Studie, dass die sogenannte „Wasserdiät", die auch „Fasten" genannt wurde, Vorteile bei der Behandlung von Epilepsie hatte[1]. (Die beiden Begriffe bedeuten heute nicht mehr dasselbe. Bei einer sogenannten Wasserdiät wird neben einer kalorienreduzierten Mischkost sehr viel kaltes Wasser getrunken. Dagegen ist das Wasserfasten eine Fastenkur, bei der nur Wasser getrunken wird. Was genau man unter den von der Autorin genannten Begriffen zu verstehen hat, ist der entsprechenden Studie [s. Literaturverzeichnis] zu entnehmen; Anm. d. Übers.) Auch wenn die damaligen Wissenschaftler nicht ganz verstanden, wie es dazu kam, so lag es daran, dass es im Fastenmodus nicht zur Bildung von Einfachzuckern kommt, sodass der Körper auf die ernährungsbedingte Ketose umschaltet und seine Fettspeicher verbrennt. Dr. R. M. Wilder, der an der Mayo Clinic arbeitete, entwickelte 1921 eine Diät, bei der die Patienten ein wenig Nahrung zu sich nehmen durften und trotzdem dieselben Vorteile wie durch das Fasten genossen. Diese Diät enthielt sehr viel Fett, etwas Protein und fast keine Kohlenhydrate. Er berichtete von guten Erfolgen bei seinen Epilepsiepatienten.[2] Dr. M. G. Peterman, ebenfalls von der Mayo Clinic, beschrieb die erste ketogene Ernährung, die erfolgreich bei Kindern mit Epilepsie durchgeführt wurde.[3]

Als 1938 Dilantin, das erste wirksame Antiepileptikum, auf den Markt kam, geriet die ketogene Ernährung ins Hintertreffen, und die Forschung zum Nutzen dieser Ernährungsform wurde nicht weiter vertieft. Antiepileptika werden bei Epilepsie noch immer gerne eingesetzt, obwohl diese Medikamente bei bis zu 30 Prozent der Patienten mit Anfallsleiden nicht wirksam sind. Doch Wissenschaftler verfolgten den Gedanken weiter, dass eine Ernährung, die anstelle der Zuckerverbrennung die Fettverbrennung förderte, zur Besserung von Anfallsleiden führen konnte. Im Jahre 1971 entdeckte man, dass der Verzehr mittelkettiger Triglycerid-Öle (MCT), die aus Kokosöl und Palmkernöl extrahiert wurden, zur Bildung von mehr Ketonen pro Kalorie führten als andere Fette.[4] Da eine ketogene Ernährung von der Bildung einer gewissen Menge von Ketonen abhängt, bedeutete das, dass man durch die Verwendung von MCT-Öl als alleiniger Fettquelle etwas mehr Kohlenhydrate als in den 1920er-Jahren zulassen konnte und trotzdem Ketone gebildet wurden. Diese Entdeckung eröffnete die Möglichkeit, die ursprüngliche ketogene Diät zu modifizieren. Sie wurde unter dem Namen MCT-ketogene Diät bekannt und war viel leichter einzuhalten, denn es stand eine größere Auswahl an Nahrungsmitteln zur Verfügung. Das Paläo-Plus-Programm ist genau genommen auch eine modifizierte MCT-ketogene Diät, denn sie ist in hohem Maße auf Kokosöl und vollfette Kokosmilch angewiesen.

Das öffentliche Interesse an der ketogenen Ernährung stieg, als Charlie, der zweijährige Sohn des Hollywood-Regisseurs und Autors Jim Abrahams, durch eine ketogene Ernährung von seinen Anfällen befreit wurde, denen er bis dahin unkontrolliert ausgeliefert war. Daraufhin wurde die Charlie-Stiftung gegründet, um diese Ernährungsweise zu fördern und die Forschungsarbeit zu finanzieren. Im Jahr 2011 gab es mehr als 75 Zentren, in denen eine therapieresistente Epilepsie (die auf keine andere Therapie ansprach), mit ketogener Ernährung behandelt wurde. Zusätzlich untersuchen Ärzte inzwischen die Möglichkeit, einer wesentlich breitere Palette von Krankheiten – Parkinson, Demenz, ALS,

Migräne, Autismus, Schlaganfälle und psychiatrische Erkrankungen – mit einer ketogenen Ernährung zu behandeln.[5] Es gibt auch spannende Hinweise aus der Forschung, dass die ketogene Ernährung eine ausgezeichnete Möglichkeit im Kampf gegen eine akute Krebserkrankung ist, selbst im fortgeschrittenen Stadium.[8]

Meine eigene Forschung sowie die Selbstversuche konzentrierten sich darauf, wie sich eine an MCT-Fetten reiche und zugleich kohlenhydratarme Ernährungsweise auf Multiple Sklerose und andere neurologische Erkrankungen auswirken könnte. Daraus entstand das Paläo-Plus-Programm.

Wissenswertes

Der glykämische Index (auch: Glyx) zeigt an, um wie viel der Blutzuckerspiegel durch den Verzehr eines (kohlenhydrathaltigen) Nahrungsmittels steigt. Als Referenzwert gilt 100, es handelt sich um die blutzuckersteigernde Wirkung von reiner Glukose (Traubenzucker) über einen Zeitraum von zwei Stunden. Jedes Nahrungsmittel wird mit diesem Wert verglichen. (Im Internet gibt es entsprechende Tabellen, zum Beispiel unter *http://jumk.de/glyx*). Der glykämische Index hängt von vielen verschiedenen Faktoren ab und variiert zum Beispiel je nach Menge und Art des Zucker- und Stärkegehalts, des Anteils an Ballaststoffen, der äußeren Struktur, des Verarbeitungsgrades sowie der Art und Menge der Zubereitung. Andere Faktoren, zum Beispiel wie gut das Nahrungsmittel gekaut wird und was bei vorherigen Mahlzeiten gegessen wurde, können sich ebenfalls auf den Blutzuckerspiegel auswirken. Bei kohlenhydrathaltigen, also stärke- und zuckerhaltigen Nahrungsmitteln kann man Wert des glykämischen Indexes bestimmen, während davon ausgegangen wird, dass er bei Nahrungsmitteln, die nur Proteine und/oder Fette enthalten, wie Fleisch und Pflanzenöl, Null ist. Bei Obst und Gemüse variiert er in hohem Maße, je nach Auswahl sowie nach Kriterien wie gekocht oder roh, reif oder unreif. Man kann den glykämischen Index eines Nahrungsmittels auch senken, wenn man es mit Ballaststoffen, Fett und Protein kombiniert, denn dadurch werden die Kohlenhydrate langsamer resorbiert.

Die glykämische Last trifft eine Aussage darüber, wie die Blutzuckerreaktion auf den Konsum einer bestimmten Menge eines einzelnen Nahrungsmittels ausfällt. Sie berücksichtigt sowohl den glykämischen Index eines Nahrungsmittels als auch, wie viele Kohlenhydrate in der verzehrten Menge enthalten sind. Ein Nahrungsmittel mit einem hohen glykämischen Index kann potenziell eine geringe glykämische Last haben, wenn es wenige Kohlenhydrate enthält und/oder wenig davon gegessen wird. Auch Reife und Kochzeit haben Einfluss darauf.

Diese Art der Ernährung sorgt, wenn sie genau befolgt wird, für eine leichte ernährungsbedingte Ketose, enthält jedoch mehr Kohlenhydrate als die üblichen ketogenen Diäten, da Sie sich zur Sicherstellung der Nährstoffdichte unbedingt mit viel nicht stärkehaltigem Gemüse versorgen müssen. Gemüse enthält Kohlenhydrate, doch diese und eine geringe Menge an Beerenfrüchten (ein Obst, das relativ wenig Kohlenhydrate enthält), sind die einzigen Kohlenhydratquellen. Für mich verbindet diese Ernährung das Beste aus beidem: Auf der einen Seite die Vorzüge der Ketose und des Fetts für die Gehirngesundheit sowie die geringen Kohlenhydratmengen zur Entzündungshemmung und Stabilisierung des Blutzuckers, auf der anderen Seite die über andere ketogene Diäten hinausgehende höhere Nährstoffdichte. Manchen Menschen mag das Paläo-Plus-Programm extrem erscheinen, doch mir liegt daran, Ihnen verständlich zu machen, dass es sehr viel weniger extrem ist als die ketogene Standarddiät, die aufgrund ihres geringen Nährstoffgehalts nicht ohne Nahrungsergänzungsmittel auskommt. Das Paläo-Plus-Programm ist so konzipiert, dass es im „echten" Leben praktikabel ist. Es ist anspruchsvoll, aber seine Durchführung ist sicher nicht unmöglich. Ich führe es mit großem Erfolg durch, und so viele andere meiner Mitstreiter auch.

Haben Sie eine Ketose?

Wenn Sie mit dem Paläo-Plus-Programm beginnen und den Fettanteil erhöhen sowie die Kohlenhydratmenge reduzieren, möchten Sie wahrscheinlich auch Gewissheit haben, ob Sie tatsächlich eine ernährungsbedingte Ketose erreichen. Die Entwicklung dieses Programms begann mit Nahrungsmitteln, die einen niedrigen glykämischen Index haben, und ich aß sie so, dass ihre glykämische Last gering war. Außerdem reduzierte ich die Zufuhr von gekochtem stärkehaltigen Gemüse wie Süßkartoffeln, nahm an Obst lediglich eine Tasse Beerenfrüchte zu mir und täglich eine ganze Dose vollfette Kokosmilch.

Um zu sehen, wie gut das funktioniert, testete ich meinen Urin mithilfe von Teststäbchen auf das Vorliegen von Ketonen. Wenn Sie wissen möchten, ob eine ernährungsbedingte Ketose vorliegt, können Sie das mithilfe sogenannter *Ketostix* aus der Apotheke tun. Ich empfehle Ihnen, Ihren Urin jeden Tag zur gleichen Zeit zu testen, zum Beispiel gleich nach dem Aufstehen oder kurz vor dem Schlafengehen, damit Sie vergleichbare Werte bekommen. Eine andere, zwar genauere, aber auch teurere Methode ist, sich ein Blutzuckermessgerät anzuschaffen, das ebenfalls den Ketonspiegel im Blut bestimmt.

Verbrennen Ihre Zellen immer noch Zucker (d. h. Kohlenhydrate), haben Sie keine Ketone im Urin. Mein Ziel war es, wenigstens eine geringe Menge im Urin nachweisen zu können, nicht viele, aber eben ein paar. Jedes Anzeichen für Ketone bedeutet, dass Sie in einem (ernährungsbedingten) Zustand der Ketose sind – und viel hilft auch in diesem Fall nicht unbedingt viel. Mein Spiegel sollte gar nicht hoch sein, aber ich wollte einfach sehen, ob ich wenigstens in eine geringgradige Ketose wechselte, wenn ich weiterhin mein grünes, farbenfrohes und schwefelreiches Gemüse aß.

Ein Warnhinweis

In einigen Studien ging die Ernährung mit mittelkettigen Triglyceriden, worauf mein Paläo-Plus-Programm beruht, mit Nebenwirkungen wie Durchfällen, Erbrechen, Völlegefühl und Blähungen sowie Krämpfen einher. In anderen Studien wurde festgestellt, dass diese Nebenwirkungen verringert werden können, wenn man den Anteil an mittelkettigen Triglyceriden (wie Kokosöl) an der Ernährung allmählich erhöht. Das heißt, dass Sie das Paläo-Programm-Plus möglicherweise einschleichen sollten, anstatt sofort alle Aspekte zu beherzigen. Es gibt auch das theoretische Risiko, dass der Cholesterinspiegel steigt. Unseren Patienten, die an der Studie teilnehmen, sagen wir immer, dass eine Ernährung mit reichlich Kokosfett und wenig Kohlenhydraten das Gesamtcholesterin und das HDL (Lipoprotein von hoher Dichte), d. h. das „gute Cholesterin", erhöhen kann, gleichzeitig aber wahrscheinlich auch die Menge an oxidiertem Cholesterin reduziert, das das schädlichste aller Cholesterine ist. (Oxidiertes Cholesterin ist etwas anderes als das „böse" LDL, das Lipoprotein niederer Dichte.) Bei meinen Patienten, bei denen es darum geht, dass das Gehirn gesund wird, mache ich mir um diesen Cholesterinanstieg weniger Sorgen. Gehen die Entzündungen zurück, was bei einer ernährungsbedingten Ketose typisch ist, bleiben die Gefäße voraussichtlich sehr gesund. Eine reale Gefahr besteht für Kinder und junge Erwachsene bis Anfang 20: Menschen dieser Altersgruppe, die Valproate einnehmen, sollten weder eine ketogene Diät (mit mittelkettigen Triglyceriden) noch das Paläo-Plus-Programm durchführen, denn es gibt Berichte, dass diese Kombination zu Leberversagen führt. (Valproinsäure wird unter verschiedenen Handelsnamen vertrieben, z. B. Convulex, Convulsofin, Depakine, Ergenyl Orfiril, Valproat u.a.; Anm. d. Übers.)

Bei diesen Versuchen stellte ich fest, dass sich im Rahmen des Paläo-Plus-Programms innerhalb von 48 Stunden Spuren bis geringfügige Mengen (5–40 mg/dl) von Ketonen im Urin zeigten. Ich setzte die Untersuchungen fort und reduzierte den Obstverzehr weiter, daraufhin schwankte mein Ketonspiegel zwischen mittelgradigen und hohen Werten (80–160 mg/dl). Ich aß drei Tassen grünes, ein bis zwei Tassen schwefelhaltiges und ein bis zwei Tassen andersfarbiges Gemüse. Ich dachte zwar, dass alles großartig sei, doch um sicherzugehen, dass die Ergebnisse auch stimmten, beschloss ich, meine Ketonkörper im Blut zu bestimmen: Diese lagen dann auch tatsächlich zwischen 0,4 mmol/l und 3,0 mmol/l. Die ernährungsbedingte Ketose beginnt bei einem Spiegel von 0,5 mmol/l. Ich befand mich oft, wenn auch nicht immer, in einer ernährungsbedingten Ketose. Ich war überglücklich. Ich konnte mich also weiterhin sehr nährstoffdicht ernähren, um dem Gehirn und den Zellen die benötigten Bausteine zuzuführen, und es blieb trotzdem bei der Ketose! Jetzt, mit mehr Zeit und Erfahrung, gelingt es mir dauerhaft.

Da ich auch 500–700 Kalorien in Form von Kokosöl oder als vollfette Kokosmilch zu mir nahm, aß ich nur etwa 170 g Fleisch pro Tag, anstatt meiner üblichen 250–340 g sowie sechs bis neun Tassen Gemüse und Beeren, doch es funktionierte, und ich führte mir große Mengen an Antioxidanzien zu. Eine Untersuchung meiner Ernährung auf ihren Gehalt an Mikronährstoffen zeigte, dass ich in Bezug auf Vitamine und Mineralien weit über der jeweils empfohlenen Tagesdosis lag, jedoch war die aufgenommene Kalziummenge etwas zu niedrig. Ich musste also besonders auf den Konsum kalziumreicher Nahrungsmittel achten, damit eine ausreichende Versorgung mit Kalzium und reichlich Vitamin D gesichert war.

Kontrollieren Sie Ihre Ketone im Urin, damit Sie Gewissheit haben. Lassen sich keine Ketone im Urin nachweisen, müssen Sie die Kohlenhydratmenge weiter reduzieren und die Menge von Kokosmilch, Kokosöl und/oder Ghee erhöhen, bis Sie am Teststreifen erkennen können, dass die Ketonwerte im niedrigen bis mittelgradigen Bereich liegen. Vielleicht müssen Sie das stärkehaltige Gemüse auch ganz weglassen, selbst als Rohkost, vielleicht vertragen Sie aber auch kleine Mengen hin und wieder. Ihre Ketonwerte im Urin sind sozusagen Ihr Wegweiser für die Ernährung.

Denken Sie auch daran, dass Sie durch den Verzehr von Kokosfett, das viele mittelkettige – Triglyceride enthält, ein wenig mehr Kohlenhydrate essen können und trotzdem in der Ketose bleiben, greifen Sie also zu beim Kokosfett!

Bei unserer aktuellen Studie untersuchen wir, welchen Einfluss das Paläo-Plus-Programm auf die Lebensqualität, Müdigkeit und Gehfähigkeit der Probanden hat. Um die ernährungsbedingten Auswirkungen deutlicher herausarbeiten zu können, verzichten wir dabei auf die anderen Punkte meines Programms, wie Meditation, Massage und neuromuskuläre Stimulation. (Darüber finden Sie im letzten Abschnitt des Buches mehr.) Stattdessen führen wir eine Vergleichsstudie durch zwischen dem Basis-Programm, dem Paläo-Plus-Programm und der

„Standardbehandlung“ (ohne Berücksichtigung der Ernährung). Dabei wird täglich genau Buch geführt über die Auswahl der zur Erfüllung des Essensplans vorgesehenen Nahrungsmittel und die Ketone im Urin werden ebenfalls täglich, im Blut wöchentlich getestet. Noch wissen wir nicht, ob unsere Probanden ihre ernährungsbedingte Ketose genauso erfolgreich beibehalten werden können, doch eigentlich gehe ich davon aus. Ebenso wenig wissen wir bis jetzt, ob das Basis-Programm genauso gut wirkt wie das Paläo-Plus-Programm, obwohl wir davon ausgehen, dass die Vorzüge des Paläo-Plus-Programms größer sind. (Naja, schließlich betreibt man ja auch genau deshalb Forschung: um Nachweise zu führen).

Erfahrungsbericht

Mein Zahnarzt erzählte mir von Dr. Wahls; ein ihm Nahestehender war mit außergewöhnlichem Erfolg dabei, durch die veränderte Ernährung eine Wende bei seiner MS herbeizuführen. Ich leide unter primär-progredienter MS, Wirbelsäulen- und Hüftarthritis, Morbus Bechterew (Spondylitis ankylosans), einem Mitralklappen-Vorfall, reaktiver Depression, Epilepsie und einer Neuropathie. Als sich die PP-MS in meinen Sprachzentren ausbreitete, sorgte das für einen größeren Schock als die körperlichen Einschränkungen.

Im Laufe der ersten drei Monate dieses Ernährungsprogramms und eines gezielten Einsatzes von Nahrungsergänzungen, machte ich allmählich Fortschritte beim Sprechen, und ich sprach nicht mehr so abgehackt. Der Tremor (Zittern) ließ nach und aus meinen unverständlichen Artikulationsversuchen und dem Ringen nach Luft wurden wieder zusammenhängende Sätze. Ich brauche nach wie vor einen Rollstuhl, auch für geringe Entfernungen, aber ich übernehme wieder mehr der Aufgaben, die ich vor mehr als 10 Jahren aufgegeben hatte, zum Beispiel ein- oder zweimal pro Woche zu kochen. Ich kann wieder Gemüse putzen und schneiden, etwas, das mich bislang völlig erschöpfte, und ich schlafe auch nicht mehr bei irgendwelchen Tätigkeiten ein. Mein Mann und meine Tochter hatten mir immer wieder versichert, dass sie mir verschiedene Dinge erzählt hätten, aber ich konnte mich an nichts erinnern. Diese Zeiten sind vorbei. Es gab Tage, sogar Wochen, in denen ich nach der kleinsten Aktivität stundenlang schlief. Jetzt habe ich mehr

Energie und kann auch wieder am Leben teilnehmen. Meine Nickerchen sind jetzt seltener geworden, und meine Familie ist genauso gerührt wie ich, dass ich so weit gekommen bin! Danke, Dr. Wahls, ich spüre Hoffnung und Kampfgeist in mir!

Yolanda M., Hercules, Kalifornien

Die Studienteilnehmer kommen einmal im Monat zur Blutuntersuchung in die Klinik, um den Blutzucker-, den Insulin- und den Ketonspiegel testen zu lassen. Drei Monate nach Studienbeginn testen wir ihre geistige Leistungsfähigkeit, ihre Gehfähigkeit, ihre eigene Einschätzung der Lebensqualität sowie eine erweiterte Liste von Vitaminmarkern. In Bälde wird eine objektivere Analyse vorliegen, wie sich das Paläo-Plus-Programm auswirkt, und welche potenziellen Mechanismen zu den Funktionsverbesserungen führen, die wir hoffentlich finden werden.

Mir liegt jedoch daran, dass Sie die Chance haben, umgehend von dieser Art der Ernährung zu profitieren. Lassen Sie Ihr Befinden und Ihre Blutwerte ärztlich überwachen, wenn Sie es mit dem Paläo-Plus-Programm versuchen wollen.

Ist das Paläo-Plus-Programm für Sie geeignet?

Vielleicht sind Sie nun überzeugt, dass mein Programm der richtige Weg für Sie ist, aber Sie fragen sich, bei welcher Stufe Sie einsteigen sollten. Die Teilnehmer an meinen klinischen Studien müssen sich an die spezifischen Rahmenbedingungen halten und die vorgegebene Ernährung genau befolgen. Alle anderen Patienten können jedoch selbst entscheiden, ob sie es erst mit dem Basis-Programm oder gleich mit dem Paläo-Programm versuchen wollen, oder ob sie meinem Vorschlag folgen wollen, wenn ich glaube, dass von Anfang an ein Versuch mit dem Paläo-Plus-Programm nützlich wäre. Ich kläre meine Patienten ganz genau darüber auf, was wir über die verschiedenen Stufen der Ernährung wissen und was nicht, und ich lasse sie entscheiden, welcher Plan für sie durchführbar ist. Ich mache Vorschläge, aber letztlich ist es eine individuelle Entscheidung und das gilt natürlich auch für Sie.

Im Allgemeinen stimme ich meine Empfehlungen jedoch genau auf die persönlichen gesundheitlichen Probleme ab und darauf, worauf ein Patient und seine Familie bereit sind sich einzulassen. Je kränker jemand ist, desto eingehender ermutige die Betroffenen, es mit dem Paläo-Programm zu versuchen, und bei der Umsetzung und der damit verbundenen Veränderungen unterstütze ich auch die Selbstreflexion. Ist der Patient mit seiner Gesundheit zufrieden oder könnte sie noch besser werden? Wir besprechen, welche Veränderungen bei der Ernährung als Nächstes in Angriff genommen werden sollen. Bleiben die angestrebten Ziele nach der erfolgreichen Umsetzung des Paläo-Programms teilweise noch aus, stelle ich das Paläo-Plus-Programm zur Diskussion, insbesondere, wenn es noch Probleme dieser Art gibt:

1. Die Benommenheit, der „Nebel“ im Gehirn, besteht weiterhin.
2. Neurologisch bedingte Verhaltensweisen nach einem Schädel-Hirn-Trauma bestehen weiter.
3. Neurodegenerative Erkrankungen (wie Parkinson, ALS und Morbus Huntington)
4. Neurologische Probleme (wie chronische Kopfschmerzen, Anfallsleiden und motorische Störungen)
5. Psychiatrische Erkrankungen, die durch das Paläo-Programm nicht zufriedenstellend gebessert wurden
6. Viele Krebsfälle in der Familie (oder eine eigene Vorgeschichte)
7. Anhaltende Müdigkeit
8. Autoimmunerkrankungen mit Gehirnbeteiligung, die sich durch das Paläo-Programm nicht bessern
9. Fettleibigkeit, vor allem, wenn das Paläo-Programm nicht zu einer Gewichtsabnahme führt

Erfahrungsbericht

Meine Multiple-Sklerose-Diagnose hat mich wirklich wach gerüttelt. Dass ich mich während einer der besten Zeiten meines Lebens mit meinem eigenen Verfall konfrontiert sah, hat mich verändert. Im November 2006, als die Diagnose gestellt wurde, wog ich ungefähr 130 kg. Am Ende des Jahres benötigte ich einen Gehwagen. Damals begann ich, mich über MS zu informieren und welchen Einfluss verschiedene Faktoren wie Ernährung und Sport haben können. Allmählich integrierte ich die verschiedenen Erkenntnisse in meinen Alltag und kam so weit, dass ich nur noch einen Gehstock für meine fehlende Standsicherheit brauchte. Im Frühjahr 2011 konnte ich auch auf den Gehstock verzichten, ich hatte fast 60 kg abgenommen und seitdem geht es mir immer besser! Ich war fest entschlossen, nicht im Alter von 50 Jahren in einem Pflegeheim zu landen, ohne die geringste Aussicht auf eine Zukunft. Das war zu viel für mich, und deshalb entschied ich mich dafür, meinen täglichen Kampf mit der Krankheit fortzusetzen. Ich glaube ganz fest daran, dass es vorwärtsgeht. Ich musste lernen, manche Dinge anders zu machen, aber das ist in Ordnung. MS bedeutet nicht das Todesurteil – sondern dass man Kämpfe und Herausforderungen zu bestehen hat, aber auch wunderbar belohnt werden kann, wenn man es zulässt.

Pam J., Pecatonica, Illinois

Es überrascht Sie vielleicht, dass Fettleibigkeit auch auf dieser Liste steht. Das ist für mich ein neues Gebiet, mit dem ich mich zu beschäftigen habe. In den ersten drei Monaten meiner ersten Studie stellte ich bei unseren übergewichtigen oder adipösen Teilnehmern eine rasche Gewichtsabnahme fest, ohne dass sie über Hunger klagten.

Ich plane derzeit eine klinische Studie über die Auswirkungen des Paläo-Plus-Programms auf Adipositas (Fettleibigkeit). Wir sind dabei, ein Konzept auszuarbeiten und möchten der institutionellen Prüfungskommission der University of Iowa eine Pilotstudie vorschlagen, um Daten zu sammeln. Wir wollen mithilfe des Paläo-Plus-Programms bei den Teilnehmern den Grad des Hunger- und Sättigungsgefühls, die Veränderungen in der Lebensqualität, die Krankheitssymptome sowie Veränderungen bei Blutmarkern wie den Lipiden, bei Glukose, Insulin, Hämoglobin A_1C sowie bei Entzündungsmarkern wie dem hoch sensiblen

C-reaktiven Protein (CRP), bei Homocystein und den Zytokinen beobachten. Und wir haben die Absicht, das Paläo-Plus-Programm mit den Ernährungsrichtlinien des US-Landwirtschaftsministeriums, die den meisten Diäten zugrunde liegen, zu vergleichen. Bleiben Sie also dran, aus dieser Ecke kommen noch mehr Neuigkeiten!

Bis das alles so weit ist, können Sie, wenn Sie es mit dem Paläo-Plus-Programm versuchen möchten, langsam in diese Ernährungsform einsteigen. Auch in unseren klinischen Versuchen machen wir die Teilnehmer über einen Zeitraum von drei Wochen damit vertraut. Meiner Meinung nach passen Menschen sich leichter an, wenn ihre fettverbrennenden Enzyme nur allmählich ansteigen, dann ist es auch für die Mitochondrien leichter, mehr Fett zu verbrennen. Ich schlage vor, dass Sie es genauso halten und sich diese ein- bis dreiwöchige – gerne auch längere – Eingewöhnungszeit gönnen, wenn Sie sich bisher nach westlichem Standard ernährt haben. Haben Sie bereits das Paläo-Programm erfolgreich in Ihren Alltag integriert, dauert die Übergangszeit wahrscheinlich nicht so lange.

Auch ich habe mein Essverhalten über den langen Zeitraum von elf Jahren entwickelt und meinen Speiseplan immer wieder neu an den veränderten Wissenstand bezüglich der Bedürfnisse meines Gehirns und der Ernährung angepasst. Ich schlage also vor, Sie stimmen sich mit Ihrer Familie ab und führen diese doch recht großen Veränderungen in einem akzeptablen Tempo durch. Dann machen sicherlich auch alle mit – denn ein Ernährungskonzept, das Sie nicht einhalten können, hilft Ihnen auch nicht weiter.

Jetzt geht's los!

Nach der theoretischen Einführung in das Paläo-Plus-Programm beschäftigen wir uns nun mit seiner praktischen Umsetzung. Diese letzte Stufe beinhaltet alle Grundsätze meines Ernährungsprogramms. Sie berücksichtigen damit jeden Aspekt des Basis- und des Paläo-Programms, es sei denn, er widerspricht den Regeln des Paläo-Plus-Programms, das an die Stelle der beiden anderen tritt. Sie steigern die Zufuhr von Vitaminen, Mineralstoffen, Antioxidanzien und Fettsäuren, die für Ihr

Gehirn so wichtig sind, und senken zugleich die Zuckeraufnahme, die Darmprobleme verursachen kann, auf ein Minimum. Sie essen weiterhin sehr viel grünes und schwefelhaltiges Gemüse sowie Obst und Gemüse in vielen Farben, auch wenn es vielleicht eher sechs Tassen (oder vier, wenn Sie eine zierliche Frau sind), sein werden und nicht die neun empfohlenen Portionen des Basis- und Paläo-Programms. Sie essen weiterhin Fleisch von Tieren aus biologischer Aufzucht und/oder frei lebenden Wildtieren sowie Innereien. Auch Meeresalgen und sauer eingelegte/fermentierte Nahrungsmittel stehen auf Ihrem Speiseplan. Der Unterschied ist, dass Sie das Verhältnis ein wenig verschieben zugunsten von mehr Fett und weniger Kohlenhydraten und dass Sie keine drei Mahlzeiten mehr zu sich nehmen. Im Zustand der ernährungsbedingten Ketose beginnt Ihr Körper, wirksam Fett zu verbrennen. Ich prophezeie Ihnen, dass Sie beim Paläo-Plus-Programm weniger Hunger haben und es auch nicht schwierig finden werden, nur zweimal täglich zu essen. Und jetzt kommen die Einzelheiten.

Teil 1: Erhöhen Sie den Fettanteil, insbesondere Kokosöl und vollfette Kokosmilch

Jetzt ist es an der Zeit, die Fettzufuhr drastisch zu erhöhen, hauptsächlich durch Kokosöl oder vollfette Kokosmilch (die es Ihnen – wie schon erwähnt – ermöglichen, trotz Gemüse und ein wenig Obst in der Ketose zu bleiben). Ich möchte, dass Sie Ihre Kalorien überwiegend aus dem Fett beziehen. Sie sollten genügend Proteine aufnehmen, um den Bedarf zu decken, aber nicht mehr. Fett mit geringen Mengen an Kohlenhydraten wird in Ketone umgewandelt, die, wie Sie schon wissen, eine ausgezeichnete Energiequelle für unsere Mitochondrien, unsere Gehirn- sowie die Muskelzellen sind. Ihr Ziel ist es, bei jeder Mahlzeit mittelkettige Fette zu sich zu nehmen. Im Gegensatz zu anderen Fettarten ist Kokosöl die beste Ketonquelle. Bei einer täglichen Kalorienzufuhr von 2000 Kalorien würden ungefähr 1300 Kalorien durch 144 g Fett abgedeckt. Eine Frau, die durchschnittlich 1700 Kalorien zu sich nimmt, würde mit 129 g Fett bei 1160 Kalorien liegen. Bitte beachten Sie, dass Sie die Fettzufuhr durch Kokosöl, Kokosbutter oder vollfette

Kokosmilch weiter erhöhen und die Kohlenhydrataufnahme stärker reduzieren müssen, wenn sich nach einwöchigem konsequenten Beherzigen des Paläo-Plus-Programms noch immer keine geringen oder mittleren Ketonmengen in Ihrem Urin nachweisen lassen.

Sie halten es vielleicht für schwierig, so viel Kokosfett zu konsumieren, doch Kokosöl kann man in Smoothies und zu Salatdressings geben sowie bei der Zubereitung von Fleisch und Gemüse verwenden. Kokosmilch lässt sich ebenfalls für Smoothies, Suppen und alle möglichen Rezepte verwenden, man kann sie auch zu Kaffee und Tee geben oder einfach pur trinken. Die Menge der in einem Esslöffel Kokosöl enthaltenen mittelkettigen Fette entspricht etwa fünf Esslöffeln (ca. $^{1}/_{3}$ Tasse) Kokosmilch. Verwechseln Sie Kokosmilch bitte nicht mit Kokoswasser: Kokoswasser ist die klare Flüssigkeit in der Kokosnuss und enthält kein Fett. Achten Sie darauf, dass Sie die vollfette Milch kaufen und nicht die fettreduzierte „Light"-Variante. Andere Kokosprodukte, die Sie ebenfalls verwenden können, sind Kokoscreme und Kokosbutter. Kokoscreme enthält mehr mittelkettige Triglyceride als Kokosmilch und ist dickflüssiger. Kokosbutter, die manchmal auch als Kokoscreme-Konzentrat bezeichnet wird, besteht aus fein vermahlenem Kokosfleisch. Vermeiden Sie Produkte, denen Zucker zugesetzt wurde.

Beschäftigen wir uns nun mit den Fetten, die auf dieser Stufe eine zentrale Rolle spielen.

Fette Fakten

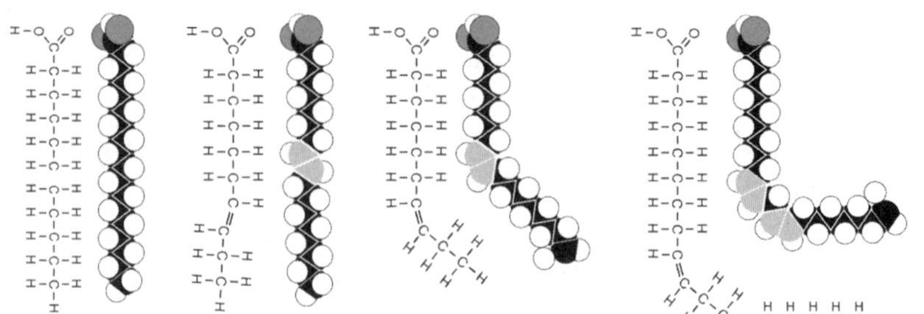

Gesättigt Trans Einfach ungesättigt Mehrfach ungesättigt

Chemisch gesehen sind Fette Ketten aus Kohlenstoff- und Wasserstoffatomen, die an einem Ende zwei Sauerstoffatome tragen. Dreidimensional zeigt das Kohlenstoffgerüst ein leichtes Zickzackmuster. In den obigen Zeichnungen sehen Sie jeweils zwei Darstellungen, einmal als lange Linie mit lauter Kohlenstoffatomen (C), daran hängen zu beiden Seiten die Wasserstoffatome (H) und an einem Ende die Sauerstoffatome (O); daneben abgebildet ist die schwarze Linie, die ebenfalls die Kohlenstoffatome darstellen soll, und daran hängen versetzt („Zickzackmuster“) weiße Kreise, die für die Wasserstoffatome stehen. Dann gibt es noch die dunkelgrauen Kreise, die für die Sauerstoffatome stehen und die hellgrauen, die Doppelbindungen darstellen. Doppelbindungen sind dort, wo sich zwei Striche zwischen zwei C-Atomen befinden und nur einem H-Atom an jedem der beiden C-Atome hängt. Diese Doppelbindungen sind sehr empfindlich, ihr Risiko, oxidiert und in ein für unsere Blutgefäße äußerst schädliches toxisches Fett umgewandelt zu werden, ist ziemlich hoch. Solche Doppelbindungen verändern die Form des Fettes, das unsere Zellen für ihre lebenserhaltenden Aufgaben nutzen. Sie erinnern sich, dass es lange, mittlere und kurze Ketten gibt, je nachdem, wie viele Kohlenstoffatome aneinanderhängen.

- *Gesättigte Fette*: Bei den gesättigten Fetten hängt an jedem freien Kohlenstoffatom ein Wasserstoffatom. Es ist sehr hitzebeständig und wandelt sich nicht in gefährliche oxidierte Fette um. Tierische Fette und Kokosöl sind vor allem gesättigte Fette. Durch ihre Hitzebeständigkeit sind sie zum Braten bestens geeignet. (Kokosöl gehört außerdem zu den mittelkettigen Fetten, die unseren Gefäßen nicht schaden; Anm. d. Übers.)
- *Trans-Fette*: In der Regel befinden sich die Wasserstoffatome bei den einfach- und mehrfach ungesättigten Fetten an den Doppelbindungen auf derselben Seite der Kette. Sind sie jedoch so verteilt, dass jeweils eines auf der gegenüberliegenden Seite der Kette liegt, befindet es sich in einer „trans“-Stellung und man spricht von Trans-Fetten. Durch die trans-Stellung kommt es zu einem Knick in der chemischen Struktur, ihre Form wird verändert und die Wahrscheinlichkeit erhöht sich, dass das Fett oxidiert und somit extrem schädlich für unsere Blutgefäße wird.

- *Einfach ungesättigte Fette*: Ein einfach ungesättigtes Fett hat nur eine Doppelbindung zwischen den C-Atomen, bei dem die beiden einzelnen Wasserstoffatome auf derselben Seite der Kohlenstoffkette stehen. Dadurch wird die chemische Struktur des Fettes verändert und es ist für unsere Zellen von Nutzen. Die Doppelbindung ist jedoch anfälliger für die Oxidierung zu einem schädlichen Trans-Fett durch Hitze. Zu den Nahrungsmitteln, die reich an einfach ungesättigten Fettsäuren sind, gehören Oliven- und Walnussöl, beide enthalten jedoch auch mehrfach ungesättigte Fettsäuren.
- *Mehrfach ungesättigte Fette*: Ein mehrfach ungesättigtes Fett hat mehr als eine Doppelbindung und mehr Knicke und Drehungen in seiner chemischen Struktur. Je mehr Doppelbindungen vorhanden sind, desto hitzeempfindlicher ist das Fett; durch die Hitze werden die Doppelbindungen aufgebrochen und zu oxidiertem Fett, dem Trans-Fett, umgewandelt. Aus diesem Grund empfehle ich Ihnen, Pflanzenöle nicht zu erhitzen. (Selbst Olivenöl ist, wie schon erwähnt, eine Kombination aus einfach- und mehrfach ungesättigten Fettsäuren.) Verwenden Sie Ihr Olivenöl lieber kalt für den Salat und meiden Sie generell Pflanzenöle, die überwiegend mehrfach ungesättigte Omega-6-Fettsäuren enthalten (Mais-, Soja-, Sonnenblumen- und die meisten industriell hergestellten „Pflanzen"-Öle usw.), damit sie auf ein besseres Verhältnis von Omega-6- zu Omega-3-Fettsäuren kommen.

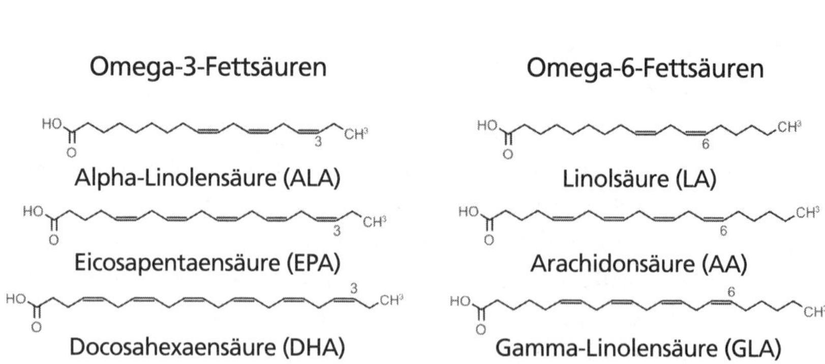

- *Omega-3-Fettsäuren*: Das Prinzip der essenziellen Fettsäuren habe ich Ihnen im letzten Kapitel schon vorgestellt; hier beschäftigen wir uns kurz mit der Darstellung. Es gibt drei Arten von Omega-3-Fettsäuren: ALA, EPA und DHA. Alle Omega-3-Fettsäuren werden mit der Ziffer 3 auf der rechten Seite der Kette dargestellt; diese bezieht sich auf das dritte Kohlenstoffatom des distalen Endes (also am entgegengesetzten Ende desjenigen mit den Sauerstoffatomen). ALA muss im Körper in EPA und DHA umgewandelt werden und wird dadurch zu einer weniger effizienten Omega-3-Quelle. (Beispiele pflanzlicher Quellen sind Leinsamen und Walnüsse.)
  Wenn Sie von einer Autoimmunerkrankung, kardiovaskulären oder neurologischen Problemen betroffen sind, hat Ihr Körper vermutlich Schwierigkeiten, aus ALA ausreichend EPA und DHA zu bilden. Daher sollten Sie EPA und DHA möglichst direkt beziehen aus tierischen Quellen wie Weidetieren, frei lebenden Wildtieren, Eiern von frei laufenden Hühnern (allerdings nur, wenn Sie sicher wissen, dass Sie Eier vertragen) und wild lebenden Kaltwasserfischen beziehen. Das ist einer der Gründe, warum ich mich im letzten Kapitel gegen eine vegetarische Ernährungsweise ausgesprochen habe.
- *Omega-6-Fettsäuren*: Sie benötigen auch Omega-6-Fettsäuren, aber die meisten Menschen nehmen zu viele davon auf. Das ideale Verhältnis von Omega 6 zu Omega 3 liegt zwischen 1:1 und 3:1. Die Ziffer 6 im Namen bezieht sich auf die Doppelbindung am 6. Kohlenstoffatom des distalen Endes der Kette.
  Linolsäure (LA) ist eine essenzielle Omega-6-Fettsäure, und das bedeutet, dass Ihr Körper sie nicht selbst bilden kann; sie ist ein wichtiger Vorläufer der Arachidonsäure (AA), woraus der Körper Signalmoleküle herstellt. Quellen für LA sind Nuss- und Samenöle. Aus Linolsäure kann unser Körper problemlos Arachidonsäure bilden, obwohl tierische Fette eine gute direkte Quelle für AA sind. Verschiebt sich das Verhältnis von AA zu DHA zu weit in Richtung AA, werden zu viele Entzündungsmediatoren gebildet, die zu übermäßigen Entzündungen führen. Die typische amerikanische Ernährungsweise ist wegen der vor 75 Jahren eingeführten Samenöle stark LA-lastig.

Gamma-Linolensäure (GLA) ist eine ungewöhnliche Ausnahme unter den Omega-6-Fettsäuren, da sie unangemessen hohe Entzündungen eindämmt. Zu den Nahrungsquellen gehören Borretschöl, Nachtkerzenöl, Johannisbeerkernöl und Hanföl.

Teil 2: Reduzieren Sie auf 6 Tassen (oder sogar 4)

Kommen Sie beim Paläo-Plus-Programm immer noch auf neun Tassen Obst und Gemüse, obwohl Sie nur noch wenig Pflanzen mit höherem Kohlenhydratgehalt verzehren sollten? Für viele ist das eine ziemliche Herausforderung, weil sie stärkehaltiges Obst und Gemüse am liebsten mögen. Auf der Stufe des Paläo-Programms aß ich täglich neun bis zwölf Tassen Obst und Gemüse. Seit ich auf Paläo-Plus umgestellt habe, esse, ich, je nach Tag, tatsächlich eher sechs bis neun Tassen täglich (und drei davon sind immer noch mit grünem Gemüse gefüllt, weil die Betonung auf weniger Stärkehaltigem liegt). Wenn Sie eine zierliche Frau sind, können Sie die Menge auch auf vier Tassen reduzieren. Teilen Sie es in diesem Fall folgendermaßen auf: Zwei Tassen grünes, eine Tasse schwefelhaltiges und eine Tasse buntes Gemüse.

Teil 3: Kein Getreide, keine Hülsenfrüchte, keine Kartoffeln

Beim Paläo-Programm haben Sie glutenfreies Getreide, Hülsenfrüchte und Kartoffeln auf zwei Portionen pro Woche begrenzt. Nun ist es an der Zeit, sie ganz von Ihrem Speiseplan zu streichen. Das scheint auf den ersten Blick gegen alle Gesetze der Ernährung zu verstoßen, die besagen, dass stärkehaltige pflanzliche Nahrungsmittel gesund sind. Glutenfreie Getreide wie brauner Reis und Quinoa, Hülsenfrüchte wie Linsen und schwarze Bohnen und Kartoffeln (einschließlich Süßkartoffeln) enthalten zwar tatsächlich viele Vitamine und Mineralstoffe, doch sie gehören nicht zum Paläo-Plus-Programm. Und das bedeutet auch, Soja- und Reismilch (Sie trinken jetzt vollfette Kokosmilch) sowie alle Sojaquellen, selbst die biologischen und die fermentierten, bleiben außen vor. Richten Sie Ihr Augenmerk auf tierisches Protein und nicht stärkehaltiges Gemüse.

Wenn Sie starke Symptome haben und für Ihre Gehirnzellen und Mitochondrien das bestmögliche gesundheitsfördernde Milieu schaffen wollen, kommen Sie definitiv nicht umhin, die Zufuhr von Kohlenhydraten drastisch zu reduzieren, und die eben genannten Nahrungsmittel enthalten einfach zu viele davon. Das Paläo-Plus-Programm bietet eine große Auswahl anderer nährstoffdichter Pflanzennahrung. Wahrscheinlich werden jedoch genau diejenigen entfallen, an die Sie am Meisten gewöhnt sind, doch darin liegt Ihre Chance, sich für etwas Neues zu öffnen und andere Nahrungsmittel auszuprobieren. Am Ende des Buches finden Sie eine Nahrungsmittelliste, und am Ende dieses Kapitels unterstütze ich Sie wieder mit Menüvorschlägen.

Teil 4: Zwei Portionen stärkehaltiges Gemüse pro Woche

Stärkehaltiges Gemüse enthält zwar viele Kohlenhydrate, aber nicht annähernd so viele wie Getreide, Hülsenfrüchte und Kartoffeln. Trotzdem ist es jetzt an der Zeit, diese Nahrungsmittel – wie gekochten Winterkürbis, Karotten und Rote Bete – auf zwei Portionen pro Woche zu beschränken. Bei gekochtem stärkehaltigem Gemüse gibt es eine Besonderheit: Sie müssen mehr Fett und etwas Eiweiß dazu essen. Seien Sie bei der Zugabe von Kokosöl oder Ghee (geklärter Butter) nicht kleinlich, denn dadurch bleiben Sie in einer leichten Ketose. Zum Glück schmeckt Gemüse mit Fett großartig, und die Resorption von mehr Nährstoffen wird außerdem gefördert. Ein bisschen Eiweiß sollte dabei auch nicht fehlen.

Eine andere Möglichkeit, die ich bevorzuge, ist, stärkehaltiges Gemüse roh zu essen. Probieren Sie einen rohen rote Bete-Salat mit kalt gepresstem Olivenöl und frischem Zitronensaft oder besorgen Sie sich einen Hobel (wie er in der Rohkostküche dafür verwendet wird), mit dem Sie aus rohem Winterkürbis oder Karotten dünne „Spaghetti-Nudeln“ machen können und lassen Sie sich diese mit einer Rohkost-Marinarasoße schmecken (dafür werden frische Tomaten mit Kräutern und Olivenöl im Mixer verarbeitet). Denken Sie bei solchen Rohkostsalaten oder „Rohkostnudeln“ auch an das Fett, zum Beispiel Olivenöl. Ein zusätzlicher

Vorteil: *Rohes stärkehaltiges Gemüse können Sie in beliebigen Mengen essen!* Die Kohlenhydrate werden hier nicht so schnell resorbiert, die ernährungsbedingte Ketose bleibt also bestehen. Sollten sich jedoch nach ein bis zwei Wochen keine Ketone im Urin nachweisen lassen, müssen Sie wahrscheinlich die Menge der Kokosmilch erhöhen. Nützt das nichts, werden Sie möglicherweise ganz auf gekochtes stärkehaltiges Gemüse verzichten müssen. Und wenn auch das nicht hilft, bleibt als letzte Möglichkeit, roh verzehrtes stärkehaltiges Gemüse ebenfalls zu reduzieren oder sogar ganz vom Speisezettel zu streichen.

Teil 5: Weniger Proteine

Je nach Größe, Gewicht und Geschlecht müssen Sie auch die Proteinzufuhr auf 170–340 g täglich zurückfahren. Ihre Zellen können Aminosäuren (aus denen die Proteine bestehen) in Zucker umwandeln und in den Mitochondrien zur Energiegewinnung verwenden. (Der wissenschaftliche Begriff dafür ist Gluconeogenese). Daher kommt es bei einer hohen Proteinzufuhr nicht zu einer ernährungsbedingten Ketose. Eine ausreichend hohe Proteinversorgung ist überlebenswichtig, aber es sollte nicht so viel sein, dass es in Zucker umgewandelt werden kann!

Teil 6: Eine Portion Obst, vorzugsweise Beerenobst, pro Tag

Obst enthält eine Menge Kohlenhydrate, aber die Früchte mit dem geringesten Gehalt sind zugleich die nährstoffdichtesten. Jetzt wird es Zeit, Äpfel, Bananen und Birnen wegen ihres hohen Kohlenhydratgehalts aus dem Programm zu nehmen. (Obwohl sie nahrhaft und im Basis- und Paläo-Programm erlaubt sind, zählten sie nicht zu den neun Tassen). Begrenzen Sie auch die Menge anderer Gartenfrüchte, von tropischem Obst und Melonen. Konzentrieren Sie sich stattdessen auf Beeren. Die „Farben“ bleiben Ihnen erhalten, aber Sie nehmen weniger Kohlenhydrate zu sich. Wenn Sie die Beeren zusammen mit einigen Esslöffeln vollfetter Kokosmilch verzehren, geht der Zucker nicht so schnell ins Blut und das unterstützt wiederum Ihre ernährungsbedingte Ketose. (Außerdem schmeckt es großartig!)

Manchen Menschen fällt es sehr schwer, die Obstmenge so stark zu reduzieren, und ich gebe zu, dass auch ich mir gelegentlich eine Orange gönne und trotzdem in der Ketose bleibe, solange ich meine gesunden Fette dazu esse. Ganz besonders liegt mir daran, dass Sie um Trockenfrüchte, Dosenobst und Fruchtsäfte wegen ihres hohen glykämischen Indexes und Kohlenhydratgehalts einen großen Bogen machen.

Nehmen Sie zu viel ab?

Manche Menschen profitieren zwar in hohem Maße vom Basis-, Paläo- oder Paläo-Plus-Programm, verlieren aber gleichzeitig zu viel Gewicht. Das liegt an der appetitzügelnden Wirkung dieser Programme und der gleichzeitigen geringen Zufuhr von Kohlenhydraten, insbesondere bei Menschen, die tendenziell eher schlank sind. Wenn Sie oder Ihr Arzt das Gefühl haben, dass Sie zu sehr abnehmen, sollten Sie – auch beim Paläo-Plus-Programm – die Kohlenhydratzufuhr durch zusätzliches Obst und stärkehaltiges Gemüse steigern, und zwar in einer Größenordnung, dass Sie nicht weiter abnehmen oder sogar wieder etwas zunehmen. Ergänzen Sie Ihren Speiseplan so lange um entweder Obst oder stärkehaltiges Gemüse, bis Ihr Gewicht sich stabilisiert. Es ist in Ordnung, wenn Sie für ein gesundes Gewicht vorübergehend auf die ernährungsbedingte Ketose verzichten. Ich lege Ihnen meine Buttertoffees sehr ans Herz (das Rezept finden Sie am Ende des Buches); essen Sie so viel davon wie Sie mögen, bis das Gewicht wieder stimmt. Bleiben Sie bei der Menge, die Sie brauchen, um Ihr Gewicht zu halten. Nochmals: Wenn Sie dadurch aus der Ketose kommen, ist das völlig in Ordnung. Sie sollten keinesfalls untergewichtig werden. Um die Ketose können Sie sich wieder kümmern, wenn das Gewicht sich stabilisiert hat. Nach Meinung unsere Studienteilnehmer, die dasselbe Problem hatten, sind Buttertoffees eine sehr wirksame und schmackhafte Art, das gewünschte Gewicht zu halten. Sie sind köstlich und liefern viel Energie, passen aber trotzdem in die Rahmenbedingungen meines Programms. Sie können sie Ihren Gästen auch als Leckerei zum krönenden Abschluss eines Essens servieren und trotzdem Ihr Programm einhalten. Essen Sie Buttertoffees! (Das nenne ich mal eine vernünftige ärztliche Verordnung!)

Teil 7: Zwei Mahlzeiten täglich mit nächtlicher Nahrungskarenz von mindestens 12 Stunden

Ihren Mitochondrien bekommt es großartig, wenn Sie nur zweimal täglich essen und jede Nacht zwischen Abendessen und Frühstück 12 bis 16 Stunden Nahrungskarenz halten. Diese erhöht – wie das lange Fasten, von dem die Winterzeit bei unseren Vorfahren begleitet war –, die Leistungsfähigkeit Ihrer Mitochondrien und regt Ihre Zellen an, mehr Mitochondrien (pro Zelle) zu bilden.[7] Unser Körper ist auf eine lange Periode ernährungsbedingter Ketose eingestellt – genau genommen jeden Winter!

Obwohl Fasten umstritten ist und ich es über einen langen Zeitraum nicht empfehle (Sie sind schließlich kein Bär im Winterschlaf), gibt es einige Hinweise, dass eine Kalorienbeschränkung oder zeitweiliges Fasten im Tierversuch altersbedingte Abbauprozesse und eventuell auch fortschreitende Gehirnerkrankungen umkehren kann. Das ist wahrscheinlich der verbesserten Leistungsfähigkeit der Mitochondrien, dem Anstieg ihrer Anzahl pro Zelle und den durch das Fasten gebildeten zusätzlichen Wachstumshormonen für die Nervenzellen geschuldet, die zur Bildung von mehr Gehirnzellen und zusätzlichen Verbindungen zwischen ihnen führen.[8] Diesen Effekt können Sie theoretisch auch erzielen, wenn Sie jeden zweiten Tag fasten, aber so weit brauchen Sie gar nicht zu gehen. Halten Sie einfach eine Nahrungskarenz von 12 bis 16 Stunden ein – und zwar nachts, wenn Sie ja sowieso schlafen.

Haben Sie sich an das Paläo-Plus-Programm gewöhnt, ist es nicht so schwer, nur zweimal täglich zu essen, denn, wie schon erwähnt, wirkt die ernährungsbedingte Ketose wie eine Art Appetitzügler (eine an Kohlenhydrate reiche Ernährung regt dagegen den Appetit stärker an). Wird der Blutzucker sehr stabil gehalten, werden Sie wahrscheinlich feststellen, dass Sie nur dann Hunger haben, wenn Ihr Körper wirklich Nahrung braucht, und bei den meisten Menschen, die sich streng an das Paläo-Plus-Programm halten, ist das nur zweimal täglich.

Auf dieser Stufe des Ernährungsprogramms ist es hilfreich, die Zeitspanne zwischen Ihren Mahlzeiten auszudehnen, denn wenn Ihr Körper nicht verdauen muss, kann er seine Energie darauf konzentrieren, Heilarbeit zu leisten, Toxine auszuscheiden und die biochemischen Prozesse in Übereinstimmung mit der veränderten Ernährung neu einzustellen. Deshalb ist es sehr wichtig, dass mindestens 12 Stunden zwischen Abendessen und Frühstück liegen. Wenn es Ihnen nicht behagt, nur zweimal täglich zu essen, dann bleiben Sie so lange noch bei drei Mahlzeiten, bis Sie zu dieser Veränderung bereit sind. Bei drei täglichen Mahlzeiten sollte eine davon jedoch nur ein leicht verdaulicher Smoothie sein. Außerdem können Sie auf diese Weise schon einen großen Teil Ihrer Obst- und Gemüseration zu sich nehmen. (Vergessen Sie nicht, vollfette Kokosmilch hinzuzufügen!)

Anmerkung: Ich würde es begrüßen, wenn Sie auf dieser Stufe ganz auf Alkohol verzichten oder ihn zumindest nur besonderen Gelegenheiten vorbehalten würden. Wenn Sie etwas trinken, sollte es ein sehr trockener Wein oder zur Not eine kohlenhydratarme Spirituose sein. Sie sollten Alkohol hauptsächlich deshalb auf ein Minimum beschränken, weil Ihr Körper bevorzugt diese Kalorien verstoffwechselt, und zwar noch vor allen anderen Energiequellen, auch Fett. Außerdem muss Ihre Leber schwer arbeiten, um ihn zu abzubauen, und Sie sollten sie während des Genesungsprozesses nicht unnötig belasten.

Je länger Sie sich an das Paläo-Plus-Programm halten, desto leichter wird es, das kann ich aus eigener Erfahrung bestätigen. Ich lege Ihnen nahe, zumindest die Ketone im Urin zu überwachen, sobald Ihre Ernährung sich eingependelt hat. Damit können Sie feststellen, ob die Auswahl Ihrer Nahrungsmittel stimmt, und es hilft Ihnen, auf Kurs zu bleiben. Die Ergebnisse sind auch gut für Ihre Motivation, achten Sie also während Ihres Paläo-Plus-Programms darauf, wie es Ihnen geht, und vermerken Sie Ihre körperlichen und emotionalen Reaktionen im Tagebuch. Wenn Sie sich gut fühlen und feststellen, dass Ihre Symptome sich bessern – weiter so! Ist es in Ihrer augenblicklichen Lebensphase aus familiären oder persönlichen Gründen schwierig, nach diesem Programm vorzugehen, ist es vollkommen in Ordnung, wenn Sie vorerst zum Paläo-Programm zurückkehren. Das ist immer noch viel besser als ganz aufzugeben. Halten Sie durch, damit das Wahls-Ernährungsprogramm wirken kann, egal für welche Stufe Sie sich entscheiden.

Auf den folgenden Seiten fasse ich die Regeln des Paläo-Plus-Programm noch einmal zusammen, und daran schließt sich wieder ein Essensplan für sieben Tage an.

Stufe 3: Das Paläo-Plus-Programm

Für das Paläo-Plus-Programm gelten alle Richtlinien des Paläo-Programms mit den genannten zusätzlichen Ausnahmen. Essen Sie sich satt, denken Sie aber bitte daran, dass das Ziel heißt: wenig Kohlenhydrate, mäßige Mengen an Protein und viel Fett. Mit einer Ernährung, die zu etwa 65 Prozent aus Fett besteht und den großzügigen Gebrauch von mittelkettigen Fetten wie Kokosöl und vollfetter Kokosmilch vorsieht, bleibt der Zustand einer ernährungsbedingten Ketose aufrechterhalten.

Essen Sie mindestens 70 g oder mehr Kokosfett, entweder in Form von vier bis sechs Esslöffeln Kokosöl oder ¾ bis 1 Dose oder auch mehr vollfetter Kokosmilch. Beides können Sie zu jeder Mahlzeit oder jedem Imbiss im Laufe des Tages verwenden sowie nach Wunsch auch nicht erhitztes Olivenöl oder Ghee. Bei einem Gewicht von mehr als 68 kg müssen Sie wahrscheinlich 700 oder mehr Kalorien aus Kokosöl und/oder Kokosmilch gewinnen. Haben Sie nach ein bis zwei Wochen noch keine ernährungsbedingte Ketose erreicht, müssen Sie eventuell den Anteil an Kokosöl und vollfetter Kokosmilch erhöhen. Wichtig: Achten Sie beim Kauf von Kokosmilch darauf, dass sie wirklich vollfett ist, keine Füll- und Zusatzstoffe oder Zucker enthält und aus höchstens zwei oder drei Zutaten besteht.

- Die neun Tassen Obst und Gemüse täglich können auf sechs Tassen (oder sogar 4 bei zierlichen Frauen) reduziert werden. Keine weißen („normalen") Kartoffeln, Hülsenfrüchte (einschließlich aller Arten von Soja, auch Sojamilch) oder Getreide (auch kein glutenfreies Getreide und keine Reismilch). Wenn Sie immer noch ein wenig Milch trinken möchten, halten Sie sich an ungesüßte vollfette Kokosmilch.
- Begrenzen Sie stärkehaltiges Gemüse wie gekochte Rote Bete und Winterkürbis auf zwei Portionen pro Woche und essen Sie immer mindestens einen Esslöffel Fett und etwas Protein dazu. Wenn sich nach zwei Wochen keine ernährungsbedingte Ketose

eingestellt hat, müssen Sie das stärkehaltige Gemüse eventuell noch weiter einschränken.

- Essen Sie nicht mehr als eine Tasse Obst, vorzugsweise Beeren, täglich. Essen Sie sie immer mit Fett, zum Beispiel Kokosmilch. Verzichten Sie auf Trockenfrüchte, Dosenobst oder Fruchtsäfte, denn sie haben einen höheren Zuckergehalt.
- Verringern Sie die Proteinaufnahme je nach Größe und Geschlecht auf 170 bis 340 g.
- Essen Sie nur zweimal täglich; zwischen Abendessen und Frühstück sollten 12 bis 16 Stunden Pause liegen. Auch wenn Sie dreimal essen müssen, sollte die 12- bis 16-stündige Nahrungskarenz eingehalten werden.
- Trinken Sie Alkohol nur bei seltenen, besonderen Anlässen.

Der Paläo-Plus-Programm-Wochenplan

Frühstück	Abendessen
Tag 1 *Smoothie:* – 1 Tasse Spinat – 1 Tasse Heidelbeeren – 1 Tasse vollfette Koksmilch – 1 TL gemahlener Zimt – 1 EL Nährhefe – ½ Tasse Eis 1 Portion Lachssalat* in 1 Kohlblatt eingewickelt (1 Tasse) 1 Portion Rote-Bete-Mango-Mischung* ¼ Tasse sauer eingelegte Pickles	1 Portion Leber, Zwiebeln und Pilze* ½ Tasse gekochter Brokkoli 1 TL Olivenöl extra vergine *Salat:* – 2 Tassen Romanasalat – 2 Tassen Pak Choi – ½ Tasse Tomaten – ½ Tasse grüne Paprika – 2 Knoblauchzehen – 1 EL Olivenöl extra vergine – Balsamico-Essig nach Geschmack – getrocknetes Basilikum nach Geschmack – 1 EL Sonnenblumenkerne ¼ Tasse Kimchi Kräutertee ½ Tasse vollfette Kokosmilch (für Tee mit Milch, falls gewünscht)

Frühstück	Abendessen
Tag 2 *Smoothie:* – 1 Tasse Grünkohl – 1 TL Grüntee-Pulver – 1 TL gemahlener Kardamom – ¾ Tasse vollfette Kokosmilch – ½ Tasse Eis 1 Portion Leber-Pastete* ½ Tasse rohe Kohlrübenscheiben 1 mittelgroße Stange Sellerie ½ Tasse Kombuchatee*	1 Portion Pfannengericht nach Grundrezept* (Lammkoteletts mit Brokkoli) 1 EL Meerrettich *Salat:* – 3 Tassen Spinat – 2 Tassen Grünkohl – 5 mittelgroße Radieschen – ¼ Tasse Karotten in Scheiben – ¼ Tasse Gurkenscheiben, ungeschält – getrocknetes Basilikum nach Geschmack – 1 ½ TL gehackte Walnüsse – 2 EL Olivenöl extra vergine – Balsamico-Essig, nach Geschmack ¼ Tasse Sauerkraut ¾ Tasse Erdbeeren – 1 EL vollfette Kokosmilch 2 Tassen Kräuter-Beruhigungstee – ½ Tasse Kokosmilch
Tag 3 1 ½ Portionen Kurkumatee* ca. 105 g Sardinen in Tomatensoße aus der Dose ½ Tasse rohe Karottenscheiben ½ Tasse Petersilie ½ Tasse Rettich (Daikon, wenn möglich) 1 Portion Rote-Bete-Rotkohl-Mischung* mit 2 EL Kokosöl ½ Tasse Kombuchatee*	1 Portion Pfannengericht nach Grundrezept* (Herz und Senfblätter) 1 Portion Rosenkohl, Schinken und Cranberrys* *Salat:* – Tassen Romanasalat – 2 Knoblauchzehen – 1 EL Ingwerwurzel – getrockneter Oregano, nach Geschmack – 1 EL Olivenöl extra vergine – Balsamico-Essig, nach Geschmack – 1 EL Sonnenblumensamen ¼ Tasse milchsauer vergorene Okraschoten-Pickles 1 Tasse Kirschen Kamillentee ½ Tasse vollfette Kokosmilch

Frühstück	Abendessen
Tag 4 1 Portion Knochenbrühe mit Karotten* 1 Portion Rosmarin-Hühnchen* 1 Portion Rote-Bete-Grün und Schinken* ca. 40 g rohe Mandeln (eingeweicht) ½ Tasse Rote-Bete-Kwass* mit ½ Tasse Wasser	1 Portion Meeresfrüchte-Eintopf* (Paläo-Plus-Version) 1 Tasse gekochter Butternusskürbis 1 EL Olivenöl extra vergine *Salat:* 4 Tassen Pak Choi ¼ Tasse Sellerie 1 EL Sonnenblumenkerne 5 mittelgroße schwarze Oliven 1 EL Ingwerwurzel getrockneter Oregano, nach Geschmack 1 EL Olivenöl extra vergine Limonen-/Limettensaft nach Geschmack 1 Tasse Himbeeren Kräutertee ½ Tasse vollfette Kokosmilch
Tag 5 1 Portion Knochenbrühe mit Paprikaschoten* 1 Portion Pfannengericht nach Grundrezept* (Kohl mit Schinken) 1 Portion Obst-Pudding* ½ Tasse Kombuchatee	1 Portion Hühnchen nach algerischer Art mit Spargel* 1 Tasse Blumenkohlreis* 1 EL Olivenöl extra vergine ¼ Tasse Sauerkraut *Salat:* – 4 ½ Tassen Pak Choi – ½ Tasse Korianderblätter – ½ Tasse frische Orangenspalten – ¼ Tasse Gurkenscheiben, ungeschält – 4 TL Olivenöl extra vergine – Limonen-/Limettensaft, nach Geschmack Kräutertee ½ Tasse vollfette Kokosmilch

Frühstück	Abendessen
Tag 6 1 ½ Portionen Knochenbrühe mit Blumenkohl und Kurkuma* *Salat:* – 3 Tassen Grünkohl – ½ Tasse Rettich – ½ Tasse gelbe Paprika – ½ Tasse Tomaten – ¼ Tasse gehackte Zwiebel – 1 EL Olivenöl extra vergine – 1 ½ EL gehackte Mandeln (eingeweicht) – Balsamico-Essig, nach Geschmack 100 g Lachs aus der Dose ½ Tasse Rote-Bete-Kwass* plus ½ Tasse Wasser	1 Portion Pfannengericht nach Grundrezept* (Schweinekoteletts und Rotkohl) ¼ Tasse Kimchi 6 mittelgroße Spargelstangen *Salat:* – 2 Tassen Spinat – ½ Tasse rote Paprika – ½ Tasse Gurkenscheiben – ½ Tasse blättrig geschnittene Pilze – 1 EL Olivenöl extra vergine – Limonen-/Limettensaft, nach Geschmack 1 Tasse Cantaloupe-Melone 1 Tasse heiße Schokolade*
Tag 7 1 Portion Knochenbrühe mit Avocado* ¾ Tasse Pfannengericht nach Grundrezept* (Steak mit Senfblättern) 1 Portion Rote-Bete-Cranberry-Mischung* 1 TL Olivenöl extra vergine ½ Tasse Kombuchatee*	1 Portion Kokosmilch-Fischsuppe* 1 EL Jalapeño-Paprika (scharf) ¼ Tasse Kimchi *Salat:* – 3 ½ Tassen Romanasalat – getrocknetes Basilikum, nach Geschmack – ¼ Tasse Karottenscheiben – 1 TL Sesamsamen (roh, eingeweicht) – 1 TL Olivenöl extra vergine – Limonen-/Limettensaft, nach Geschmack *Beerenmischung:* – ¼ Tasse Erdbeeren – ¼ Tasse Brombeeren – ¼ Tasse Himbeeren – ¼ Tasse vollfette Kokosmilch 1 Tasse Kamillentee ca. 75 ml vollfette Kokosmilch (für Tee mit Milch, wenn gewünscht)

Teil 3

Was außer der Ernährung auch noch wichtig ist

KAPITEL 8

Reduzieren Sie die Belastung durch Umweltgifte

Sie haben schon einen langen Weg zurückgelegt. Sie haben sich mit dem Basis-Programm beschäftigt, vielleicht sind Sie dabei geblieben oder zum Paläo-Programm übergegangen, möglicherweise sogar zum Paläo-Plus-Programm. Wenn Sie die Ernährungsumstellung streng einhalten, stellen Sie mit Sicherheit Verbesserungen fest. Aber Sie können mehr tun, Sie können noch weiter gehen. In diesem Teil mache ich Vorschläge, die nichts mit der Ernährung zu tun haben, aber ebenso Teil meines Programms sind. Als Erstes möchte ich das Thema Umweltgifte angehen.

Die Welt, in der wir leben, ist nicht mehr die Welt unserer Großeltern. Seit dem Zweiten Weltkrieg setzen wir auf die Chemie, die uns viel Arbeit abnimmt und unser Leben in mehrfacher Hinsicht bereichert. Aber auch diese Medaille hat eine Kehrseite: Durch die Verschmutzung von Luft und Wasser, durch Pestizide und andere in der Landwirtschaft verwendete Chemikalien, durch chemische Konservierungsstoffe und Farbstoffe in Getränken und industriell verarbeiteten Nahrungsmitteln sowie durch die chemische Veränderung der Nahrung selbst (zum Beispiel gehärtete Öle und Maissirup mit hohem Fruktosegehalt), finden viele dieser Stoffe den Weg in unseren Körper, denn wir essen und trinken sie, wir atmen sie ein und fassen sie an.

Stoffe, die in den Körper gelangen und dort eigentlich nicht hingehören, nennt man Xenobiotika, also Fremdstoffe oder Fremdsubstanzen, die die Signalübertragungen innerhalb und zwischen unseren Zellen stören. Hier läuft ein riesiger und schon Jahrzehnte andauernder Versuch, und wir, die arglose Öffentlichkeit, sind die Versuchskaninchen. Sowohl unser Lebensraum, als auch unser Arbeits- und Erholungsbereich sind inzwischen mit Giften belastet, über 90 000 davon sind bei der US-Umweltschutzbehörde registriert.

Von den chemischen Giften in unserer Nahrung, den pflanzlichen wie den tierischen, war bereits die Rede, doch die chemischen Stoffe in unserer Umwelt beschränken sich nicht allein darauf. Schauen wir im wahrsten Sinne des Wortes einen Augenblick über unseren Tellerrand hinaus auf die gewaltige Verschmutzung und Belastung, die jeden Aspekt unseres Lebens betrifft: Mit Arsen behandeltes Holz auf Spielplätzen, Ausgasungen aus Farben, Teppichen und Möbeln in unserem Wohnbereich, Kunststoffrückstände, Schwermetalle im Wasser, Luftverschmutzung durch Emissionen aus Fabrikschornsteinen, Autoabgase, Emissionen aus Kraftwerken, elektromagnetische Wellen, Mikrowellen und WLAN (kabellose Netzverbindung, die sich auf unsere Zellen auswirken kann). Wir haben Quecksilberfüllungen in unseren Zähnen, benutzen Waschmittel und Kosmetika, die hormonaktive Substanzen enthalten und sich negativ auf die Transmittersignale in unserem Körper auswirken können und, um dem ganzen noch die Krone aufzusetzen, wir führen uns nicht ausreichend Nährstoffe zu, die unserem Körper helfen, diese ganzen Toxine wieder auszuscheiden, die wir zu uns nehmen, einatmen, resorbieren und anwenden. Es ist ein Wunder, dass unsere Mitochondrien überhaupt noch arbeiten!

In ihrem 1962 veröffentlichten Buch *Der stumme Frühling*, das als Keimzelle der weltweiten Umweltbewegung gilt, schrieb Rachel Carson:

> *„Zum ersten Mal in der Weltgeschichte ist jeder Mensch vom Augenblick seiner Zeugung bis zum Tod gefährlichen Chemikalien ausgesetzt. In den nicht einmal zwanzig Jahren, seit synthetische Pestizide verwendet werden, sind sie so gründlich über die belebte und unbelebte Welt verteilt worden, dass sie praktisch überall vorkommen können.“*[1]

In vielen Studien wurden verschiedene Umweltchemikalien mit einer breiten Palette von gesundheitlichen Problemen wie Neurodegeneration, affektiven Störungen, Diabetes, chronischen Herzkrankheiten bis hin zu Krebs in Verbindung gebracht.[2] (Auf meiner Website gibt es – in englischer Sprache – eine Grafik aus dem Entgiftungskurs des Institute for Functional Medicine, die noch mehr Details bietet.)

Und als ob all das nicht schon belastend genug wäre, es gibt zusätzlich zu all diesen Umweltchemikalien auch Toxine, die von unserem Körper stammen, also aus unseren eigenen chemischen Stoffwechselprozessen.

Anregungen für das Tagebuch

Beantworten Sie bitte die folgenden Fragen in Ihrem Tagebuch:

- Machen Sie sich Sorgen über Gifte?
- Was glauben Sie, welchen Giften Sie ausgesetzt sind oder waren? Gibt es eine besondere Belastung, die über das hinausgeht, womit der Mensch in einem Industrieland im Durchschnitt in Kontakt kommt? Haben Sie beruflich mit Chemikalien zu tun? Arbeiten oder leben Sie in der Nähe eines Bauernhofes? Leben Sie in der Nähe einer Fabrik?
- Wenn Sie dieses Kapitel gelesen haben, schreiben Sie bitte auf, wie Sie glauben, Ihre Toxinbelastung senken zu können.

Normalerweise ist es kein Problem, diese Stoffe wieder auszuscheiden; fehlen aber einige der Nährstoffe, die für den reibungslosen Betrieb der „Entgiftungsmaschinerie" notwendig sind, kann es zu größeren Schwierigkeiten bei der Ausscheidung körpereigener Giftstoffe sowie Fremdsubstanzen kommen. Manche Menschen scheinen mit der Toxinbelastung – woher sie auch stammt – recht gut zurechtzukommen, doch je nach Ihrer genetischen Disposition kann es durchaus sein, dass Sie insbesondere auf Gifte reagieren, die bereits von Natur aus in unserer Umwelt vorhanden sind. In der Folge wird die fein abgestimmte Symphonie unseres Lebens allmählich dissonant.

Wenn Sie unter MS oder einer anderen Autoimmunerkrankung leiden, besteht die Gefahr, dass Sie zu den besonders empfindlichen Menschen gehören. Die gute Nachricht: Wenn auch ein vollkommen giftfreies Leben nicht mehr möglich ist, können Sie Ihre Belastung drastisch reduzieren. Am wichtigsten ist dabei, dass Sie

1. die natürlichen Entgiftungsprozesse Ihres Körpers maximieren und
2. Ihre Toxinbelastung minimieren.

Fördern Sie die natürliche Entgiftung

Bei vielen meiner Patienten fallen Tests auf Schwermetalle positiv aus, und ich war da keine Ausnahme. Bei mir wurden zahlreiche Metalle identifiziert, also entgiftete ich auf natürliche Weise über mein Ernährungsprogramm sowie durch sanfte Methoden wie Sauna, Tonerde, Algen, Kelp und den gezielten Einsatz von Nahrungsergänzungen (darüber später in diesem Kapitel mehr), bis mein Körper die toxischen Metalle ausschied und es mir gesundheitlich deutlich besser ging. Zwei Jahre später zeigten erneute Laboruntersuchungen, dass ich mich von den überschüssigen Schwermetallen befreit hatte.

Viele Menschen haben für das Anstoßen der Toxinausscheidung einen eigenen Namen: Reinigung. So sehr diese Reinigung auch im Trend liegen mag, es ist ein alter Brauch, und Reinigungsrituale sind Bestandteil vieler traditioneller Kulturen. Oft gingen diese Rituale mit einer spirituellen Reinigung oder einem Heilritual einher: Kalte und heiße Quellen, Schwitzhütten, Schlammbäder, Fasten – all das sind Möglichkeiten, den Körper bei der Befreiung von Schadstoffen zu unterstützen, damit er besser arbeiten kann.

Wir wissen heute mehr über den menschlichen Körper als unsere Vorfahren. Wir wissen zum Beispiel, welche Organe speziell für die Verarbeitung und Ausscheidung von Toxinen zuständig sind. Hauptsächlich sind das:

- Leber
- Nieren
- Schweißdrüsen

Damit wir die wichtige Arbeit von Leber, Nieren und Schweißdrüsen unterstützen können, müssen wir verstehen, wie der Entgiftungsprozess im Körper funktioniert.

Die meisten Toxine sind fettlöslich und müssen in wasserlösliche Substanzen umgewandelt werden, damit sie (über die Leber) in die Galle, (über die Nieren) in den Urin oder (über die Schweißdrüsen) mit dem Schweiß ausgeschieden werden können. Dieser Prozess verläuft in zwei

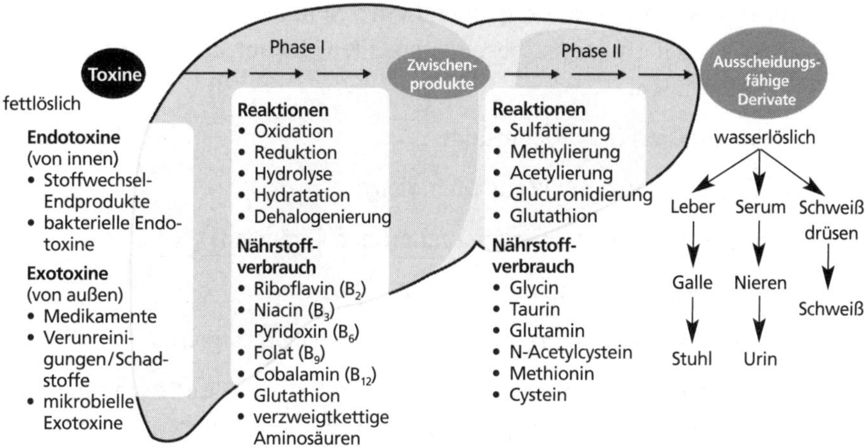

Phasen. In Phase I werden die Toxine mittels chemischer Prozesse wie Oxidation, Reduktion, Hydrolyse und Dehalogenierung in reaktionsfähige Metabolite (Stoffwechselprodukte) umgewandelt. Mit anderen Worten, sie werden aus dem Fett freigesetzt und in den Körper entlassen. Dann ist das Toxin aktiver und eigentlich noch giftiger für uns, da es nicht mehr in den Fettzellen eingeschlossen ist. Aber der Körper geht planvoll vor. In Phase II hängen die Zellen eine Seitenkette an die wieder aktiven Toxine. Das könnte eine weitere chemische Struktur wie eine Schwefelgruppe, eine Methylgruppe oder eine spezifische Aminosäure sein. Dadurch wird das Toxin wasserlöslich und kann aus dem Körper gespült werden. Dafür muss aber jeder Teil dieses Prozesses funktionieren. Wird es zwar in das reaktionsfähige Stoffwechselprodukt gebracht (Phase I), aber nicht wasserlöslich gemacht (Phase II), kann es dem Körper tatsächlich noch mehr schaden. Deshalb ist der Entgiftungsprozess manchmal mit negativen Erfahrungen verbunden. Sind die Toxine so weit verarbeitet, dass sie ausgeschieden werden können, müssen wir das unterstützen, damit sie nicht weiterhin im Körper kreisen und – jetzt nicht mehr an Fett gebunden – weiteren Schaden anrichten.

Dafür gibt es zum Glück einfache und wirksame Methoden, und Sie wenden sie wahrscheinlich sogar schon an. Die beste davon ist Ihre Versorgung mit den neun Tassen grünem, buntem und schwefelreichem

Gemüse sowie mit Meeresalgen und Innereien, die diesen zweiphasigen Prozess erleichtern. Ganz besonders sollten Sie auf die Zufuhr folgender Stoffe achten:

- Selen und Jod (aus Meeresalgen)
- Zink und Coenzym Q (aus Innereien)
- Thiole (aus schwefelreichen und grünen Gemüsen)
- Flavonoide (aus buntem Gemüse)
- Mineralien (aus jodiertem Meersalz und Meeresalgen)
- Aminosäuren (aus tierischem Protein oder solcherart kombinierten pflanzlichen Proteinen, dass alle notwendigen Aminosäuren enthalten sind, vgl. Kapitel 6)

Gewürze, die die Entgiftung begünstigen, wirken zusätzlich unterstützend, indem sie die Wirksamkeit der Entgiftungsenzyme in der Leber, den Nieren und den Schweißdrüsen verbessern (teilweise dadurch, dass sie Einfluss darauf nehmen, welche Gene in der DNS an- und abgeschaltet sind. Die Gewürze gewährleisten das richtige Gleichgewicht der Entgiftungsenzyme, die für die tägliche Verarbeitung und Ausscheidung der Toxine sorgen. Sparen Sie nicht mit folgenden Kräutern und Gewürzen:

- Aloe
- Cayenne
- Dill
- Ingwer
- Klette
- Kurkuma
- Löwenzahnwurzel
- Meerrettich
- Petersilie
- Pfefferminze
- Rosmarin
- Safran

Andere, ebenfalls zur Entgiftung gut geeignete Substanzen sind Mariendistel (aus den Samen, die für Tees oder Nahrungsergänzungen verwendet werden) und Pycnogenol (Pinienrindenextrakt, aus der Rinde der Strandkiefer als Nahrungsergänzung; im nächsten Kapitel finden Sie weitere Informationen zu Supplementen).

Die Ernährung spielt eine große Rolle, aber es gibt noch einige weitere großartige Entgiftungsstrategien, die Sie berücksichtigen sollten. Hier sind meine Favoriten:

- *Schwitzen*: In vielen Gesellschaften gibt es Schwitzrituale als Bestandteil des Reinigungsprozesses. Die Schweißdrüsen scheiden Schwermetalle, Kunststoffe und Lösungsmittel sehr wirksam aus. In der Sauna erweitern sich die Blutgefäße zur Kühlung und die Herzleistung erhöht sich. Das ist sogar eine Alternative zum aeroben Ausdauertraining! (Darum geht es unter anderem im nächsten Kapitel.) Viele MS-Betroffene vertragen jedoch eine Erhöhung der Körpertemperatur nicht gut. Gehen Sie nur in die Sauna, wenn die Hitze Ihnen guttut. Ich konnte erst saunieren, als ich schon sechs Monate in der Genesungsphase war. Als ich die Hitze dann wieder vertragen konnte, kaufte ich mir eine Infrarotsauna für zu Hause. Sie befindet sich neben meinen Strömungspool, in dem ich jeden Tag schwimme. Inzwischen gehe ich vier Mal pro Woche in die Sauna, das wurde Teil meines Entgiftungsprogramms.
- *Schlamm*: Er wird seit Tausenden von Jahren zur Verjüngung der Haut und für die Gesundheit verwendet. Schlammbäder für den Körper und das Gesicht leiten Schwermetalle, Lösungsmittel und andere im Fettgewebe der Haut gespeicherte Toxine aus. Durch Schlammmasken werden Gifte sogar noch wirksamer aus der Haut gezogen als durch Schwitzen. Beim Saunieren trage ich eine auf das Gesicht und den ganzen Körper auf und spüle sie danach mit der kalten Dusche ab. Entsprechende Produkte gibt es in Ihrer Drogerie vor Ort.

Ein Warnhinweis

Wenn Menschen praktisch „über Nacht" in mein Ernährungsprogramm einsteigen, wie das die Teilnehmer an unserer klinischen Studie tun, ist es ganz normal, dass sie eine „Entgiftung" erleben. Selbst ein allmähliches Anpassen an die jeweilige Ernährung auf jeder Stufe kann zu einer Entgiftung führen, insbesondere, wenn Ihre Toxinbelastung sehr hoch ist, auch wenn diese dann nicht so unangenehm ist wie bei einer plötzlichen Ernährungsumstellung. Entgiftungsreaktionen gehören ganz natürlich zur Ausscheidung von Toxinen aus dem Körper. In den meisten Fällen gilt der alte Spruch: Besser raus als rein! Wenn Sie auf die Entgiftungssymptome vorbereitet sind, wissen Sie, womit Sie zu rechnen haben und halten sie nicht versehentlich für ein neuerliches Aufflammen Ihrer Erkrankung. Folgende Symptome können auftreten:

- Hautreaktionen, ähnlich einer Akne (wahrscheinlich durch Brom, das über die Haut ausgeleitet wird)
- Kopfschmerzen
- Schmerzen am ganzen Körper
- Krankheitsgefühl,
- vorübergehend stärker werdende Müdigkeit,
- deutliches Verlangen nach Zucker und Kohlenhydraten (Nebenprodukte der absterbenden zuckerliebenden Hefen und Bakterien, die auf Kohlenhydrate angewiesen sind).

Die gute Nachricht: Bei meinen Studienteilnehmern klingen diese Entgiftungssymptome innerhalb weniger Wochen ab. Vielen Patienten rate ich dann, im Laufe einer Woche die „schlechten" Nahrungsmittel in dem Maße zu reduzieren wie sie die Menge der „guten" steigern. Auf diese Weise sind die Entgiftungssymptome im Allgemeinen nicht ganz so unangenehm. Und denken Sie daran, was passiert, wenn Sie sie spüren: Der ganze Mist kommt raus!

Ein Warnhinweis

Beachten Sie bitte, dass Schlamm, Kelp und Seealgen nicht nur Toxine, sondern auch Medikamente aus Ihrem Blut (die Ihnen intravenös injiziert oder infundiert werden) oder oral eingenommene aufsaugen. Nehmen Sie Medikamente ein, setzen Sie bitte Ihren Arzt davon in Kenntnis, wenn Sie etwas für Ihre Entgiftung tun wollen und richten Sie sich nach den ärztlichen Anweisungen, wie sich das ohne Störung der Medikation am besten bewerkstelligen lässt.

Auch Naturkostläden und Reformhäuser führen eine große Auswahl, und natürlich ist Schlamm auch über das Internet zu beziehen. Vermischen Sie ihn mit Seealgen (siehe unten) und Meersalz zu einer Paste, tragen Sie diese auf die Haut auf und lassen Sie sie trocknen. Nach dreißig Minuten spülen Sie sie ab. Eine andere Möglichkeit ist ein Fußbad mit verdünntem Schlamm. Die Zugabe von Magnesiumsalzen wirkt entspannend. (Schütten Sie das Wasser danach in den Garten, damit die Rohre nicht verstopfen!) Oder Sie verdünnen den Schlamm in der Badewanne noch weiter und legen sich 30 bis 60 Minuten hinein. Sollten Sie die Gelegenheit haben, eine Wellness-Einrichtung zu besuchen, die Schlammbäder anbietet, nutzen Sie diese Art der wirksamen Entgiftungstherapie.

- *Algen*: Algen und Kelp binden freigesetzte Toxine, sodass sie nicht wieder ins Blut gelangen können. Sie sind nicht nur ein guter Bestandteil Ihrer Ernährung, sie können auch zusammen mit Schlamm (wie beschrieben) auf dem ganzen Körper oder als Algenmaske im Gesicht angewendet werden.
- *Trockenbürstenmassage*: Diese Technik steigert die Entgiftung über die Haut und ist einfach anzuwenden. Verwenden Sie eine weiche Bürste oder einen sauberen, trockenen Waschhandschuh und streichen Sie von den Füßen an kreisförmig über Ihre Haut hinauf bis zum Herzen. Bearbeiten Sie jedes Bein, dann den Bauch und danach jeden Arm. Dadurch werden die abgestorbenen Hautzellen entfernt,

die Haut wird verjüngt und ihre Fähigkeit zur Toxinausscheidung erhöht. Das ganze Prozedere dauert nur fünf bis zehn Minuten. Wenn Sie wollen, können Sie das jeden Tag machen.

Reduzieren Sie die Belastung durch Umweltgifte

In unserer Umwelt sind wir immer von Toxinen umgeben, doch zu den intensivsten – und am leichtesten kontrollierbaren – gehören diejenigen, die mit der Haut in Kontakt kommen. Die Haut ist unser größtes Organ und sie ist wichtig für die Toxinausleitung, doch nicht immer ist klar, dass die Haut auch Toxine aus der Umwelt aufnimmt. Denken Sie an all die Seifen, Lotionen, Sonnencremes und medizinischen Salben, die Sie schon auf Ihre Haut aufgetragen haben. Sie passieren die Haut und gelangen in Ihren Körper. Schauen Sie sich die Etiketten an: Alle dort genannten chemischen Bestandteile müssen von der Leber und den Nieren abgebaut und ausgeschieden werden, damit Sie gesund bleiben. Der Begriff „biologisch" gilt also auch für die Produkte, die Sie auf Ihre Haut auftragen. Entscheiden Sie sich sowohl für biologische Nahrungsmittel als auch für biologische – oder möglichst natürliche – Hautpflegeprodukte. Überlegen Sie auch, wie viele Produkte Sie wirklich brauchen. Wenn Sie täglich duschen oder baden, Ihre Achselhöhlen und den Intimbereich mit Seife waschen und sich von möglichst unbelasteten Nahrungsmitteln ernähren, brauchen Sie wahrscheinlich nicht viele andere Produkte für Ihre persönliche Körperpflege. Ihr natürliches Aussehen und Ihr natürlicher Geruch sind großartig. Sie könnten zum Beispiel das Deo weglassen, das oft Aluminium enthält, ein Schwermetall, das mit Demenz, Parkinson und Neurodegeneration in Verbindung gebracht wird. Wenn Sie nicht darauf verzichten möchten, verwenden Sie ein natürliches Produkt, das kein Aluminium enthält Oder Sie verwenden stattdessen einen Hauch Kaisernatron.

Ein Warnhinweis

Die geringfügige Östrogenwirkung der Kunststoffe, Parfums, Lösungsmittel und Hormone in unseren Nahrungsmitteln und Körperpflegeprodukten wurde mit dem frühen Einsetzen der Menstruation schon bei Siebenjährigen, dem weltweiten Sinken der Spermienzahl, zunehmenden Problemen mit erektiler Dysfunktion bei Männern im Alter von 20 bis 30 Jahren (ein häufiges Thema in Ambulanzkliniken) und der Unfruchtbarkeit von Frauen aufgrund eines polyzystischen Ovarialsyndroms in Verbindung gebracht. Sie sollen auch zur Entwicklung von Fettleibigkeit, des metabolischen Syndroms und von Diabetes beitragen. Daher nennt man sie hormonwirksame Substanzen oder auch „endokrine Disruptoren". Diese Verbindungen stören und verwirren die hormonellen Signale, die von unseren Hormondrüsen ausgehen.

Auch unsere Behausungen sind eine potente Toxinquelle. Putzmittel und auch Einrichtungsgegenstände können Sie täglich Hunderten von synthetischen Verbindungen aussetzen, die die chemischen Prozesse Ihrer Zellen stören, oft dadurch, dass Sie Ihr Hormonsystem ganz sanft aus dem Gleichgewicht schubsen. Wenn Sie Ihre vier Wände im wahrsten Sinne des Wortes „reinigen", können Sie hier die toxische Belastung verringern, und das kann für Ihre Gesundheit sehr förderlich sein. Hier sind einige Strategien:

- Tauschen Sie nach und nach synthetische Teppiche, Vorhänge und Bettwaren (einschließlich Bettwäsche) gegen Produkte aus natürlichen Materialien aus. Aus synthetischen Stoffen können Toxine ausgasen, die Sie jahrelang einatmen. Eine gute Wahl sind Wolle, biologisch angebaute Baumwolle, Hanf- und Bambus-Textilien.
- Tauschen Sie auch Pressspanplatten, Sperrholzplatten, Glasfaserstoffe, Hartfaserplatten und Wandverkleidungen bei Ihrer Einrichtung, in den Schränken, an den Wänden und auf den Böden aus. Auch aus ihnen können toxische Verbindungen ausgasen. Ersetzen Sie sie durch (unbehandelte) Echtholzmöbel und Bambus.
- Streichen Sie Ihre Wände nur mit Wandfarben aus flüchtigen organischen Verbindungen.

- Lüften Sie so viel wie möglich und stellen Sie Grünpflanzen auf, sie unterstützen die Entgiftung der Luft. Wenn Sie unter Allergien leiden, sollten Sie für Ihr Schlafzimmer, in dem Sie viele Stunden Ihres Lebens tief atmend verbringen, die Anschaffung eines qualitativ hochwertigen Luftreinigungsgerätes in Betracht ziehen.
- Stellen Sie auf natürliche oder „grüne" Haushaltsreiniger um. Essig, Kaisernatron und Wasserstoffperoxid können die meisten Aufgaben erledigen, und es gibt auch natürliche Reinigungsmittel zu kaufen. Machen Sie mindestens einmal in der Woche sauber, um Bakterien und Schimmel in Schach zu halten.
- Ersetzen Sie Vorratsbehältnisse aus Plastik durch solche aus Glas. Sehr ökonomisch ist es, dafür die Gläser von Nahrungsmitteln wie Mixed Pickles zu verwenden.
- Ersetzen Sie mit Teflon beschichtete Pfannen durch Pfannen aus rostfreiem Stahl oder emailliertem Gusseisen.
- Filtern Sie Ihr Wasser. Es gibt viele Geräte; und selbst eine einfache Kanne mit einem Filteraufsatz kann Toxine in ihrem Leitungswasser vermindern. Eine Umkehrosmose-Anlage ist sehr viel besser, denn nur sie kann auch die verschiedenen Arzneimittel entfernen, die wahrscheinlich schon in Ihrem Wasser sind.

Häufig gestellte Fragen

Hilft das Wahls-Programm auch bei PCOS (polyzystisches Ovarialsyndrom), Endometriose, Unfruchtbarkeit oder anderen hormonellen Problemen wie PMS und Hitzewallungen?

Wenn unsere Hormondrüsen aus dem Gleichklang geraten, geraten die chemischen Prozesse in den Zellen ins Wanken. Durch diese Veränderungen können erwachsene Frauen hormonell vermännlichen und erwachsene Männer hormonell verweiblichen (Stichwort: PCOS, Unfruchtbarkeit, erektile Dysfunktion, Fettleibigkeit, Stimmungsschwankungen und Insulinresistenz). In den Eierstöcken und in den Hoden werden die wirkungsstärksten Geschlechtshormone gebildet, die mit Beginn der Pubertät bei

Heranwachsenden für die äußeren Geschlechtsmerkmale verantwortlich sind. Auch die Nebennieren bilden in geringerem Maße Geschlechtshormone und die Fettzellen ebenso. Zudem gibt es kontinuierlich Hinweise darauf, dass viele synthetische chemische Verbindungen (wie Kunststoffe, Lösungsmittel, Düfte usw.) in die Rezeptoren der Geschlechtshormone passen, also mit unseren Geschlechtshormonen um die Bindungsstellen konkurrieren und unsere biologischen Vorgänge stören.[3]

Hormonelle Angelegenheiten können sich wie ein großes Problem anfühlen, doch in vielen Fällen ist die Lösung relativ einfach. Bei Frauen, die an einem polyzystischen Ovarialsyndrom leiden, unfruchtbar sind oder an PMS und wechseljahresbedingten Symptomen leiden, kann eine veränderte Ernährung ungeheuer viel bewirken. Ziehen Sie bitte auch die bereits genannten hormonell wirksamen Substanzen – die endokrinen Disruptoren – als mögliche Begleitursachen einer Hormonschwankung in Betracht. Des Weiteren kann sich eine unerkannte Glutenempfindlichkeit auf eine Endometriose, ein polyzystisches Ovarialsyndrom und auf Probleme mit der Unfruchtbarkeit auswirken. Viele dieser Krankheiten und Zustände gehen auch mit einer Insulinresistenz einher. Die Stabilisierung des Blutzuckers und die Senkung der Toxinbelastung im Körper sind hier die Mittel der Wahl. Je umfassender Sie das Paläo- oder Paläo-Plus-Programm umsetzen können, desto schneller normalisieren sich der Insulinspiegel und wahrscheinlich auch das Verhältnis der Geschlechtshormone untereinander. Kümmern Sie sich also sorgfältig um eine biologische Ernährung und tun Sie alles in Ihrer Macht Stehende, um die Entgiftungsmöglichkeiten zu verbessern und Störungen im Hormonhaushalt zu reduzieren.

Und wie sieht es in Ihrem Mund aus? Sind die Zähne voller quecksilberhaltiger Amalgamfüllungen, wird täglich eine kleine Menge Quecksilber abgegeben und von Ihrem Körper aufgenommen. Zwischen der Anzahl der Quecksilberfüllungen und der Menge des Quecksilbers im Gehirn besteht ein Zusammenhang. Viele Menschen lassen sie entfernen, doch ohne vorherige Recherche und differenzierte Überlegungen rate ich davon ab.

Erfahrungsbericht

Da ich wusste, dass ich zahlreiche „Silberfüllungen“ im Mund hatte sowie eine „Silber“-Krone, die entfernt werden musste, und ein „Quecksilber-Tattoo“ (in dessen Tinte sich Quecksilber befand), hörte ich auf den Rat von Dr. Wahls und begann, mich für meinen Quecksilberspiegel zu interessieren. Ich ließ Urin, Blut und Haare testen, und es erübrigt sich zu sagen, dass der Wert hoch war. Da ich mit dem Basis-Programm schon nach kurzer Zeit eine deutliche Besserung meiner MS-Symptome erzielt hatte, begann ich sofort mit einer Quecksilberentgiftung. Ich ließ alle Amalgamfülllungen entfernen und entgifte regelmäßig auf andere Weise. Ich mache weiterhin Trockenbürstenmassagen und nehme Nahrungsergänzungen ein, die Bentonit enthalten sowie zusätzlich B-Vitamine. Ich esse viele Algen und Korianderblätter und mache jede Woche ein Fußbad mit Schlamm und eine Schlammmaske für das Gesicht. Es gefällt mir, dass ich von Dr. Wahls so viel über die heilsamen Eigenschaften von Kräutern, Gewürzen und Tees lernen kann. Ich gebe jeden Tag ein wenig Kardamom in meinen Tee und Kurkuma in meine Knochenbrühe.

Debra K., Accord, New York

Wenn die Entfernung der Amalgamfüllungen nicht sorgfältig durchgeführt wird, kann dadurch sogar noch mehr Quecksilber in den Körper freigesetzt werden. Beim Bohren kommt es zu Quecksilberdämpfen, Sie atmen sie ein, und Ihr Körper resorbiert sie. Es ist wichtig, dass Sie sich einen Zahnarzt suchen, der die Füllungen unter Sicherheitsvorkehrungen (sogenannter Kofferdam) entfernen kann, um dieses Risiko so gering wie möglich zu halten.

Beachten Sie bitte, dass es unter Zahnärzten immer beliebter wird, sich als ganzheitlich, quecksilberfrei oder biologisch zu bezeichnen, weil sie keine Amalgamfüllungen mehr einsetzen. Viele von ihnen haben jedoch nicht gelernt, diese gefahrlos zu entfernen. Bei der Suche nach einem geeigneten Zahnarzt sollten Sie kritisch recherchieren!

Die neue Zahnpasta

Entsorgen Sie die fluoridhaltigen Zahncremes. Genau genommen sollten Sie um alle handelsüblichen Zahncremes einen Bogen machen. Stellen Sie sich ein wenig kalt gepresstes Kokosöl ins Bad, ziehen Sie ihre Zahnbürste einmal hindurch und putzen Sie Ihre Zähne damit. Sie könnten auch einige Tropfen Olivenöl, Oreganoöl oder Teebaumöl verwenden, um die Bakterienbildung zu hemmen, die zur Plaque-Entwicklung beitragen. Eine andere Möglichkeit ist Kaisernatron. Für die dauerhafte tägliche Anwendung scheuert es zwar zu sehr, aber wenn Sie es nur einige Male pro Woche verwenden, unterstützt es die Entgiftung ebenfalls, weil es den Urin alkalischer macht.

Ein weiteres Problem betrifft die Verwendung von Fluorid gegen Karies und die Fluoridierung des Wassers durch die kommunale Wasserversorgung. (In Deutschland, Österreich und der Schweiz wird das Trinkwasser, anders als z. B. in den USA, nicht fluoridiert; Anm. d. Übers.) Fluorid ist für Knochen und Gehirnzellen giftig und wird mit der Verminderung des IQ bei Kindern in Verbindung gebracht.[4] Verzichten Sie zur Vorbeugung von löchrigen Zähnen darauf, verbannen Sie stattdessen lieber Weißmehl und Zucker von Ihrem Speiseplan und halten Sie sich an die hier vorgestellte nährstoffdichte Ernährung, die Sie gegen Zahnverfall wappnet.

Alles in allem ist das Entgiften nicht besonders schwer, doch es erfordert Umsicht: Sorgen Sie so gut wie möglich für unbelastete Nahrung, ein unbelastetes Heim, natürliche Kleidung und natürliche Materialien in Ihrer Umgebung sowie eine systematische Versorgung des Körpers, um ihn bei der natürlichen Toxinausscheidung zu unterstützen. Das ist die perfekte Ergänzung zum Ernährungsplan und ein wesentlicher Teil des Wahls-Programms.

Kapitel 9

Sport und elektrische Nervenleitfähigkeit

Wenn Sie sich jetzt schon nicht mehr bewegen können und an Ihrer Lebensweise nichts ändern, wird das auch in Zukunft so bleiben. Das klingt einleuchtend, und doch ist das vielen Menschen nicht klar. Sie glauben, wenn sie sich jetzt schonen, können sie sich später wieder besser bewegen. Rückt dieses „Später" jedoch in immer weitere Ferne, kommt es zum Muskelabbau und der ganze Körper wird schwächer. Was passiert, wenn wir den Motor eines Autos jahrelang nicht starten? Irgendwann rostet er fest, und dann ist es mit dem Herumdrehen des Schlüssels nicht mehr getan.

Da viele MS-Patienten mit fortschreitendem Krankheitsprozess unter großer Müdigkeit leiden, wurde ihnen ärztlicherseits oft von einer sportlichen Betätigung abgeraten. Die Idee dahinter: Die Müdigkeit wird dadurch verringert und es steht mehr Energie für die Bewältigung des Alltags zur Verfügung. Heute wissen wir, dass das völlig falsch ist. Zahlreiche Studien haben gezeigt, dass eine große Vielfalt verschiedener Sportprogramme wie Yoga[1], Krafttraining[2] und aerobes Ausdauertraining[3] sehr hilfreich zur Bekämpfung der Müdigkeit sind und die Lebensqualität von MS-Kranken verbessern.

Ich werde Ihnen jetzt nicht sagen, dass Sie an einem Halbmarathon teilnehmen oder wenigstens einmal um den Block gehen sollen. Jeder Mensch ist anders. Sie können vielleicht noch Dinge tun, die andere Betroffene nicht mehr können und umgekehrt. Sie können nur das tun, was für Sie möglich ist. Das allerdings dürfen Sie keinesfalls vernachlässigen. Der Weg in die Bewegungsunfähigkeit muss nicht Ihr Schicksal sein. Bewegung erzeugt Bewegung und der Einsatz von Energie kann, wenn er richtig betrieben wird, zu mehr Energie führen, nicht zu weniger. Fehlende Bewegung führt unweigerlich in die Bewegungslosigkeit.

Der Mensch ist dazu bestimmt, sich zu bewegen

Bewegung war von Anfang an ein wesentlicher Teil menschlichen Lebens. 2,5 Millionen Jahre lang legten unsere Vorfahren durchschnittlich etwa 10 bis und zwanzig Kilometer täglich zurück, zeitweilig laufend, um Nahrung zu erbeuten oder, noch wichtiger, um Räubern oder Feinden zu entkommen. Unser Gehirn ist auf dieses Aktivitätsniveau gepolt.

Und auch das Wachstum sowie der Erhalt der Leistungsfähigkeit unseres Gehirns hängen davon ab, dass wir uns bewegen. Man könnte denken, dass nur Muskeln, Herz und Lunge von der sportlichen Betätigung profitieren, aber sie nimmt auch direkt auf Gehirn und Rückenmark Einfluss. Unser Gehirn ist buchstäblich auf die Wachstumsfaktoren angewiesen, die durch Bewegung hormonell im Gehirn freigesetzt werden, um die Gehirnzellen zu versorgen (namentlich den Nervenwachstumsfaktor NGF) und den Wachstumsfaktor BDNF (Brain-Derived Neurotrophic Factor, zu Dt. etwa: „Vom Gehirn stammender neurotropher Faktor“) sowie andere Wachstumsfaktoren, die das Wachstum von Gehirnzellen und die Bildung von Synapsen, den Verbindungen zwischen den Gehirnzellen, anregen.[4] Wenn Sie sich nicht bewegen, entgeht Ihrem Gehirn dieses maßgebliche „Bad“ in den Wachstumshormonen. Ihr Körper baut die nicht benutzten Nervenverbindungen ab und bildet auch weniger neue. Außerdem werden wesentlich weniger Reparaturen in diesen Arealen durchgeführt, mit dem Ergebnis, dass das Gehirn schrumpft. Ein früher Gedächtnisverlust, abnehmende Sozialkompetenz und zunehmende Reizbarkeit sowie Stimmungsschwankungen werden immer wahrscheinlicher.

Der Schaden durch Bewegungsmangel addiert sich auf. Wie bewegungsfreudig Sie im Laufe Ihres Lebens waren, beeinflusst auch Ihr Alzheimerrisiko. Wer sich weniger bewegt hat, hat ein höheres Demenzrisiko; dahinter steckt die Theorie, dass sich dadurch weniger spezielle Wachstumshormone für das Gehirn bilden können und dieser Umstand sogar zum Fortschreiten von Alzheimer beiträgt. Und was die affektiven Störungen betrifft, regelmäßiger Sport, entweder aerober Ausdauersport oder Krafttraining ist zum Beispiel bei Depressionen ebenso wirksam, wenn nicht sogar wirksamer als die gesamte Palette der Psychopharmaka.[5] Sport senkt auch die Ausschüttung von Zytokinen im ganzen

Körper, die für übermäßige Entzündungsherde verantwortlich sind.[6] Kurz gesagt, wenig oder gar keine körperliche Aktivität ist sehr schlecht für Ihr Wohlergehen.

Wenn Sie sich noch nicht sportlich betätigen, ist es wichtig, jetzt damit zu beginnen, es ist ein wesentlicher Bestandteil des Wahls-Programms. Es sollte Dehnübungen für verkürzte Muskeln, Gleichgewichtsübungen, Krafttraining für den Muskelaufbau und Training im aeroben Bereich zu Verbesserung der Ausdauer beinhalten.

Ein Warnhinweis

Bevor Sie mit einem neuen Sportprogramm beginnen, müssen Sie, insbesondere, wenn Sie körperlich überhaupt nicht aktiv sind, unbedingt die ärztliche Zustimmung dafür einholen. Bei dieser Gelegenheit können Sie auch Ihre Physiotherapietauglichkeit beurteilen lassen und klären, wo Ihre Grenzen aufgrund Ihrer individuellen Risikofaktoren liegen.

Krafttraining bringt in Bezug auf die Nervenwachstumsfaktoren den größten Gewinn[7], daher sollten Sie dieses wichtige Element nicht vernachlässigen! Ich rate Ihnen dringend, ungeachtet Ihres Gesundheitszustands, jetzt wenigstens mit einem Dehn- und, wenn möglich, mit einem Ihrem körperlichen Vermögen entsprechenden Fitnessprogramm zu beginnen. Damit schützen Sie Ihr Gehirn, verbessern Ihre Stimmung und senken das Risiko von Herzerkrankungen, Demenz, Diabetes, Fettleibigkeit und chronischen Krankheiten.

Anregungen für das Tagebuch

Schreiben Sie auf, wie oft, wie lange und auf welche Weise Sie sich sportlich betätigen. Schreiben Sie auch auf, wenn Sie es nicht tun und warum nicht. Ihr Tagebuch kann dazu beitragen, dass Sie sich in der Pflicht fühlen: Aufschreiben könnte die Chancen erhöhen, dass Sie sich auch wirklich darum kümmern. Denken Sie dran, wie klein Ihre Bewegungen auch ausfallen und wie gering die Übungsdauer auch sein mögen, es zählt und es ist besser, als gar nichts zu tun. Je mehr Sie machen, desto leichter wird es. Schreiben Sie alles auf, dann können Sie Ihre Fortschritte verfolgen, wenn Sie in den folgenden Monaten stärker und beweglicher werden.

Aller Anfang ist schwer

Die meisten Menschen tun sich leichter mit Sport, wenn Sie in die Pflicht genommen werden. Dafür gibt es viele Möglichkeiten. Ich war immer gerne ein aktiver Mensch, jahrelang habe ich sogar einen wöchentlichen Übungskalender geführt und meine täglichen Aktivitäten eingetragen – eine kurze Zusammenfassung, nur ein paar Zeilen. Sie können Ihr Tagebuch dazu nutzen. Das ist eine Möglichkeit, sich selbst in die Pflicht zu nehmen. Sie könnten auch mit einem Freund oder einer Freundin trainieren oder jemandem regelmäßig von Ihrem Training berichten, der nachhakt, wenn Sie es einmal nicht tun.

Möglicherweise braucht es aber auch etwas mehr. Vielleicht motiviert es Sie, wenn Sie mit einem professionellen Trainer oder einem Physiotherapeuten arbeiten. Der Vorteil ist, dass ein Profi Ihre Fortschritte beurteilen und Ihr Trainingsprogramm entsprechend anpassen kann. Sind Gangsicherheit oder Gleichgewicht gestört, rate ich Ihnen dringend, einen Physiotherapeuten aufzusuchen und das klinische Bild einschätzen zu lassen. Lassen Sie sich von Ihrem Arzt jemanden empfehlen. Ein Physiotherapeut kann genau beurteilen, welche Muskeln stark und welche schwach sind, wie gelenkig Sie sind, wie gut Ihr Gleichgewicht ist, wie viel Ausdauer Sie haben und ob Sie irgendwelche Korrekturen an Ihrem Gangbild erarbeiten müssen. Haben Sie keine sichtbaren Störungen, können Sie einen Bewegungstherapeuten oder Konditionstrainer aufsuchen, der Sie untersucht, ein individuelles Trainingsprogramm aufstellt und Sie dann betreut. Gute Fachleute auf diesem Gebiet können Ihnen helfen, entsprechende Ziele zu setzen und sie im Blick zu behalten. Wahrscheinlich werden Sie mit Ihrem Therapeuten oder Trainer in der Klinik oder in einer Sporthalle arbeiten und auch „Hausaufgaben" bekommen – Übungen, die Sie zwischen den Trainingsstunden zu Hause selbst machen können und sollten.

Doch auch wenn Sie keinen Profi finden, können Sie Ihr eigenes Übungsprogramm zusammenstellen. Es gibt viele einfache Übungen, die Sie selbst machen können und die ganz gezielt auf bestimmte Probleme ausgerichtet sind, die sich bei MS stellen. Es gibt im Wesentlichen vier Kategorien:

1. Dehn- und Streckübungen
2. Gleichgewichtsübungen
3. Krafttraining
4. Fitness für das Herz (Cardiofitness)

Ich empfehle Ihnen, möglichst täglich einige Übungen aus jedem Bereich zu machen. Oder abzuwechseln: An einem Tag dehnen, Gleichgewichtsübungen am nächsten Tag, dann Krafttraining und schließlich Cardiofitness. Für ein ausgewogenes Programm machen Sie die Übungen aus diesen vier Kategorien regelmäßig nach Ihrem Leistungsstand, so lange wie es Ihnen möglich ist. Sehen wir uns nun jede einzelne Kategorie gesondert an.

Dehnübungen

Tänzer und Kampfsportler sind alle darauf bedacht, möglichst beweglich zu bleiben. Als Taekwondo-Anwenderin hätte ich wissen müssen, dass ich mir für das Dehnen genauso viel Zeit nehmen muss wie für das Krafttraining, doch das habe ich versäumt, als ich invalide wurde. Infolgedessen verkürzten sich meine Wadenmuskeln und die Sehnen. Es hat Jahre gedauert, bis ich sie wieder entsprechend dehnen konnte.

Bei nahezu jedem von MS Betroffenen kommt es zu Muskelverkürzungen, insbesondere der Waden, der Sehnen und der Gesäßmuskeln. Muskelkrämpfe und Muskelsteifigkeit sind dabei ein häufiges Problem, oft gerade, weil sich die Betroffenen nicht mehr so viel bewegen. Regelmäßige Dehnübungen helfen sehr, die Spastik und Steifigkeit zu verringern und Ihre Beweglichkeit zu verbessern, doch selbst wenn Sie dieses Problem nicht haben, profitieren Sie davon, wenn Sie sich dehnen und strecken. Dehnübungen sind besonders wichtig, um den normalen Bewegungsradius wiederherzustellen oder zu erhalten, und das wiederum ist für die Beweglichkeit insgesamt wesentlich. Auch Probleme mit nächtlichen Beinkrämpfen und Spastik können gelindert werden.

Wurde Ihnen aus diesen Gründen ein Medikament zur Erhöhung des Neurotransmitters Gamma-Aminobuttersäure (GABA) verschrieben, kann das die MS-bedingte Spastik und Steifigkeit vermindern und für viele Menschen eine Hilfe sein. Sie sollten die Einnahme jedoch immer mit einem Dehnungsprogramm kombinieren. Ein gutes Übungsprogramm kann schließlich dazu führen, dass Sie gar keine Medikamente mehr benötigen. Die Forschung hat gezeigt, dass diese Kombination am wirksamsten ist, um Muskelverkürzungen, Muskelkrämpfe und Muskelsteifigkeit zu behandeln und zu verhindern.[8]

Die nachfolgenden Dehnübungen mache ich selbst mache und empfehle sie auch. Die Abbildungen und Zusammenfassungen der Übungen (sowie die Übungen zur neuromuskulären Schulung weiter hinten in diesem Kapitel) sind dem Übungsmaterial aus dem „Werkzeugkasten" des Institute for Functional Medicine entnommen und adaptiert. Ihr Therapeut hat vielleicht andere oder zusätzliche Vorschläge für Sie parat:

1. Dehnung von Schollenmuskel / Achillesferse

Stellen Sie sich im Abstand von etwa einem Meter vor eine Wand, beide Füße haben vollen Bodenkontakt. Legen Sie die Wände an die Wand. Machen Sie mit dem rechten Fuß einen Schritt nach vorn, vorbei beide Fersen flach am Boden bleiben. Schieben Sie die Hüften nach vorne in Richtung der Wand, das linke Bein bleibt gestreckt, um die Wade zu dehnen. Zehn Sekunden halten. Mit jedem Bein zehnmal wiederholen.

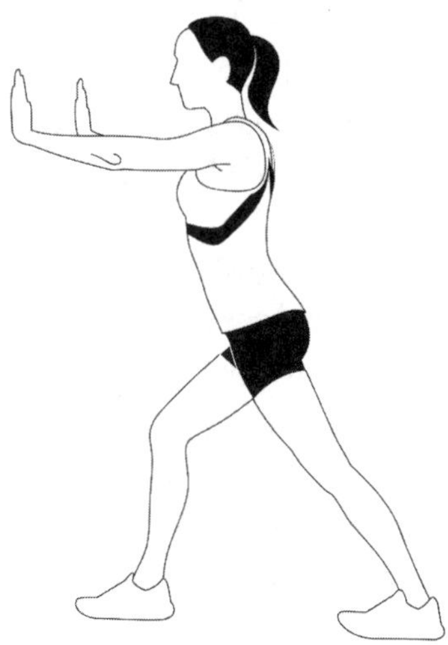

2. Dehnung der Sehne

Setzen Sie sich mit gerade ausgestreckten Beinen auf den Boden, die Fußsohlen liegen an der Wand an. Nehmen Sie die Hände auf den Rücken, wenn das möglich ist. (Wenn das nicht geht, legen Sie sie links und rechts neben die Hüfte.) Beugen Sie den Oberkörper an der Hüfte nach vorne, bis Sie die Dehnung in den Sehnen an der Rückseite der Oberschenkel spüren. Zehn Sekunden halten, dann in die aufrechte Position zurückkehren. Zehn Mal wiederholen.

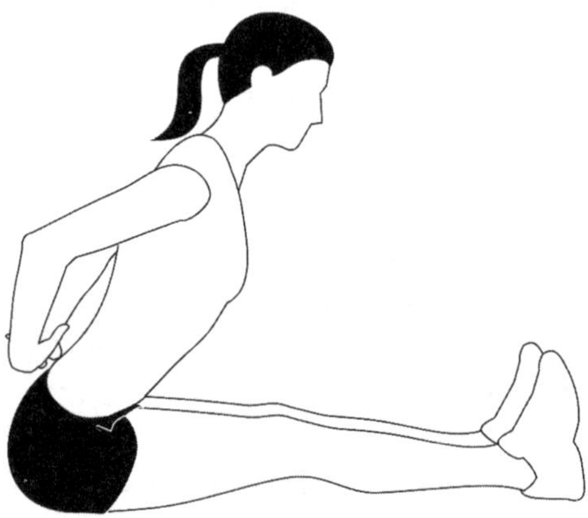

3. Dehnung des Gesäßmuskels

Legen Sie sich dazu mit dem Rücken auf den Boden und ziehen die Knie zur Brust. Um die Dehnung zu verstärken, machen Sie diese Übung für jedes Bein gesondert. Zehn Sekunden halten. Zehn Mal auf jeder Seite wiederholen.

4. Dehnung des Lendenmuskels

Der Psoas-Muskel verläuft vor der Hüfte und kann sehr fest werden, vor allem, wenn Sie viel sitzen. So können Sie ihn dehnen:

Legen Sie das rechte Knie auf einen Stuhl, das linke Bein steht gerade neben dem Stuhl, der Fuß ist flach am Boden. Beugen Sie das linke Knie langsam, bis Sie die Dehnung entlang der Vorderseite Ihrer rechten Hüfte spüren. Machen Sie keinen Katzenbuckel. Zehn Sekunden halten, dann auf der anderen Seite wiederholen. Zehn Dehnungen auf jeder Seite.

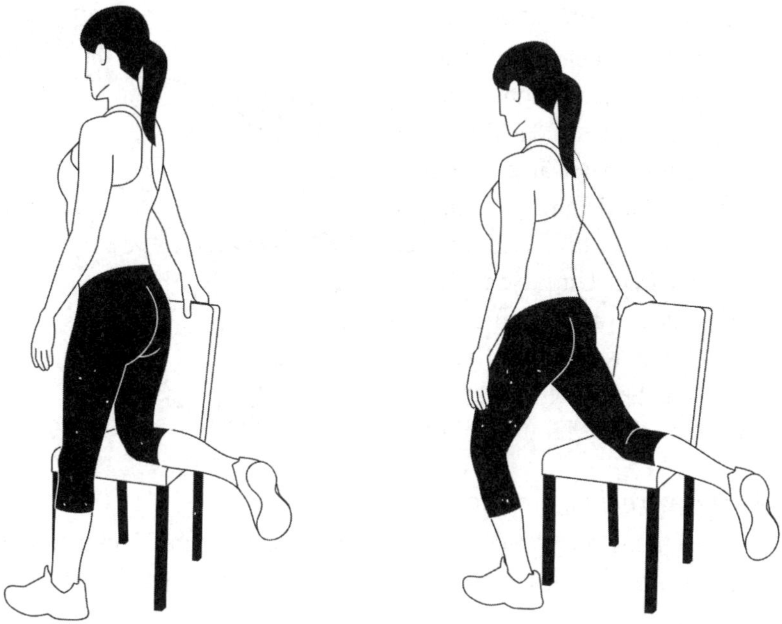

5. Dehnung des (vierköpfigen) Oberschenkelmuskels

Der Quadrizeps ist eine aus vier Muskeln bestehende Muskelgruppe auf der Vorderseite des Oberschenkels. Um sie zu strecken, legen Sie sich bäuchlings auf den Boden. Beugen Sie das rechte Knie und umfassen Sie die Zehen oder Knöchel mit der rechten Hand. Ziehen Sie den Fuß zum Gesäß, bis Sie die Dehnung vorne im Oberschenkel spüren. Wenn Sie mit der Hand den Fuß nicht ganz erreichen, legen Sie einen Schal oder ein Handtuch darum und ziehen Sie ihn damit zu sich her. Zehn Sekunden halten, dann mit dem anderen Bein wiederholen. Zehn Dehnungen auf jeder Seite.

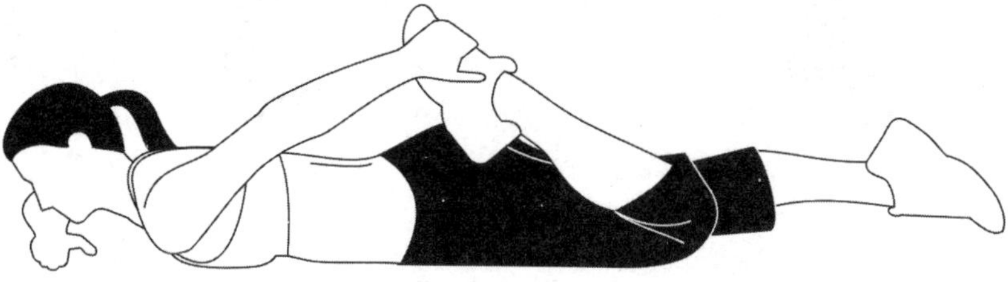

6. Rückenstrecker, Übung 1

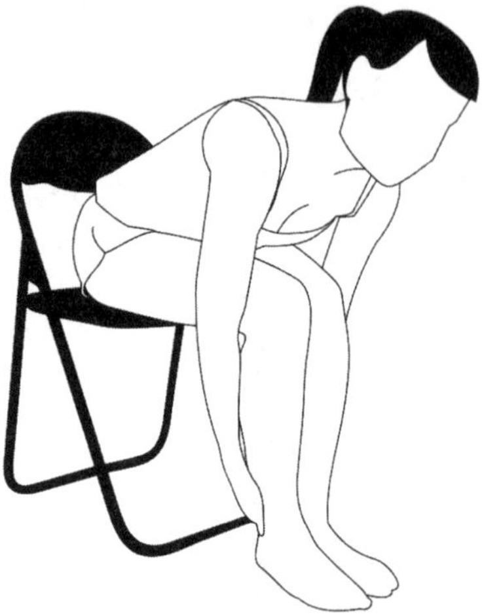

Die nächsten beiden Dehnübungen sind für die Muskelgruppe des Rückenstreckers, die auf der Rückseite entlang der Wirbelsäule verläuft. Bei der ersten Übung setzen Sie sich auf einen Stuhl und beugen sich nach vorne. Umfassen Sie mit beiden Händen die Waden und ziehen Sie Ihren Körper in Richtung Boden. Zehn Sekunden halten, dann entspannen. Zehn Mal wiederholen.

7. Rückenstrecker, Übung 2

Für diese Übung gehen Sie in den Vierfüßlerstand. Ist das schmerzhaft, können Sie die Übung auch auf einer gepolsterten Gymnastikmatte oder sogar auf Ihrem Bett machen. Positionieren Sie sich so, dass die Hände unter den Schultern und die Knie unter der Hüfte zu liegen kommen. Machen Sie ein Hohlkreuz und heben Sie dabei den Kopf. Drücken Sie den Rücken nicht hinunter, lassen Sie ihn einfach durchhängen. Zehn Sekunden halten. Dann lassen Sie den Kopf nach unten hängen, ziehen den Bauch nach oben und machen einen Katzenbuckel. Zehn Sekunden halten und in die Ausgangsposition zurückkehren. Zehn Mal wiederholen.

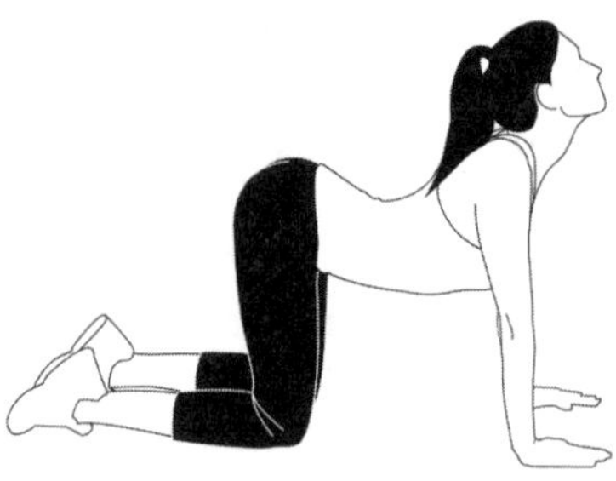

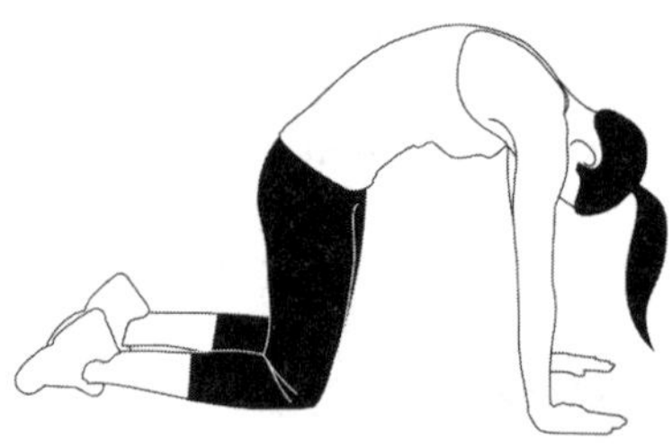

Gleichgewichtsübung

Das Gleichgewicht wird für Menschen mit Bewegungsstörungen oft zum Problem. Bei Menschen, die an MS und anderen Autoimmunerkrankungen leiden, kann es auch zu einem Sensibilitätsausfall in den Beinen oder den Füßen und/oder zu Schwindelgefühlen sowie einer gestörten Tiefensensibilität, der sogenannten Propriozeption kommen (man hat kein richtiges Raumgefühl mehr und weiß nicht, wo genau sich zum Beispiel die Füße befinden). Mit zunehmendem Alter nimmt unser Raumgefühl selbst unter optimalen Bedingungen ab. Diese besondere Art von Bewusstheit kann durch MS oder jede andere Erkrankung, die Gehirn und Muskeln beeinträchtigt, schneller verloren gehen.

Durch Gleichgewichtsübungen können Sie das verhindern oder hinauszögern. Ihr Physiotherapeut kennt spezielle Übungen, doch eine einfache Übung für den Anfang ist, einfach solange wie möglich auf einem Bein zu stehen. Ich habe mit dem Gleichgewichtstraining im Hausflur begonnen, weil ich dann schnell an die Wand fassen konnte, um mich wieder zu fangen. Ich hob ein Bein an und begann zu zählen, weil ich üben wollte, länger auf einem Bein zu stehen. Jetzt bin ich mit jedem Bein bei dreißig Sekunden angelangt und zu einigen Pilates- und Yoga-Positionen übergegangen.

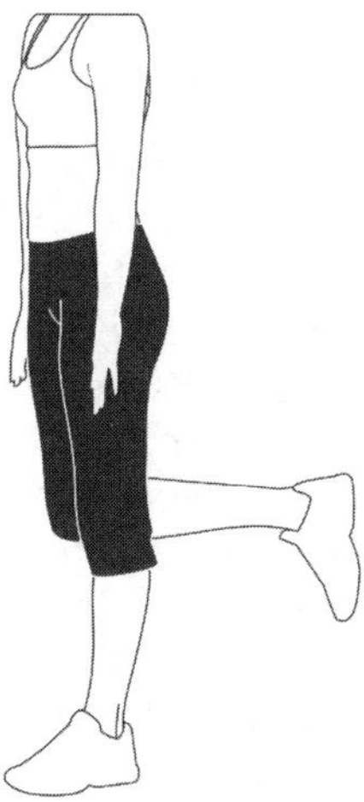

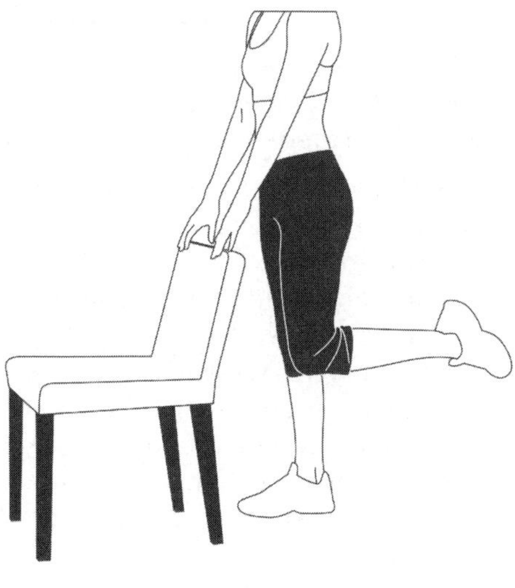

Das ist eine hervorragende Anfängerübung für alle mit Gleichgewichtsproblemen. Fangen Sie im Flur an oder neben der Arbeitsfläche in der Küche, damit Sie sich festhalten können, wenn es nicht mehr geht. Ich schlage vor, dass Sie sich zum Ziel setzen, 30 Sekunden oder sogar eine Minute aufrecht auf einem Bein zu stehen. Haben Sie dieses Ziel erreicht, können Sie die Übungen schwieriger machen, zum Beispiel, indem Sie auf einem Bein stehen, sich gleichzeitig nach vorne beugen und Ihre Arme ausstrecken. Das können Sie auch mit geschlossenen Augen versuchen, aber es sollte immer etwas in der Nähe sein, woran Sie sich gegebenenfalls festhalten können. Achten Sie bei den Gleichgewichtsübungen immer auf Ihre Sicherheit.

Ein regelmäßiges Gleichgewichtstraining kann sehr viel dazu betragen, dass Sie Ihr Raumgefühl wiedergewinnen, und es kann Sie auch vor Stürzen bewahren, bei denen eine ernsthafte Verletzungsgefahr besteht. Wenn Sie sich mehr Anleitung und Struktur bei Ihrem Gleichgewichtstraining wünschen, sollten Sie sich nach einem Yogakurs erkundigen oder nach einem Kurs, der speziell auf Menschen mit Gesundheitsproblemen, einschließlich „Yoga im Sitzen“, ausgerichtet ist. Im Yoga gibt es viele Positionen, die das Gleichgewicht ausgezeichnet schulen – auf allen Schwierigkeitsstufen.

Häufig gestellte Fragen

Warum kommt es bei meinen MS-Füßen zu blauroten Verfärbungen, Schwellungen und einem abscheulichen Gefühl, und was kann ich dagegen tun?

Das Blut wird durch die Venen wieder zurück zum Herzen befördert, und ist dazu an den Armen und Beinen auf die Muskelkontraktionen, die sogenannte Muskelpumpe angewiesen. Werden Arme oder Beine schwach, lässt diese Muskelpumpe nach. Das Blut staut sich tendenziell und so kommt es zu Schwellungen und Verfärbungen. Das wird noch verschlimmert, wenn sich viele Entzündungsmediatoren im Blut befinden. Zur Verbesserung der Situation sind zwei Dinge hilfreich: Erstens, erhöhen Sie die Muskelkontraktion in Armen und Beinen. Mehr Bewegung und/oder Elektrostimulation der Waden- oder Armmuskulatur helfen. Wenn

Sie die Arme oder Beine immer wieder eine Zeit lang über Herzhöhe anheben, kann auch mehr Blut zum Herzen zurückfließen. Zweitens, zur Verminderung der Entzündungsmediatoren und Verbesserung der Fließeigenschaften des Blutes sollten Sie mehr schwefelhaltiges Gemüse essen. Auch buntes und grünes Gemüse hilft. Ich habe sowohl bei unseren Studienteilnehmern als auch in meiner Praxis diese Verbesserungen schon festgestellt.

Krafttraining

Krafttraining hat als Nächstes Priorität. Ganz abgesehen von einem beschleunigten Verlust der Bewegungsfähigkeit, ist die nachlassende Kraft ein Hauptfaktor bei Stürzen und Verletzungen. Mit Krafttraining wirken Sie dem entgegen, indem Sie sich die natürliche Fähigkeit des Körpers zunutze machen, sich an alles anzupassen, was Sie mit ihm machen.

Wenn Sie sich bereits regelmäßig sportlich betätigen, stellen Sie wahrscheinlich fest, dass Ihre Kraft mit der Zeit langsam nachlässt (diese Entwicklung sollte sich mit dem Wahls-Programm umkehren lassen). Bevor ich meine Diagnose erhielt, habe ich jahrzehntelang täglich Sport getrieben. Danach wusste ich zwar, dass Krafttraining und Schwimmen mich beweglich halten würden, aber trotzdem nahm meine Kraft langsam ab. Ich musste meine 4,5-kg-Hanteln gegen solche mit 3,5 kg eintauschen und schließlich ging es nur noch mit 2,25-kg-Hanteln. Aber wollte ich mich nicht abhalten lassen. Ich blieb beim Krafttraining, um dem weiteren Abbau entgegenzuwirken.

Jeder Kranke ist anders, doch MS-Patienten scheinen einige Probleme mit der Kraft gemeinsam zu haben. Was wir oft sehen, ist die Schwäche jener Muskeln, die beim Gehen die Zehen heben. Eines meiner ersten ganz deutlichen Anzeichen zeigte sich, als meiner Frau Jackie auffiel, dass ich bei einem langen Spaziergang ein Bein nachzog. Viele stolpern oft über ihre Zehen, wenn sie das Bein nach vorne setzen, das ist eine häufige Ursache von Stürzen und Verletzungen. Die Stärkung der Muskeln, die Ihren Knöchel und die Zehen nach oben beugen, kann für Ihre Stabilität sehr viel ausmachen. Es gibt einige einfache Möglichkeiten, diese zu unterstützen:

1. Heben Sie einfach Ihre Zehen an und zeigen Sie mit dem Fuß zur Decke so hoch es geht. Bis zehn zählen, zehn Mal wiederholen. Dies ist ganz einfach für den Anfang.
2. Wenn Ihnen das leichtfällt, stellen Sie sich auf die Fersen und heben Sie die Zehen vom Boden ab; stützen Sie sich mit den Händen an Wand ab, um das Gleichgewicht nicht zu verlieren. Zehn Sekunden halten, zehn Mal wiederholen oder über den Tag verteilt immer wieder durchführen, wenn Sie gerade daran denken.
3. Als Steigerung können Sie auf den Fersen den Flur hinuntergehen und die Zehen dabei vom Boden abheben; wieder an der Wand abstützen.

Sie haben wahrscheinlich noch mehr geschwächte Muskeln, die trainiert werden müssen – bei den meisten Menschen ist das so. Kümmern Sie sich auch um diese. Es ist wichtig, sich von einem Therapeuten oder Trainer ein spezielles Krafttraining zusammenstellen zu lassen, denn dieses kann auf Ihre individuellen Bedürfnisse zugeschnitten werden. Sind Sie noch immer relativ beweglich, empfehle ich Ihnen dringend, sich um einen Gruppenkurs zu kümmern, der Ihren Interessen entspricht und in Ihren Zeitplan passt. Erklären Sie dem Trainer Ihre gesundheitlichen Probleme und besprechen Sie dann, wie er mit Ihnen in der Gruppe arbeiten würde. Tai Chi, Yoga und Pilates eignen sich besonders gut, denn sie beinhalten Kraft- und Gleichgewichtsübungen.

Wenn Sie ganz auf Krafttraining verzichten, baut Ihr Körper Muskeln ab, weil Sie sie nicht benutzen. Wenn Sie es aber trainieren, kommen Ihre Zellen bis an die Erschöpfungsgrenze und sogar ein wenig darüber hinaus, doch Ihr Körper, ein Meister der Zellreparatur, repariert die dadurch entstehenden leichten Schäden innerhalb von 24 Stunden und reagiert auf Ihr Training mit einer Anpassung auf die leichte Mehrbelastung. Um das zu ermöglichen, sollten Sie nur jeden zweiten Tag Krafttraining machen und dem Körper einen Tag Erholung gönnen.

Am Anfang ist diese Erholungszeit eventuell noch nicht nötig. Wenn Sie sehr schwach sind, trainieren Sie zunächst wahrscheinlich eher im aeroben Ausdauer- als im Kraftbereich. Wenn Sie Ihre Muskeln nicht so stark beanspruchen, benötigen Sie keine 24 Stunden zur Erholung und

Zellreparatur. Mit zunehmender Kräftigung können Sie jedoch mehr Krafttraining machen, und Ihr Therapeut oder Trainer wird Sie wissen lassen, wann es an der Zeit ist, einen Tag Pause zwischen den Übungen einzulegen.

Es gibt auch viele Kraftübungen, die Sie zusätzlich zu den genannten zu Hause machen können, zum Beispiel mit Gewichten oder dem Thera-Band. Ich rate Ihnen wirklich dringend, sich in die Hände eines Physiotherapeuten oder eines qualifizierten Trainers zu begeben, die Ihr Trainingsprogramm individuell anpassen können.

Übungen zur neuromuskulären Schulung

Bevor wir zur Cardiofitness kommen, möchte ich Ihnen einen Übungstyp vorstellen, der Gleichgewichts- und Krafttraining miteinander verbindet. Man nennt ihn neuromuskuläre Schulung. Da Sie dadurch die Koordination von Gehirn und Körper trainieren, sind diese Übungen für Menschen sehr nützlich, die Probleme mit der Bewegung sowie mit der Tiefenwahrnehmung haben.

Durch diese Übungen verbessert sich auch Ihre Ausdauer allmählich, das ist gut für das Herz und trainiert Sie so weit, dass Sie für Cardiofitness bereit sind. Dazu gehören Gleichgewichtsübungen auf einem Gymnastikball, die mit gleichzeitigen sanften und vorsichtigen Bewegungen verbunden sind. Ihr Sportstudio hält sicher Gymnastikbälle für Mitglieder vor, wenn Sie keinen eigenen haben; man bekommt sie auch günstig in jedem Sportgeschäft.

Bei jeder der folgenden Übungen sollte Ihr Becken leicht gekippt sein, um das Kreuz zu stabilisieren.

1. Beugung

Knien Sie sich hinter den Ball, umfassen Sie ihn mit den Armen und verschränken Sie die Finger. Schieben Sie Ihren Körper langsam über den Ball und wiegen Sie sich sanft nach vorne und nach hinten. Achten Sie bei dieser Übung darauf, dass Sie das Gleichgewicht halten. (Hören Sie umgehend auf, wenn Sie Schmerzen haben. Die Übung soll für Sie angenehm sein und Sie müssen das Gleichgewicht halten können).

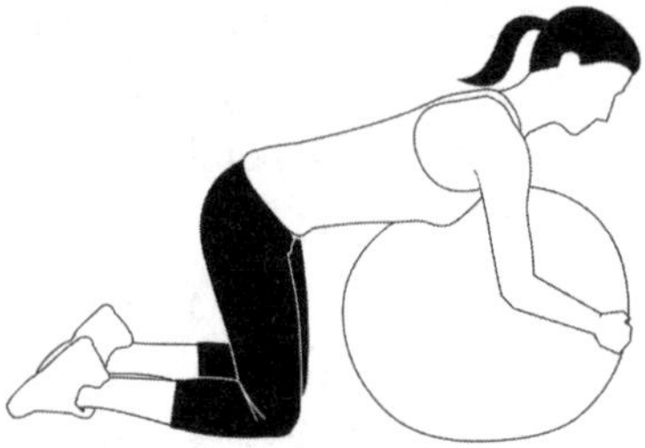

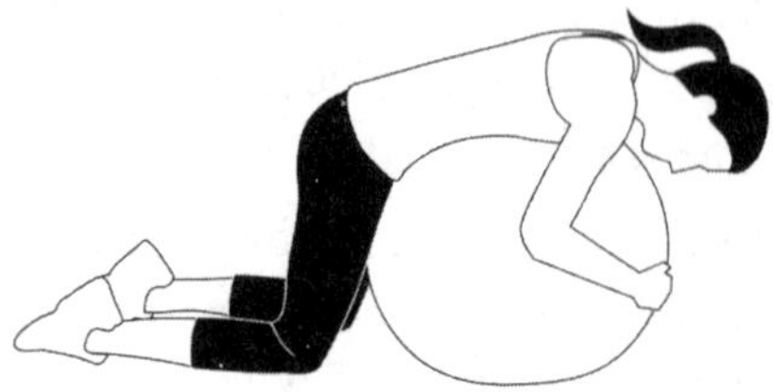

2. Streckung

Gehen Sie vor dem Ball in die Hocke und legen Sie sich mit dem Rücken darauf. Schieben Sie den Körper langsam nach hinten über den Ball. Strecken Sie die Arme über den Kopf und wiegen Sie sich sanft nach vorne und nach hinten. Stützen Sie sich, wenn das geht, auch auf den Ball, während Sie wieder in die Ausgangsposition zurückgehen. (Hören Sie umgehend auf, wenn Sie Schmerzen haben. Die Übung soll für Sie angenehm sein und Sie müssen das Gleichgewicht halten können).

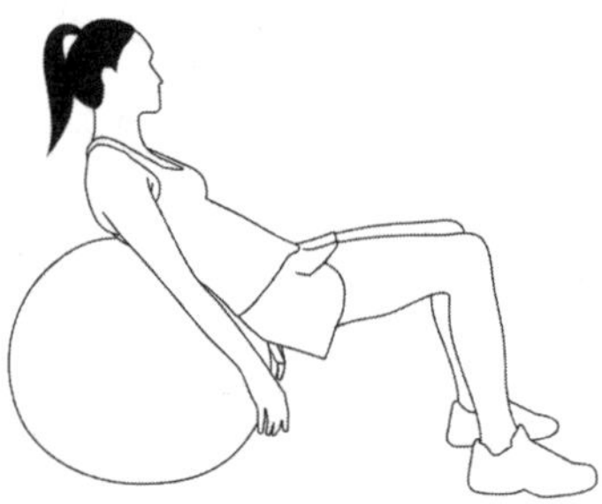

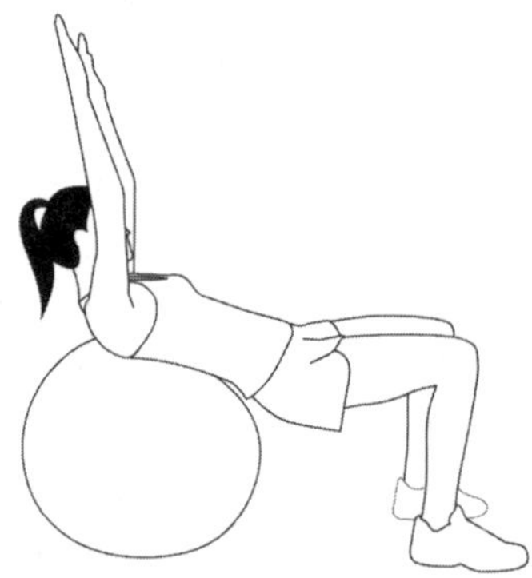

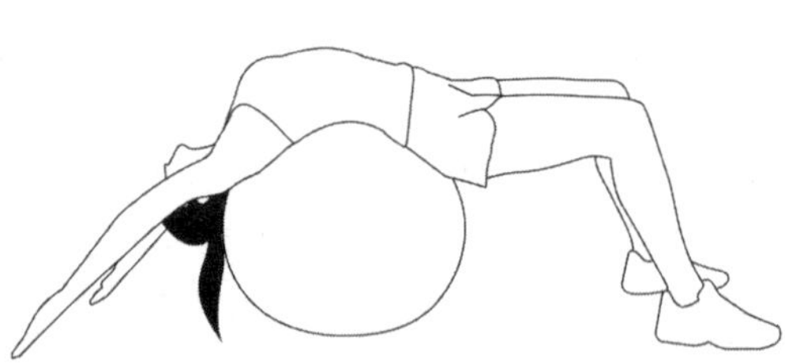

3. Seitliche Beugung

Knien Sie sich links neben den Ball und legen Sie den rechten Arm darauf, um das Gleichgewicht zu halten. Strecken Sie das linke Bein nach links weg. Schieben Sie den Körper langsam auf den Ball. Strecken Sie den freien Arm über den Kopf. Wiederholen Sie die Übung mit der anderen Seite. (Hören Sie umgehend auf, wenn Sie Schmerzen haben. Die Übung soll für Sie angenehm sein und Sie müssen das Gleichgewicht halten können).

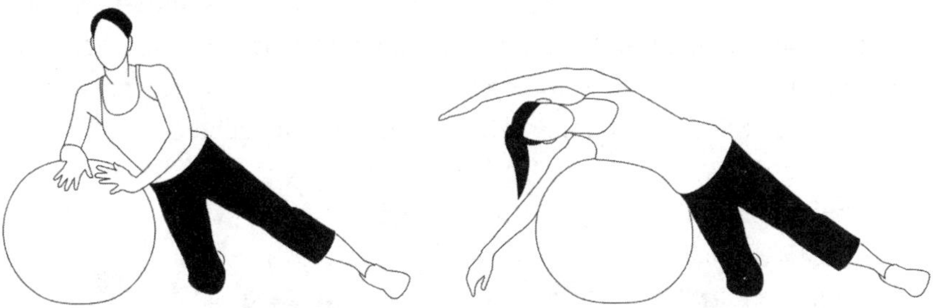

4. Beinheben im Sitzen

Setzen Sie sich auf den Ball, die Knie sind im rechten Winkel gebeugt. Federn Sie erst leicht auf und ab, dann stärker und halten Sie dabei das Gleichgewicht. Heben Sie dann abwechselnd ein Bein und achten Sie sorgfältig darauf, im Gleichgewicht zu bleiben. Wenn das leicht geht, heben Sie gleichzeitig jeweils ein Bein und strecken es waagerecht parallel zum Boden aus. Sitzen Sie aufrecht!

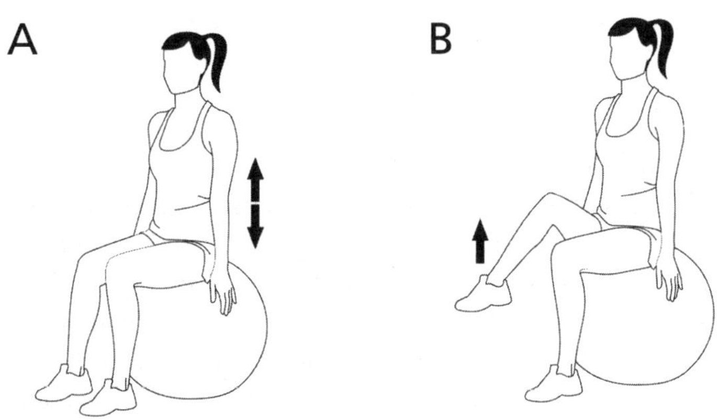

5. Brücke mit dem Gesicht nach unten

Knien Sie sich auf den Boden, der Ball liegt vor Ihnen. Schieben Sie sich über den Ball, bis er unter Ihrem Bauch liegt. Legen Sie die Hände vor dem Ball auf den Boden. Alle Zehen halten Bodenkontakt, die Füße sind etwa 60 cm breit auseinander. Strecken Sie einen Arm nach vorne aus, parallel zum Boden, der andere bleibt auf dem Boden. Nehmen Sie ihn wieder herunter und wiederholen Sie die Bewegung mit dem anderen Arm. Machen Sie es dann mit den Beinen ebenso: Zuerst das eine anheben und parallel zum Boden ausstrecken, dann das andere. Sobald Ihnen diese Übungen relativ leicht fallen, versuchen Sie, einen Arm und das entgegengesetzte Bein gleichzeitig parallel zum Boden auszustrecken. Halten Sie die Position, während Sie bis zehn zählen.

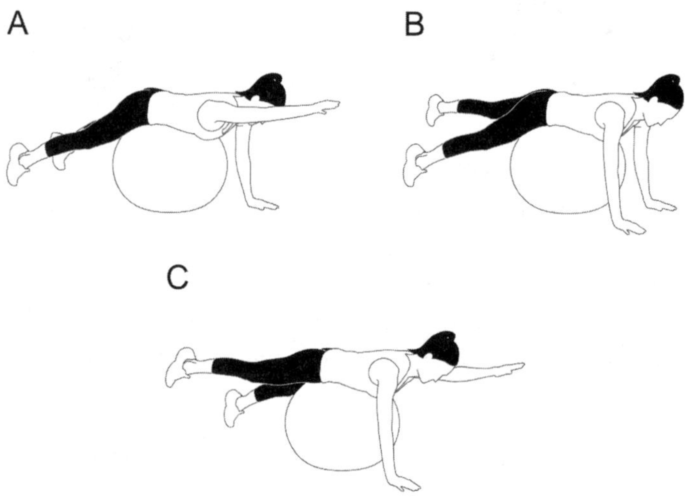

6. Brücke mit dem Gesicht nach oben

Setzen Sie sich auf den Ball. Machen Sie langsam einige Schritte nach vorne und lassen Sie dabei den Ball bis zu den Schulterblättern unter Ihren Rücken rollen, Sie liegen dann parallel zum Boden auf dem Ball. Heben Sie abwechselnd das eine und das andere Bein und „marschieren“ Sie auf der Stelle. Strecken Sie dann abwechselnd den einen und den anderen Arm nach hinten über den Kopf, bis er parallel zum Boden

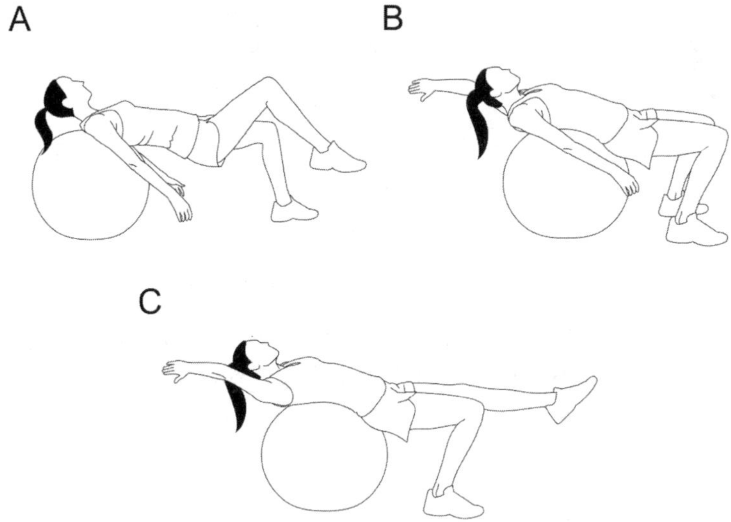

ist und „marschieren" Sie dabei weiter. Geht das schon leichter, versuchen Sie, ein Bein und den entgegengesetzten Arm nach vorne beziehungsweise hinten auszustrecken. Halten Sie die Position, während Sie bis zehn zählen. Auf der anderen Seite wiederholen.

7. Curl-ups

Festigen Sie Ihre Körpermitte durch diese Übung, die eine Version der Sit-ups (das Aufrichten aus der liegenden Position ohne Zuhilfenahme der Hände) ist und Ihre Bauchmuskulatur ebenfalls stärkt. Setzen Sie sich auf den Ball und rollen Sie so weit nach vorn, dass die Rückseite des Brustkorbs auf dem Ball zu liegen kommt. Richten Sie den Oberkörper mit nach vorne ausgestreckten Armen Wirbel für Wirbel auf, bis die Hände die Knie berühren. Wenn das zu schwierig ist, legen Sie sich nicht nur mit der Brustwirbelsäule, sondern auch teilweise mit der Lendenwirbelsäule auf den Ball. Wenn Ihnen das gelingt, versuchen Sie die Übung mit vor der Brust gekreuzten Armen durchzuführen. Am schwierigsten ist es, dabei die Arme – wie abgebildet – hinter dem Kopf zu verschränken. Achten Sie darauf, dass Sie Ihren Nacken nicht überanstrengen, versuchen Sie, ihn möglichst zu entspannen und die ganze

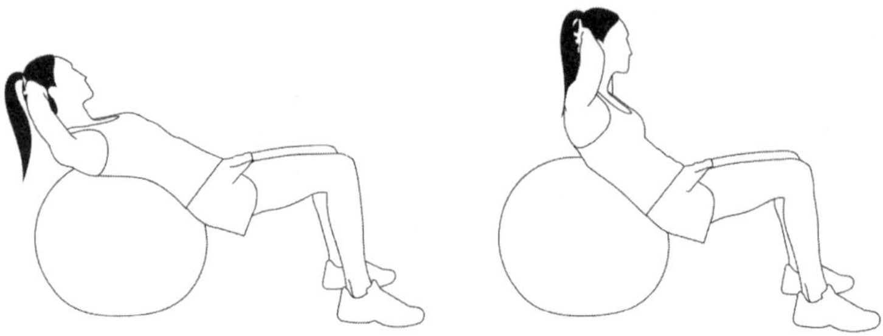

Anstrengung den Bauchmuskeln zu überlassen. Haben Sie trotzdem das Gefühl, dass Ihr Rücken belastet wird, legen Sie sich noch weiter auf den Ball.

8. Supermann

Knien Sie sich auf den Boden (oder eine Gymnastikmatte), die Fußsohlen liegen an der Wand. Der Bauch liegt auf dem Ball, das Kinn bleibt unten. Drücken Sie mit den Füßen gegen die Wand und rollen Sie langsam von ihr weg, bis Rumpf und Beine eine gerade Linie bilden. Diese Position halten Sie 10 Sekunden lang, dann rollen Sie zurück. Versuchen Sie es noch einmal, strecken Sie dabei Ihre Arme vor dem Körper aus wie der berühmte Comic-Held, sodass sich die gerade Linie in den Armen fortsetzt. Halten Sie diese Position ebenfalls 10 Sekunden und

A B

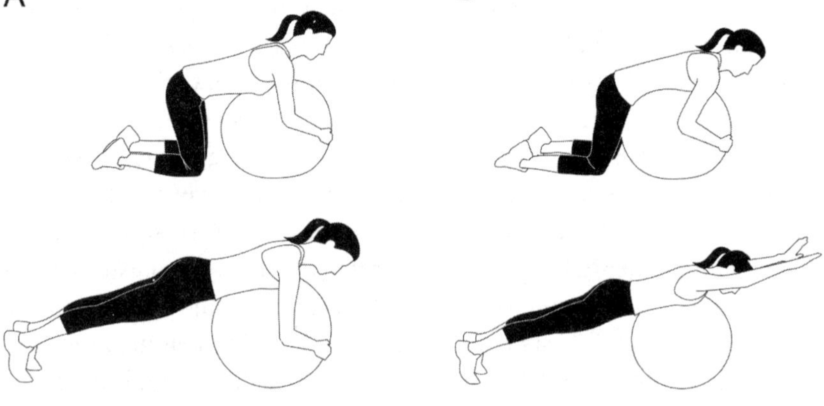

rollen Sie dann zurück. Wenn Sie die Übung in der schwierigsten Variante machen wollen, nehmen Sie eine Kraulbewegung dazu und wechseln dabei mit den nach vorn ausgestreckten Armen ab (wie beim Schwimmen).

Cardiofitness

Wenn Menschen an Sport denken, denken sie oftmals zuerst an Sport für das Herz. Der ist natürlich wichtig, doch ich möchte betonen, dass Dehn- und Gleichgewichtsübungen, Krafttraining sowie eine gezielte neuromuskuläre Schulung für Menschen mit eingeschränkter Bewegungsfähigkeit genauso wichtig sind.

Von Cardiofitness profitiert der Körper auf andere Weise als von den bereits vorgestellten Übungen, denn sie bezieht Herz und Lunge mit ein. Doch was für den einen ein anstrengendes kardiovaskuläres Training ist, kann für den anderen völlig mühelos zu bewerkstelligen sein, sodass man Ihnen da schwer etwas raten kann, außer dass Sie etwas tun sollten, das keine Schmerzen verursacht, aber den Herzschlag (und den Puls) trotzdem erhöht, die Atmung über die Ruheatmung hinaus beschleunigt und Sie vielleicht sogar ins Schwitzen bringt.

Für mich war Training im aeroben Bereich immer Teil meines Lebens. Ich lief, bis ich aufgrund unerklärlicher Hüftschmerzen mein Tempo drosseln musste. Ich begeisterte mich für Radfahren und Skilanglauf. Ich hatte Rollski für das Sommertraining und fuhr auf dem Asphalt. Ich nahm oft meine Kinder mit und zog sie entweder in einem Hänger auf Rollen oder auf Skiern hinter mir her. Jackie und ich nahmen sie auf leichte Radtouren durch die Wälder mit und brachten ihnen das Langlaufen bei als sie alt genug waren.

Ich stellte jedoch bald fest, dass ich nicht mehr so flott unterwegs war auf meinen Ski. Ich ärgerte mich über mich selbst, dachte ich würde langsam alt und sei nicht mehr so in Form, obwohl ich seit dem Studium täglich vor der Arbeit trainiert hatte. Jahrelang habe ich keinen einzigen Tag ausgelassen. Als ich schließlich die Diagnose MS erhielt, war ich fast erleichtert: Faulheit war es schon mal nicht gewesen. Es gab einen Grund dafür, dass ich nicht mehr so gut Sport treiben konnte.

Ich machte jedoch weiter, denn ich wusste, dass die tägliche Bewegung wichtig war, wenn ich meine Gehfähigkeit nicht verlieren wollte. Eine Weile noch lief ich 20 Minuten lang auf einem Laufband langsam bergauf, doch dann ging das nicht mehr. Da entdeckte ich das Schwimmen.

Schwimmen ist eine ausgezeichnete Form des aeroben Ausdauertrainings für Menschen mit MS und anderen Einschränkungen der Bewegungsfähigkeit. Ich ließ 2002 zu Hause einen speziellen Strömungspool installieren und bin meiner Mutter dankbar, dass sie mir so eindringlich dazu riet, das Geld dafür auszugeben. Sie erinnerte mich daran, dass ich mir meine Gesundheit und Ausdauer unbedingt erhalten musste. Wenn der Pool mir dabei helfen konnte, dann lohnte sich die Anschaffung. Dieser spezielle Pool erzeugt eine ständige Strömung, er ist praktisch ein „Laufband" für Schwimmer. Ich schwamm jeden Tag und machte Krafttraining mit Hanteln. Inzwischen mag ich sogar das Schwimmen im kalten Wasser, ganz besonders am Abend, deshalb wird der Pool nicht beheizt. Ich schwimme bei einer Wassertemperatur von 18°C, gehe ganz langsam hinein, damit sich mein Körper an das kalte Wasser gewöhnt. (Das mag nicht jeder: Für die meisten Menschen muss das Wasser warm sein oder zumindest wärmer als 18°!) Durch das kalte Wasser wird meine Körperkerntemperatur abgesenkt, was – zumindest mir – zu einem tieferen, erholsameren Schlaf verhilft. Anfangs kraule ich mit Schutzbrille und Schnorchel, damit ich mir über die Atemtechnik und das Recken des Halses keine Gedanken machen muss. Ich schwimme abends 15 bis 30 Minuten und dehne mich danach ausgiebig.

Sie können sich vielleicht zu Hause keinen Pool installieren lassen, doch in den meisten Gemeinden gibt es ein Schwimmbad und viele private Sportstudios haben sogar einen Swimmingpool. Selbst wenn Sie nicht schwimmen können, können Sie es (im Nichtschwimmerbereich und auch dort mit einer Schwimmhilfe) mit Wassertreten versuchen. Das Wasser bietet Widerstand, polstert jedoch die Gelenke für ein Training mit potenziell geringerer Verletzungsgefahr ab. Ich kenne viele Patienten, für die das „Wassertreten" ein recht gutes Ausdauertraining im aeroben Bereich ist.

Eine andere Möglichkeit ist Wassergymnastik, die für den Körper im Allgemeinen einfacher ist als die übliche Gymnastik. In den meisten Schwimmbädern werden entsprechende Kurse angeboten. Wenn Wasser so gar nicht Ihr Element ist, machen Sie etwas anderes: Gehen Sie auf einem Laufband, bei dem Sie sich links und rechts festhalten können, wenn Sie Schwierigkeiten mit dem Gleichgewicht haben, oder versuchen Sie es mit einem Crosstrainer oder einem Standrad. Rudergeräte und ein Liegerad sind ebenfalls gute Optionen. Viele meiner Patienten besuchen sanfte Yoga- und Pilateskurse, die an die unterschiedlichen Voraussetzungen und Fähigkeiten angepasst werden können, aber Dehn- und Streckübungen sowie Kraft- und Ausdauertraining im aeroben Bereich bieten und mit dem Eigengewicht des Körpers und dem Gleichgewicht arbeiten. Kampfsport und Kurse vom Typ CrossFit verbessern auch Kraft, Ausdauer und Gleichgewicht, erfordern aber mehr Kraft und Ausdauer als viele MS-Patienten haben.

Machen Sie Ihre sportliche Betätigung von Ihrer augenblicklichen Situation abhängig: Wenn Sie nur die Einfahrt auf- und ablaufen können, dann ist auch das ein Anfang. Wenn Sie fünf Minuten lang auf dem Standrad fahren können, ist das ebenfalls gut. Alles ist besser als gar nichts zu tun. Ich möchte noch einmal betonen, wie wichtig es ist, mit einem Physiotherapeuten zu arbeiten, der die Kraft in Ihren Muskeln, Ihre Gelenkigkeit, Ihr Gleichgewicht und Ihr Gangbild beurteilen kann und danach ein auf Sie speziell abgestimmtes Programm zusammenstellt, das alle Übungen abdeckt. Dennoch können Sie schon heute anfangen. Sie können Ihre Muskeln sofort wieder beschäftigen. Warum sollten Sie mehr Zeit verlieren?

Wenn Sie an den meisten Tagen oder zumindest an drei Tagen pro Woche im Rahmen Ihrer körperlichen Möglichkeiten etwas Cardiofitness betreiben, dann werden Sie recht gute Fortschritte machen.

Ganzkörpervibration

Eine weitere Trainingsmethode, an der ich Gefallen gefunden habe, verbindet Kraft- und Gleichgewichtstraining und trainiert die Ausdauer im aeroben Bereich – ich spreche von der sogenannten Ganzkörpervibration.

Ich wurde darauf aufmerksam, als ich mich mit einer weiteren Studie von Dr. Richard Shields zu dieser Vibrationsplatte beschäftigte. Das Prinzip des Programms ist, dass Sie auf einer vibrierenden Plattform stehen und Ihre Muskeln als Reaktion auf die sich verändernde Position Hunderte von winzigen Korrekturen pro Minute vornehmen.

Erfahrungsbericht

Ich sitze seit sieben Jahren im Rollstuhl. 1995 wurde eine schubförmig remittierende Multiple Sklerose (RR-MS) bei mir diagnostiziert, die um 2002–2003 herum in eine sekundär progressive MS überging. Zugleich wurde ich drei Mal wegen einer Trigeminusneuralgie operiert. Vor etwa 13 Monaten begann ich mit dem Ernährungsprogramm von Dr. Wahls, an das ich mich seit sechs Monaten sehr konsequent halte.

Seit der Ernährungsumstellung entspannte sich meine rechte Hand, die seit 2001 zu einer Faust geballt war, und ich konnte meine Schmerzmedikamente um mehr als die Hälfte reduzieren. Vorher konnte ich höchstens eine Minute stehen und musste mich dabei abstützen, und gehen konnte ich mit einer Gehstütze etwa sechs Meter weit. Inzwischen kann ich sieben Minuten stehen und etwa 50 Meter weit laufen. Früher arbeitete ich mit Elektrostimulation, aber jetzt mache ich zwei Mal am Tag Vibrationstraining, das einen großartigen Massage-Effekt hat und meinem Kreislauf sehr guttut. Ich hoffe und bete weiterhin, dass ich eines Tages wieder laufen und Auto fahren kann, und danke Gott an jedem Tag dafür, dass ich diese Ernährungsform kennenlernen durfte.

Patricia O. Gainesville, Florida

Ihr Körper muss auch erspüren, wo Sie sich im Raum befinden, also schickt er jede Minute Hunderte von Impulsen zum Gehirn, was für Ihre Tiefenwahrnehmung großartig ist. Alle diese Impulse vom und zum Gehirn stimulieren die Freisetzung von Hormonen im Gehirn (aus der Familie der Nerven-Wachstumshormone, die die Reparatur und den Aufbau von Verbindungen zwischen den Zellen anregen, wovon am Anfang dieses Kapitels schon die Rede war). Ihr Körper wird auf diese Weise auch dazu angeregt, Hormone im Muskel freizusetzen, die das Muskelwachstum und die Reparaturen an Muskeln, Sehnen und Knochen fördern.

Dr. Shields untersucht die Auswirkung der Ganzkörpervibration auf die Erhaltung der Muskelkraft und der Knochenstärke bei Gelähmten. In der wissenschaftlichen Literatur findet man Nachweise, dass dieses Vibrationstraining bei körperlich eingeschränkten Menschen oder Patienten, die unter Knochenschwund leiden, zu einer Verbesserung der Knochenstruktur und Muskelstärke geführt hat.[9] Diese Methode wurde auch bei russischen und amerikanischen Astronauten angewendet, um ihren Knochenaufbau und die Muskelstärke für die Reise ins All zu stärken. Auch Sportler haben die Ganzkörpervibration schon für sich entdeckt. Klinische Studien haben ergeben, dass sie sich in bescheidenem Maße auch bei Menschen mit einer geringen Knochendichte oder solchen, die wenig trainiert sind, günstig auswirkt.[10]

Das faszinierte mich und ich beschloss, es auszuprobieren. Zusammen mit meinem Physiotherapeuten arbeitete ich ein Trainingsprogramm aus, das ich drei Mal pro Woche mit dem Gerät durchführte. Ich begann mit einer geringen Schwingung pro Sekunde, sodass die Gravitationskräfte auf meinen Körper minimal waren. Dann erhöhte ich ganz allmählich die Übungsdauer und die Anzahl der Schwingungen pro Sekunde. Am besten wäre es, eine Klinik oder ein Sportstudio zu finden, wo es ein solches Gerät gibt, damit Sie es ausprobieren und sich von Ihrem Physiotherapeuten bei der Konzeption eines speziell auf Ihre Bedürfnisse zugeschnittenen Ganzkörpervibrationsprogramms helfen lassen können. Ich möchte Ihnen nicht empfehlen, das ohne Hilfe zu machen, zumindest nicht, bis Sie ganz genau verstanden haben, wie mit dem Gerät umzugehen ist und Sie einen individuellen Übungsplan haben. Qualitativ hochwertige Vibrationsplattformen für den „Hausgebrauch“ sind leider nicht gerade günstig; mittlerweile sind sie aber in den meisten Fitnessstudios zu finden.

Elektrostimulation

Wie in der Einleitung bereits erwähnt, entdeckte ich die Elektrostimulation, als ich ein Forschungsprotokoll durchsah, und es interessierte mich, inwieweit diese Therapie bei Menschen eingesetzt wurde, die bewegungsunfähig geworden waren. Es gelang mir, meinen Therapeuten von einer Probesitzung zu überzeugen, und ich stellte fest, dass es für die Wiedergewinnung meiner Kraft und meiner Bewegungsfähigkeit von großem Nutzen war. Seitdem gehört es zu meinem Programm, und ich halte es für geeignet, um die Muskulatur neu aufzubauen und wieder laufen zu lernen.

Es gibt wahrlich angenehmere Erfahrungen als die Elektrostimulation. Manche Menschen reagieren empfindlicher darauf als andere und manche halten sie einfach nur für schmerzhaft. In jedem Fall muss sie zusätzlich zu den Bewegungsprogrammen gemacht werden – nicht stattdessen. Obwohl sie nicht angenehm ist, können Sie mit der Kombination aus Elektrostimulation und Trainingsprogramm mehr Muskeln aufbauen als es mit dem Training allein möglich wäre.

Die Elektrostimulation, deren offizielle Bezeichnung „Neuromuskuläre Reizstrombehandlung" (NMES) lautet, besteht in der Anwendung winziger elektrischer Stromimpulse über den Nerven, die normalerweise dem Muskel die „Anweisung" geben zu kontrahieren. Die Leitung des Stromimpulses erfolgt über Elektroden, die der Therapeut auf bestimmten Hautarealen anbringt und über stromleitende Kabel mit dem Gerät verbindet. Ein Physiotherapeut kann diese Ausrüstung besorgen, doch Sie können sie auch über das Internet kaufen und zu Hause verwenden. (Lassen Sie sich aber, wie schon gesagt, immer zuerst von einem Physiotherapeuten entsprechend einweisen, damit Sie wissen, wo Sie die Elektroden platzieren müssen und welches Programm für Ihre Bedürfnisse das richtige ist. Dann können Sie unter Umständen auch mit Ihrem eigenen Gerät selbstständig arbeiten.)

Ursprünglich nutzten Sportler Reizstrombehandlungen, um sich schneller von Verletzungen und Operationen zu erholen. Doch von der Elektrostimulation können nicht nur MS-Patienten profitieren, sondern jeder, der – aus welchen gesundheitlichen Gründen auch immer – untrainiert ist. Diese Methode wurde untersucht und zur Verbesserung der Lebensqualität und Funktionsfähigkeit bei Menschen mit fortgeschrittener Herzinsuffizienz[11], chronischem Lungenleiden[12], Osteoarthritis[13] und rheumatoider Arthritis[14] als hilfreich befunden. In neuerer Zeit wurde sie eingesetzt, um die Rehabilitation von Schlaganfall-Patienten

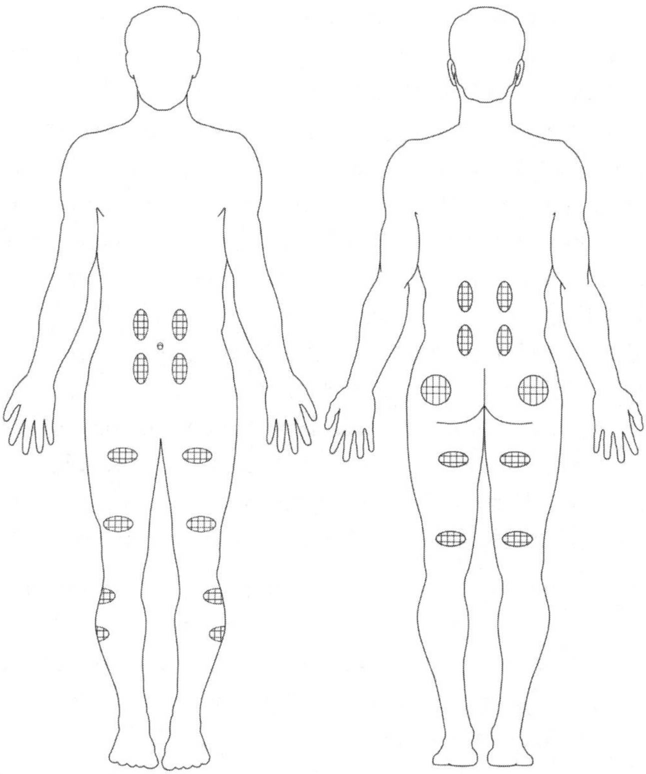

Auf diesen Punkten (der Bewegungsmuskulatur) platzierte ich die Elektroden, um die Muskeln zu stimulieren, die mein Therapeut als schwach identifiziert hatte. Beachten Sie bitte, dass mein Physiotherapeut dabei mit mir arbeitete und testete, welcher Muskel tatsächlich stimuliert wurde, um sicherzugehen, dass die Elektroden auch wirklich an der richtigen Stelle saßen. Da das natürlich individuell verschieden ist, muss die Platzierung der Elektroden oft angepasst werden, damit die gewünschte Muskelgruppe erreicht wird.

(auch noch fünf Jahre nach dem Ereignis) zu beschleunigen[15], und bei Menschen mit einer Zerebralparese (Bewegungsstörung aufgrund einer Hirnschädigung) konnte eine Funktionsverbesserung bei den betroffenen Körperteilen erzielt werden.[16] Wir veröffentlichen nun erstmals die Ergebnisse eines durch Reizstromanwendung erweiterten Trainingsprogramms bei Multipler Sklerose.[17]

Die Elektrostimulation ist bei MS in vielerlei Hinsicht von Nutzen. Sie kann für die Gesamtfitness eingesetzt werden, aber auch gezielt dort, wo eine Schwäche vorliegt. Elektrostimulierende Geräte wie zum Beispiel *WalkAide* und *Ness L300* geben elektrische Impulse an den Nerv ab, der zum Fußhebermuskel am Knöchel zieht, wodurch das Laufen ohne Hängenbleiben mit den Zehen erleichtert wird. (*WalkAide* stimuliert den Peronealnerv am Bein und veranlasst die Muskeln, den Fuß zu heben. Dies ermöglicht ein fließenderes, natürlicheres und sichereres Gehmuster. Das *Ness L300*-Fußhebersystem ist ein Medizinprodukt, das von der amerikanischen Arzneimittelzulassungsbehörde (FDA) für die EU CE-zertifiziert ist und in Rehabilitationszentren weltweit eingesetzt wird; Anm. d. Übers.) Die Forschung hat gezeigt, dass diese Geräte die Schrittgeschwindigkeit und die Ausdauer verbessern können.[18] *Ness L300* verfügt auch über Vorrichtungen, die die Oberschenkelmuskel stimulieren und die Funktion der Hand verbessern können.

Die Elektrostimulation ist auch zur Behandlung von Inkontinenzproblemen (bei Blase und Darm) zugelassen.[19] Das kann bei MS sowie bei vielen anderen Autoimmunerkrankungen und neurologischen Erkrankungen, aber auch einfach altersbedingt vorkommen. Beckenbodengymnastik (die Anspannung des Muskels, um den Urinfluss zu stoppen) kann hilfreich sein, doch nun ist es möglich, die entsprechenden Muskeln mit einer Vaginal- oder Rektalsonde zusätzlich elektrisch zu stimulieren. Wenn Sie in diesem Bereich Probleme haben, ist Beckenbodengymnastik zusammen mit Reizstrom eventuell hilfreich. Die gute Nachricht ist, dass diese Behandlung von der amerikanischen Zulassungsbehörde FDA zugelassen ist und die Kosten von vielen Versicherungen übernommen werden. (Soweit sich dies ermitteln ließ, werden in Deutschland bei ärztlicher Verordnung die Kosten von der Krankenkasse übernommen. Im Zweifelsfall empfiehlt sich eine Nachfrage bei der Krankenkasse. Daraus folgt, dass man von einer amtlichen Zulassung dieser Geräte ausgehen kann; Anm. d. Übers.) Sprechen Sie das Thema bei Ihrem behandelnden Arzt an.

Die Anwendung von Reizstrom

Wenn Sie sich mit der Reizstrombehandlung auseinandersetzen möchten, um eventuell Ihr Trainingsprogramm damit zu ergänzen, sollten Sie die folgenden Punkte in Ihre Überlegungen einbeziehen:

– *Die Behandlung mit Reizstrom ist kein Ersatz für Ihr Trainingsprogramm.* Sie ist eine Möglichkeit, Ihr Muskeltraining zu verstärken, und es besteht die Möglichkeit, dass Sie dadurch mehr Muskelgewebe bilden. Wenn Sie wieder an Kraft und Gleichgewicht gewonnen haben, wird man Ihnen wahrscheinlich raten, die Reizstrombehandlung zu beenden und nur noch Kraft- und Ausdauertraining zu machen, denn üblicherweise wird sie nur bei Sportlern eingesetzt. Wir führen jetzt erstmals Studien durch, die auf Menschen mit MS ausgerichtet sind; es gibt also keine Erfahrung mit der Langzeitanwendung von Reizstrom (NMES) oder funktioneller Elektrostimulation (FES). FES ist eine andere Form der Elektrostimulation, der Impuls erzeugt dabei eine natürliche Bewegung in der Art, wie Ihr Muskel reagieren würde, wenn Sie Rad fahren. Sie können aber, wie das einige Sportler machen, Ihr Training zusammen mit der Elektrostimulation fortsetzen, wenn Sie mit den Ergebnissen zufrieden sind. Beide Möglichkeiten sind in Ordnung.

– *Sie brauchen professionelle Anleitung.* Sie werden mehrere Übungseinheiten in einer Klinik zusammen mit einem Therapeuten durchführen müssen, damit Sie lernen, richtig mit dem Gerät umzugehen. Es gibt viele verschiedene Hersteller und Geräte. Sie sollten spezielle Übungsabfolgen zur Muskelstärkung erklärt bekommen und Sie können fragen, welche Übungen Sie während der Stimulation jeder Muskelgruppe machen sollen. Mit zunehmender Muskelkräftigung wird der Therapeut wahrscheinlich das Niveau der Übungen sowie die Dauer und die Intensität der Elektrostimulation erhöhen. Das alles ist sehr individuell auf den Einzelnen zugeschnitten. Auch an dieser Stelle rate ich Ihnen nochmals dringend, eine Beurteilung und Konzeption eines speziell auf Sie abgestimmten Programms durch einen Therapeuten vornehmen zu lassen. So gehen wir auch bei jedem Studienteilnehmer vor, denn jeder Mensch benötigt ein anderes Programm, da er individuelle Bedürfnisse hat. Ein Profi kann Ihnen dabei am besten helfen.

– *Vielleicht ist die Therapie nicht für Sie geeignet.* Bevor Sie sich für die Reizstromtherapie entscheiden, wird wahrscheinlich eine Probesitzung durchgeführt; so kann der Therapeut entscheiden, ob diese Therapie für Sie geeignet ist oder nicht. Nicht alle Menschen können den Stromfluss aushalten. Es gab Studienteilnehmer, die es als zu schmerzhaft empfanden, aber mehr als 80 Prozent der Probanden konnten die starke Kontraktion durch eine entsprechende Stromstärke tolerieren.

Traut Ihr Therapeut Ihnen die sichere Handhabung des Gerätes zu, können Sie die Therapie zu Hause selbst fortsetzen, doch Sie sollten mit ihm in Kontakt bleiben. Vielleicht möchten Sie sich dann ein eigenes Gerät zulegen. Es sollte ein tragbares, batteriebetriebenes Gerät sein. Es hat in der Regel zwei bis vier Kanäle, das heißt, zwei bis vier Muskeln können zu jeder beliebigen Zeit stimuliert werden. Geräte, deren maximale Stärke über den reinen Muskelaufbau hinausgehen, können nur auf ärztliche Verordnung erworben werden. Die Kosten bewegen sich zwischen 700 und etwa 1000 Euro oder mehr.

Meine Hilfsmittel

Die Elektrostimulation wurde auch in das Sportprogramm integriert, hierfür sind verschiedene Geräte auf dem Markt. Für die funktionelle Elektrostimulation gibt es Fahrräder, die sogenannten FES-Räder, die mit Elektroden für die Stimulation von Bein- und/oder Armmuskeln ausgestattet sind, mit deren Hilfe die Pedale getreten werden und so die Muskelkraft und die Ausdauer aufrechterhalten werden kann. Ursprünglich entwickelt wurden sie für Querschnittgelähmte. Bei einer kleinen Pilotstudie mit fünf Patienten, die an primär- oder sekundär-progressiver MS litten, stellten Wissenschaftler fest, dass diese mit den Elektrostimulationsrädern gut zurechtkamen und beim Gehen über eine Distanz von etwa 7,5 Metern bessere Zeiten erzielten. Außerdem schätzten sie ihre Lebensqualität höher ein. Einer der US-Hersteller berichtet, dass 580 Patienten ein Rad mit Elektrostimulation nutzen. Inzwischen setzen auch Ärzte die Räder in der MS-Therapie.[20]

Wir führen an der University of Iowa ebenfalls eine kleine klinische Studie mit FES-Rädern durch und vergleichen die Wirksamkeit verschiedener Trainingsprogramme. Bisher stellen wir fest, dass das Training mit dem FES-Rad gut vertragen wird und unsere Beobachtungen sind vielversprechend. Es sieht so aus, als würden Kraft und Ausdauer verbessert werden. Am besten besprechen Sie mit Ihrem behandelnden Arzt, ob und in welchem Rahmen eine solche Therapie für Sie infrage kommt und wo sie durchgeführt werden kann.

Ein Warnhinweis

Bitte lassen Sie besondere Vorsicht walten, wenn Sie eine Schwangerschaft planen oder die Möglichkeit bestehen könnte, dass Sie bereits schwanger sind. Sollte auch nur der geringste Verdacht in dieser Beziehung bestehen, dürfen Sie den Bauchbereich oder die Gesäßmuskeln niemals stimulieren, denn wenn im Bereich der Gebärmutter elektrischer Strom fließt, könnte das die Entwicklung des Ungeborenen beeinträchtigen und zu Geburtsschäden führen! **Außerdem sollte ein Reizstromgerät niemals über der Brust, dem Gehirn oder dem Nacken angewendet werden.** Bei Menschen mit elektronischen Implantaten, zum Beispiel einem Herzschnittmacher oder einer Medikamentenpumpe zur Behandlung von schwerer Spastik, ist eine Reizstrombehandlung kontraindiziert.

Setzen Sie sich Ziele, fangen Sie klein an und arbeiten Sie sich hoch. Wenn Sie die Gelegenheit bekommen, diese Therapie auszuprobieren, ist die Vorgehensweise in der Regel folgende: Bestimmte schwache Muskeln werden pro Tag 15 Minuten lang behandelt, wenn Sie einem Muskelschwund vorbeugen wollen, und 45 bis 60 Minuten, wenn Sie den Muskel stärken möchten. Deshalb war es mein persönliches Ziel, die Behandlungszeit allmählich zu steigern, sodass ich jede meiner schwachen Muskelgruppen täglich eine Stunde stimulieren konnte. Beachten Sie bitte, dass wir für unsere extrem invaliden Probanden die Behandlungszeit auf fünf Minuten pro Muskel reduzieren mussten und erst langsam, je nach Verträglichkeit des Einzelnen, erhöhen konnten.

Sie sollen sich bewegen, damit Sie Ihr Leben leben können und nicht durch Ihre Krankheit eingeschränkt werden. Es ist enttäuschend und frustrierend, wenn Sie auf Dinge verzichten müssen, die Sie immer getan haben, ganz besonders, wenn Sie sich nicht an den Aktivitäten der Familie beteiligen können. Doch Ihre Lieben möchten bei Ihnen sein. Das ist das Entscheidende. Anstatt sich in Ihr Schneckenhaus zurückzuziehen, sollten Sie sich bewegen, so viel Sie eben können. Jedes kleine Bisschen tut dem Körper gut und hilft Ihnen dabei, weiter am Leben teilzunehmen, und mit dem hier vorgestellten Programm sollte es stetig bergauf gehen.

Kapitel 10

Medikamente, Nahrungsergänzungsmittel und Alternativmedizin

Im Rahmen des Wahls-Programms gibt es, abgesehen von Ernährung und Bewegung, weitere interessante Therapien, mit denen man sich befassen kann. Viele meiner Patienten interessieren sich sehr dafür, welche Nahrungsergänzungsmittel sie einnehmen sollten, und hierzu gibt es viel Wissenswertes. Ein anderer Bereich ist die Alternativmedizin. Sollten Sie es auch mit einigen dieser Therapien versuchen, und wie steht in einem solchen Fall Ihr schulmedizinisch ausgebildeter Arzt dazu? Auch dazu bietet dieses Kapitel viele Informationen. Zuerst jedoch möchte ich auf die Medikamente eingehen, die Sie bereits einnehmen. Möglicherweise spielen Sie bereits mit dem Gedanken, die Einnahme zu beenden, wenn Sie aufgrund des Wahls-Programms auf dem Wege der Besserung sind. Immer mit der Ruhe!

Medikamente

Viele meiner Patienten sind von diesem Programm begeistert, und darüber freue ich mich sehr. Begeisterung motiviert und hilft, bei der Ernährungsumstellung zu bleiben, auch wenn sie anspruchsvoll ist. Viele Menschen werden jedoch ungeduldig, sie erwarten durch die Umstellung eine Verbesserung ihrer Gesundheit (zu der es auch kommen wird) und setzen manchmal voreilig ihre Medikamente ab, in der Hoffnung, mein Programm werde innerhalb weniger Wochen „alles ins Lot bringen“. So funktioniert es leider nicht.

Es ist durchaus möglich, dass es Ihnen fast unmittelbar nach Einführung des Wahls-Programms besser geht, doch wenn Ihnen Medikamente verschrieben wurden, dürfen Sie diese auf keinen Fall absetzen! Das ist ganz wichtig. Nochmals: Beenden Sie keinesfalls die Einnahme Ihrer Medikamente oder sonstigen Anwendungen, nur weil Sie jetzt dieses Programm befolgen. Die Folgen könnten verheerend sein.

Es dauert einige Monate, bis mein Programm greift und Ihre biologischen Prozesse neu einzustellen beginnt, und dann muss der Körper erst anfangen, die bereits vorhandenen Schäden zu reparieren. Wenn Sie Ihre (konventionelle) Behandlung jetzt abbrechen, ist die Wahrscheinlichkeit groß, dass es zu einem neuen Schub und einer Verschlechterung kommt, bevor es Ihnen besser geht. Sie werden enttäuscht sein und eher aufgeben wollen. Und Ihre Freunde und die Familie werden sagen: „Da siehst du es, es funktioniert nicht. Du verschwendest nur Zeit, Kraft und Geld. Bleibt bei dem, was du bisher gemacht hast." Ich kann Sie nicht eindringlich genug warnen und wiederhole es noch einmal – fett gedruckt und farbig unterlegt.

Sie müssen Ihre Medikamente aufgrund Ihres körperlichen und psychischen Zustands weiter einnehmen!

In meinen klinischen Studien setzen die Probanden alle ihre bisherigen Therapien ebenfalls fort, und auch Sie dürfen sie nicht beenden. Das Wahls-Programm soll *zusätzlich* durchgeführt werden, atmen Sie also tief durch und üben Sie sich in Geduld.

Im Laufe der folgenden drei Jahre wird sich Ihr Körper von Grund auf erneuern, Molekül für Molekül. Ihre Energie und Stimmung werden sich bessern, der Blutdruck, das Gewicht, der Cholesterinspiegel und der Blutzucker (wenn Sie an Diabetes leiden) voraussichtlich auch. Wenn es so weit ist, dass Sie Ihren verbesserten Gesundheitszustand sehen und spüren, weil Sie weiter laufen können und mehr Energie haben als bisher, dann ist es an der Zeit, ein allmähliches Ausschleichen Ihrer Medikamente unter ärztlicher Aufsicht ins Gespräch zu bringen. Dafür gibt es auch noch andere Gründe, wenn das Wahls-Programm fest in Ihren Alltag integriert ist:

- Wenn Sie ein Medikament gegen die Müdigkeit nehmen, z. B. Vigil (D) bzw. Modasomil (A, CH), und Sie nachts nicht schlafen können, weil es Sie wach hält.

- Wenn Sie einen Blutdrucksenker einnehmen und der Blutdruck jetzt zu niedrig ist.
- Wenn Sie einen Cholesterinsenker einnehmen und der Cholesterinwert jetzt zu niedrig (unter 200) ist.

Aber auch in diesen Fällen sollten Sie nicht auf eigene Faust handeln, sondern das Gespräch mit dem verschreibenden Arzt suchen. Die Medikamente können wahrscheinlich allmählich reduziert und irgendwann möglicherweise auch ganz abgesetzt werden. Konsultieren Sie Ihren Neurologen wegen des Medikaments gegen die Müdigkeit.

Bei den immunsuppressiven Medikamenten, die also Ihr Immunsystem unterdrücken, ist die Sache komplizierter. Ihr Neurologe ist eventuell auch der Meinung, dass Ihre Krankheit zum Stillstand gekommen ist. Das MRT zeigt keine neuen Läsionen (die bereits bestehenden werden voraussichtlich bleiben). Ärztlicherseits könnte dieser Erfolg jedoch den Medikamenten und nicht den hier beschriebenen Empfehlungen zugeschrieben werden.

Dann stellt sich die Frage, was man tun soll – die Immunsuppressiva weiter einnehmen oder ausschleichen und absetzen? Leider stehen mir zu dieser Frage keine Forschungsarbeiten zur Verfügung, aufgrund derer ich Ihnen etwas raten könnte, das müssen Sie mit Ihrem Hausarzt und Ihrem Neurologen klären. Ich kann Ihnen nur sagen, welche Erfahrung ich selbst gemacht habe. Eines der Medikamente, die ich einnehmen musste, war gegen die MS-bedingte Müdigkeit. Die Müdigkeit war jedoch nach nur einem Monat mit der neuen Ernährungsweise schon deutlich zurückgegangen. Nach drei Monaten schlief ich nachts weniger als vier Stunden, denn das Medikament ist ein Stimulans – deswegen wird es ja häufig bei Müdigkeit verschrieben. Meinem Gehirn ging es jedoch schon so viel besser, dass mich die stimulierende Wirkung nun wach hielt. Ich war nicht mehr müde, und ich konnte auch nicht schlafen. Ich musste das Medikament zu diesem Zeitpunkt auf jeden Fall absetzen, und mein Neurologe war damit einverstanden.

Als ich nach sechs Monaten anfing Rad zu fahren, sagte ich ihm, dass ich mein Immunsuppressivum (CellCept) absetzen wollte, es aber wieder einnehmen würde, wenn die MS-Symptome sich verschlechterten. Wir einigten uns darauf, das Mittel auszuschleichen: Eine Woche lang nahm ich die halbe Dosis ein, in der folgenden Woche ein Viertel der ursprünglichen Dosis, und zwei Wochen beendete ich die Einnahme. Obwohl ich es seit mehr als fünf Jahren nicht mehr einnehme, geht es mir weiterhin besser.

Viele Ärzte arbeiten gerne mit Ihnen, wenn sich Ihr Zustand bessert, aber nicht alle sind offen für die enormen Auswirkungen der Veränderung Ihres Lebensstils. Wenn Sie das Gefühl haben, dass Sie nicht in dem Maße unterstützt werden, wie Sie es sich wünschen oder brauchen, empfehle ich Ihnen, sich auf die Suche nach einem in funktioneller Medizin ausgebildeten Arzt zu machen und das Thema Immunsuppressivum dort zu besprechen. Solche Kollegen sind vielleicht auch eher bereit, die Besserungen Ihrem veränderten Lebensstil zuzuschreiben. Bei meinen Patienten ist es mir gelungen, die Immunsuppressiva erfolgreich abzusetzen, allerdings geschah dies unter meiner unmittelbaren Überwachung.

Ich stelle in meinem Arbeitsbereich fest, dass Patienten, die sich voll und ganz nach meinem Ernährungsprogramm richten, bei jedem Termin gesünder und jünger aussehen. Immer wieder beobachte ich, dass Blutdruck und Blutzucker sinken, die Stimmung sich aufhellt, das Gedächtnis besser wird und vieles mehr. Wenn Ihre Zellen gesünder werden, werden Ihre Organe natürlich ebenfalls gesünder. Und werden Ihre Organe gesünder, wirkt sich das zwangsläufig positiv auf Ihre Energie und Vitalität aus – und dann erleben Sie immer mehr gute Tage.

Im Laufe Ihres Gesundungsprozesses werden Sie merken, wann die Zeit gekommen ist, um ein Medikament absetzen. Und auch den meisten Ärzten werden die Veränderungen auffallen, und sie werden Sie wohl nur zu gerne durch Ihr neues, gesünderes Leben begleiten. Überlegen Sie auch selbst einmal, welche Medikamente zuerst abgesetzt werden sollten. Die Präparate mit den meisten Nebenwirkungen und den wenigsten direkten Vorteilen sollten Priorität haben. Dadurch können Sie Ihre Lebensqualität erheblich verbessern. Vergessen Sie nicht, dass es Jahre dauert, die Schäden in Ordnung zu bringen, die im Laufe eines Lebens entstanden sind.

Wenn Sie Immunsuppressiva einnehmen und diese gerne absetzen möchten, lesen Sie im Beipackzettel (ggf. im Internet, wenn Sie ihn nicht mehr haben), über die Nebenwirkungen und besprechen Sie dann mit Ihren Ärzten, welche Ihrer gegenwärtigen gesundheitlichen Probleme diesen Medikamenten geschuldet sein könnten.

Nahrungsergänzungsmittel

Ein sehr großer Teil meines Konzeptes ist der Versorgung des Körpers, der Zellen und der Mitochondrien mit den wesentlichen Nährstoffen gewidmet, die für deren optimale Funktionsfähigkeit nötig sind. Das geschieht hauptsächlich über die Ernährung, das heißt, über die neun Tassen Obst und Gemüse, das Fleisch von Weidetieren aus biologischer Aufzucht oder von frei lebendem Wild und Fisch, die Meeresalgen und die Innereien, über die fermentierten Nahrungsmittel, das Kokosöl und all die anderen empfohlenen Dinge, die ihren Weg in Ihren Mixer, in Ihren Suppentopf, in Ihre Salatschüssel und schließlich in Ihren Körper finden.

Aber wäre es nicht viel leichter, einfach nur ein paar Vitamine einzunehmen?

Vitamine und Mineralstoffe wirken zusammen, um die chemischen Prozesse in den Zellen zu erleichtern, und sie müssen im Gleichgewicht gehalten werden; aber es ist weitaus besser (wenn nicht sogar einfacher), dieses Gleichgewicht über die Nahrung herzustellen, wie es in den vorherigen Kapiteln besprochen wurde (vgl. Kapitel 5). Davon abgesehen glaube ich aber, dass bei Mangelzuständen zusätzlich zu den neun Tassen und den anderen erforderlichen Nahrungsmitteln, egal welche Stufe des Programms Sie durchführen, Nahrungsergänzungsmittel für manche Menschen hilfreich sein können. Wenn Sie Supplemente einnehmen möchten, sollten Sie das zuerst mit Ihrem behandelnden Arzt besprechen. Es gibt Umstände, unter denen bestimmte Nahrungsergänzungen kontraindiziert sein können, und es gibt Medikamente, mit denen manche Nahrungsergänzungen reagieren – und darauf werden Sie im Beipackzettel nicht unbedingt hingewiesen.

Außerdem rate ich Ihnen dringend, immer nur ein Nahrungsergänzungsmittel einzuführen. Halten Sie in Ihrem Tagebuch fest, wie es Ihnen damit geht, schreiben Sie alle Veränderungen der Symptome auf, die Sie beobachten, speziell im Kopf, im Magen-Darm-Trakt oder auf der Haut als Ausschläge. Wenn Sie mehrere Nahrungsergänzungsmittel auf einmal einnehmen und es zu einer Unverträglichkeit kommt, wissen Sie nicht, welches Präparat sie verursacht hat und auch nicht, welches hilfreich war. Hier lohnt es sich, Geduld zu haben und diese Dinge nacheinander einzuführen. Wenn nach einer Woche keine Probleme auftreten, können Sie mit der Einnahme eines weiteren Ergänzungsmittels beginnen. Gehen Sie richtiggehend detektivisch vor und beobachten Sie jede Reaktion genau.

Wir müssen verstehen, dass wir alle Individuen und mit individuellen Enzymen für den Ablauf unserer chemischen Lebensprozesse ausgestattet sind. Eine Nahrungsergänzung, die bei einem MS-Patienten hervorragend wirkt, kann bei einem anderen überhaupt nicht geeignet sein und umgekehrt. Unsere Bedürfnisse und Verträglichkeiten sind in hohem Maße unterschiedlich. Daher kann ich kein Nahrungsergänzungsprogramm (oder ein Ernährungs- oder Sportprogramm) anbieten, das für jeden einzelnen Menschen genau richtig ist. Es wird immer auch Menschen geben, die Schwierigkeiten mit bestimmten Nahrungsmitteln oder Supplementen haben und andere, die sie in höherer Dosis brauchen als der Durchschnitt.

Trotzdem gibt es, zusätzlich zu Ihren Medikamenten, einige Nahrungsergänzungen, die Ihnen guttun könnten. Dazu gehören Vitamin D, essenzielle Fettsäuren (auch Gamma-Linolsäure), Vitamin E und die Familie der B-Vitamine (Methyl-B_{12}, Methylfolat und B-Komplex, einschließlich Thiamin, Riboflavin, Niacin, Pantethin und Pyridoxin). Zusätzlich sollten Sie auch Kelp, Algen und Enzyme ins Auge fassen. Dazu werde ich mich im Laufe dieses Kapitels noch äußern.

Besprechen Sie immer mit Ihrem Arzt, welche dieser Supplemente Sie einnehmen sollten. Ich schlage vor, mit der Untersuchung des Vitamin-D-Spiegels zu beginnen. Manche Menschen nehmen auch ein Multivitamin- und/oder Multimineralstoffpräparat ein, das jedoch viel eher zu Übelkeit und Magen-Darm-Problemen führt. Aus diesem Grund empfehle ich sie meinen Patienten in der Regel nicht.

Zunächst ist es aber wichtig, dass Sie sich vergewissern, ob Ihnen Ihre Nahrungsergänzung guttut oder eher zu Problemen führt.

Jährliche Untersuchungen

Wenn Sie Nahrungsergänzungsmittel zu sich nehmen, sollten Sie ein bis zwei Mal im Jahr ein großes Blutbild sowie eine Untersuchung der Leber- und Nierenwerte machen lassen, um sicherzugehen, dass durch die Präparate oder die in ihnen enthaltenen Schadstoffe es nicht zu toxischen Reaktionen in der Leber, den Nieren oder im Knochenmark (Ihre „Blutbildungsfabrik“) kommt. Gibt es bei Ihnen selbst oder in der Familie weitere neurologische oder kardiovaskuläre Erkrankungen oder andere komplexe gesundheitliche Probleme, empfehle ich eine jährliche Überprüfung, um mögliche Anzeichen sofort zu entdecken. Die folgenden Untersuchungen können alle von Ihrem Hausarzt in Auftrag gegen werden. (Beachten Sie bitte, dass manche Werte unter Umständen nicht von Ihrer Krankenversicherung übernommen werden; Anm. d. Übers.). In der folgenden Tabelle sind auch die Normbereiche, mit denen ich arbeite, und die Therapieempfehlungen, die ich meinen Patienten normalerweise gebe, aufgeführt; beides kann jedoch von denen Ihres Hausarztes abweichen. Sie sind ein Individuum, und es kann notwendig sein, dass diese Empfehlungen auf Ihre individuellen Bedürfnisse zugeschnitten werden müssen.

Labortest	Normbereich (Wahls-Programm)	Therapieempfehlung
Großes Blutbild, Kalzium, Kreatinin und Alanin- Aminotransferase (ALT)	Werte im Normbereich (Der Normbereich beschreibt die Bandbreite, die das Labor aufgrund der Werte, die bei 97 Prozent der Bevölkerung auftreten, als normal definiert hat.)	Diese Untersuchungen dienen der Sicherheit, dass Sie die Nahrungsergänzungen vertragen und richtig verarbeiten. Kommt es zu auffälligen Werten, müssen Sie alle nicht unbedingt erforderlichen Medikamente sofort absetzen und die Werte kontrollieren lassen, um sicherzugehen, dass sie sich normalisieren.

Labortest	Normbereich (Wahls-Programm)	Therapieempfehlung
25-Hydroxy-Vitamin D (Vitamin D25-OH)	50–100 ng/ml (Nanogramm/Milliliter) oder, in einer anderen Einheit ausgedrückt, 150–250 nmol/l (Nanomol/Liter)	Passen Sie die Vitamin-D-Dosis entsprechend nach oben oder unten an. Wird der Normwert überschritten, lassen Sie den Kalziumspiegel überprüfen, um eine Erhöhung auszuschließen. Bei einer Erhöhung ist sofortiges Handeln geboten.
Folat und Vitamin B_{12}	Am oberen Rand des Normbereichs des jeweiligen Labors	Zusammen mit Homocystein (s.u.) interpretieren.
Homocystein	4–6,5 µmol/l (Mikromol/l)	Bei niedrigem Wert mehr Protein zu sich nehmen; bei hohem Wert zu Methylfolat und Methyl-B_{12} wechseln (achten Sie darauf, dass Sie wirklich die Methylformen bekommen); außerdem ein B-Komplex-Präparat. Ist der Wert trotz optimalem Folat- und B_{12} -Wert immer noch hoch, wenden Sie sich an einen Behandler, der funktionelle Medizin praktiziert.
Hoch sensibles C-reaktives Protein (hs-CRP)	< 1 mg/l = geringes Risiko (ideal) 1–3 mg/l = mittleres Risiko > 3 mg/l = hohes Risiko	Bei hohem Wert mehr Gemüse und Beeren essen. Ist es trotz 9–12 Tassen täglich weiterhin erhöht, wenden Sie sich an einen Behandler, der funktionelle Medizin praktiziert.
Nüchtern-Lipidprofil	Verhältnis Triglycerid zu HDL-Cholesterin unter 3	Ein höheres Verhältnis weist auf eine mögliche Insulinresistenz hin. Vermindern Sie Ihre Kohlenhydratzufuhr und wechseln Sie zum Paläo- oder Paläo-Plus-Programm. Möglicher Hinweis auf einen höheren Bedarf an Fischöl.

Labortest	Normbereich (Wahls-Programm)	Therapieempfehlung
HDL-Cholesterin (das „Gute")	> 60 mg/dl	HDL-Werte unter 60: Kohlenhydratzufuhr verringern, Obst und Beerenfrüchte erhöhen, mehr Bewegung.
Gesamt-Cholesterin	> 160 mg/dl (vorzugsweise > 200 für eine optimale Gehirnfunktion, obwohl wir den optimalen oberen Grenzbereich für die Gehirnfunktion nicht kennen: 300 kann zu hoch sein oder auch nicht. Anmerkung: Bei einer Erkrankung der Herzkranzgefäße oder der Gefäße im Gehirn versucht der behandelnde Arzt meist, den Cholesterinwert unter 200 zu halten.	Bei Werten unter 200 reduzieren Sie den Cholesterinsenker oder setzen ihn ab. Nehmen Sie keinen Cholesterinsenker ein, erhöhen Sie die Cholesterinaufnahme, z. B. durch Ghee.
Thyreoidea-stimulierendes Hormon (TSH) und freies Thyroxin (T4)	TSH 0,30–5,00 IE/ml; freies T4 im Normbereich laut Labor	Bei Personen, die unter Müdigkeit leiden, wird normalerweise der TSH-Wert überprüft. Ob der obere Grenzwert 3,0 statt 5,0 sein soll, wird kontrovers diskutiert. Liegt er außerhalb des Normbereichs, lassen Sie T4 überprüfen; liegt dieser Wert außerhalb der Norm, ist eine Behandlung der Schilddrüse angezeigt.
Hämoglobin A1C	< 5,2 %	Hämoglobin A1C wird normalerweise bei Diabetes überprüft. Es korreliert sehr gut mit dem Niveau der Zuckeroxidation des LDL-Cholesterins. Liegt A1C über 5,2 %, senken Sie den Kohlenhydratanteil in der Ernährung.

Vitamin D

Ein niedriger Vitamin-D-Spiegel geht mit einer höheren Rate remittierender Schübe und schwererer Invalidität, ein höherer Spiegel mit einer besseren Funktion einher.[1] Außerdem wird ein niedriger Vitamin-D-Spiegel mit mehr Autoimmunerkrankungen, psychischen Problemen, Herzkrankheiten und Krebs in Verbindung gebracht.[2] Daher empfehle ich Ihnen dringend, Ihren Vitamin-D-Spiegel überwachen zu lassen und unbedingt für einen optimalen Wert zu sorgen. Der natürlichste und wirksamste Weg zur Vitamin-D-Aufnahme ist der Aufenthalt im Freien. Vitamin D ist sehr interessant, es hat sogar eine hormonähnliche Wirkung. Wir bilden Vitamin D aus Cholesterin, wenn die ultraviolette Strahlung im Sonnenlicht auf unsere Haut trifft. Dann wird es von Leber und Nieren in eine aktivere Form umgewandelt, und so können unsere Zellen die Anweisungen der DNS wirksamer umsetzen.

Doch statt uns ständig der Sonne auszusetzen wie unsere Vorfahren sowie im Laufe des Sommers den Vitaminspiegel und die Pigmentierung der Haut allmählich zu steigern, verbringen wir viele Stunden im Haus. Überlegen Sie bitte, wie unsere steinzeitlichen Vorfahren lebten und sich entwickelten. Sie verbrachten die meiste Zeit im Freien. Auch wenn sie meist geschützte Schlafplätze hatten, so waren sie tagsüber aber draußen unterwegs, und zwar Tausende von Jahren, bevor Sonnenschutzmittel überhaupt erfunden waren.

Wir leben ganz anders. Wir verbringen die meiste Zeit im Haus. Im Sommer fühlen wir uns draußen in der feuchten Hitze nicht wohl, weil wir sie nicht gewöhnt sind und wir unsere (in den USA üblichen) klimatisierten Räume mögen. Selbst bei gutem Wetter hat bei den meisten Menschen der Industriegesellschaften die digitale Unterhaltung inzwischen einen höheren Stellenwert als das Spiel im Freien. Und wenn wir hinausgehen, ermahnen uns die Ärzte – vor allem die Dermatologen – Sonnencreme mit möglichst hohem Lichtschutzfaktor aufzutragen. Natürlich sollten wir keinen Sonnenbrand bekommen, doch Sonnenschutzmittel und der permanente Aufenthalt im Haus sind ein Grund, dass viele Kinder und die meisten Erwachsenen auch am Ende des Sommers zu wenig Vitamin D gebildet haben, um über den langen dunklen Winter zu kommen.

Sonnenschutz blockiert den Frequenzbereich des Lichts, die UVB-Strahlung (Ultraviolett B), die unsere Haut braucht, um Vitamin D zu bilden. Die Folge ist ein chronisch niedriger Vitamin-D-Spiegel, der das Risiko von Infektionen, Lungenkrebs, Brustkrebs, Darmkrebs, Prostatakrebs, Herzkrankheiten, Autoimmunerkrankungen, vorzeitiger Wehentätigkeit, Schwangerschaftstoxikose, Schizophrenie, Lernbehinderungen und anderen psychischen Problemen erhöht.

Der Normbereich des Vitamin-D-Spiegels liegt normalerweise zwischen 20 und 70 ng/ml. Manchmal wird er auch zwischen 30 und 70 ng/ml angegeben. Deshalb halten viele Ärzte einen Wert von beispielsweise 31 ng/ml für angemessen; wer aber so nahe an der unteren Grenze ist, hat im Vergleich zu Menschen mit höherem Spiegel immer noch ein viermal so großes Risiko, von einer Autoimmun- oder Krebserkrankung betroffen zu sein. Die Gesellschaften der Jäger und Sammler und all diejenigen, die sich täglich in der Sonne aufhalten, haben einen Vitamin-D-Spiegel zwischen 80 und 120 ng/ml. Es ist möglich, dass das der Wert ist, der mit einer optimalen Gesundheit einhergeht.

Untersuchung des Vitamin-D-Spiegels

Lassen Sie Ihren Gesamt-Vitamin-D-Spiegel bestimmen und achten Sie darauf, dass Sie den wirklichen Wert in Ziffern, nicht nur die Aussage „im Normbereich" bekommen.

Sie können ihn aber auch selbst bestimmen: Labors bieten (online erhältliche) Test-Kits an, Sie führen den Test durch und senden ihn zur Auswertung zurück. Fragen Sie auch in Ihrer Apotheke danach. In der Regel erhalten Privatpersonen vom Labor keine Therapieempfehlungen. Besprechen Sie Ihr Ergebnis mit Ihrem Arzt; Sie können das Testergebnis auch direkt dorthin schicken lassen.

Wir richten uns mit unserem Zielwert danach, welchen Spiegel eine stillende Mutter haben muss, um über die Milch genügend Vitamin D an ihr Baby weiterzugeben; dieser beträgt mindestens 55 ng/ml. Unser Zielwert liegt zwischen 50 und 100 ng/ml Gesamt–25-Hydroxy-Vitamin D. Meinen Patientinnen und Patienten erkläre ich, dass 80 ng/ml ein idealer Wert ist. Ich stelle jedoch immer wieder fest, dass die überwiegende Mehrheit (mehr als 90 Prozent) Werte von etwa 30 ng/ml aufweist, sofern sie kein Vitamin-D-Supplement einnehmen, den ganzen Tag draußen arbeiten und Arme, Beine (oder den Oberkörper) der Sonne aussetzen oder regelmäßig ins Solarium gehen. Dunkelhäutige Menschen, die weiter entfernt vom Äquator wohnen als ihre Vorfahren (zum Beispiel Afroamerikaner, Bewohner pazifischer Inseln und Hispanoamerikaner), haben wahrscheinlich einen noch größeren Mangel.

Wie sollte man sich verhalten? Für einen höheren Vitamin-D-Spiegel zu sorgen, bringt Risiken *und* Vorteile mit sich, sei es über die Haut durch die Sonne oder das Solarium oder über den Darm durch Nahrungsergänzungsmittel. Mein erster Rat ist jedoch immer, sich nach der Natur zu richten und mehr Vitamin D über die Haut zu bilden.

Vitamin D durch die Sonne

Sich im Freien aufzuhalten, ist die natürlichste Möglichkeit, sich mit ausreichend Vitamin D zu versorgen, wie es auch unsere Vorfahren bereits getan haben. Das können Sie auch! Im Unterschied zur Einnahme von Nahrungsergänzungen, bei denen auch eine Überdosierung möglich ist (mehr dazu im Folgenden), kann Ihre Haut nicht zu viel Vitamin D bilden. Über eine Vitaminvergiftung (d. h. einen übermäßig hohen Spiegel) durch Sonnenlicht ist noch nicht berichtet worden; aus Studien geht jedoch hervor, dass ein über die Haut erzielter Vitamin-D-Spiegel von mehr als 50 ng/ml zu einer besseren Funktion des Immunsystems führen kann als die Nahrungsergänzungen ermöglichen. Mithilfe der Sonne bilden Sie Vitamin D in der optimalen Menge und zum größten Nutzen.

Das bedeutet jedoch, dass Sie sich dafür einige Zeit in der Sonne und/oder im Solarium aufhalten müssen. Und hier herrscht noch mehr Meinungsstreit! Ja, ich bin dafür, Vitamin D mithilfe von Licht – selbst mit Licht aus einem Solarium – zu bilden. Der springende Punkt ist, dass Sie die Zeit nur ganz allmählich steigern dürfen, um keinen Sonnenbrand davonzutragen. Wenn Sie genügend Sonnenlicht aufnehmen und die Haut frisch und gut versorgt aussieht, aber sich kein

Sonnenbrand auf Gesicht, Armen und Beinen zeigt, dann hat Ihre Haut 20 000 IE (internationale Einheiten) Vitamin D gebildet. Unabhängig vom Vitamin-D-Spiegel wirkt sich die Sonneneinstrahlung auf die Haut nachweislich auch positiv auf das Immunsystem aus.[3]

Daher gehe ich im Winter einmal wöchentlich ins Solarium und nutze UVB-Licht (Ultraviolett B) im Wellenlängenbereich von 280 bis 313 Nanometer, der Lichtfrequenz, die an den ersten Schritten der Vitamin-D-Bildung beteiligt ist. Ich weiß, was Sie jetzt denken: Solarien gelten als Risikofaktor für Hautkrebs und Melanome, auch „schwarzen Hautkrebs" genannt. Hautkrebs vom Typ des Plattenzell- und Basalzellkarzinoms bildet sehr selten Metastasen. Er ist im Allgemeinen leicht durch die operative Entfernung der Krebsstelle zu behandeln. Das Melanom, der Krebs der Zellen, die das Hautpigment Melanin bilden, kann jedoch metastasieren und ist aggressiver, gefährlicher und kann sogar tödlich verlaufen, doch er tritt häufig auch an Körperstellen auf, die der Sonne gar nicht ausgesetzt werden. Bedenken Sie jedoch bitte Folgendes: In den Gesellschaften von Jägern und Sammlern, die es heute noch gibt und die das ganze Jahr über täglich der Sonne ausgesetzt sind, kommt es nicht zu einer besonders hohen Auftretenshäufigkeit von Hautkrebs und Melanomen. Die konstante Sonneneinstrahlung, die Tatsache, dass sie keinen Sonnenbrand bekommen und eine nährstoffdichte Ernährungsweise mögen eine Rolle dahingehend spielen, dass ihr Krebsrisiko viel geringer zu sein scheint als unseres.

Natürlich müssen Sie alle diese Faktoren abwägen, und wenn es in Ihrer Familie Fälle von Hautkrebs oder Melanomen gibt, sind Sie mit der Einnahme von Nahrungsergänzungen besser beraten. Wenn Ihnen jedoch der Gedanke gefällt, Ihren Bedarf an Vitamin D auf natürliche Weise zu decken, empfehle ich Ihnen dringend, sich häufiger im Freien aufzuhalten, solange Sie dabei natürlich Sonnenbrände vermeiden.

Häufig gestellte Fragen

Bietet das Wahls-Programm auch besondere Vorzüge bei Osteoporose, Osteopenie und Osteoarthritis?

Ja, denn Osteoporose und Osteopenie sind mit einem anhaltenden Mangel an Vitamin D und einer hochglykämischen Ernährungsweise verbunden, die dem Knochen Kalzium entzieht. Rechnen Sie noch eine zunehmend sitzende Lebensweise dazu und Sie finden kaum eine Möglichkeit, Kalzium wieder in die Knochen zu transportieren. Essen Sie weniger Zucker- und Stärkehaltiges und mehr Knochenbrühe, optimieren Sie Ihren Vitamin-D-Spiegel auf einen Wert zwischen 50 und 100 ng/ml und, was ganz wichtig ist, machen Sie mehr Krafttraining – damit unterstützen Sie die Erhöhung des Kalziumgehalts in Ihren Knochen. Auch bei Arthritis sind eine oder zwei Tassen Knochenbrühe täglich hilfreich, damit die Zellen genügend Bausteine für die Erhaltung und Reparatur der Knorpel und Bänder um die Gelenke bekommen. Drei Tassen schwefelhaltiges Gemüse täglich stärkt die Gelenke ebenso wie regelmäßige Bewegung. Das Basisprogramm trägt auch zur Hemmung der Entzündungen bei, die den Gelenken Schaden zufügen, und es liefert die Nährstoffe, die für ihre Reparatur benötigt werden.

Vitamin D als Nahrungsergänzung

Ein niedriger Vitamin-D-Spiegel geht mit einem höheren Risiko der Verschlechterung von MS-Symptomen und mehr Schüben einher.[4] Daher sollten Sie Ihren Spiegel jedes Jahr überprüfen lassen und gegebenenfalls zusammen mit Ihrem behandelnden Arzt optimieren. Die (zusätzliche) Einnahme von Nahrungsergänzungen, anstatt die Wirkung des Sonnenlichts auszunutzen, hat Vor- und Nachteile. Ein Risiko von oral eingenommenem Vitamin D ist, dass die Werte gefährlich hoch steigen könnten (über 150 ng/ml), was zu einem übermäßig hohem Blutkalziumwert, Nierenschäden und sogar Psychosen führt, denn Vitamin D ist ein fettlösliches Vitamin. Eine Überdosierung fettlöslicher Vitamine ist potenziell schädlicher als eine Überdosierung wasserlöslicher. Das kommt daher, dass die wasserlöslichen Vitamine (B und C) von den Nieren ausgeschieden, die fettlöslichen jedoch im Fett gespeichert werden, wo sie zu gefährlich hohen Spiegeln akkumulieren können.

Um eine Überdosierung von Vitamin D zu vermeiden, ist es wichtig, den Spiegel regelmäßig kontrollieren zu lassen. Wenn Sie mehr als 2000 IE Vitamin D einnehmen, rate ich Ihnen dringend, die Werte alle drei Monate untersuchen zu lassen, bis Sie im Normbereich sind, und danach ein- bis zweimal im Jahr, um sicherzugehen, dass die Werte auch im Normbereich bleiben.

Wie viele IE (Internationale Einheiten) Sie benötigen, hängt zwar davon ab, auf welchem Breitengrad Sie leben, wie dunkel Ihre Haut ist und wie viel Zeit Sie ohne Sonnenschutzmittel im Freien verbringen, doch viele Menschen, die im Haus leben und arbeiten, benötigen während der Wintermonate, in denen kein Vitamin D gebildet werden kann, für einen Vitamin D-Spiegel im Normbereich zwischen 4000 und 8000 IE, und im Sommer, wenn sie ins Freie gehen und sich von der Sonne bräunen lassen können, zwischen 2000 und 4000 IE täglich.

Beachten Sie bitte, dass dieser Dosierungsrahmen sehr weit gesteckt ist, sodass durchaus ein echtes Risiko einer Vergiftung durch Überdosierung besteht. Ein weiteres Problem ist der relative Mangel an den Vitaminen A, K und E in den Zellen durch die Erhöhung der Vitamin-D-Dosis, wenn deren Zufuhr nicht ebenfalls erhöht wird. Leber, grünes Gemüse, Nüsse und Lebertran können hier Abhilfe schaffen.

Die benötigte oral einzunehmende Menge Vitamin D hängt zum Teil auch davon ab, wie gut die Enzyme arbeiten, die für seine Bildung und Verwendung in Ihren Zellen zuständig sind. Sie werden als einzelne Nukleotidpolymorphismen, SNP (sogenannte „Snips“) bezeichnet. Weisen Sie mehrere SNP auf, die in Zusammenhang mit der Bildung von Vitamin D stehen, verstoffwechseln Sie das Supplement unter Umständen weniger wirksam und benötigen wahrscheinlich eine vergleichsweise höhere Dosis. Auch das ist ein Grund, warum die Überwachung des Blutspiegels so wichtig ist, damit Sie Ihre individuelle Dosierung genau darauf abstimmen können. Ich halte mich nicht nur viel im Freien auf, sondern nehme zusätzlich Vitamin D_3 sowie fermentierten Lebertran ein und überprüfe meinen Spiegel regelmäßig.

Unterstützen Sie die Wirkung von Vitamin D

Damit Vitamin-D-Ergänzungen wirksam sind, benötigen Sie auch Vitamin K_2, insbesondere Vitamin K_2 als MK7. Ihre Darmflora bildet MK7 aus dem in Grüngemüse enthaltenen Vitamin K_1. Es kommt auch in Innereien, fermentiertem Lebertran und Butterschmalz mit hohem Vitamingehalt von Weidekühen vor. (Besorgen Sie sich caseinfreie Produkte.) Sorgen Sie für eine reichliche Zufuhr dieser Nahrungsmittel, wenn Sie Vitamin D durch Supplemente ergänzen. Wenn Sie bereits das Basis-Programm durchführen, sollte das kein Problem sein.

Kalzium

Da Sie beim Paläo-Programm und beim Paläo-Plus-Programm weniger Kalzium zu sich nehmen (etwa 950 mg beziehungsweise 750 mg) als beim Basis-Programm (1450 mg), schlage ich vor, dass Sie, je nach Geschlecht, Alter und Ernährungsprogramm, die tägliche Einnahme von 250 bis 500 mg Kalziumcitrat täglich erwägen (500 mg aufgeteilt in zwei Dosen). Die empfohlene Tagesdosis beträgt für Männer und Frauen unter 50 Jahren 1000 mg elementares Kalzium. Für Frauen über 50 und Männer über 71 Jahren liegt sie bei 1200 mg. Es ist wichtig, sich ganz bewusst und konsequent kalziumreich zu ernähren – indem Sie zum Beispiel die Gräten von Dosenlachs mitessen sowie Mandeln, Pak Choi und grünen Blattkohl, doch die Nahrungsergänzung ist hier eine Art „Versicherungsschutz“.

Kalzium ist in Nahrungsergänzungen hauptsächlich als Karbonat oder Citrat enthalten. Ich bevorzuge Kalziumcitrat, denn das kann man zwischendurch oder auch zum Essen einnehmen, und im Gegensatz zu Kalziumkarbonat ist das Risiko von Blähungen, Gasbildung oder Verstopfung geringer. Kalziumkarbonat ist billiger, braucht aber zur Resorption eine erhebliche Menge Magensäure (die nach dem 50. Lebensjahr abnimmt). Außerdem ist Vitamin D zur wirksamen Kalziumresorption durch den Darm erforderlich, also ist auch hier, wie besprochen, die Überwachung des Vitamin-D-Spiegels wichtig. Der Prozentsatz an resorbiertem Kalzium hängt von der Gesamtmenge des jeweils aufgenommenen Kalziums ab; je mehr Sie aufnehmen, desto geringer ist der Prozentsatz, der resorbiert wird. Die höchste Resorptionsrate liegt bei Dosen von maximal 500 mg; Dosen über 500 mg wurden mit Nebenwirkungen in Verbindung gebracht.

Magnesium

Magnesium kann bei der Verringerung der Spastik in den Muskeln sehr hilfreich sein, es bessert das sogenannte Restless-Legs-Syndrom („unruhige Beine") und sorgt für besseren Schlaf. (Im nächsten Kapitel gehe ich näher darauf ein.) Grünes Blattgemüse ist eine hervorragende Magnesiumquelle. Möchten Sie es zusätzlich ergänzen, können Sie 350 bis 400 mg elementares Magnesium täglich oral einnehmen, solange Ihre Nierenfunktion intakt ist; höhere Dosen sollten Sie nicht ohne ärztlichen Rat einnehmen. Magnesiumoxid ist am kostengünstigsten, doch Magnesiumglycinat ist die Form, die von Ihren Zellen am Leichtesten resorbiert wird.

Essenzielle Fettsäuren (Omega-3-Fettsäuren und Gamma-Linolsäure)

Als weitere Nahrungsergänzung kann man Omega-3-Fettsäuren in Erwägung ziehen. Von ihnen war schon die Rede, als es um das Fleisch von Weidetieren und frei lebendem Fisch ging (und als ich die Probleme mit dem Vegetarismus ansprach), doch selbst wenn diese Nahrungsmittel auf Ihrem Speiseplan stehen, könnten die Mengen immer noch nicht ausreichen.

Es gibt zwei sehr wichtige Omega-3-Fettsäuren: DHA und EPA. Ihr Gehirn braucht Docosahexaensäure (DHA) zur Bildung von Myelin. Eicosapentaensäure (EPA) ist zur Entzündungshemmung sehr hilfreich. Dass das für MS-Patienten oder Menschen mit anderen Autoimmunerkrankungen von enormem Vorteil ist, liegt auf der Hand.

In unserer Studie nehmen die Probanden hochreines Fischöl ein, um die Zufuhr von EPA und DHA zu erhöhen; auch die Studie lässt sich so auf einfache Weise standardisieren. Andere Studien haben jedoch gezeigt, dass der Konsum von Fisch, der viel DHA bzw. EPA enthält, den Blutspiegel an beiden Omega-3-Fettsäuren wirksamer erhöht als die Einnahme von Supplementen. Mit frei lebendem Fisch aus kalten Gewässern fahren Sie am besten, doch wenn die Menge nicht ausreicht, können Supplemente eine gute Wahl sein.

Ein Warnhinweis

Fischöle können die Blutungszeit verlängern. Daher gibt es keine Studienteilnehmer, die Blutverdünnungsmittel, zum Beispiel Marcumar oder Aspirin, einnehmen müssen. Wenn Sie zu diesem Menschen gehören, dürfen Sie Omega-3-Fettsäuren nur nach ärztlicher Anweisung einnehmen. Wenn Sie Fischöl einnehmen, dürfen Sie sich nicht ohne ärztliche Zustimmung zusätzlich Lein- oder Hanföl zuführen; es muss sichergestellt sein, dass Ihr Risiko, Blutergüsse oder Blutungen zu bekommen, nicht steigt. (Beachten Sie bitte, dass gemahlene Lein- oder Chiasamen, die Sie bei Verstopfung wegen der Ballaststoffe nehmen, kein Problem sein sollten.) Wenn ein Patient einen Blutverdünner einnehmen muss, setze ich mich mit dem verordnenden Kollegen in Verbindung und frage nach, ob er bereit wäre, das Mittel durch hoch dosiertes Fischöl zu ersetzen, das genauso wirkt. Manchmal geht das, manchmal nicht.

Es gibt auch eine interessante Möglichkeit, beides zu nutzen, indem man von einer Supplementierungsmethode Gebrauch macht, die in den traditionellen Gesellschaften weit im Norden über Hunderte von Generationen üblich war: Dort wurde Lebertran fermentiert, wodurch sein Nährstoffgehalt und die fettlöslichen Vitamine A und D sowie in geringeren Mengen auch Vitamin K und E steigen. In diesem Produkt bleiben die essenziellen Fettsäuren vom Fisch noch besser erhalten als wenn er gefroren oder zu Dosenfisch verarbeitet wird. Fragen Sie nach fermentiertem Lebertran in Ihrer Apotheke. Er ist in Kapseln und flüssig auch über das Internet zu beziehen.

Wenn Sie das nicht einnehmen können oder möchten, können Fischölkapseln als Nahrungsergänzung auch sinnvoll sein. Damit Sie sich wegen einer Quecksilberbelastung keine Sorgen machen müssen, rate ich Ihnen, sich für hochkonzentriertes, hochreines Fischöl zu entscheiden. In diesem Fall (wenn Sie sich also gegen fermentierten Lebertran entscheiden), sollten Sie auch Vitamin E als gemischte Tocopherole oder Tocotrienole in einer Menge von 200 bis 400 mg täglich einnehmen. (Beachten Sie bitte, dass 1 mg ungefähr 1,5 IE täglich entspricht; auf einigen Supplementen findet man die Internationalen Einheiten anstatt Angaben in Milligramm.) Ohne das zusätzliche Vitamin E ist die Wahrscheinlichkeit größer, dass die Omega-3-Fettsäuren im Blut rasch oxidiert werden, wodurch seine Vorzüge deutlich sinken.

Idealerweise lassen Sie bei Ihrem Arzt ein Lipidprofil erstellen, einschließlich einer Analyse der essenziellen Fettsäuren, damit Sie über das Verhältnis von Omega 6 zu Omega 3 in Ihrem Blut Bescheid wissen. Dabei wird das Verhältnis von Arachidon- zu Eicosapentaensäure (AA zu EPA) bestimmt. Ihr Ziel sollte ein Verhältnis zwischen 1,5 und 3 sein (also 1:1,5 bis 1:3). Sie sollten auch den Hämoglobin-A_1C-Wert bestimmen lassen, um über den Oxidationsgrad Ihres LDL-Cholesterins Bescheid zu wissen, sowie den hoch empfindlichen CRP-Wert, um das Ausmaß der Entzündungen festzustellen. Das Ziel ist ein HDL-Wert über 60 mit einem CRP-Wert unter 1 und einem Hämoglobin-A_1C-Wert von weniger als 5,2 Prozent.

Auf die folgenden Werte und ihre Bedeutung achte ich in meiner Praxis:

- Liegen die Triglyceride über 100 oder ist das Verhältnis von Triglyceriden zu HDL höher als 3, ist der Insulinspiegel zu hoch. Dann weise ich darauf hin, dass der Anteil der Kohlenhydrate / Zucker gesenkt und die Zufuhr von Omega-3-Fettsäuren erhöht werden muss. Ich bestärke die betreffende Person darin, mit dem Paläo-Programm zu beginnen oder es konsequenter durchzuführen oder aber zum Paläo-Plus-Programm zu wechseln. (Anmerkung: Dieses Verhältnis ist bei Menschen afrikanischer Abstammung weniger zuverlässig. Hier sollten Insulin- und Zuckerspiegel bestimmt und gleichzeitig die Insulinsensibilität beurteilt werden.)
- Einen HDL-Wert unter 60 betrachte ich bei meinen Patienten als weiteren Hinweis zur Erhöhung der Fischöl-Ergänzungsmittel.

- Ist der A_1C-Wert höher als 5,2 Prozent, rate ich dringend zur Reduzierung der Kohlenhydratzufuhr und zur Erhöhung der Aufnahme gesunder Fette und schlage den Wechsel zum Paläo- oder Paläo-Plus-Programm vor.
- Wird von Nasenbluten oder ausgedehnten Hämatomen berichtet, liegt das meist an der blutverdünnenden Wirkung. Das Fischöl wird dann eine Woche lang abgesetzt, anschließend wird nur noch die Hälfte der Anfangsdosis eingenommen.
- Ihr CRP-Wert sollte unter 1,0 liegen.

B-Vitamine

Viele Menschen nehmen B-Vitamine als Nahrungsergänzungsmittel ein, denn sie alle spielen eine wichtige Rolle für die Zellfunktion: B_1 (Thiamin), B_2 (Riboflavin), B_3 (Niacin), B_5 (Pantothensäure), B_6 (Pyridoxin), B_7 (Biotin), B_9 (Folsäure) und B_{12} (Cobalamin). Für unsere klinischen Studien benötigen wir spezifische Informationen und überprüfen zu Beginn immer die Werte von Folsäure, Vitamin B_{12} und Homocystein. Das ist auch Routine bei Patienten mit einem Schädel-Hirn-Trauma und in der Ambulanzklinik, wenn sich aus der persönlichen oder der Familienanamnese neurologische oder psychische Probleme, eine koronare Herzerkrankung, Probleme mit Herzklappen oder Herzrhythmusstörungen ergeben. Ich möchte, dass der Folsäure- und der Vitamin-B_{12}-Spiegel im oberen Bereich des Referenzwertes liegen.

Was kommt nun für Sie infrage? Lassen Sie Folsäure und Vitamin B_{12} bestimmen, beides sollte im oberen Normbereich liegen, und Homocystein, dessen Wert zwischen 4 und 6,5 µmol/l betragen sollte. Ist der Homocysteinwert zu niedrig, müssen Sie wahrscheinlich die Proteinzufuhr erhöhen. Ist er erhöht, nehmen Sie mehr Vitamin-B-Komplex, Methyl-B_{12} und Methyl-Folsäure ein. Sinkt er trotz dieser Maßnahmen nicht, sollten Sie sich diesbezüglich an einen Arzt wenden, der in funktioneller Medizin ausgebildet ist.

Erfahrungsbericht

Im Jahre 2008 wurde MS bei mir festgestellt, und aus einer Haarmineralanalyse ging hervor, dass ich stark mit Blei belastet war. Blutuntersuchungen aus dieser Zeit ergaben außerdem eine Tuberkuloseinfektion, einen niedrigen Protein- und einen erhöhten Zytokinspiegel. Da ich Gluten und Milchprodukte nicht vertrage, erblich vorbelastet und täglichem Stress ausgesetzt bin, konnte mein Körper nicht entgiften und seine Selbstheilungskräfte aktivieren.

Ich stieß auf Dr. Wahls, stellte meine Ernährung um und nach zehn vegetarischen Jahren beginne ich nun langsam wieder Fleisch zu essen und nehme täglich Coenzym Q und Vitamin D als Nahrungsergänzungen. An den Tagen, an denen weder Fisch noch Leinöl auf meinem Speiseplan stehen, nehme ich 15 ml hochdosiertes EPA/DHA-Fischöl zu mir. In meine Banane-Kiwi-Blaubeer-Smoothies gebe ich zusätzlich Lecithin, Açai-Pulver, Hanfprotein in Pulverform, Mesquitepulver, pulverisierten grünen Tee, Kakaopulver oder Nibs, Spirulina, Chlorella, Blütenpollen und Leinöl. Das Basis-Programm kommt meinem Verlangen nach guten Fetten und Grünem in einer Weise entgegen, wie es anderen Ernährungsformen nicht gelang. Es ist richtungsweisend und spornt mich an, denn ich weiß, dass ich esse, um meine Myelinscheiden zu verbessern, den GABA-Spiegel im Gleichgewicht zu halten und um die Funktion meiner Mitochondrien wieder herzustellen. Seit einem Jahr habe ich keine Schübe und nehme auch keine Medikamente mehr ein. Mein Energiepegel [und] meine geistige Leistungsfähigkeit haben sich gebessert, der Nebel im Gehirn hat sich gelichtet, mein Gleichgewicht ist besser, ich habe abgenommen, sehe klarer, leide seltener unter Migräne, meine Verdauung ist intakt, die Haut ist rein und ich freue mich über glänzenderes Haar und schönere Nägel. Und ich kann wieder rennen! Mein Neurologe sagte neulich, dass ich keine Anzeichen von Behinderung mehr zeige. Ich bin begeistert, dass ich mich selbst gesund erhalten kann. Es ist eine Herausforderung, aber ich tue es gerne für mich.

Nissa P., Tasmanien, Australien

Ein Warnhinweis

Achten Sie bitte darauf, dass alle Vitamine oder Nahrungsergänzungen, die Sie zu sich nehmen, qualitativ hochwertig, hypoallergen und nachweislich frei von Schwermetallen und Schadstoffen wie Blei sind.

Coenzym Q

Coenzym Q ist für die Leistungsfähigkeit der Mitochondrien wichtig. Es ist Teil der Elektronentransportkette in den Mitochondrien, der Atmungskette, die zur Bildung von ATP führt (vgl. Kapitel 1). Mit zunehmendem Alter und insbesondere jenseits der 50 wird es immer schwieriger, ausreichend Coenzym Q zu bilden; hinzu kommt, dass Medikamente diese Fähigkeit oft stören. Coenzym Q wurde im Rahmen von Studien in Dosierungen zwischen 100 mg und 200 mg zweimal täglich bei Herzinsuffizienz[5] und 300 mg bis 600 mg zweimal täglich bei Parkinson eingesetzt.[6] Da in diesen Studien nur diese eine Dosis untersucht wurde, wäre eine geringere Menge als Teil eines Gesamternährungsprogramms (wie des Wahls-Programms) wahrscheinlich ausreichend wirksam. Daher verordneten wir in unserer klinischen Studie insgesamt 200 mg Coenzym Q täglich. Wenn Sie dreimal in der Woche Herz (die beste Quelle für Coenzym Q) und Leber (ebenfalls gut geeignet) essen, führen Sie sich zusätzlich auch Kreatin, Liponsäure und andere wichtige Nährstoffe für die Mitochondrien zu. Sprechen Sie mit Ihrem Arzt auch über eine Supplementierung von Coenzym Q, wenn Sie Statine einnehmen.

Seealgen (Süßwasseralgen)

In Kapitel 6 zum Paläo-Programm war bereits von Meeresalgen (Salzwasseralgen) die Rede, denn sie zählen eigentlich zum sogenannten „Functional Food“ und nicht zu den Nahrungsergänzungen. Etwas Ähnliches, die Seealgen, ähneln jedoch mehr einer Nahrungsergänzung, daher möchte ich sie hier erwähnen.

Wie die Meeresalgen binden auch die Zellwände von Seealgen Schwermetalle, Kunststoffe, Lösungsmittel und andere Gifte; Sie scheiden sie dann mit dem Stuhl aus. Im Unterschied zu den Meeresalgen, die in

Salzwasser wachsen, gedeihen Seealgen in Süßwasser-Teichen (Chlorella oder Spirulina) oder wild im Klamath-See im Süden des US-Staates Oregon (blaugrüne Klamath-Alge). Alle drei Arten sind äußerst reich an Vitaminen, Mineralstoffen und Protein; sie werden seit Tausenden von Jahren von ursprünglich lebenden Völkern als traditionelle Nahrungsquelle genutzt.

Seealgen gibt es als Kapseln oder in Pulverform. Den größten Nutzen hat man meines Erachtens, wenn man sie im Wechsel einnimmt. Achten Sie auf biologische Seealgen und meiden sie aufgrund der Strahlungsgefahr Algen aus Japan.

Algen schmecken „richtig grün". Dabei haben Chlorella und Spirulina einen angenehmeren Geschmack als die blaugrünen Algen. Wenn Sie sich für Kapseln entscheiden, spielt der Geschmack natürlich keine Rolle. Nehmen Sie Seealgen unbedingt morgens ein, denn bei vielen Menschen wirken sie anregend über mehrere Stunden. Wenn Sie sie am Nachmittag zu sich nehmen, könnten Schlafstörungen die Folge sein. Beobachten Sie, wie es Ihnen mit den zusätzlich eingenommenen Seealgen geht. Manche Menschen entwickeln einen richtiggehenden Heißhunger darauf und vertragen sie gut, anderen wird übel oder sie bekommen weichen Stuhl. Wenn Sie sie Ihnen nicht bekommen, sollten Sie darauf verzichten. Auch ich pausiere regelmäßig eine Woche lang damit pro Monat. Das kommt zum Teil daher, dass ich ein ganzes Pfund Algen kaufe und dieses nach dem Öffnen auch aufbrauchen muss. Würde ich Kapseln einnehmen oder jeden Tag eine andere Algenart, müsste ich auch nicht aussetzen. Aus demselben Grund soll auch nicht jeden Tag das gleiche grüne Gemüse verzehrt werden: Es ist hervorragend für uns, aber jede Sorte enthält auch einige wenige Giftstoffe. Wenn Sie variieren, ist der Nutzen größer und das Risiko geringer. Nehmen Sie also entweder täglich andere Algen ein oder machen Sie immer wieder eine Pause. Ich nehme entweder 1 Teelöffel Spirulina oder Chlorella oder ½ Teelöffel blaugrüne Algen ein, denn sie sind wirksamer. Im Sommer esse ich ohnehin mehr frisches grünes Gemüse und vor allem Dingen eine große Vielfalt davon, daher pausiere ich dann mit den Algen bis zum Herbst, wenn der Garten nur noch wenig hergibt.

Mit dem Wahls-Programm unterwegs

Auf Reisen kann es schwierig sein, grünes und schwefelreiches Gemüse in den Mengen zu bekommen, die ich haben möchte. In einem solchen Fall nehme ich an diesem Tag oft einmal eine zusätzliche Dosis Seealgen ein. Ich mische dann Spirulina, Chlorella oder die blaugrüne Klamath-Alge in ein kleines Glas Wasser, nenne das liebevoll meinen „grünen Whiskey" und trinke es in einem Zug. Weitere Tipps für die Reise:

- Leber als Dörrfleisch, so können Sie sich auch auf Reisen gewohnt nährstoffdicht ernähren.
- Zu Gemüse, gegrilltem Fleisch und Salat immer eine Spalte Zitrone oder etwas Balsamicoessig und Beerenfrüchte bestellen, wenn es welche gibt.
- Soßen, Salatsoßen und Suppen meiden, da sie oft versteckt Gluten und Milchprodukte enthalten.

Verdauungsenzyme

Der Körper des modernen Menschen trägt eine schwere Last: Er muss nicht nur gekochtes Essen verdauen, dessen Enzyme durch die Hitze zerstört wurden. Wir neigen auch dazu, uns sehr zucker- und kohlenhydratreich zu ernähren, was für unsere Verdauungsenzyme eine zusätzliche Herausforderung darstellt. Wenn man das über viele Jahre so macht, kommt es zu einer Erschöpfung der Bauchspeicheldrüse, die den Körper dann nicht mehr mit der optimalen Menge an Verdauungsenzymen versorgen kann.

Im Kapitel 6 empfehle ich zwar fermentierte d. h. sauer eingelegte Nahrungsmittel, doch ergänzende Verdauungsenzyme können Sie bei der Verdauung von gekochtem Essen unterstützen.

Man kann sie auf verschiedene Art einnehmen, entweder 1–2 Kapseln zum Essen, um einige der durch das Kochen verloren gegangenen Enzyme zu ersetzen, oder 1–3 Kapseln eine halbe bis eine Stunde vor dem Essen auf leeren Magen. Letzteres ist vorzuziehen, denn dann nützen die Enzyme dem Magen noch mehr.

Ich nehme inzwischen je zwei Enzymkapseln direkt nach dem Aufstehen und vor dem Schlafengehen ein, immer auf nüchternen Magen. Ich empfehle Ihnen, mit einer Kapsel zu beginnen und die Menge langsam zu steigern, je nachdem, wie gut Ihnen das Präparat bekommt. Achten Sie beim Kauf von Verdauungsenzymen darauf, ob es zumindest Protease, Bromelain, Amylase und Lipase enthält. Verdauungsenzyme können die Wirkung von blutverdünnenden Medikamenten verstärken, lassen Sie also Vorsicht walten, wenn Sie Blutverdünner einnehmen, und, wie Sie bereits wissen, auch bei Fischöl. Auch deshalb sollten Sie die Dosierung immer sehr langsam verändern.

Zusätzliche Ballaststoffe

Wenn Sie unter einer trägen Verdauung leiden, sollten Sie mehr Ballaststoffe zu sich nehmen, zum Beispiel frisch gemahlenen Leinsamen oder Chiasamen; steigern Sie die Dosis langsam, bis Sie den gewünschten Effekt erreichen. Meiner Meinung hilft das besser als Ballaststoffkapseln einzunehmen. Reicht es jedoch nicht aus, müssen Sie wahrscheinlich Ihren Ballaststoffanteil weiter erhöhen. Sie sollten so viele Ballaststoffe zu sich nehmen, dass Sie zwei- bis dreimal täglich normal geformten Stuhlgang haben. Schauen Sie sich nach löslichen Ballaststoffprodukten wie Flohsamenschalen, Inulin, Chiasamen oder gemahlenem Leinsamen um.

Nahrungsergänzungen in der Übersicht

Die folgende Tabelle beinhaltet meine üblichen Dosierungsempfehlungen, Sie sollten sich diesbezüglich jedoch vor Beginn der Einnahme ärztlich beraten lassen.

Nahrungsergänzungsmittel	Maximale Tagesdosis (falls nicht anders verordnet)
Vitamin D	Unterschiedlich: Richten Sie sich nach dem Blutspiegel und nehmen Sie die ärztlich empfohlene Menge ein
Kalziumcitrat	250 mg elementares Kalzium, 1–2 x täglich, beim Paläo- oder Paläo-Plus-Programm

Nahrungsergänzungsmittel	Maximale Tagesdosis (falls nicht anders verordnet)
Magnesium	350–400 mg Magnesiumglycinat täglich
Docosahexaensäure (DHA) / Eicosapentaensäure (EPA), Fischöl oder fermentierter Lebertran	2 g DHA/EPA oder 2 g Fischöl oder 2 g fermentierter Lebertran
Vitamin E, gemischte Tocotrienole oder gemischte Tocopherole	400 mg bei Einnahme von Fischöl oder DHA/EPA
B-Komplex-Multivitamin, vorzugsweise Vitamin-B-100	1 Filmtablette
Methyl-B_{12} (besser als billiges Cyanocobalamin)	1000 µg (langsam unter der Zunge zergehen lassen, so wird es schneller ins Blut aufgenommen)
L-Methylfolat (Methyltetrahydrofolat)	1000 µg
Coenzym Q	200 mg
Seealgen (Kapseln oder Pulver)	2–8 Kapseln oder bis zu 1 TL Pulver (½ TL von der blaugrünen Klamath-Alge)
Verdauungsenzyme: Protease, Bromelain, Amylase und Lipase	4 oder mehr Kapseln auf nüchternen Magen; es kann zu einer Wechselwirkung mit Blutverdünnern kommen
Ballaststoffe (frisch gemahlener Lein- oder Chiasamen; am besten 24 Stunden einweichen, dann mahlen und mixen)	Nach Bedarf, für 2 x täglich normal geformten Stuhl

Optionale Nahrungsergänzungen

Es gibt einige zusätzliche Nahrungsergänzungsmittel, die oft für Menschen mit Gehirnerkrankungen wie Autismus, MS, Neuropathie, Parkinson, Gedächtnisverlust und affektiven Störungen beworben werden. Sie haben vielleicht von diesen Mitteln gehört und denken über eine Einnahme nach, daher möchte ich das Thema gerne aufgreifen. Beachten

Sie bitte, dass die Werbung bei vielen dieser Mittel auch auf Menschen mit Herzerkrankungen und Diabetes abzielt. Diese Nahrungsergänzungen sind nicht Teil des Wahls-Programms, doch Sie können sie in Erwägung ziehen, insbesondere, wenn Sie das Programm sechs Monate lang konsequent befolgt haben ohne Fortschritte zu machen. (Holen Sie sich immer die ärztliche Zustimmung zur Einnahme solcher Supplemente, egal ob sie zum Wahls-Programm gehören oder nicht).

- *Zink, Eisen und Kupfer*: Alle Werte müssen im optimalen Bereich liegen, sie dürfen weder zu niedrig, noch zu hoch sein. Zu viel Kupfer und Eisen sowie ein Zinkmangel, entweder kombiniert oder einzeln, wurden mit einem erhöhten Risiko für neurodegenerative Störungen wie Parkinson und Alzheimer gebracht.[7] Zu einem erhöhten Kupferwert kann teils das in Wasserleitungsrohren verwendete Kupfer oder die Einnahme kupferhaltiger Nahrungsergänzungen beitragen. Ein erhöhter Eisenwert lässt sich auf ein entsprechendes Nahrungsergänzungsmittel oder auf die Zubereitung von Speisen in Pfannen und Töpfen aus Gusseisen zurückführen. Da die Kupferaufnahme an Zink gekoppelt ist, ist das Risiko eines Kupferüberschusses oder Zinkmangels durch Verzicht auf Kupfersupplemente (die oft in Multivitaminpräparaten enthalten sind) und die Einnahme von Zink (in geringen Mengen von etwa 30 mg täglich oder dreimal pro Woche) vermeidbar. Wenn Sie vorhaben, regelmäßig Zink einzunehmen, sollten Sie Ihren Zinkspiegel bestimmen lassen, damit es nicht zu einer Überdosierung mit nachfolgendem Kupfermangel kommt. Da Eisen ein notwendiger Co-Faktor vieler Enzyme im Gehirn ist, müssen Sie auf einen optimalen Eisenspiegel achten. Er darf den Normbereich aber nicht überschreiten, daher muss jede Supplementierung von Eisen durch die Kontrolle des Eisenspiegels überwacht werden. Überschuss- und Mangelprobleme sind allerdings eher vermeidbar, wenn Sie dreimal pro Woche Innereien essen (die sehr mineralstoffreich sind) und auf Nahrungsergänzungsmittel ganz verzichten. Das ist ein weiterer Grund, warum ich glaube, dass der Verzehr nährstoffdichter Nahrungsmittel sicherer ist, als Nahrungsergänzungsmittel ohne Überwachung des betreffenden Mineral- oder Mineralstoffspiegels einzunehmen.

- *Weitere Nahrungsergänzungsmittel für das Gehirn und das Herz*: Neben den in diesem Kapitel bereits erwähnten Nahrungsergänzungsmitteln wird in der funktionellen Medizin oft Liponsäure, Carnitin und Kreatin zur Unterstützung der Zellprozesse im Gehirn eingesetzt. Das eine oder andere mag für Sie infrage kommen oder auch nicht. In einer Dosierung von 200 bis 600 mg pro Tag hat sich Liponsäure bei der Behandlung von schmerzhaften diabetischen Nervenschäden als hilfreich erwiesen.[8] Liponsäure (600 mg) wird mit Carnitin (1000 mg) und unterschiedlichen Mengen von Coenzym Q (zweimal täglich 100 bis 600 mg; vgl. letzter Abschnitt) bei Parkinson eingesetzt.[9] Die Kombination von Liponsäure, B-Vitaminen und Coenzym Q hat in zahlreichen Tierversuchen bei neurologischen Problemen durch Versagen der Mitochondrien[10] und Herzinsuffizienz[11] nachweislich Schutzwirkung gezeigt. Beachten Sie bitte, dass zwei Innereien, Herz und Leber, ausgezeichnete Quellen für bioverfügbare B-Vitamine, Liponsäure und Carnitin sowie Coenzym Q sind. Sie alle kommen auch in Sardinen, Austern, Miesmuscheln, Venusmuscheln und Nieren in Formen vor, die vom Körper leichter resorbiert und genutzt werden können als die synthetischen Varianten in handelsüblichen Nahrungsergänzungsmitteln. Sie müssen sich dann auch weniger Sorgen darüber zu machen, ob das Supplement durch kontaminierte Böden oder beim Herstellungsprozess mit Schwermetallen oder Lösungsmitteln belastet wurde. Ihr Geld ist besser angelegt in guten Nahrungsmitteln und im eigenen Garten.
- *Nahrungskarenz*: Wenn Sie fasten, selbst wenn Sie lediglich die im Paläo-Plus-Programm empfohlenen 12 bis 16 Stunden Nahrungskarenz einhalten, werden Ihre Bemühungen durch ein Resveratrol-Supplement verstärkt. Es stimuliert Ihre Mitochondrien zu weiteren positiven Veränderungen.[12] Resveratrol kommt in dunkelfarbigen Beeren wie Aronia und Brombeeren, in rotem Traubensaft und in Rotwein; wahlweise können Sie einmal täglich 250 mg als Nahrungsergänzungsmittel einnehmen.
- *NAC (N-Acetylcyctein)*: Nehmen Sie 500 mg bis 1 g täglich ein. NAC ist in viel höherer Dosierung zur Anwendung bei akuter Vergiftung

und einer Paracetamol-Überdosierung sowie zur Minderung des Risikos von Nierenschäden bei intravenöser Kontrastmittelverabreichung vor Röntgenaufnahmen zugelassen. Wenn ich mir über die Entgiftung bei einem Patienten Sorgen mache, empfehle ich eventuell 500 mg bis 1 g NAC täglich zur zusätzlichen Unterstützung des Entgiftungsprozesses.

- *Kurkuma*: Dieses leuchtend orangefarbene Küchengewürz unterstützt den Ausgleich der Entgiftungsenzyme in Phase 1 und Phase 2 in der Leber und in den Nieren. Ich nehme oft Kurkuma (½ Teelöffel täglich, gelöst in Wasser oder mit Kokosmilch als Tee), und habe Patienten, deren Entgiftungsprozess regelmäßig durch Kurkumatee unterstützt werden muss.
- *Organische Schwefelverbindungen*: Sie werden manchmal als Supplemente eingesetzt, um die Entgiftungsenzyme zu unterstützen, das Krebsrisiko zu mindern und übermäßige Entzündungen zu hemmen: Sulforaphan, Indol-3-Carbinol (I_3C) und Di-indolylmethan (DIM).[13] Sie alle kommen in Kohlgemüse vor, daher enthält das Basis-Programm drei Tassen schwefelreiches Gemüse.
- *Antioxidanzien*: Diese Ergänzungsmittel werden oft eingesetzt, um den Entgiftungsprozess anzukurbeln, Entzündungen zu hemmen, den Homocysteinspiegel zu optimieren und/oder die Cholesterinwerte zu verbessern. Viele mit funktioneller Medizin arbeitende Behandler schlagen solche Supplemente vor, wenn Betroffene der Meinung sind, dass zusätzlich etwas getan werden muss. Nachfolgend sind sie aufgelistet, in Klammern dahinter habe ich die Nahrungsquelle angegeben, damit Sie sehen können, dass das Basis-Programm zur Maximierung dieser wichtigen Nährstoffe konzipiert wurde: Resveratrol (Schale von Gemüse und dunklen Beeren), Ellagsäure (Beeren), Quercetin (grüner Tee, Zwiebeln und Beeren), Epigallocatechingallat (EGCG; grüner Tee und Matetee), Knoblauch-Trockenextrakt (Familie der Knoblauchgewächse), Hydroxytyrosol (nicht erhitztes Olivenöl) und Anthocyane (violette und schwarze Gemüsesorten und Beeren).
- *Knoblauch-Trockenextrakt*: Er vermindert nachweislich oxidativen Stress, verbessert die Endothelfunktion und optimiert aufgrund

seiner Schwefelbestandteile die Durchblutung[14]. Natürlich könnten Sie auch einfach mehr Knoblauch essen.

– *Zeolith und toxinbindende Substanzen*: Einige Anbieter auf dem Gebiet der integrativen Gesundheit drängen mit eine Reihe toxinbindender Substanzen auf den Markt wie Bentonit und/oder Zeolith. Sie wirken wie klebrige Fliegenfänger und nehmen die Toxine auf, die die Leber aus dem fettlöslichen in den wasserlöslichen Zustand überführt und in die Galle ausgeschieden hat. Die Toxine werden vom Zeolith absorbiert, sie können nicht wieder ins Blut gelangen und werden ausgeschieden. Dabei werden aber auch Nährstoffe wie Zink und Magnesium absorbiert. Wenn Sie diese Substanzen einnehmen wollen, sollten Sie das nur unter ärztlicher Anleitung tun.
– *Ergänzungsmittel für die Gelenke*: Bei degenerativen Gelenkerkrankungen oder rheumatoider Arthritis wird zur Unterstützung der Gelenke oft Glucosamin, Chondroitin und Methylsulfonylmethan (MSM) eingesetzt. Die beste Nahrungsquelle dafür ist Knochenbrühe, zum Beispiel aus Hühnerbeinen und schwefelhaltigem Gemüse.

Häufig gestellte Fragen:

Warum haben Sie die Liste der Nahrungsergänzungsmittel seit dem Erscheinen Ihres ersten Buches vereinfacht?*

Ich habe seither viel gelernt, und es gab zusätzliche Forschungsergebnisse. Eines ist dabei sehr deutlich geworden: Man muss das Programm auf jeden Fall individuell anpassen. Patienten, die viele Nahrungsergänzungsmittel einnehmen, haben mehr Probleme mit Übelkeit, Bauchschmerzen und weichem Stuhl. Daher fange ich in der Klinik mit der kurzen Liste an, die ich in diesem Kapitel vorgestellt habe, veranlasse Labortests, mache eine ausführliche Anamnese, untersuche die Patienten und individualisiere dann die Empfehlungen. Nimmt man noch etwas zusätzlich ein, so wirkt sich das eher positiv aus, und das Risiko von Nebenwirkungen ist geringer. Weniger Nahrungsergänzungen sind

* *Minding My Mitochondria* (nicht auf Deutsch erhältlich)

gleichbedeutend mit weniger Kosten. Ich rate all meinen Mitstreitern dringend, mit Ihrem Arzt abzusprechen, ob die Ergänzungen, die Sie einnehmen möchten, im Einzelfall auch wirklich angezeigt sind. Überwachen Sie Ihre Reaktionen auf jedes neue Ergänzungsmittel bitte sorgfältig. Nehmen Sie immer nur eines und verändern Sie die Dosierung langsam. Und in der Zwischenzeit versuchen Sie, so viele Nährstoffe wie möglich aus Ihrer Nahrung zu bekommen.

Ein abschließender Hinweis: Denken Sie daran, dass ein gezielter Einsatz von Nahrungsergänzungen sehr hilfreich sein kann, insbesondere, wenn der Homocysteinspiegel erhöht bleibt. Sie sollten aber auch nicht vergessen, dass das Basis-Programm darauf ausgelegt ist, die Zufuhr all dieser Nährstoffe auf natürliche Weise zu erhöhen.

Komplementäre und alternative Behandlungsmethoden

Ich bin Internistin, schulmedizinisch ausgebildet und ich arbeite in einem Universitätszentrum. Es überrascht wohl nicht, dass ich der alternativen und komplementären Medizin vor meiner Diagnose skeptisch gegenüberstand. Ich war der Meinung, dass die Menschen viel Geld für diese nicht belegten Therapien aus dem Fenster warfen – bis ich selbst Patientin mit einer fortschreitenden Erkrankung wurde, für die es keine Heilung gibt.

Als ich mich selbst kundig zu machen begann, stieß ich auf zahlreiche Studien, bei denen Patienten mit MS und anderen Autoimmunerkrankungen komplementäre und alternative Therapien meist ergänzend zur schulmedizinischen Behandlung anwandten. Wie hätte ich diese Option außer Acht lassen können, wenn es doch so wenige Möglichkeiten gab?

Damals begann ich, mich mit alternativer Medizin zu beschäftigen. Doch ich tat es mit den Augen der schulmedizinisch ausgebildeten Ärztin: In allem, was ich las, suchte ich nach vernünftigen Aussagen – und manchmal fand ich welche. Nicht immer, aber manchmal. Wenn ich Nachweise fand, blieb ich dafür offen. Es gibt viele alternativmedizinische

Verfahren, die wissenschaftlich nicht fundiert sind. Hier sollte man vorsichtig sein. Bei alternativen Therapien fragte ich mich immer, ob der potenzielle Nutzen der Behandlung in einem verantwortbaren Verhältnis zu einem potenziellen Schaden stand, auch wenn die Behandlung nicht von der FDA zugelassen war.

Anregungen für das Tagebuch

Wenn Sie sich dazu entschließen, eine neue Therapie auszuprobieren, notieren Sie in Ihrem Tagebuch detailliert, wie es Ihnen vor dem Behandlungsbeginn geht, welche Verbesserungen Sie sich erhoffen und wie viel Zeit Sie der neuen Therapie geben wollen, bis sie entscheiden, ob sie hilft oder nicht – zum Beispiel drei Monate. Notieren Sie, wann Sie Ihr Befinden neu bewerten wollen und notieren Sie sich diesen Tag auch im Kalender. Dann schreiben Sie einmal wöchentlich auf, wie es Ihnen geht. So wissen Sie an Ihrem Stichtag schon etwas mehr darüber, ob Ihnen die neue Behandlung hilft oder nicht. Manchmal müssen Sie sie sogar abbrechen, um zu erkennen, wie gut sie Ihnen tut.

Gibt es Forschungsarbeiten dazu, die die Methode stützen? Ergibt sie vom wissenschaftlichen Standpunkt aus einen Sinn? Ich rate Ihnen dringend, sich folgende Fragen zu stellen, bevor Sie eine neue Therapie beginnen:

1. Welche Risiken gibt es? Sie sollten minimal sein. Zum Beispiel ist eine zweiwöchige glutenfreie Ernährung, um zu sehen, wie Ihr Körper darauf reagiert, praktisch risikolos.
2. Wie hoch sind die positiven Auswirkungen auf die Krankheit, deren Symptome gelindert werden sollen? Gibt es Nachweise dafür, oder haben bereits Menschen, die an dieser speziellen Erkrankung leiden, davon profitiert? Gibt es Studien in wissenschaftlichen Zeitschriften? Hier kann das Internet hilfreich sein.
3. In welchem Maße profitiert die Gesamtgesundheit davon (oder schadet es ihr)? Gibt es Nachweise dafür, dass sich der allgemeine Gesundheitszustand anderer Menschen gebessert hat?

4. Welche Kosten entstehen dadurch? Wie oft, wenn überhaupt nötig, werden Patienten überwacht und auf welche Weise? Gibt es eine Möglichkeit, im Vorfeld herauszufinden, ob es funktionieren wird?
5. Ist die Therapie im Hinblick auf die potenzielle Wirkungsweise sinnvoll? Würde ein Arzt oder Wissenschaftler sagen, dass es unmöglich, recht unwahrscheinlich oder eigentlich durchaus möglich ist?
6. Können Patienten die Therapie leicht selbst durchführen oder benötigen sie die Unterstützung der Familie?
7. Wie lässt sich feststellen, ob die eigene Lebensqualität und die der Familie sich dadurch in dem Maße bessert, dass es sich lohnt, die Therapie fortzuführen?

Selbst wenn der alternative Ansatz, den Sie ausprobieren möchten, nicht jeder Prüfung standhält, möchten Sie trotzdem einen Versuch wagen. Jeder Mensch hat eine individuelle Risiko-Toleranzschwelle. Manche Menschen warten lieber auf klinische Studien, die zur Zulassung eines Medikaments oder einer operativen Behandlung durch die Gesundheitsbehörden führen. Wenn Sie sich damit deutlich wohler fühlen, dann ist das für Sie die richtige Strategie. (Sie sollten jedoch den Beipackzettel über mögliche Nebenwirkungen dieser verschreibungspflichtigen Medikamente lesen!) Andere wollen nicht warten, sondern lieber nach neuen Wegen suchen, um die eigene Lebensqualität zu verbessern, selbst wenn sie noch nicht belegbar sind. Ich empfehle Ihnen jedoch, neue Behandlungsmethoden nach diesem Bewertungsschema zu beurteilen und einen Plan aufzustellen, der Ihnen bei Ihrer Entscheidung für oder gegen die Behandlung hilft. Das sollten Sie mit jeder neuen Methode so halten (egal, ob sie von der FDA zugelassen ist oder nicht). Notieren Sie Ihre Fortschritte und verheimlichen Sie Ihrem Arzt nicht, was Sie ausprobieren.

Die Liste der möglichen alternativen Therapien ist lang, doch es gibt einige, die ich bei MS, anderen Autoimmunerkrankungen und chronischen Krankheiten sowie neurologischen Problemen für besonders risikoarm und potenziell nützlich halte. Und es gibt natürlich noch weitere alternative Therapien, die ich jedoch aus Platzmangel nicht in diese Liste aufgenommen habe.

Risikoarme alternative Therapien

- *Reiki / Heilende Berührung / Therapeutische Berührung*:
  Das ist eine Therapieform, die für einen besseren Energiefluss im Körper sorgen und so die energetische Ausgeglichenheit und die Selbstheilung fördern soll. Alle diese Methoden arbeiten mit leichter Berührung des Körpers oder nur so nahe am Körper, um mit der Biofeld-Energie des Körpers in Wechselwirkung zu treten. Mit dem Begriff „Biofeld" wird das schwache elektromagnetische Feld beschrieben, das den menschlichen Körper umgibt. Mit der Entwicklung der Quantenmechanik kamen auch Werkzeuge auf, mit deren Hilfe sich die Existenz dieser Felder messen lässt, und es handelt sich dabei um dieselbe Quantenmechanik, die die Kernspintomografie ermöglicht und die für den Blick in das Gehirn so wichtig geworden ist. Es handelt sich hierbei um Techniken, die mit dem Energiefeld des Menschen arbeiten; sie nutzen die Energie desjenigen, der die Methode ausübt, um denjenigen zu unterstützen, der sie empfängt. Mit Biofeld-Therapien wird zusätzlich in Krebsbehandlungszentren gearbeitet, sie haben sich als klinisch hilfreich bei der Schmerzbekämpfung und der Verbesserung der Lebensqualität erwiesen. Aktuell laufen Studien, die belegen zu scheinen, dass sie diese Therapien die Funktionsfähigkeit der Immunzellen verbessern.[15]
- *Bewegungstherapien*:
  Dazu gehören Yoga, Pilates und Tai Chi. Diese Bewegungsformen beinhalten Dehnen, Gleichgewichtsübungen und Bewusstseinsübungen über die Position im Raum. Von daher sind sie bestens geeignet, um die Verbindungen zwischen Gehirn und Körper zu verbessern. Yoga und Pilates gehören zu meinem morgendlichen Trainingsprogramm. Ich habe auch Tai-Chi-Kurse besucht. Mit der Unterstützung eines erfahrenen Trainers empfehle ich diese Therapien ausdrücklich. Eine andere Möglichkeit ist, mithilfe einer DVD zu arbeiten. Der Vorteil des angeleiteten Trainings besteht jedoch darin, dass Sie von Anfang an lernen, die Übungen richtig zu machen, und sie können Ihrem körperlichen Leistungsvermögen angepasst und ent-

sprechend verändert werden, wenn sich Ihre Kraft und Ihr Gleichgewicht verbessern (vgl. Kapitel 9).

- *Körperarbeit*:
  Dazu gehört, dass eine andere Person Manipulationen am Körper vornimmt; bekannt ist dieser Ansatz z. B. von der Massage und der Fußreflexzonenbehandlung. Unsere Haut verfügt über ein dichtes Netz von Rezeptoren, die Informationen zum Gehirn zurückleiten. Die Berührung, die wir fühlen, kann dazu beitragen, die Anzahl der Entzündungsmediatoren zu verringern und wieder zu einem optimalen Gleichgewicht der Hypothalamus-Hypophysen-Nebennieren-Funktion führen.[16] Mit anderen Worten, durch eine Massage kann der Spiegel unserer Stresshormone zurück in den Ruhemodus gebracht werden. Jahrelang konnte ich keine Massagen vertragen, selbst die sanfteste verursachte Schmerzen. Inzwischen halte ich eine Massage, selbst die kräftigste Tiefengewebe-Massage, jedoch für sehr hilfreich. Sie ist entspannend und danach hat man ein tiefes Gefühl von Ruhe und Wohlbefinden. Wenn Sie eine regelmäßige Massagetherapie bekommen können, dann nehmen Sie diese Möglichkeit unbedingt wahr. Wenn lediglich eine Selbstmassage möglich ist und Sie nichts weiter tun können als über Ihre Haut zu streichen – oder das von einem Familienmitglied machen zu lassen –, so ist auch das sehr hilfreich. Selbst wenn Sie zur Massage gehen, empfehle ich Ihnen, sich täglich über das Gesicht, die Ohren, die Hände und die Füße zu streichen.
- *Fußreflexzonenmassage*:
  Das ist die Kunst, auf bestimmte Punkte an den Füßen Druck auszuüben, um Symptome zu mindern und die Funktionsfähigkeit des Körpers zu verbessern. Studien haben ergeben, dass die Fußreflexzonenmassage bei MS Schmerzen und Müdigkeit verringern kann.[17]

Die nachfolgenden Therapien bergen ein leicht erhöhtes Risiko, doch Sie könnten sie in ebenfalls Betracht ziehen.

Alternative Therapieverfahren mit mäßigem Risiko, aber potenziellem Nutzen

- *Chiropraktik*:
  Viele Menschen mit Multipler Sklerose haben Verletzungen am zervikalen Rückenmark (auf Höhe der Halswirbelsäule, HWS). Durch Fehlstellungen der Halswirbelknochen kann es zu einem Druck auf das Rückenmark kommen. Eine fachmännisch ausgeführte chiropraktische Manipulation kann diese Fehlstellungen verringern und den Druck vermindern. In einer Studie über Chiropraktik an der HWS von 44 MS- und 37 Parkinson-Patienten, die im *Journal of Vertebral Subluxation Research* (einer Fachzeitschrift für Chiropraktik) veröffentlicht wurde, kam es bei 91 Prozent der MS- und 92 Prozent der Parkinson-Patienten zu Verbesserungen.[18] Bei Verletzungen im Bereich des Rückenmarks auf HWS-Höhe, ist es eventuell hilfreich, sich bei einem Chiropraktiker vorzustellen. Hören Sie sich in Ihrem Umfeld um und gehen Sie möglichst zu einem Therapeuten, der Erfahrung mit der Behandlung von Patienten mit Ihrer Erkrankung verfügt.

- *Akupunktur*:
  Diese Methode gehört zur Traditionellen Chinesischen Medizin (TCM) und ist Tausende von Jahren alt. Bei der Akupunktur werden dünne Nadeln (Akupunkturnadeln) in bestimmte Punkte am Körper (Akupunkturpunkte) gestochen. Heute können diese auch durch elektrische Stimulation behandelt werden (man spricht dann von Elektroakupunktur). Ziel der Akupunktur ist es, die beiden Prinzipien des Yin (das weibliche) und des Yang (das männliche), die nach chinesischem Verständnis bei einer Erkrankung aus dem Lot geraten sind, wieder ins Gleichgewicht zu bringen, damit die Lebensenergie, das Chi, harmonisch fließen kann. Anwender studieren die Lage der Akupunkturpunkte und unter anderem, welche stimuliert oder beruhigt werden müssen, damit dieses Ziel erreicht wird. Für die westliche Medizin ist dabei von Bedeutung, dass es durch die Behandlung zur Verminderung von Symptomen und einer Funktionsverbesserung kommt. In zwei Studien erwies sich der Einsatz der Akupunktur

zur Behandlung von Müdigkeit bei MS-Patienten als wirksam. In einer Studie wurden 20 Probanden, die unter Müdigkeit litten und denen die medikamentöse Therapie nicht half, in 12 Sitzungen mit Akupunktur behandelt. Bei 15 von ihnen zeigte sich eine klinisch gesicherte, signifikante Verringerung der Müdigkeit.[19] In der anderen Studie wurden 39 Patienten mit schubförmig remittierender MS mit immunmodulierenden Medikamenten und Akupunktur oder einem Placebo behandelt. Bei der tatsächlich mit Akupunktur behandelten Gruppe verminderten sich die Schmerzen und die Depressionen in stärkerem Maße als bei der Placebogruppe.[20]

– *Gepulste Magnetfeldtherapie*:
Magnetische Kräfte können eine biologische Wirkung auf unsere Zellen haben. Das ist zum Teil darauf zurückzuführen, dass sich der Elektronenfluss der Atmungskette in den Mitochondrien im elektromagnetischen Feld verbessert, was dokumentiert ist. Es liegen mehrere unkontrollierte kleine Studien vor, die die Vorzüge der gepulsten Magnetfeldtherapie (PEMF) bei MS gezeigt haben. Kürzlich wurde eine randomisierte placebokontrollierte Doppelblindstudie durchgeführt (weder Patient noch Behandler wissen, wer tatsächlich behandelt wird), bei der die Wirkung von PEMF bei Multipler Sklerose an zwei Prüfzentren untersucht wurde. Bei dieser Studie wurden die Probanden vier Wochen lang mit dem Magnetfeldtherapiegerät oder einem Placebotherapiegerät behandelt, dann erhielten sie zwei Wochen lang keinerlei Therapie und danach wurden sie zwei Wochen lang einer Therapie mit dem jeweils anderen Gerät unterzogen. Einhundertsiebzehn Probanden blieben bis zum Schluss dabei. Bei der Müdigkeit und der Lebensqualität insgesamt gab es eine deutliche Verbesserung bei allen, die die „echte“ Magenfeldtherapie erhalten hatten (im Gegensatz zum Placebo). Kein Nutzen konnte für die Blasenschwäche festgestellt werden.[21] In einer weiteren Studie, in der PEMF und die Bio-Elektro-Magnetische-Energie-Regulationstherapie (BEMER) eingesetzt wurden, wählte man 37 Probanden nach dem Zufallsprinzip für eine zwölfwöchige Doppelblind-Behandlung aus (tatsächliche Therapie gegenüber Placebo-Therapie) und untersuchte sie in den drei darauf folgenden Jahren. Wieder ging die

PEMF-Therapie mit einer Verminderung der Müdigkeit und einer verbesserten Lebensqualität einher, sowohl bei einer kurzzeitigen als auch bei einer längerfristigen Nachfolgestudie.[22]

- *Entgiftung / Darmspülungen / Reinigungstherapie / Chelattherapie*: Es gibt viele Behandler, deren Ziel es ist, die Entgiftungswege von Nieren, Leber und Schweißdrüsen zu verbessern. Einige von ihnen arbeiten mit über die Vene verabreichten Medikamenten, um die Toxine auszuleiten. Der potenzielle Schaden der intravenösen Entgiftung besteht darin, dass die Leber, die Nieren und die Schweißdrüsen dadurch angeregt werden, mehr Toxine zu verarbeiten und auszuscheiden als sie können, was schließlich dazu führt, dass sie wieder in die Fett-Depots des Körpers und damit auch ins Gehirn gelangen. Daher würde ich bei allen intravenösen Entgiftungsmethoden sehr zur Vorsicht raten. Es gibt andere Möglichkeiten zur Entgiftung (über diejenigen hinaus, die in Kapitel 8 besprochen wurden), zum Beispiel Darmspülungen oder, wie sie offiziell heißen, die Colon-Hydrotherapie, bei der Ihr Dickdarm mit Wasser richtiggehend „gewaschen" wird. Die FDA regelt zwar, wie die Therapiegeräte beschaffen sein müssen, aber nicht die Therapie selbst. Die Schulmedizin spricht der Colon-Hydrotherapie den wissenschaftlichen Wert ab. (In Deutschland ist diese Methode ebenfalls nicht anerkannt und wird von den Versicherungen nicht übernommen; Anm. d. Übers.) Ich kann keine Studien dazu finden und habe damit selbst keine Erfahrung, weder persönlich, noch durch meine Patienten. Daher kann ich zum Nutzen und/oder potenziellen Schaden dieser Behandlung nichts sagen. Die intravenöse Chelattherapie ist teuer und potenziell gefährlich, wenn sie nicht sachgemäß durchgeführt wird. Suchen Sie sich einen gut ausgebildeten und erfahrenen Arzt, damit Sie durch eine schnellere Entfernung der Toxine als sie in Leber und Nieren eigentlich verstoffwechselt werden können, keinen Schaden davontragen. Wenn das passiert, werden die Giftstoffe aus dem Bauchfett in das Fett in ihrem Gehirn weitergeleitet – und das gilt es in jedem Fall zu vermeiden.

Abschließend gibt es einige Methoden, die ich nicht empfehle.

Nicht empfehlenswerte alternative Therapieverfahren

- *Farbtherapie, Kristalltherapie und Aromatherapie*:
  An diesen harmlosen Therapien ist nicht wirklich etwas zu beanstanden. Wenn Sie sie im Rahmen Ihrer Meditationsarbeit anwenden, um Ihren Stresspegel zu senken oder Ihren Schlaf zu verbessern, dann bleiben Sie bitte dabei. Sie sind ganz sicher nicht gefährlich. Ich kann jedoch in der Fachliteratur keinerlei Belege für ihre Wirksamkeit finden oder dafür, dass ihre Anwendung speziell bei Autoimmunerkrankungen unterstützend wirken würde (obwohl ich zugebe, dass es diese Studien durchaus geben kann und ich sie einfach nicht gefunden habe).

- *Bienengift, Skorpiongift und andere Therapien mit biologischen Giften*:
  In unkontrollierten Studien zu MS und anderen Autoimmunerkrankungen wurde berichtet, dass sie bei einigen Probanden bemerkenswerten Nutzen zeigten, aber randomisierte, kontrollierte Studien zeigten bestenfalls sehr gemischte Ergebnisse.[23] Ich verfolge diese Therapien nicht weiter, denn das Risiko von Nebenwirkungen ist erheblich.

- *Stammzelltherapie:*
  Diese medizinische Behandlung birgt erhebliche Risiken und ist sehr teuer. In begrenztem Rahmen gibt es wissenschaftliche Arbeiten, die für ihren Nutzen sprechen. Ich vermute jedoch, wenn man die zugrunde liegenden Umweltfaktoren (Ernährung, Toxine, Nahrungsmittelunverträglichkeiten, Hormonschwankungen usw.) nicht berücksichtigt, wird ihr Nutzen nicht von Dauer sein.

- *Befreiungsbehandlung (Angioplastie für verstopfte Blutgefäße) bei chronischer Cerebralveneninsuffizienz (CCSVI):*
  Davon war bereits die Rede, als ich die Arbeiten von Dr. Paolo Zamboni vorstellte; er beschäftigte sich mit Patienten, deren vom Gehirn wegführende Venen verstopft waren.[24] Diese sogenannte Befreiungsbehandlung ist ein teurer operativer Eingriff mit erheblichen Risiken, und ich vermute, wenn man die zugrunde liegenden Umweltfaktoren

(Ernährung, Toxine, Nahrungsmittelunverträglichkeiten, Hormonschwankungen usw.) nicht berücksichtigt, wird ihr Nutzen wahrscheinlich nicht von Dauer sein. (Allerdings verstehe ich, dass schwer invalide Menschen diesen Eingriff in Erwägung ziehen.)

Mit einer Krankheit umzugehen kann schwierig und frustrierend sein, insbesondere wenn es scheint, als würde man keine Fortschritte machen. Nicht nachgewiesene, riskante Behandlungsmethoden sind darauf jedoch keine Antwort. Bleiben Sie bei den gesunden, vernünftigen Methoden, die Ihren Zellen das geben, was sie brauchen sowie Reparatur und Selbstheilung fördern. Bleiben Sie bei Ihren Medikamenten und arbeiten mit Ihrem Arzt daran, dass diese Konzepte für Sie maßgeschneidert werden. Wenn Sie Ihre Zellen mit den benötigten Bausteinen versorgen, damit diese die chemischen Lebensprozesse ordnungsgemäß durchführen können, und wenn Sie die Gifte ausleiten, die diesem Prozess entgegenstehen, dann werden Ihre Zellen auch mit der Reparaturarbeit beginnen.

Kapitel 11

Der Umgang mit Belastungen und Stress

Belastungen physischer und emotionaler Art sind lebenswichtig. Dass ich auf einem Bauernhof aufgewachsen bin, verhalf mir zu einer ausgezeichneten Knochendichte, weil meine Knochen durch die manuelle Arbeit belastet wurden. Wenn Menschen sich in einer schwerelosen Umgebung aufhalten, in der keine Erdanziehungskraft auf ihre Knochen und Muskeln wirkt, verliert der Körper Kraft und beginnt zu schrumpfen. In ähnlicher Weise braucht unser Gehirn die Beanspruchung durch Lernen und Anpassung an Veränderungen, damit es die Hormone (die Nervenwachstumsfaktoren) bilden kann, die für die Entstehung von Gehirnzellen und neuer Verbindungen sorgen. Ohne die Anstrengung des Lernens bildet unser Gehirn weniger Nervenwachstumsfaktoren und beginnt zu atrophieren (zu schrumpfen).

Das ist eine Anpassungsreaktion aus der Steinzeit. Der Mensch benötigte den Energieschub aus den Nebennieren, um vor Raubtieren zu fliehen oder Beute für das Abendessen zu jagen. Der Adrenalinstoß und die Cortisolwelle, die durch physischen und emotionalen Stress ausgelöst werden, schärfen unsere Augen und Ohren und erhöhen die Muskelkraft und die Ausdauer – Entkommen und Überleben wurden (und werden) wahrscheinlicher.

Das gilt auch für unser heutiges Leben. Ein schneller Energieschub, Druck, Aktivität, Lernen und anschließendes Entspannen ist die gesündeste Art, sich Stress zunutze zu machen. Das verhilft Ihnen zum schnellen Sprung auf die Seite, wenn ein Auto angerast kommt, zu einem guten Training, zum Erlernen einer neuen Sprache oder eines Musikinstruments oder um sich an das zu erinnern, was am nächsten Tag zu tun ist – und um sich dann mit einem Seufzer zu entspannen: „Puh! Bin ich froh, dass das vorbei ist!“

Stress ist jedoch als akute Belastung gedacht – keinesfalls als chronische. Ein anhaltend hoher Stresspegel ohne diese wichtige anschließende Erholungszeit ist eine Fehlanpassung, die dem Körper und dem Gehirn schadet. Ist die Stressphase vorbei, soll der Körper die im System kreisenden Stresshormone schnell verstoffwechseln (verarbeiten und ausscheiden), sodass wir zu einem sicheren „Ruhezustand" zurückkehren. Schütten unsere Nebennieren jedoch ständig Stresshormone aus, erreichen wir diesen wichtigen „sicheren Hafen" nicht mehr. Das führt in der Folge zu einer Störung unserer chemischen Prozesse (des Stoffwechsels) und zu übermäßigen Entzündungen im Körper und im Gehirn. Die Wahrscheinlichkeit steigt, dass wir fettleibig werden und/oder Diabetes entwickeln, dass unsere Arterien verstopfen (Atherosklerose), es zu psychischen Problemen kommt und sogar ein idealer Nährboden für das Wachstum von Krebszellen entsteht. Chronischer Stress reibt den Körper auf und verbraucht die inneren Reserven, die dann für den Aufbau und die Heilarbeit des Körpers nicht mehr zur Verfügung stehen. Allein die Tatsache, dass Sie an einer chronischen Erkrankung leiden, versetzt Sie in einen Zustand von chronischem Stress.

Das autonome (vegetative) Nervensystem

Die Stressreaktion ist ein komplexes Geschehen, doch man kann sie zum Beispiel auch einmal vom Standpunkt des autonomen Nervensystems betrachten. Das sind die Nerven, die Gehirn und Körper miteinander verbinden und mit deren Hilfe wir zu jedem beliebigen Zeitpunkt feststellen können, ob wir uns sicher oder unsicher fühlen. Das ist sehr wichtig für die Gesundheit, denn das autonome Nervensystem steuert auch alle automatischen Abläufe im Körper, zum Beispiel Verdauung, Atem und Herzschlag.

Der Teil des autonomen Nervensystems, der meldet, dass wir uns in Sicherheit befinden und alles in Ordnung ist, wird Parasympathikus genannt. Unter seiner Obhut wissen unsere Zellen, dass ihnen nichts passieren kann und dass sie sich auf ihre lebenssteuernde Arbeit konzentrieren können: Nahrung verdauen, Hormone bilden, Toxine ausscheiden und Proteine für die Bildung neuer Zellen herstellen, Immunzellen unterstützen, Schäden reparieren und wachsen.

Es gibt jedoch noch einen anderen Teil des autonomen Nervensystems, der aktiviert wird, wenn das Gehirn signalisiert, dass wir uns nicht sicher fühlen können und tatsächlich akut bedroht werden. Dieses System wird Sympathikus genannt. Übernimmt er die Kontrolle, verändert sich alles. Die lebenssteuernden Prozesse, also all jene, für die der Parasympathikus zuständig ist, kommen mit „quietschenden Bremsen“ zum Stillstand. Ihre Zellen schalten einen Gang höher und bereiten den Körper nur noch auf zwei Dinge vor: wegrennen oder kämpfen.

Damit das gelingt, ändern zwei Drüsen – die Nebennieren und die Schilddrüse – ihre Taktik. Sie können sie sich als Hase und Igel vorstellen. Die Nebennieren sind der Hase, sie reagieren schnell auf eine Bedrohung, fahren den Stoffwechsel sofort hoch und schütten Stresshormone wie Adrenalin, Noradrenalin und Cortisol aus. Diese wiederum sorgen für eine Erhöhung des Herzschlags, schärfen die Augen und leiten Blut aus den Eingeweiden in die Muskeln, damit Sie schneller und länger rennen können. Um Ihnen die Energie dafür zur Verfügung zu stellen, heben sie den Blutzucker- und den Insulinspiegel an. Das ist alles sehr effektiv – für kurze Zeit. Ist die Bedrohung vorüber, verstoffwechselt der Körper die Stresshormone schnell, wir kehren in einen sicheren Ruhezustand zurück, setzen die Verdauungsarbeit fort, und alle unsere chemischen Prozesse laufen wieder im Normalbetrieb.

Die Schilddrüse, in unserem Vergleich der Igel, arbeitet indessen längerfristig. Sie passt den Stoffwechsel an die Aktionen der Nebennieren an. Gibt es viele Bedrohungen, kann der Grundumsatz erhöht werden, um die „Maschine“ für den Bedarfsfall „in Bereitschaft“ zu halten. Schütten die Nebennieren jedoch unablässig Stresshormone aus und kommen überhaupt nicht mehr zur Ruhe, weil das Gehirn keine Entwarnung gibt, und glaubt die Schilddrüse, dass der „Motor“ ständig hochtourig laufen muss, dann bleibt die so wichtige Erholungsphase aus. Im Laufe der Zeit erschöpfen sich die Nebennieren, sie brauchen ihre Reserven auf. An diesem Punkt kommt es zu einer Nebennierenschwäche und man fühlt sich ausgelaugt; der Zustand ähnelt dem chronischen Müdigkeitssyndrom. Aus schulmedizinischer Sicht mögen die Nebennieren „normal“ aussehen, doch ihre Reserven sind geschwächt. Der Körper wird jedoch alles daransetzen, um den Stoffwechsel am Laufen zu halten. Können die Nebennieren nicht mehr für ausreichend Energie sorgen, übernimmt die Schilddrüse das Ruder und hält die Energie und den Stoffwechsel hoch. Ist auch sie dem andauernden Stress irgendwann nicht mehr gewachsen, beginnt sie zu versagen. Dann sind Sie wahrscheinlich von einer sehr tiefen Müdigkeit befallen.

Jetzt sind die Hormone aus dem Gleichgewicht geraten und dadurch kann es zu ausgedehnten Problemen im Körper und im Gehirn kommen. Chronischer Stress kann außerdem die Gefäßwände im ganzen Körper schädigen, also auch die im Gehirn und im Herzen sowie die Darmwände – und dann werden sie durchlässig. Das Ergebnis: durchlässige Gefäße, ein durchlässiges Gehirn und ein durchlässiger Darm. Dieser Zustand wiederum erhöht Risiko, an einem Autoimmungeschehen zu erkranken oder die Verschlechterung einer bereits bestehenden Störung. Unsere Zellen sind nicht für solch einen „hochtourigen" Dauerbetrieb ausgelegt, das ständige „Bad" in einem hohen Stresshormonspiegel schadet uns.

Erfahrungsbericht

Seit einem Fahrradunfall im Jahr 2008 leide ich an einem Schädel-Hirn-Trauma. Dazu kamen epileptische Anfälle, Aphasie (Sprachverlust), Probleme mit der geistigen Leistungsfähigkeit, Gedächtnisverlust, schwere Depressionen, Schwindel und eine Berufsunfähigkeit (ich konnte nicht mehr als Kinderkrankenschwester arbeiten). Ein paar Jahre nach meinem Unfall hatte ich ein unerklärliches Verlangen nach dunkelgrünem Gemüse, Obst und Lachs, und mein Arzt schlug mir vor, mich an Dr. Wahls zu wenden. Zu den vielen Verbesserungen seit Beginn meiner Ernährungsumstellung vor drei Jahren gehört, dass ich mein Antidepressivum um die Hälfte reduzieren konnte, da die Depressionen sehr viel besser wurden, und meine geistige Klarheit ebenfalls. Ich liebe und brauche die Bewegung wirklich, daher mache ich fast täglich Übungen für das Herz und Krafttraining. Ich meditiere täglich und schlafe zwischendurch ein wenig, gehe einmal im Monat zur Massage und nutze Tiefenatmung, wenn ich total gestresst bin. Der Aufenthalt in der Natur und Momente der Ruhe, ganz für mich allein, sind sehr wichtig. Ich nutze mein medizinisches Wissen auch dazu, um anderen meine Überlebensgeschichte zu erzählen. Ich glaube, dass mir die Kombination aus all dem geholfen hat, und dass ich Vorträge halten kann, wenn ich dazu in der Lage bin, gehört zu meinen wunderbaren Erfahrungen.

Bridgid R., Coralville, Iowa

Die Verbindung zwischen Stress und Insulinresistenz

Stress schadet nicht nur den Blutgefäßen und stört den Hormonstoffwechsel, er kann auch zu systemischen Entzündungen führen, weil er ein zunehmend häufigeres und gefährliches Leiden verursacht, die sogenannte Insulinresistenz. Damit hat es Folgendes auf sich: Wie bereits erwähnt, führen Stresshormone zu einer erheblichen Erhöhung des Blutdrucks, der Herzfrequenz, des Blutzuckers und des Insulinspiegels. Doch ein dauerhaft hoher Stresshormonspiegel führt zu einem überhöhten Blutzuckerwert, der wiederum einen hohen Insulinspiegel nach sich zieht, um den Blutzucker unter Kontrolle zu halten.

Eine der Hauptaufgaben von Insulin besteht darin, den Zucker aus dem Blut in die Zellen zu schleusen, um den Blutzuckerspiegel zu regulieren. Der Zucker wird in die Muskelzellen und, noch wichtiger, in die Fettzellen geschleust, insbesondere in die um Ihre Körpermitte, das sogenannte Eingeweidefett. Das Problem ist nur, dass dieses Eingeweidefett hormonell sehr aktiv ist und große Mengen von Zytokinen bildet (kleine Proteinmoleküle, die sich wie Hormone verhalten), die zu deutlich vermehrten Entzündungen im Blut und im Gehirn führen. Je mehr Zucker sich im Blut befindet, sei es durch eine kohlenhydratreiche Ernährung oder eine chronische Erhöhung des Cortisolspiegels (oder wahrscheinlich durch beides), desto größer ist die Wahrscheinlichkeit, dass der gestresste, Zucker konsumierende Mensch eine Insulinresistenz entwickelt.

In einem solchen Fall reagiert die Bauchspeicheldrüse durch die Bildung von immer mehr Insulin, das wiederum zur Bildung von immer mehr Eingeweidefett führt und dieses für mehr entzündungsfördernde Zytokine sowie für Hormone sorgt, die für die Steigerung der

Entzündungen im Blut verantwortlich sind. Und damit nicht genug, die Veränderungen führen zu einem vermehrten Verlangen nach Kohlenhydraten, und so wird dieser Teufelskreis weiter angetrieben. Wenn Sie sich weiterhin kohlenhydratreich ernähren und gleichzeitig mit Entzündungen zu kämpfen haben, ist das so, als würden Sie Benzin ins Feuer gießen, während der Feuerwehrmann (Ihr Arzt) es mit Wasser aus dem Hydranten (der Schulmedizin) zu löschen versucht. Die Beseitigung der Entzündungen gestaltet sich viel schwieriger, wenn Sie nicht dafür sorgen, dass Ihr Insulinspiegel sinkt. Kümmern Sie sich um die Grundursache und senken Sie den Spiegel der Stresshormone mithilfe von Stressmanagement-Techniken, über die in diesem Kapitel noch die Rede sein wird, sowie durch Verminderung der Kohlenhydratzufuhr. (Das Paläo-Programm ist dafür ideal geeignet.)

Wenn sich die „Türen" in den Muskel- und Organzellen dem Einstrom von Glukose widersetzen, sodass sie trotz aller Bemühungen des Insulins im Blut verbleibt, „klemmen" diese Türen im Laufe der Zeit immer mehr. Der hohe Blutzuckerspiegel ist gefährlich, der Körper geht in einen Alarm-Modus und die Bauchspeicheldrüse schüttet immer mehr Insulin aus. Menschen, die unter einer Insulinresistenz leiden, benötigen viel mehr Insulin im Blut, um den Zuckerspiegel im Normbereich zu halten. Kommt es bei Ihnen dazu, wird eventuell ein Metabolisches Syndrom diagnostiziert, das als Warnzeichen für künftigen Diabetes gilt. Wenn Sie Ihr Verhalten nicht ändern, kann Ihre Bauchspeicheldrüse den Blutzucker schließlich nicht mehr im „grünen Bereich" halten – die Folge ist Diabetes. Dann wird Zucker mit dem Urin ausgeschieden, und der Schaden an den Blutgefäßen und im Gehirn nimmt drastisch zu. Menschen leiden oft jahrelang an unerkanntem Diabetes, und in dieser Zeit werden Nerven und Gehirnzellen bereits geschädigt.

Testen Sie Ihre Insulinsensibilität

Die Insulinsensibilität lässt sich recht einfach über das Verhältnis von Nüchtern-Triglycerid und Nüchtern-HDL (dem „guten" Cholesterin) im Blut bestimmen. Ist der Wert höher als 3, liegt eine Insulinresistenz nahe und ist ein Hinweis auf einen viel zu hohen Insulinspiegel. (Denken Sie bitte daran, dass dieses Verhältnis bei Menschen afrikanischer Herkunft weniger aussagekräftig ist. Wenn Sie zu dieser Gruppe gehören, lassen Sie Ihren Blutzucker zusammen mit dem Insulinspiegel auf eine Insulinresistenz oder Sensibilität überprüfen.) Am besten senkt man den Insulinspiegel durch die Reduzierung des Insulinbedarfs, indem man sich also proteinreich und mit vielen gesunden Fetten ernährt und sehr wenig Kohlenhydrate zu sich nimmt. Das Paläo- und das Paläo-Plus-Programm tragen dem perfekt Rechnung.

Bei einer Insulinresistenz besteht nicht nur ein sehr reales Diabetesrisiko, auch das Gehirn kann dadurch beeinträchtigt werden (z. B. durch die Apoptose, dem Absterben von Gehirnzellen), größere Nervenschädigungen (wie die schmerzhafte diabetische Neuropathie) und mehr Amyloid-Plaques, die für Alzheimer typisch sind, können die Folge sein. Die Ursache liegt im Insulin, das die Aktivität des Enzyms stört, das die schädlichen, sogenannten Fibrillen normalerweise beseitigt.[1] Das Eingeweidefett bildet, wie Sie bereits wissen, Zytokine, die wiederum Entzündungen im Blut und im Gehirn fördern und Autoimmunprobleme verschärfen. Eine Insulinresistenz trägt auch wesentlich zur Entstehung von Atherosklerose, polyzystischem Ovarialsyndrom (einem Hauptgrund für Unfruchtbarkeit), Hirsutismus (Gesichtsbehaarung bei Frauen), erektiler Dysfunktion sowie niedrigem Testosteronspiegel bei Männern bei. Eine Insulinresistenz ruiniert Ihre Hormone und Ihren Stoffwechsel in vielerlei Hinsicht gründlich.[2]

Kurz gesagt, man erkennt zunehmend, dass die Insulinresistenz mit einem erhöhten Risiko für Schäden im Gehirn, an den Nerven und den Blutgefäßen, der Entwicklung einer Frühdemenz und einer Störung des Gleichgewichts bei den Geschlechtshormonen einhergeht. Diese Richtung wollen Sie nicht einschlagen!

Meine Art von Stressmanagement

Stress schadet. Nun stellt sich die Frage, wie Sie Ihre Stresshormone wieder senken können, damit Ihr Körper sich erholen und die chemischen Prozesse sich zwischen den Phasen von gesundem Stress normalisieren können.

Der Umgang mit Stress ist ein wichtiger Bestandteil des Wahls-Programms und außerdem leicht umsetzbar. Genau genommen fühlt es sich sogar fantastisch an. Sie müssen die Steuerung des autonomen Nervensystems lediglich wieder vom Sympathikus auf den Parasympathikus umschalten, um zu signalisieren, dass Sie in Sicherheit sind. Dadurch wird der Bedarf an Stresshormonen gesenkt, und Ihre armen Nebennieren dürfen Pause machen.

Doch wie geht das?

Stress lässt sich auf vielerlei Arten abbauen, suchen Sie sich also die Strategien aus, die Ihnen am besten gefallen. Versuchen Sie mehrmals täglich etwas Entspannendes zu machen, zum Beispiel einmal morgens und einmal am Nachmittag oder am Abend. Jede einzelne dieser Aktivitäten unterscheidet sich von Ihrem Verhalten in einer Notfallsituation, denn sonst könnten und würden Sie nicht so handeln. Könnten Sie mit geschlossenen Augen meditieren, wenn Sie in Gefahr wären? Würden Sie durch einen Park schlendern, im Garten arbeiten oder Einträge in Ihrem Tagebuch machen? Selbstverständlich nicht. Solche Aktivitäten lösen im Gehirn das Signal an die Nebennieren aus, dass sie sich wieder beruhigen können. Sie meditieren gerade, also muss alles in bester Ordnung sein. So kann sich die ganze Kaskade der Stressreaktionen im Körper umkehren und mit einiger Übung erreichen Sie wieder Ihren Normalzustand.

Im Folgenden finden Sie einige Anregungen – und vergessen Sie nicht, die Verordnung lautet: Zweimal täglich!

- *Zeit in der Natur verbringen*:
  An der frischen Luft und in der Sonne spazieren zu gehen oder zu joggen ist unglaublich regenerierend. Es ist eine gute Möglichkeit Stress abzubauen, insbesondere, wenn Sie viel Zeit im Haus verbringen und sich angespannt fühlen.

- *Gartenarbeit*:
  Sie hat viele Vorzüge: Es ist keine schwere Arbeit, Sie sind draußen an der Sonne und bilden mehr Vitamin D und Sie sind in der Natur. Außerdem sind Sie produktiv, wenn Sie zum Beispiel Ihren Garten verschönern oder Gemüse anbauen. Und Gartenarbeit wirkt merklich beruhigend.
- *Sport*:
  Jede Art von sportlicher Betätigung (Ausdauertraining in aeroben Bereich, Krafttraining, Dehnen) kann helfen, Stress abzubauen (vgl. Kapitel 11).
- *Meditation und/oder Gebet*:
  Darauf komme ich in diesem Kapitel noch ausführlich zu sprechen; Sie können mehrmals täglich einige Minuten meditieren.
- *Tagebuch führen*:
  Vertrauen Sie Ihrem Tagebuch an, mit welchen Problemen Sie konfrontiert sind oder waren. Nehmen Sie sich jede Woche mindestens 45 Minuten Zeit, um Ihre größten Sorgen oder Bemühungen zu Papier zu bringen. Ihr Tagebuch geht niemanden etwas an. Sie müssen Ihre Einträge nicht noch einmal lesen und sollten mit Kugelschreiber schreiben – wie Ihre Gedanken fließen und ohne sich zu korrigieren; man nennt es „freies Schreiben“. Es hilft Ihnen, aus Ihren Erfahrungen neue Einsichten zu gewinnen. Diese Vorgehensweise mindert tatsächlich die Ausschüttung von Adrenalin und Cortisol, denn das Gehirn muss weniger Energie über den Sympathikus zu den Nebennieren schicken, und so werden Immunsystem und Gesundheit geschont. Widmen Sie Ihrem Tagebuch täglich ein paar Minuten oder dreimal wöchentlich je eine Viertelstunde.
- *Selbsthilfegruppe*:
  Menschen, die unter Gleichgesinnten sind, können gesundheitsfördernde Verhaltensweisen leichter umsetzen. Dr. Mark Hyman führte in einer Kirchengemeinde im kalifornischen Lake Forest ein solches Projekt durch; er brachte die Mitglieder mit fantastischem Erfolg dazu, mit gesunden Verhaltensweisen gegen Fettleibigkeit und Diabetes anzukämpfen.[3] Er schulte die gesamte Kirchengemeinde in

funktioneller Medizin und gesunder Ernährung, doch die kleinen Selbsthilfegruppen, die sich bildeten, um die Mitglieder dabei zu unterstützen, schienen den größten Einfluss zu haben. Suchen Sie sich auch eine entsprechende Selbsthilfegruppe und Sie können förmlich spüren, wie Stress von Ihnen abfällt.

– *Machen Sie sich Gedanken über Ihr höheres Ziel*:
  Es kann Ihnen zu innerer Ruhe verhelfen sowie Richtung und Führung geben, die beruhigend und heilend wirken (vgl. Kapitel 3).
– *Verzeihen*:
  Wer einen Groll wegen früherer Ungerechtigkeiten und Beleidigungen mit sich herumträgt, belastet sich selbst damit.
– *Yoga*:
  Da Yoga sich auf die Atmung und die Haltung konzentriert, senkt es den Spiegel der Stresshormone ebenfalls. Es gibt sehr viele Arten von Yoga, von anstrengend bis zu meditativ, da ist praktisch für jeden das Richtige dabei.
– *Massage*:
  Ihre Haut möchte berührt, massiert werden. Eine Tiefengewebe-Massage hat zwar viele nachweisbare Vorzüge[4], doch eine tägliche professionelle Massage ist nicht praktikabel. Im Rahmen unserer klinischen Studie leiten wir unsere Probanden dazu an, eine einfache Selbstmassage in ihr tägliches Programm einzubauen. Sie können dazu ein ätherisches (wie Grapefruit-, Lavendel- oder Sandelholzöl) oder ein Omega-3-reiches Öl (zum Beispiel Walnussöl) verwenden oder ganz ohne Öl arbeiten.
  Wir beginnen mit der Massage der rechten Fußsohle und aller Zehen. Sie drücken so fest wie Sie möchten mit den Fingern in den Fußballen und in das Fußgewölbe, danach werden die Zehen massiert, am linken Fuß wiederholen. Anschließend massieren Sie mit beiden Händen sanft die Waden und die Beinmuskeln zum Herzen hin. Das verbessert den Rückfluss der Lymphe. Dann werden die Handfläche und die Finger der rechten Hand massiert, anschließend die der linken Hand. Massieren Sie jetzt zunächst den einen, dann den anderen Arm, immer zum Herzen hin. Als Nächstes werden beide

Ohrläppchen zwischen den Fingern massiert, danach um die Ohrläppchen und um das ganze Ohr herum. Dann kommen Stirn, Wangen und Kinn und schließlich die Kopfhaut an die Reihe. Machen Sie diese Selbstmassage zu einem Teil ihres Routineprogramms am Abend kurz bevor Sie zu Bett gehen oder am Morgen nach dem Aufwachen.

– *Bad mit Bittersalz*:
  Sind die Stresshormone chronisch erhöht, verlieren Sie viele Mineralstoffe, insbesondere Magnesium. Daher kann ein Bad mit Bittersalz (Magnesiumsulfat) so wohltuend sein. Die Stresshormone sinken und das Magnesium wird wieder ergänzt.

Erfahrungsbericht

Zusätzlich zum täglichen Sport und der Tiefenatmung verbringe ich jeden Tag viel Zeit im Freien und meditiere auch gelegentlich etwa 10 Minuten lang. Neue Zubereitungsmöglichkeiten in der Küche zu lernen, hat meinem Gehirn gutgetan. Eine Verbesserung seit Beginn des Basisprogramms und meinem Rückzug aus dem Berufsleben ist, dass ich wieder Klavierstunden nehme. Klavierspielen ist Therapie für meine schwache linke Hand, die schon wieder besser funktioniert – eine wunderbare Entwicklung, denn ich bin Linkshänder. Klavierspielen ist auch für meine Wahrnehmung gut, und ich habe gelernt, die Musik mehr wertzuschätzen. Auch das tut meinem Gehirn gut!

Ich bin von einem wunderbaren Freundeskreis umgeben: Er gibt mir beruhigende Geborgenheit und ist eine Quelle der Kraft, Sicherheit und Liebe. Ich zerfließe nicht einfach in Selbstmitleid und grüble über meine gesundheitlichen Probleme nach. Meine Aktivitäten sind zwar jetzt aufgrund meines geringen Energiepegels eingeschränkt, aber ich nehme Anteil an den größeren Problemen unserer Welt und bewahre mir eine globale Sichtweise.

Toni C., Cave Creek, Arizona

Schlaf und Stress

Schlaf ist für unser Stressmanagement ungeheuer wichtig, insbesondere für Menschen mit einer Autoimmunerkrankung. Viele gestresste Menschen leiden unter Schlafstörungen, obwohl sie erschöpft sind. Der Zusammenhang zwischen Dauer sowie Qualität des Schlafes und der Gesundheit ist aus vielen Studien bestens bekannt.[5] Da Menschen mit MS vergleichsweise häufiger an Schlafstörungen leiden und das Restless-Legs-Syndrom bei ihnen ebenfalls ein häufiges Problem ist, lohnt es sich, hierauf einzugehen.[6]

Alle Säugetiere brauchen Schlaf, um gesund zu bleiben, Schlafen ist lebenswichtig. Ohne Schlaf kommt es zu Verwirrung, wir beginnen zu halluzinieren, werden psychotisch und sind zu nichts mehr fähig. Für den Körper ist Schlaf genauso wichtig. Während der acht oder neun Stunden Schlaf, die wir brauchen, verbraucht der Körper nicht so viel Energie, denn er muss sich nicht bewegen, nicht verdauen oder rational denken. Da bleibt mehr Energie für den Abbau von Toxinen, die Bildung von Hormonen und die Bekämpfung von Infektionen. Leiden wir unter Schlafmangel, kann unser Körper diese wichtigen Aufgaben nicht erfüllen, und das Risiko steigt, dass sich Probleme entwickeln durch zu viele Giftstoffe, Entzündungen und Hormonschwankungen.

Trotz meiner MS-bedingten Müdigkeit habe ich nie viel geschlafen. Mir gefiel der Gedanke, dass ich nur fünf oder sechs Stunden Schlaf brauche, um normal zu funktionieren. Das war zu der Zeit, als ich mich nachts, wenn meine Familie schlief, mit wissenschaftlicher Literatur beschäftigte. Einmal in der Woche brach ich jedoch zusammen und schlief viel – manchmal 10 Stunden am Stück –, aber danach war alles wieder beim Alten.

Als ich herausfand, wie wichtig der Schlaf für die gesunden biologischen Abläufe ist, begann ich meine Strategie zu überdenken und mich um mein Schlafverhalten zu kümmern, sodass ich auf sieben bis neun Stunden Schlaf kam. Auch wenn Sie glauben, dass Sie nachts mit weniger als sieben Stunden gut auskommen, zahlt Ihr Körper einen hohen Preis dafür. Das Risiko für Herzinfarkt, Fettleibigkeit, Diabetes, einen frühen Gedächtnisverlust und eine Autoimmunerkrankung steigt erheblich. Für Ihre Zellen und eine optimale Gesundheit ist Schlaf wichtig. Daher achte ich jetzt darauf.

Schlaf ist etwas so Natürliches, da mag es seltsam anmuten, dass so viele Menschen Probleme damit haben. Wenn Sie sich jedoch unseren Lebensstil ansehen, ist es nicht mehr so überraschend. Viele unserer Verhaltensweisen wirken sich störend auf einen festen Schlaf aus. Die folgende Übersicht listet die wichtigsten „Störenfriede" auf und bietet Lösungsvorschläge:

- *Koffein*:
  Viele Menschen nehmen den ganzen Tag über koffeinhaltige Getränke zu sich, um ihren Energiemangel auszugleichen (der häufig an ihrer schlechten Ernährung liegt), und das Koffein bleibt viele Stunden im Körper und hält sie wach, auch wenn sie längst schlafen sollten. Manche reagieren auf Koffein empfindlicher als andere. Um Ihren Schlaf nicht zu beeinträchtigen, sollten Sie nach 11 Uhr vormittags nichts Koffeinhaltiges mehr trinken und abends zu Kamillentee oder Kräutertee greifen.
- *Alkohol*:
  Oft wird am Abend Alkohol „zur Entspannung" getrunken, er kann jedoch die Schlafqualität beeinträchtigen. Im Wahls-Programm beschränke ich den Alkoholkonsum auf „gelegentlich" (höchstens drei Gläser pro Woche). Mehr kann die Gehirnzellen schädigen. Außerdem steigt die Wahrscheinlichkeit, dass man nachts aufwacht und nur schwer wieder einschlafen kann. Trinken Sie zwei bis drei Stunden vor dem Schlafengehen keinen Alkohol mehr.
- *Schlafmittel*:
  Manche Menschen greifen zu einer ganzen Reihe von Schlafmitteln oder zu Präparaten, die ursprünglich für andere Indikationen gedacht sind, aber ebenfalls eine beruhigende Wirkung haben. Auch diese stören den normalen Schlafrhythmus und sollten nicht länger als drei Tage hintereinander eingenommen werden. Aus zahlreichen Studien geht hervor, dass Menschen, die Benzodiazepine oder Antihistaminika nahmen – die Medikamentenklassen, die am häufigsten als

Schlafmittel verwendet werden –, ein erhöhtes Risiko für Stürze und Hüftfrakturen hatten.[7] Das ist das Risiko ganz sicher nicht wert.

- *Unregelmäßiger Schlaf*:
  Viele Menschen bleiben abends lange auf oder gehen jede Nacht zu unterschiedlichen Zeiten zu Bett. Außerdem sitzen sie bis spät nachts am Computer oder sehen fern. Da wir unsere Arbeit gerne fertigmachen oder das gewählte Programm zu Ende sehen möchten, stellen wir den Schlaf zugunsten dieser Aktivitäten zurück. Das bringt den Körper durcheinander. Wenn Sie sich gewisse Rituale angewöhnen und sich konsequent daran halten, zum Beispiel vor dem Schlafengehen immer eine Tasse Kamillentee zu trinken, Entspannungsmusik zu hören, ein warmes Bad zu nehmen und dann zu meditieren, zu beten, zu lesen oder Tagebuch zu führen, dann gewöhnt Ihr Körper sich daran zu entspannen und wird auf natürliche Weise müde.
- *Sport am Abend*:
  Ausdauertraining im aeroben Bereich kann, tagsüber betrieben, tatsächlich zu besserem Schlaf führen. Sport direkt vor dem Zubettgehen kann bei manchen Menschen zu Schlafproblemen führen, denn er wirkt anregend.
- *Stress*:
  Bei den meisten Menschen sind die Stresshormone chronisch erhöht, sie halten uns wach und erschweren das Ein- und Durchschlafen. Sorgen Sie dafür, dass Sie Ihren Stress in den Griff bekommen!

Bittersalze

Bittersalze eignen sich hervorragend zur Entspannung. Machen Sie ein (warmes oder kühles) Bad damit zu einem regelmäßigen Bestandteil Ihres Abendprogramms. Ein Bad von 20- bis 30-minütiger Dauer direkt von dem Schlafengehen wirkt entspannend, und die Bittersalze unterstützen nicht nur den Entgiftungsprozess des Körpers, sondern führen ihm auch Magnesium und Schwefel zu.

Weitere Tipps zum Einschlafen:

- Taurin ist eine schwefelhaltige Aminosäure, die in Fisch vorkommt und die Bildung von Gamma-Aminobuttersäure (GABA) ankurbelt. Taurin-Supplemente (500 mg) und einige Tassen Kamillentee können auch als natürliche Einschlafhilfe dienen. Meditieren, beten oder führen Sie Tagebuch, kurz bevor Sie ins Bett gehen.
- Notieren Sie sich die Probleme, die Sie in den folgenden Tagen in Angriff nehmen wollen oder schreiben Sie eine Liste der zu erledigenden Aufgaben für den nächsten Tag, damit Sie sie nicht vergessen. Das kann Sie davor bewahren, nachts wach zu werden und sich damit zu quälen. Haben Sie erst einmal alles aufgeschrieben, brauchen Sie es sich auch nicht mehr zu merken.
- Massieren Sie das Gesicht, die Ohren, die Hände und die Füße mit Lavendelöl, sobald Sie sich hinlegen.
- Versuchen Sie, jede Nacht acht bis neun Stunden zu schlafen. Sie glauben gar nicht, wie viel besser es Ihnen geht, wenn es Ihnen gelingt, sich das anzugewöhnen.

Melatonin

Dass wir fest schlafen können, verdanken wir zu einem großen Teil dem Umstand, dass unser Gehirn Melatonin bilden kann, das Hormon aus der Epiphyse (Zirbeldrüse), das den Schlaf-Wach-Zyklus steuert. Das Gehirn schüttet Melatonin aus (das aus Serotonin gebildet wird), wenn es draußen dunkel wird, und eine Erhöhung des Melatoninspiegels führt zu schnellerem Einschlafen.

Das Problem ist, dass unser moderner Lebensstil nicht mit dem Melatonin-Zyklus übereinstimmt. Wir nutzen zum Beispiel künstliches Licht, und das verwirrt das Gehirn. Ist das die Sonne? Ist es Tag? Das Gehirn hat keine Ahnung. Melatonin ist auch ein hochwirksames Antioxidans und Entzündungshemmer. Das Gehirn sollte sehr viel davon bilden! Nachfolgend finden Sie einige Vorschläge, wie Sie die Steuerung Ihres Melatonin-Zyklus unterstützen können:

- Setzen Sie sich morgens oder mittags dem Tageslicht aus und verbringen Sie mindestens 30 Minuten damit, in den blauen Himmel oder in die Wolken zu schauen, damit Ihre Netzhaut genügend natürliches blaues Licht abbekommt, das dem Gehirn hilft, den Melatonin-Zyklus auszulösen.
- Gehen Sie gleich nach Sonnenuntergang zu Bett, idealerweise zwischen 20 und 22 Uhr.
- Setzen Sie in der Abenddämmerung oder bei Sonnenuntergang eine Brille mit gelben Gläsern auf, das rate ich meinen Patienten mit Schlafproblemen. Sie können diese Brille bis zu zwei Stunden vor dem Schlafengehen tragen. Dadurch wird die Hormonproduktion von Melatonin nicht gesenkt und bleibt unbeeinflusst. Ich trage oft eine Brille, die den blauen Lichtanteil blockiert, wenn ich nach Sonnenuntergang noch wach bin und zu Hause arbeite. Je nach Jahreszeit kann das bedeuten, dass ich die Brille vor dem Schlafengehen nur ein paar Minuten lang oder mehrere Stunden trage.
- Tragen Sie nachts eine Schlafmaske, damit es für Ihre Augen immer dunkel ist, wenn Sie im Bett sind. Da viele MS-Patienten unter Gleichgewichtsstörungen leiden, sollte ein schwaches Nachtlicht brennen, damit Sie nicht fallen, wenn Sie aufstehen müssen. In diesem Fall setzen Sie bitte die gelbe Brille auf, damit Ihre Netzhaut nicht durch den blauen Lichtanteil angeregt wird.
- Die Festlegung der Lichteinstrahlung ist zwar die wirksamste Methode und natürlichste Lösung, um die Melatoninbildung anzuregen, dennoch können Sie Melatonin auch oral einnehmen. Nehmen Sie 1 mg 1 bis 3 Stunden, bevor Sie schlafen möchten. Klären Sie mit Ihrem Arzt, wie viel Sie höchstens davon einnehmen sollten. Melatonin eignet sich am besten für den unregelmäßigen Gebrauch über einen kurzen Zeitraum.

Restless-Legs-Syndrom

Das Restless-Legs-Syndrom (RLS) ist eine Störung, bei der die Betroffenen das unkontrollierbare Bedürfnis haben, ihre Beine zu bewegen, meist abends, wenn sie sich entspannen oder nachts, wenn sie zu schlafen versuchen. Damit können Schmerzen, Krämpfe, Steifheit, Kribbeln, Kitzeln, Jucken oder ein „Krabbel"-Gefühl in den Beinen verbunden sein. Manche Menschen „müssen" auch einfach nur die Beine bewegen, ohne ein bestimmtes Gefühl zu haben. Gelegentlich können auch die Arme betroffen sein, doch in den Beinen kommt es am häufigsten vor.

Obwohl das primäre RLS idiopathisch ist, das heißt, die Ursache ist unbekannt, wurde es bei Menschen mit einer Autoimmunerkrankung und neurologischen Störungen wie Parkinson und einer peripheren Neuropathie, aber auch mit anderen Erkrankungen wie Diabetes, Schilddrüsenerkrankungen, Fibromyalgie und der ADHS häufiger beobachtet als bei Menschen, die nicht von diesen Krankheiten oder Störungen betroffen sind. Der dem Restless-Legs-Syndrom zugrunde liegende Mechanismus hat mit einem Abfall des Neurotransmitters Dopamin im Gehirn zu tun. Der Dopaminspiegel sinkt am Abend, damit wir schlafen können, doch dadurch können auch die RLS-Symptome ausgelöst werden.

Das größte Problem bei RLS ist – außer, dass es lästig und manchmal schmerzhaft ist –, dass es den Schlaf stark beeinträchtigen kann. Die Häufigkeit von LRS nimmt mit dem Alter zu, doch auch junge Menschen in den Zwanzigern können daran erkranken. In der Schulmedizin werden Medikamente dagegen verschrieben, die das zur Verfügung stehende Dopamin fördern und/oder Benzodiazepine (Tranquilizer, die auch als Schlafmittel verordnet werden; Anm. d. Übers.), um den Nachtschlaf zu vertiefen. (Dadurch erhöht sich das Sturzrisiko sowie das Risiko einer Benzodiazepinabhängigkeit bis hin zum Suchtverhalten.) Ich ziehe die Anwendung alternativer und komplementärer Methoden vor, beispielsweise die Zufuhr von Eisen, B-Vitaminen, Omega-3-Fettsäuren, Magnesium, Kalzium und Spurenelementen. Alle diese Stoffe sollten Sie in ausreichenden Mengen aufnehmen, wenn Sie das Basis-, das Paläo- oder das Paläo-Plus-Programm durchführen.

Sie könnten auch versuchen, Ihre Beine unmittelbar vor dem Schlafengehen mit einer Menthol- oder Kampher-Lotion einzureiben, was zu einer leichten Oberflächenanästhesie führt und die Unruhe besänftigt; die Anwendung kann bei Bedarf wiederholt werden.

Schließlich sollten Sie Ihr Gehirn bei der Bildung von Gamma-Aminobuttersäure (GABA) unterstützen, denn diese kann sowohl beim Restless-Legs-Syndrom als auch zur Beruhigung des Gehirns hilfreich sein, sodass das Einschlafen leichter fällt. Außer dem bereits erwähnten Taurin können Sie Supplemente einnehmen, die die GABA-Bildung im Gehirn anstoßen, zum Beispiel N-Acetylcystein (NAC, 500 mg bis 2 g) und Liponsäure (600 mg). Verschreibungspflichtige Medikamente, die demselben Zweck dienen, sind zum Beispiel Baclofen (Lebic, Lioresal u. a.) und Gabapentin (Gababurg, Gabagamma, GabaLich u. a.), die in extremen Fällen auch hilfreich sein können. Viele Menschen, die unter MS leiden, nehmen ohnehin eines oder beide wegen ihrer Muskelsteifigkeit (Baclofen) oder der Spastik (Gabapentin). In etwas höherer Dosierung können sie eventuell das Problem Ihres Restless-Legs-Syndroms lösen. Klären Sie mit Ihrem Arzt, ob eine höhere Dosierung für Sie infrage kommt.

Es ist ziemlich erstaunlich, dass Stress und Schlafmangel eine so massive Auswirkung auf den Körper haben können, aber so ist es. Gehen Sie proaktiv mit Ihrem Stress um und ergreifen Sie die (besprochenen) wichtigen Maßnahmen, um jede Nacht volle acht bis neun Stunden gesund schlafen zu können. Das fördert Heilungsprozess, denn Ihr Körper verfügt dadurch über das biochemische Milieu und die Zeit, die er braucht, um die vielen kleinen und tief greifenden Zellreparaturen, Korrekturen und Aufbaumaßnahmen durchführen zu können.

Anm. d. Übers.: Bei empfindlicher Haut, allergischen Ekzemen und anderen Hauterkrankungen ist Vorsicht geboten und bei generell empfindlichen Personen sollte eine Unverträglichkeit gegen Menthol und/oder Kampher ausgeschlossen werden.

Kapitel 12

Genesung

Sie haben einen weiten Weg zurückgelegt. Sie haben sich durch das Basis-Programm gearbeitet und sind Sie dabei geblieben. Oder Sie haben sich für das Paläo-Programm entschieden, vielleicht sogar für das Paläo-Plus-Programm. Sie haben Ihren Tagesablauf verändert. Eventuell machen Sie jetzt mehr Sport, betreiben Stressmanagement und schlafen besser. Nun sollten Sie einmal innezuhalten und überlegen, wie weit Sie gekommen sind. Jetzt haben Sie die Gelegenheit zu beurteilen, welche Fortschritte Sie gemacht haben. Übertreffen die Verbesserungen Ihre Erwartungen? Sind Sie auf dem richtigen Weg? Oder haben Sie sich andere Ergebnisse erhofft?

Wenn Sie spektakuläre Ergebnisse erzielt haben, dann freue ich mich riesig für Sie! Haben sich erst geringfügige positive Veränderungen eingestellt, dann sollten Sie zumindest wissen, dass Sie die richtige Richtung eingeschlagen haben. In diesem Kapitel helfe ich Ihnen bei der Entscheidung über die nächsten Schritte. Menschen sind nun mal ungeduldig. Menschen mit chronischen Erkrankungen sind noch ungeduldiger – denn sie möchten unbedingt wieder gesund werden! Zumindest wollen sie das, solange sie noch die Hoffnung haben, dass es Ihnen irgendwann auch wieder besser gehen wird.

Geben Sie nicht auf! Die Genesung ist ein individueller Prozess, doch ich durfte immer wieder beobachten, dass es dazu kommt – bei meinen Schädel-Hirntrauma-Patienten im Krankenhaus, in der Ambulanzklinik, ja, sogar in meiner eigenen Familie. Menschen, die zu meinen öffentlichen Vorträgen kommen, stehen auf und bestätigen, dass sie gesund geworden sind. Und ich? Ich kann laufen. Arbeiten. Radfahren. Ein Buch schreiben. Ich kann gar nicht fassen, wie weit ich gekommen bin.

Große Erwartungen

Viele meiner Patienten setzen große Hoffnungen in das Basis-Programm und für viele von ihnen erfüllen sie sich. Für andere, die nur langsame Fortschritte machen, kann es unvorstellbar frustrierend sein. Sie sehen, wie es mir ergangen ist, und sie wollen auch so weit kommen, aber auch ich habe einen unglaublich langen Weg hinter mir. Geben Sie die Hoffnung nicht auf.

Hoffnung gibt es immer. Unsere Zellen und ihre Strukturen und Substanzen erneuern sich ständig. Bei Ihrer Darmwand geschieht das alle ein bis zwei Wochen. Bei der Haut dauert es ungefähr ein Jahr und etwa ein bis drei Jahre bei den Zellen von Leber und Nieren. Die Zellen Ihrer Blutgefäße (Endothelzellen) befinden sich in einem ständigen Reparaturprozess. Die Myelinscheiden der Nerven in Gehirn und Rückenmark und der afferenten Nerven, die Impulse zur Körperoberfläche leiten, erneuern sich alle sieben bis zehn Jahre. Fünfzehn Jahre brauchen die Muskelzellen des Herzens und 20 Jahre die Mineralstoffe in Knochen und Zähnen.[1] All das geschieht genau jetzt, in Ihrem Inneren. Jeden Tag ersetzen Ihre Zellen Substanzen, produzieren Mitochondrien und bauen sich selbst um. Dieser Prozess kann schnell oder langsam vor sich gehen, aber er findet definitiv statt.

Da wir eine ganz individuelle Mischung aus leistungsfähigen und weniger leistungsfähigen Enzymen haben, weisen wir jedoch auch eine ganz individuelle Kombination von genetischen Schwachstellen auf – ein „Erbstück" unserer elterlichen DNS. Wenn die weniger leistungsfähigen Enzyme bei Ihnen in der Überzahl sind, bedarf es geringerer Auslöser, um zu erkranken, und größerer Anstrengungen, um wieder gesund zu werden. Ihr individuelles Dasein bestimmt also darüber, wie schnell es zu einer Heilung kommen kann.

Jetzt ist vielleicht ein guter Zeitpunkt, um sich die Symptom-Fragebögen, die Sie zu Beginn des Programms in Ihrem Tagebuch ausgefüllt haben, noch einmal vorzunehmen. Vielleicht haben Sie ja größere Fortschritte gemacht als Ihnen bewusst ist. Wenn es einem besser zu gehen beginnt, vergisst man leicht, wie schlecht es einem vorher ergangen ist.

Jeder macht Fortschritte auf seine ganz persönliche, individuelle Weise, daher sind zeitliche Vorgaben nicht möglich. Doch ich kann Ihnen aufzählen, was ich bei meinen Patienten, bei meinen Mitstreitern und in Praxen aus dem Kollegenkreis beobachtet habe.

Erfahrungsbericht

Im Jahre 1985 wurde bei mir eine schubweise remittierende und 2004 eine sekundär progrediente MS diagnostiziert. Im Juni 2012 begann ich mit dem Basis-Programm, nachdem ich durch meine Mutter davon erfahren hatte. Ich habe das Gefühl, als sei die Krankheit zum Stillstand gekommen. Neben einem verbesserten Gleichgewicht habe ich auch mehr Kraft und Energie und kann zügiger gehen. Ich mache täglich Wassergymnastik und Dehnübungen und arbeite auch mit Reizstrom und Reiki. Ich liebe Obst und Gemüse und ich habe mich um neue Rezepte gekümmert, die zum Wahls-Programm passen. Das sind nur die ersten Anzeichen meiner Genesung, und ich weiß, dass die Zukunft große Dinge für mich bereithält.

Debra F., Napa, Kalifornien

- *Mehr Energie*:
  Meist bessert sich die Müdigkeit zuerst. Viele Menschen sind schon innerhalb weniger Wochen, aber fast immer innerhalb der ersten drei Monate energiegeladener. Oft bessern sich gleichzeitig auch Stimmung und Motivation.
- *Verbesserte Beweglichkeit*:
  Bei der Beweglichkeit dauert es in der Regel länger und sie ist auch schlechter prognostizierbar. Viele stellen schon innerhalb von sechs Monaten eine – wenn auch nur leichte – Verbesserung fest, doch es könnte auch ein Jahr oder länger dauern, bis Sie wieder besser laufen können. Bei anderen kommt es möglicherweise nur zu einem Stillstand des kontinuierlichen Abbaus – aber auch das ist schon ein Sieg. Die Gründe für schlechtes Gehvermögen sind unterschiedlich. Es könnte sich um ein Problem im Gleichgewichtszentrum des Gehirns handeln, es könnte aber auch an der Bein- oder Rumpfmuskulatur, einer mangelhaften Koordinationsfähigkeit, einer generalisierten

oder diffusen Schwäche oder an einer Schmerzproblematik liegen. Zusätzlich hängt auch viel davon ab, wie schwer Sie geschädigt sind, wie ausgeprägt Ihre augenblickliche Behinderung ist, in welchem Umfang Sie das Wahls-Programm umsetzen und wie sehr Sie durch gestörte biochemische Abläufe, Toxine, Hormonschwankungen und eine genetisch bedingte Schwäche belastet sind. Ich hatte auch schon einen Patienten, der sechs Monate nach Beginn des Wahls-Programms mit dem Joggen begann, und einen anderen, der nach derselben Zeit im Sportstudio Gewichtheben trainierte. Bei anderen ließen sich die Energie, das Gedächtnis und die Stimmung bessern, doch beim Gehvermögen hat sich selbst nach einem Jahr nicht viel verändert. Eine Patientin erzählte mir, sie könne zwar immer noch nicht laufen und sie habe im vorhergehenden Jahr sogar noch weitere Funktionen eingebüßt, doch zu den Ausfällen komme es jetzt in viel größeren Abständen, und in anderer Beziehung, auch bezüglich der Energie, des Denkvermögens und der Stimmung, gehe es ihr viel besser als früher. Für sie ist das ein riesiger Erfolg.

– *Verbesserungen bei Diabetes*:
  Viele – oft übergewichtige – Diabetiker, die mit dem Paläo-Programm beginnen, berichten, dass sie abnehmen ohne zu hungern. Und trotzdem sind sie energiegeladener als in den vielen Jahren vorher. In vielen Fällen beobachten wir eine Normalisierung des Blutzuckers innerhalb von zwei Wochen – bei konsequenter Umsetzung des Wahls-Programms auf jeden Fall innerhalb von höchstens drei Wochen – und die entsprechenden Medikamente können laufend reduziert werden. Trotzdem müssen Sie mit Ihrem Diabetologen zusammenarbeiten, er muss Ihre Blutzuckerwerte engmaschig überwachen und Ihre Medikamente anpassen.

– *Gesunder Blutdruck*:
  Zu einem hohen Blutdruck kommt es, weil die Proteine, die für die Elastizität der Blutgefäße sorgen sollen, oxidiert werden und durch die hohen Entzündungswerte, durch den Blutzucker und das Insulin im Blut starr werden. Durch die Ernährungsumstellung und die Umsetzung des gesamten Programms werden diese Proteine durch

gesunde ersetzt, sodass wir im Laufe der nachfolgenden drei Jahre eine ständige Besserung des Blutdrucks beobachten. Die benötigten Medikamente werden ständig reduziert, oft können sie auch ganz abgesetzt werden.

– *Verbesserungen bei Herzkrankheiten*:
  Patienten mit Herzkrankheiten – die meist übergewichtig und oft auch Diabetiker sind –, berichten von Gewichtsabnahme, zunehmender Energie und besseren Blutfettwerten. Auch hier sind die hohen Entzündungswerte im Blut, das oxidierte Cholesterin (durch die hohen ernährungsbedingten Zuckerwerte) und der Stress durch die unzureichend arbeitenden Mitochondrien die Grundursache für die verstopften Arterien. Durch das Wahls-Programm bessert sich all das. Menschen, die unter einer Herzinsuffizienz leiden, müssen oft Medikamente nehmen, die die Bildung des für den Herzmuskel sehr wichtigen Ubiquinons (Coenzym Q) stören. Hier gilt es, den Coenzym-Q-Spiegel, den B-Vitamin-Status und die Mineralstoff-Werte zu verbessern. Ein niedrigerer Blutdruck, ein gesenkter Blutzuckerspiegel, ein reduzierter Insulinspiegel und leistungsfähigere Mitochondrien bewirken Großartiges bei Herzpatienten. Sie haben normalerweise innerhalb von drei bis sechs Monaten, manchmal sogar schon innerhalb weniger Wochen, deutlich mehr Energie.

– *Rückgang von Darmbeschwerden*:
  Wer an einer Autoimmunerkrankung, zum Beispiel rheumatoider Arthritis oder an einer entzündlichen Darmerkrankung leidet, berichtet über einen Rückgang der Beschwerden und mehr Energie – auch wieder innerhalb von drei Monaten. Bei chronischen Darmbeschwerden aller Art stellen die Betroffenen häufig fest, dass sich eine Ernährungsweise ohne Gluten und Milchprodukte äußerst günstig auswirkt. Manche bemerken schon innerhalb von zwei Wochen immense Verbesserungen, bei anderen wird es erst über einen Zeitraum von drei bis sechs Monaten langsam besser. Die überwiegende Mehrheit berichtet, dass Durchfälle und Bauchschmerzen deutlich zurückgingen und meist innerhalb von zwei Wochen vollständig verschwunden waren.

- *Gewichtsabnahme*:
  Ich habe durchweg beobachtet, dass Übergewichtige durch mein Ernährungsprogramm konstant abnehmen und dabei nur ein minimales Hungergefühl haben. Das Gewicht beginnt innerhalb der ersten Woche nach konsequenter Durchführung der Ernährungsumstellung zu sinken, und es sinkt weiter, bis ein normaler Body-Mass-Index (das Zeichen für ein gesundes Gewicht) erreicht ist. Oft haben die Betroffenen dann wieder das Gewicht, das sie mit Anfang 20 hatten.

- *Verminderte und seltenere Kopfschmerzen*:
  Chronischer, oft täglicher Kopfschmerz ist ein häufiges Problem in unserer Gesellschaft. Auch hier stellen viele meiner Patienten und Mitstreiter mit chronischen Kopfschmerzen fest, dass die unerkannte Ursache dahinter eine Gluten- und/oder Casein-Unverträglichkeit ist. Ich empfehle ein zwei- bis vierwöchiges Experiment mit gluten- und caseinfreier Ernährung, um zu sehen, ob die Kopfschmerzen dadurch zurückgehen. Danach nimmt man eine glutenhaltige Testmahlzeit zu sich, und in der Woche darauf eine mit Casein. In fast allen Fällen nehmen Häufigkeit und Stärke der Kopfschmerzen stetig ab und verschwinden oft sogar ganz, doch durch eine glutenhaltige Mahlzeit können sie wieder ausgelöst werden. Bei Milchprodukten ist das in etwa 80 Prozent der Fälle so. Das überzeugt Patienten davon, dass sie Gluten und meist auch Milchprodukte dauerhaft von ihrem Speiseplan streichen sollten. Die Testmahlzeiten sind auch eine Gelegenheit, andere Nahrungsmittel auszuprobieren, die man gemieden hatte, um zu sehen, ob sie ebenfalls Reaktionen auslösen. Einige meiner Patienten führen auch ein Tagebuch über ernährungsbedingte Symptome; sie schreiben auf, was sie täglich essen, ob sie innerhalb der folgenden 72 Stunden Kopfschmerzen bekommen und suchen dann nach auslösenden Mustern. Viele werden in Bezug auf eine Überempfindlichkeit oder eine Allergie fündig.

- *Vermindert Reizbarkeit*:
  Die Reizbarkeit ist bei allen möglichen psychischen oder neurologischen Problemen, einschließlich Gehirnerschütterung, posttraumatischer Belastungsstörung (PTBS), Depressionen und

Autoimmunerkrankungen mit Gehirnbeteiligung, ein häufiges Problem. Wir haben zehn Milliarden Gehirnzellen, die untereinander zehn Billionen Verbindungen bilden. Bei einer Gehirnerschütterung, schwerem psychischen Stress oder einer durch MS oder eine andere Autoimmunerkrankung bedingten chronischen Entzündung im Gehirn, werden einige dieser Verbindungen überbelastet und/oder zerstört. Infolgedessen nimmt die Kommunikation zwischen den Zellen ab. Bei manchen Menschen kann es in den Gehirnzellen aus nichtigem Anlass zu einem „Kampf auf Leben und Tod" kommen, nur um den Betreffenden zu schützen, und wenn dann die entsprechende Kommunikation ausfällt, fehlt diesen Zellen die Aufsicht und somit das Feedback darüber, ob es sich um eine große Sache handelt oder ob die Gehirnzellen eine Überreaktion provozieren. (Offen gesagt sitzen wir nur deswegen nicht alle im Gefängnis, weil uns die Zellkommunikation in unserem Gehirn davon abhält, jedem, dem wir begegnen, gleich an die Gurgel gehen.) Wenn reizbare Menschen mit dem Wahls-Programm beginnen, berichten sie typischerweise innerhalb von drei Monaten, dass Vieles sich zu bessern beginnt: Die Kinder nerven nicht so sehr, die Arbeit geht leichter von der Hand und es gibt weniger Auseinandersetzungen in der Partnerschaft. Das bedeutet eine enorme Verbesserung der Lebensqualität.

Auf Fehlersuche

Wenn es Ihnen noch nicht so gut geht, wie Sie es sich wünschen, ist es an der Zeit, die ergriffenen Maßnahmen einer Prüfung zu unterziehen. Ein möglicher Grund für eine nur geringfügige Verbesserung oder praktisch keinerlei Fortschritt sind potenzielle neue Nahrungsmittelallergene, Schimmel, Stress, Toxine oder eine Infektion. Kommen Sie bei Ihrem Symptom-Fragebogen auf mehr als 40 Punkte, trägt eine Toxinüberlastung wahrscheinlich zu Ihren Gesundheitsproblemen bei. Bei einem hohen Wert liegen oft Probleme mit Umweltgiften oder den körperlichen Entgiftungsprozessen vor; das ist bei jeder Art von Störung im Gehirn, Fettleibigkeit und/oder Diabetes leider recht häufig der Fall. Eine weitere potenzielle Ursache ist ein übermäßig hoher Stresshormon-Spiegel aufgrund ungelöster Konflikte oder anderer Probleme. Wir wissen bereits, dass ein hoher Cortisolspiegel die Schaffung eines heilenden Milieus vereitelt.

Das häufigste Problem, das ich bei meinen Patienten feststelle, wenn es ihnen noch nicht oder nur langsam besser geht, stellt sicher die Einhaltung des gewählten Programms dar. Manchmal sind sie anfangs völlig begeistert und halten sich äußerst konsequent daran. Mit der Zeit kann es schwieriger werden, sich immer an alle Regeln zu halten, vor allem dann, wenn es einem gut geht und man glaubt, man könne es sich erlauben, das Ganze ein bisschen leichter zu nehmen. Man könnte auch versucht sein, ein wenig zu mogeln, wenn es einem nicht besser geht und der Aufwand scheinbar in keinem Verhältnis zum Ergebnis steht. In beiden Fällen schleicht sich vielleicht das altbekannte „Wohlfühl-Futter", das man zu Beginn der Ernährungsumstellung aufgegeben hat, allmählich wieder auf den Teller; entweder weil man sich nicht eingesteht, dass es einem nur deshalb so gut geht, weil man die Regeln so gewissenhaft eingehalten hat – oder dass man sich bislang noch gar nicht konsequent an das Programm gehalten hat und dies der wahre Grund ist, warum es einem noch nicht besser geht.

Manchmal rutschen Menschen so langsam wieder in schlechte Angewohnheiten zurück, dass es ihnen gar nicht auffällt. Eine kleine Ausnahme hier, ein bisschen über die Stränge schlagen da – und schon kommt der nächste Schub. In der Klinik sind wir zufrieden, wenn der Wert des Symptom-Fragebogens sich langsam bessert oder unter 20 liegt. Doch ich will Ihnen nicht verschweigen, dass die Wahrscheinlichkeit, auf Null zu kommen, steigt, je länger Sie sich an das Programm halten. Werden es nach Auswertung des Fragebogens wieder mehr Punkte oder stagniert die Anzahl, gehen wir mit dem Patienten oder Studienteilnehmer durch, wie genau er sich an die in der Studie vorgeschriebene Ernährung hält. Fast immer geben diejenigen mit steigender Punktzahl zu, nachlässiger geworden zu sein und Nahrungsmittel zu essen, die nicht zum Programm gehören. Eine Frau dachte, wenn Sie täglich zwölf Portionen Gemüse isst, wären Pizza und Eiscreme mit Ihren Freundinnen beim wöchentlichen Mädels-Abend wohl erlaubt. Es wäre natürlich wunderbar, wenn dieser Kompromiss funktionieren würde, aber in diesem Fall sabotierten diese kleinen Ausrutscher ihren Fortschritt. Als sie sich wieder gluten- und milchfrei ernährte, kehrte auch ihre Energie zurück.

Anregungen für das Tagebuch

Es fällt schwer, motiviert zu bleiben, wenn überall um Sie herum die Versuchung lauert. Damit Sie konsequent bleiben können, vor allem, wenn Sie nicht so schnell vorankommen wie Sie es gerne möchten, ist es ganz wichtig, dass Sie täglich aufschreiben, was Sie tun, was Sie essen und ob Sie Ihr Ziel beim Basis-, Paläo- oder Paläo-Plus-Programm erreichen.

Wenn Sie Ihren Speisezettel und Ihre Symptome aufschreiben, behalten Sie den Überblick über die Richtlinien Ihres derzeitigen Programms und wie genau Sie sich daran halten. Das kann Sie auch hervorragend inspirieren. Sehen Sie nach, wie weit Sie schon gekommen sind, wenn Sie einmal einen schlechten Tag haben, schauen Sie sich Ihren ersten Symptom-Fragebogen an, oder lesen Sie nach, was Sie über Ihre Ernährung geschrieben haben, wie es Ihnen ging, wie viel Sie sich bewegt haben und was Sie gemacht haben – nehmen Sie sich einen solchen Tag in der Vergangenheit vor. Ihr Tagebuch ist Ihr Unterstützungssystem, also nutzen Sie es bestmöglich. Wenn Sie nichts aufschreiben, vergeben Sie eine riesige Chance.

Wenn es Ihnen schwerfällt, beim Ernährungsplan nicht zu „mogeln“ oder sich voll und ganz an Ihr Bewegungsprogramm zu halten, oder wenn Sie glauben, dass Techniken zur Stressbewältigung unnötig sind, dann denken Sie einfach daran, dass es hier nicht darum geht, dass Sie mit einem blauen Auge davonkommen. Das hier vorgestellte Programm will Ihnen helfen, nicht Sie einschränken. Es ist Ihre Eintrittskarte in ein besseres Leben. Behalten Sie das im Hinterkopf, wenn Sie über die letzten beiden Wochen nachdenken und jetzt ankreuzen, was auf Sie zutrifft:

- ☐ Ernähren Sie sich wieder glutenhaltig? Haben Sie in den letzten beiden Wochen auch nur einmal glutenhaltig gegessen? Bei glutenempfindlichen Menschen kann das zu starken Reaktionen führen.
- ☐ Haben Sie Zucker gegessen? Selbst natürliche Zucker wie Rohrohrzucker, Honig und echter Ahornsirup füttern die unerwünschten Bakterien und Hefen im Darm.
- ☐ Essen Sie Milchprodukte? Ein wenig Käse zwischendurch?
- ☐ Haben Sie Eier gegessen, obwohl Sie sie eigentlich gar nicht vertragen, da sie bei „normalen" Paläo-Diäten ja erlaubt sind?
- ☐ Nehmen Sie wirklich neun ganze Tassen Obst und Gemüse zu sich? Und wenn Sie das Paläo-Plus-Programm durchführen: Essen Sie zumindest sechs volle Tassen davon?
- ☐ Haben Sie Ihr Obst und Gemüse gleichmäßig in grünes Blattgemüse, Gemüse mit hohem Schwefelgehalt und buntes Obst und Gemüse aufgeteilt? Oder essen Sie mehr buntes Obst als alles andere?
- ☐ Nehmen Sie ausreichend tierisches Protein zu sich? Denken Sie daran, dass Sie mindestens 170 g täglich benötigen, sich aber eher an 340 g annähern sollten. Beim Paläo-Programm sollten Sie auf etwa 250 bis 600 g kommen.
- ☐ Essen Sie meist biologisch angebautes Obst und Gemüse sowie Bio-Wildfisch und/oder Fleisch von Tieren aus Weidehaltung? (Chemikalien und andere Verunreinigungen in der Nahrung könnten Ihre Genesung beeinträchtigen, auch wenn Sie genügend Nährstoffe aufnehmen.)
- ☐ Richten Sie sich nach allen Regeln Ihres gewählten Ernährungsprogramms?
- ☐ Verwenden Sie zum Kochen nur Kokosöl und tierisches Fett?
- ☐ Führen Sie sich genügend Fett zu? Wenn Sie beim Paläo-Plus-Programm sind: Ist die täglich aufgenommene Menge Kokosöl und/oder Kokosmilch ausreichend?

- ☐ Haben Sie Ihre Medikamente vorzeitig abgesetzt? (Es kann sein, dass das schließlich möglich wird, aber Sie dürfen sie nicht im Alleingang und ohne Rücksprache mit Ihrem Arzt absetzen.)
- ☐ Hatten Sie einen emotionalen Rückschlag? Sind Sie wieder in andere schlechte Angewohnheiten zurückgefallen, weil Sie verärgert waren?
- ☐ Gibt es ungelösten Stress in der Familie, mit Freunden, Mitarbeitern oder Kollegen?

Fehler sind menschlich. Wir alle treffen mitunter falsche Entscheidungen. Manchmal halten wir uns nicht mehr an die Ernährungsempfehlungen oder setzen Medikamente ab, weil wir glauben, dass es uns besser geht und wir uns nicht mehr so anstrengen müssen. Solch eine regelmäßige Überprüfung ist unglaublich nützlich und informativ, da Sie Ihren eigenen Fortschritt beobachten und weiterhin die Verantwortung für Ihre Gesundheit übernehmen, denn dann können Sie auf schriftliche Aufzeichnungen zurückgreifen, wenn etwas nicht funktioniert. Ich lege Ihnen ans Herz, den Symptom-Fragebogen einmal monatlich für die Dauer eines Jahres auszufüllen und die erreichte Punktzahl zur Überwachung Ihrer Fortschritte heranzuziehen. Wenn Sie feststellen, dass der Wert sich leicht erhöht, wissen Sie, dass Sie wieder einmal überprüfen müssen, wie konsequent Sie das Programm umsetzen.

Kommen zu den bereits erzielten Fortschritten keine neuen hinzu, ist es vielleicht an der Zeit, zur nächsten Ernährungsstufe zu wechseln. Wenn Sie das Basis-Programm befolgen, sollten Sie möglicherweise zum Paläo-Programm wechseln. Erzielen Sie damit nicht die schnellen Ergebnisse, die Sie sich wünschen, ist es jetzt vielleicht an der Zeit für das Paläo-Plus-Programm.

Was ein Spezialist für funktionelle Medizin für Sie tun kann

Wenn Sie sich gewissenhaft an die hier aufgeführten Vorgaben halten und die gewünschten Ergebnisse dennoch ausbleiben, sollten Sie vielleicht einen Arzt aufsuchen, der sich auf funktionelle Medizin spezialisiert hat, und sich dort einer ganz individuellen Untersuchung unterziehen. Die funktionelle Medizin widmet sich Ihrer Gesundheit so umfassend wie möglich. Dazu müssen Sie voraussichtlich mehrere ausführliche Fragebögen ausfüllen, die Ihr Leben von der Zeit im Mutterleib an beleuchten. Fragen zu verschiedenen Infektionen, Impfungen, Toxinbelastungen und Gesundheitsproblemen führen Sie bis zum gegenwärtigen Zielpunkt in Ihrem Leben.

Nach Durchsicht der Ergebnisse wird man Ihnen weitere Fragen stellen, darauf folgt eine körperliche Untersuchung aufgrund Ihrer Anamnese, um den funktionalmedizinischen Erfassungsbogen zu vervollständigen. Dazu gehört auch eine Zusammenfassung, wie und warum sich Ihre Gesundheit verschlechtert hat. Im nächsten Schritt werden Ihr verschiedenen gesundheitlichen Probleme betrachtet und wie diese in das große Funktionsbild Ihres Körpers passen. Die Physiologie der funktionellen Medizin kennt sieben große Bilder, die alle berücksichtigt werden:

1. Energieproduktion (wie gut Ihre Mitochondrien arbeiten)
2. Assimilation (wie gut Ihre Verdauung und Nährstoffresorption ist)
3. Abwehr und Reparatur (wie adäquat Ihre Immunzellen arbeiten und wie gesund die Flora in Darm, Nase und auf der Haut ist)
4. Biotransformation und Elimination (wie gut Sie schädliche Substanzen, mit denen Ihre Zellen in Berührung kommen, verarbeiten und ausscheiden; dazu gehören auch der Abfall, der durch die Zellprozesse selbst entsteht, sowie die Toxine, die wir über Haut, Lunge und Darm aufnehmen)
5. Kommunikation (wie effektiv die Zellkommunikation über Hormone, Neurotransmitter und andere Signalmoleküle funktioniert)
6. Strukturelle Integrität (wie gut die kleinen Strukturen, z. B. Zellmembranen, und die großen, wie Muskeln, Bänder und Knochen, funktionieren)
7. Flüssigkeitstransport durch den Körper (Blut und Lymphe)

Ihr Arzt möchte auch wissen, wie Sie sich im Hinblick auf Ihre Gesundheit verhalten, denn diese Strategien sind ausschlaggebend dafür, wie gesund (oder krank) Sie sind. Die folgenden Dinge haben Sie bei der Umsetzung des Wahls-Programms optimiert:

1. Schlaf und Entspannung
2. Sport und Bewegung
3. Ernährung
4. Stress und Belastbarkeit
5. Beziehungen

Sind alle Informationen komplett, wird besprochen, wie Ihre Probleme in das entstandene Bild passen, welche Risikofaktoren (d. h. Ihre genetische Disposition) Sie mitbringen, welche Auslöser vorliegen und was Ihre Krankheit wahrscheinlich aktiv hält. Dadurch erkennt man auch, wie die verschiedenen gesundheitlichen Probleme zu den sieben Physiologien passen und auf welche Weise Ihr Gesundheitsverhalten – in positiver oder negativer Hinsicht – wahrscheinlich zu Ihrem gegenwärtigen Gesundheitszustand beiträgt.

Ist dieses Raster erstellt, entwickelt Ihr Therapeut zusammen mit Ihnen einen Plan, nach dem Sie gemeinsam vorgehen werden. Nutzen Sie das Wahls-Programm, dann setzen Sie schon viele der Empfehlungen der funktionellen Medizin um, doch diese sorgfältige individuelle Anamnese ist für eine zusätzliche gezielte Anleitung wesentlich aussagekräftiger.

In der funktionellen Medizin werden Sie bei allen Fortschritten begleitet, Sie werden bei der Anpassung Ihres Plans unterstützt, der sich danach richtet, wie Sie auf den Lebensstil, den Einsatz von Vitaminen und Supplementen sowie auf andere Veränderungen und Verordnungen reagieren. Bei Patienten, die mit meinem Ernährungsprogramm nicht die gewünschten Fortschritte erreichen, ist das die beste Möglichkeit, um schneller voranzukommen.

Spezielle Untersuchungen aus der funktionellen Medizin

Einer der Vorzüge, die Ihnen der Besuch bei solch einem Spezialisten bietet, ist der Zugang zu bestimmten Untersuchungen, die von der Schulmedizin normalerweise nicht gemacht werden. Hierzu[2] gehören die Folgenden:

Gentest

Wenn Gentests gemacht werden, um zu prognostizieren, ob Sie eventuell eine bestimmte Krankheit wie Morbus Huntington oder zystische Fibrose (Mukoviszidose) zu erwarten haben, oder ob Sie Träger des Gens sind, das das Brustkrebsrisiko erhöht, bedeutet das immer auch eine ethische Zwickmühle. Doch hier sind andere Untersuchungen gemeint, nämlich Tests, die zeigen, mit welcher Wirksamkeit einige Ihrer Enzyme die chemischen Prozesse in der Zelle katalysieren, insbesondere diejenigen, die an der Ausscheidung von Toxinen und der Bildung von Neurotransmittern im Gehirn beteiligt sind. Wenn Sie Ihre suboptimal arbeitenden Enzyme kennen, können Sie sie mithilfe der Ernährung, durch Vitamine und/oder Nahrungsergänzungsmittel umgehen und so das Risiko einer ganzen Reihe gesundheitlicher Probleme senken, zum Beispiel neurologische Erkrankungen, Herz-Kreislauf-Erkrankungen, Belastungen durch Umweltgifte und sogar Krebs.

Auch ich habe meine genetischen Risiken auf diese Weise einschätzen lassen. Dadurch erfahren Sie jedoch nicht alles. Eine solche Untersuchung kann zum Beispiel Auskunft darüber geben, welche Enzyme mutiert sind, aber nicht notwendigerweise über ihre Funktionen. Sie können jedoch davon ausgehen, dass mutierte Gene wahrscheinlich weniger leistungsfähig sind (oft, aber nicht immer), und das kann Ihnen helfen, die richtigen Vitamine und Supplemente zu finden, die das kompensieren.

Belastung durch Umweltgifte

Für Menschen, die an einer Autoimmunerkrankung leiden und sich dauerhaft um Besserung bemühen, wäre es sehr sinnvoll zu wissen, mit welchen Toxinen der Körper belastet ist. Oft werden sie im 24-Stunden-Sammelurin und mithilfe eines Stoffes bestimmt, der die Toxine aus ihren Fettdepots lockt. Je nach klinischem Sachverhalt kann der Test zur Bestimmung von Schwermetallen, Lösungsmitteln oder Pestiziden gemacht werden. Oft besteht auch eine genetische Schwachstelle in den Entgiftungsenzymen, durch die die toxische Wirkung noch erhöht wird. Besteht eine Belastung, geht es im nächsten Schritt darum, ob eine langwierige langsame Entgiftung auf Ernährungsbasis oder eine raschere Behandlung durch Chelierung unter direkter Aufsicht eines in der Chelat-Therapie ausgebildeten und zugelassenen Arztes durchgeführt werden soll.

Ernährungsstatus

Es besteht die Möglichkeit, eine Gesamtanalyse des Ernährungszustands in Bezug auf Vitaminspiegel, Mineralstoffgehalt, essenzielle Fette und die Antioxidanzien vornehmen und neben weiteren Ernährungsparametern feststellen zu lassen, wie effizient die Mitochondrien Energie liefern, wie gut die Gehirnzellen Neurotransmitter bilden und der Körper Myelin herstellen kann. Diese Untersuchungen sind hilfreich, wenn man wissen will, wie gut die eigenen chemischen „Fabriken" funktionieren und wo sich die Hindernisse (die ineffizienten Enzyme) befinden. Ein Spezialist in funktioneller Medizin kann Sie hinsichtlich der Nahrungsmittel, Vitamine und sogenannter Nutrazeutika (medizinisch wirksamer Lebensmittel wie Kräuter) beraten, die dazu beitragen, dass die biochemischen Prozesse neu reguliert werden. Das ist möglicherweise eine gute Alternative zum Gentest, um herauszufinden, welche Enzyme nicht richtig arbeiten. Sprechen Sie Ihren Arzt darauf an.

Erfahrungsbericht

Wir halten uns nun seit sechs Wochen an das Wahls-Programm. Mein Mann (57) ist wegen Parkinson seit Juli 2011 in neurologischer Behandlung. In nur sechs Wochen gingen seine Symptome deutlich zurück, am Spektakulärsten ist, dass sein Gleichgewicht wieder stimmt und sein Gangbild sich normalisiert hat. Das Asthma war nach einer Woche verschwunden, und wir stellten eine Verbesserung beim Blutdruck, Sprechen, Schlafrhythmus, Energieniveau und bei der Stimmung fest. Nach fünf Wochen begannen wir, einige Nahrungsmittel wieder in die 4-Tages-Rotation aufzunehmen und fanden heraus, dass Süßkartoffeln gut verträglich sind, Milchprodukte jedoch innerhalb von Stunden zu Problemen führen – allgemeine Verdauungsstörungen, Kopfschmerzen, verwaschene Sprache und Verschleimung in Nase und Hals. Erstaunlich! Wir werden weiterhin auf Getreide, Hülsenfrüchte und Milchprodukte verzichten und uns auch an die anderen Vorgaben des Basis-Programms halten. Herzlichen Dank, das ist sehr spannend!

Dorothy W., Philadelphia, Pennsylvania

Ein gesunder Darm

Vielleicht sollten Sie auch Ihre Darmfunktion genauer untersuchen lassen. Den Anfang könnte eine Stuhlanalyse machen, aus der ersichtlich ist, welche Bakterien, Hefen und Parasiten in Ihrem Darm angesiedelt sind. In vielen Labors wird auch auf Unverträglichkeiten gegenüber häufigen Nutrazeutika und Pharmazeutika getestet, damit gegen solche „Unruhestifter", die eventuell an Ihren Problemen beteiligt sind, vorgegangen werden kann.

Andere Labors züchten Kulturen und suchen unter dem Mikroskop nach Hefen, Bakterien und Parasiten. Der wesentliche Punkt ist, dass das Labor über die entsprechende Erfahrung verfügen muss; nur wenige Einrichtungen haben Erfahrungen mit einer Dysbiose (mikrobielles Ungleichgewicht). Zu einer umfassenden Darmanalyse gehört auch der Blick auf die Verdauungsenzyme und die Bildung der Magensäure.

Nahrungsmittelallergien und Unverträglichkeiten

Wenn Sie sich selbst oder ein Familienmitglied davon überzeugen wollen, dass es besser ist, Gluten, Milchprodukte oder andere Nahrungsmittel, die potenziell Probleme verursachen können, zu meiden, dann ist das Geld für entsprechende Untersuchungen gut investiert. Da ich bei uns diese Untersuchungen nicht machen lassen kann, muss ich die Patienten überzeugen, einen Monat auf Gluten, Milchprodukte, Eier und Soja zu verzichten und zu beobachten, wie es ihnen damit geht. Wenn Sie diesen Weg einschlagen wollen, fragen Sie Ihren Arzt, welcher Test am besten geeignet ist. Diese Untersuchungen werden kontrovers diskutiert. Viele Schulmediziner zweifeln ihre Genauigkeit oder einen Zusammenhang mit den klinischen Zeichen einer Allergie an. Dafür spricht jedoch eindeutig, dass viele Menschen mit Verzögerung auf Nahrungsmittel reagieren. Die meisten Reaktion treten zwar innerhalb von 72 Stunden auf, gelegentlich kann es jedoch zu einer Verzögerung von einer bis zwei Wochen kommen. Wenn Sie trotz des Paläo- oder Paläo-Plus-Programms immer noch Probleme haben, sollten Sie eine Untersuchung durchführen lassen und fortan meiden, was Sie nicht vertragen. Das können Nahrungsmittel sein, auf die Sie nie gekommen wären! Das Vorliegen von Nahrungsmittelallergien kann auf verschiedene Arten festgestellt werden, und alle haben ihre Nachteile:

– *Eliminationsdiät (Auslassdiät):*
  Der „Goldstandard“, um herauszufinden, ob sie eine Nahrungsmittelallergie oder eine Unverträglichkeit beziehungsweise Überempfindlichkeit gegenüber verschiedenen Nahrungsmitteln haben, ist eine Auslassdiät, bei der Sie im Wesentlichen eine kontrollierte Nahrungskarenz einhalten und dann jeden zweiten Tag (manchmal auch jeden dritten) jeweils ein neues Nahrungsmittel dazu nehmen, beginnend mit dem aller Wahrscheinlichkeit nach am wenigsten problematischen. Während dieser Zeit führen Sie ein detailliertes Ernährungstagebuch und kontrollieren Ihren Puls vor und nach dem Genuss des neuen Nahrungsmittels. Jedes, das zu einer sprunghaften Erhöhung der Herzfrequenz führt oder ein Symptom wie Schmerzen oder Müdigkeit verursacht, wird auf die Liste der verdächtigten Nahrungsmittel gesetzt, sechs Monate lang gemieden und dann wieder ausprobiert. Auf eigene Faust ist das schwierig, unter fachkundiger Leitung von ernährungswissenschaftlicher oder funktionsmedizinischer Seite ist es höchst effektiv, denn dann kommen Sie weniger

Anm. d. Übers.: Mit den üblichen Allergietests, z.B. Prick-, RAST- und Epikutantest, die auch von den gesetzlichen Krankenkassen übernommen werden, können zwar verschiedene Allergien aufgespürt werden, in Bezug auf eine Nahrungsmittelunverträglichkeit sind sie jedoch nicht aussagekräftig, d. h. ein negatives Testergebnis bedeutet nicht, dass Sie keine haben. Da im Laufe der letzten 25 Jahre gerade diese Unverträglichkeiten sprunghaft angestiegen sind, wurden andere Untersuchungen entwickelt, die, wie von der Autorin angemerkt, kontrovers diskutiert und in Deutschland von den gesetzlichen Krankenkassen nicht übernommen werden. Privatversicherte müssen die Kostenübernahme mit ihrem Versicherer klären. Da solche Tests mit hohen Kosten verbunden sein können, sollten Sie sich im Vorfeld informieren und beraten lassen.

in Versuchung zu „mogeln“, wodurch die Ergebnisse unbrauchbar würden.

- *Modifizierte Eliminationsdiät*:
  Bei dieser Methode werden die häufigsten allergenen Nahrungsmittel gemieden: Glutenhaltiges, Milchprodukte, Eier, Soja, Mais, Kartoffeln, Tomaten, Auberginen, Paprika, Zitrusfrüchte, Erdnüsse, Meeresfrüchte und Fisch. Sie essen ausschließlich Bio-Produkte, um genetisch veränderte Nahrungsmittel (USA-spezifisch) und Toxine zu vermeiden. Nach sechs Monaten führen Sie sie einzeln wieder ein und achten auf Reaktionen, die sich als Kopfschmerzen, Müdigkeit, Magen-Darm-Beschwerden, Ausschläge, Asthma, Akne oder auf andere Weise zeigen können. Wenn Ihr Darm ausheilt und keine Barrierestörung der Schleimhaut (Leaky-gut-Syndrom) mehr vorliegt, kann es gut sein, dass Sie das eine oder andere Nahrungsmittel problemlos einmal in der Woche zu sich nehmen können (essen Sie es jedoch täglich, wird es sehr wahrscheinlich wieder zu Problemen führen).
- *Bluttest*:
  Eine Möglichkeit ist der ALCAT-Test (Antigen Leukocyte Cellular Antibody Test, Leukozytenaktivierungstest auf Immunstimulanzien; dieser Test gilt als Selbstzahlerleistung und wird in Deutschland von den gesetzlichen Krankenkassen nicht übernommen; Anm. d. Übers.). Damit können verzögerte Reaktionen auf 350 verschiedene Nahrungsmittel getestet werden (nicht aber auf IgE-vermittelte Allergien vom Soforttyp). Eine andere Möglichkeit ist die Bestimmung des Spiegels von Immunglobulin G (IgG) und/oder Immunglobulin A (IgA) im Blut als Reaktion auf verschiedene Nahrungsmittel. Da zwei Prozent der Bevölkerung keinen normalen IgA-Spiegel aufweisen, sollten Sie, wenn Ihr Test negativ ausfällt, auch den IgA-Spiegel überprüfen lassen, um sicherzugehen, dass Sie genügend IgA bilden, bevor Sie dem negativen Testergebnis trauen.
- *Stuhltest*:
  Er ist (in den USA) auf die häufigsten Nahrungsmittelgruppen möglich und empfindlicher als der Bluttest, weil anormale Antikörper

gegen Nahrungsmittel früher – manchmal Jahre früher – in den Stuhl ausgeschieden werden als sie im Blut aufgespürt werden können. Dieser Test umfasst jedoch weniger Nahrungsmittel.

Ein weiterer Test

Eine andere Strategie, um Unverträglichkeiten und/oder Allergien gegenüber Nahrungsmitteln und anderen aufgenommenen Stoffen zu erfassen, ist der Pulstest.[3] Er wurde von dem Allergologen Dr. Arthur F. Coca entwickelt. Es ist ein physiologischer Test, der überprüft, ob Puls und/oder Herzfrequenz nach Genuss eines Nahrungsmittels oder der Belastung durch etwas anderes in der Umgebung ansteigen. Dazu muss man den Puls drei Tage lang alle zwei Stunden messen, um den niedrigen und den hohen Puls zu bestimmen und alles aufschreiben, womit man in Kontakt kommt. Der Pulstest kann etwas mühsam sein, aber wenn Sie sich die Arbeit machen, die Ergebnisse aufschreiben und nach entsprechenden Mustern suchen wollen, kann er sehr hilfreich sein.

Ein Warnhinweis

Ich werde oft nach einem Test auf Glutenunverträglichkeit gefragt und stoße auf Erstaunen, dass ich eine solche Blutuntersuchung durch den Hausarzt nicht empfehle. Ein negatives Testergebnis schließt eine Überempfindlichkeit nicht aus, und selbst wenn man Ihnen sagt, Sie dürften Glutenhaltiges zu sich nehmen, sollten Sie das lieber nicht tun. Der Test ist sein Geld nicht wert und könnte sogar Ihren Gesundungsprozess verlangsamen. Ich habe viele Menschen mit einem negativen Testergebnis gesehen, bei denen sich deutliche gesundheitliche Verbesserungen einstellten, als sie sich glutenfrei ernährten.

Anm. d. Übers.: Das in der amerikanischen Originalausgabe genannte Labor *EnteroLab* gibt es nach meinen Recherchen nur in den USA, offenbar kann man aber auch von hier aus dort solche Tests machen lassen, „Amtssprache“ ist dann allerdings Englisch. In funktioneller Medizin ausgebildete Ärzte und andere ganzheitlich arbeitende Therapeuten sollten entsprechende Auskünfte geben können.

Infektionen

Üblicherweise stellen wir uns unter einer Infektion eine akute virale, bakterielle oder durch Pilze oder Parasiten verursachte Krankheit vor. Unsere Immunzellen beginnen, den Infektionserreger anzugreifen, und es kommt zu einem regelrechten Kampf. Sind wir die Sieger, beseitigen unsere Immunzellen die Infektion und wir werden wieder ganz gesund. Unterliegen wir vollkommen, bezahlen wir das mit dem Leben.

Es gibt natürlich auch einen Mittelweg: Wenn unsere Immunzellen die Infektion nicht vollständig beseitigen können, kann sie weiter schwelen. Zum Beispiel haben Menschen mit einem gereizten Zahnfleisch (die durch kräftiges Zähneputzen Zahnfleischbluten bekommen) eine leichte Infektion des Zahnfleisches, die sich zu einer Entzündung ausweiten und möglicherweise zu einer Autoimmunerkrankung, einer Herzkrankheit, einem Schlaganfall, Diabetes und anderen chronischen Erkrankungen entwickeln kann.[4] Nimmt unsere Vitalität ab, sind wir vermutlich mit etwas anderem „infiziert". Eine Fehlernährung oder übermäßig starke Belastung durch Umweltgifte beeinträchtigt die Immunzellen, die Darmflora muss sich gegen „Eindringlinge" wehren, unsere hormonellen Signale sind gestört und die Leukozyten, die weißen Blutkörperchen, sind weniger leistungsfähig. Jeder einzelne dieser Faktoren führt dazu, dass unsere Immunzellen sich mit der Bewältigung einer Infektion schwerertun. Ist das Immunsystem eines Menschen außerdem durch chronische Überwucherungen im Darm geschwächt, steigt die Anfälligkeit für eine Co-Infektion mit einem zweiten oder mehreren Organismen.[5]

Wenn Sie immer noch mit Müdigkeit und neurologischen Symptomen zu kämpfen haben, ist eine umfassende Testung auf solch chronische Infektionen oder Co-Infektionen hilfreich, insbesondere wenn sich Probleme wie das Chronische Müdigkeitssyndrom nicht durch die hier vorgestellten Maßnahmen beseitigen lassen; sie könnten einer viralen Infektion (z. B. durch das Epstein-Barr-Virus, das Herpes 6- oder Herpes-simplex-Virus) oder einer bakteriellen Infektion (z. B. Borrelia burgdorferi – der Lyme-Borreliose –, Chlamydien oder Bartonella) geschuldet sein.[6] Spezialisten für funktionelle Medizin können beurteilen, ob Sie von solch einer chronischen Infektion oder Co-Infektion, die auch schmerzlos verlaufen kann, betroffen sein könnten. Ist dies der Fall, werden Sie mit Nutrazeutika, Medikamenten oder einer Kombinationstherapie aus beiden, je nach Art der Infektion und Ihrer individuellen gesundheitlichen Situation, behandelt. Manchmal dauert es Jahre, bis solche Infektionen beseitigt sind, insbesondere, wenn es sich um multiple Infektionserreger handelt. Es ist also von entscheidender Bedeutung, jemanden zu finden, der in der Diagnose und Behandlung chronischer Infektionen über beträchtliche Erfahrung verfügt.

Das hormonelle Gleichgewicht

Hormone sind die Substanzen, mit deren Hilfe Zellen untereinander kommunizieren und Funktionen anderer Körperzellen steuern. Sie instruieren andere Zellen, mehr oder schneller zu arbeiten oder zu entspannen und das Tempo zu drosseln. Sind die Hormone fein aufeinander abgestimmt, funktioniert der Körper wie ein wunderbares Symphonieorchester; geraten sie aus dem Gleichgewicht, gerät er aus dem Takt – und die Gesundheit verschlechtert sich.

Zu den klassischen Anzeichen einer Hormonstörung gehören Müdigkeit, benebeltes Denken und Reizbarkeit. Auch die Immunzellen arbeiten dann schlechter, und Sie können anfälliger für Infektionen, aber auch für Krebs werden. Menschen mit einer Hormonstörung sind ebenfalls anfälliger für Autoimmunerkrankungen.

Alles, was Sie tun, hat Einfluss auf Ihre Hormone, und alles, was Ihre Hormone tun, hat Einfluss auf Sie. Wissenschaftler entdecken laufend, dass die hormonelle Kommunikation unseres Körpers vielschichtig ist und ein ebenso vielschichtiges Feedbacksystem aufweist, um Kalium, Natrium, Kalzium, Magnesium und andere Mineralstoffe in den richtigen Konzentrationen im Blut und in den Zellen bereitzustellen. Um ein optimales hormonelles Gleichgewicht zu erhalten, müssen die Hormondrüsen (insbesondere Hypophyse, Nebennieren, Schilddrüse, Eierstöcke und Hoden) unterstützt werden, sodass jede Drüse über solide Reserven verfügt.

Das sollte bei den meisten Menschen mithilfe dieses Programms der Fall sein. Haben Sie jedoch weiterhin Probleme, muss man das Zusammenspiel zwischen den Hormonen der genannten Drüsen eventuell umfassender begutachten, um hartnäckige Hormonstörungen zu erfassen und zu korrigieren. Wenden Sie sich möglichst an einen kompetenten Spezialisten, der Erfahrung mit Hormonstörungen hat und der im Bedarfsfall über weitergehende Untersuchungen sowie über eine natürlichere, aber zielführende Palette von Nährstoffen, Supplementen und Medikamenten für den Umgang mit Ihrem Problem verfügt. Die funktionelle Medizin betrachtet Hormonstörungen anhand des Gesamtbildes Ihrer Physiologien und Ihres persönlichen Gesundheitsverhaltens, die Behandlung wird also umfassender und individueller sein.

Diese Erstuntersuchungen könnten in einer Klinik für funktionelle Medizin durchgeführt werden. Sie werden von den Krankenkassen im Allgemeinen nicht bezahlt, oft deshalb, weil sie von der amerikanischen Zulassungsbehörde FDA noch nicht zugelassen wurden. Da die Untersuchung jeder möglichen Störung sehr kostenintensiv sein kann, werden Ihnen sehr wahrscheinlich nur die Untersuchungen empfohlen, die aufgrund Ihrer speziellen Anamnese angezeigt sind und Sie werden beraten, welche zuerst durchgeführt werden sollten. (Auch in Deutschland übernehmen die gesetzlichen Kassen die Kosten nicht, Privatpatienten sollten sich bei Ihrem Versicherer erkundigen; Anm. d. Übers.)

Spezialist gesucht

Jetzt gilt es, einen Arzt zu finden, der auf funktionelle Medizin spezialisiert ist. Am besten ist natürlich immer eine Empfehlung, zum Beispiel von einem Menschen, dessen Urteil Sie vertrauen oder dessen Leidensgeschichte Sie kennen. Möglicherweise haben Sie die Besserung oder sogar Genesung selbst miterlebt. Manchmal empfiehlt auch ein der Methode gegenüber aufgeschlossener Hausarzt einen Kollegen, wenn Sie deutlich zu erkennen geben, dass Sie in diese Richtung gehen möchten, vor allem, wenn offensichtlich ist, dass Sie schon erfolgreich mit meinem hier vorgestellten funktionellen Ansatz arbeiten.

Das Internet steht Ihnen für eine Recherche immer zur Verfügung. Sind Sie selbst nicht so versiert, gibt es sicherlich jemanden in Ihrem Umfeld, der Ihnen gerne dabei hilft.

Wenn Sie trotz aller Bemühungen niemanden (in Ihrer Nähe) finden, der eine Zusatzqualifikation in funktioneller Medizin hat, wenden Sie sich möglichst an einen Arzt für Naturheilverfahren; in solch einer Praxis haben Themen wie Ernährung, Entgiftung, Darmsanierung, Bewegung und Ähnliches im Allgemeinen einen hohen Stellenwert.

Sollte auch diese Bemühung fehlschlagen, können sie Ihren Hausarzt bitten, Sie in Ihren Bemühungen zu unterstützen. Vielleicht ist er ja bereit, mit Ihnen zusammen diesen Weg zu weiterzugehen.

Das ist das Wahls-Programm – so einfach und doch so komplex. Nun sind Sie an der Reihe, machen Sie daraus *Ihr* Programm. Sie können mit dem Basis-Programm arbeiten oder den ganzen Weg bis zum Paläo-Plus-Programm zurücklegen. Sie können ein Bewegungs- und Sportprogramm, Entgiftungstechniken, Nahrungsergänzungen, alternative Therapien, Stressmanagement und natürlich das Führen des Tagebuchs integrieren. Vielleicht möchten Sie die Dienste der funktionellen Medizin in Anspruch nehmen, vielleicht auch nicht. Das Fazit lautet immer: Sie selbst sind nun für Ihre Gesundheit verantwortlich. Ihre Zukunft, Ihre Fortschritte – selbst Ihr Glück – all das liegt in Ihren Händen. Sie gestalten, wie es mit Ihnen weitergeht, und das zu wissen ist wunderbar und gibt Kraft. Ich wünsche Ihnen, dass Sie das Beste daraus machen. Ihre Zukunft kann voller Gesundheit, Hoffnung und Vitalität sein. Sie halten das Werkzeug in Ihren Händen – jetzt gilt es, damit zu arbeiten.

Epilog

Hier endet meine Geschichte – und Ihre beginnt!

Jetzt kennen Sie die Geschichte meiner Krankheit. Sie wissen, dass ich nicht mehr auf den Rollstuhl angewiesen bin. Nun möchte ich diese Geschichte beenden.

Als mein Körper zu gesunden begann, verstand ich zunächst gar nicht so genau, was da vor sich ging. Trotz der erstaunlich schnellen Veränderungen rechnete ich immer noch nicht damit, dass ich tatsächlich genesen könnte. Jahrelang hatte ich hingenommen, dass es bei Menschen mit sekundär progressiver MS zu keinen Verbesserungen kam. Es kam mir nicht in den Sinn, dass das, was mit mir geschah, weitergehen könnte. Erst ungefähr sechs Monate, nachdem meine Symptome zurückzugehen begannen, wagte ich zum ersten Mal, mir Gedanken darüber zu machen, ob ich wirklich wieder gesund werden könnte.

Ich begann davon zu träumen, wieder Rad zu fahren. Am Muttertagswochenende 2008 ging es mir sehr viel besser, und meine Beweglichkeit hatte sich so weit gebessert, dass ich beschloss, es einfach zu versuchen. Ich ging in die Garage, nahm einen Helm und ging zu meinem Rad. Vor fünf Jahren, als der Rollstuhl ins Haus kam, hatte ich es meinem Sohn geschenkt. Nun fragte ich mich, ob ich so weit war, es mir wieder zu nehmen. Ich stellte den Sattel tiefer, setzte den Helm auf und schob es hinaus.

Meine Kinder hörten, dass ich in der Garage war und kamen neugierig heraus. Mein Sohn nahm mir das Rad weg und rief Jackie zu, dass sie mich aufhalten solle. Wir schauten uns alle an. Ich sagte zu Jackie, dass ich es nicht versuchen würde, wenn sie der Meinung sei, dass es noch zu früh wäre. Doch sie schnappte sich nur Helm und Fahrrad und erklärte unseren Kindern, dass sie neben mir her joggen sollten.

Wir brachten uns in Stellung. Die Straße war frei und ich stieß mich ab. Das Rad wackelte, aber ich fiel nicht um. Meine Kinder brachen in

Freudengeschrei aus, als sie hinter mit her liefen. Tränen liefen mir über die Wangen, als wir gemeinsam um den Block radelten. Am Ende standen wir alle zusammen, hielten einander fest und weinten. Vor mir lag eine neue Zukunft. Ich hatte den Beweis: Ich war mit meinem Fahrrad gefahren. Meine ständige Verschlechterung war nicht die Regel, nicht mehr. Ich war dabei, meine Zukunft neu zu schreiben – und wer mochte wissen, wie sie werden würde! Ich habe immer noch Tränen in den Augen, wenn ich diese Geschichte erzähle. Das ist für mich ein Wunder und wird es immer sein.

Ärzte und Wissenschaftler glauben nicht oft an Wunder. Aus wissenschaftlicher Sicht war es auch kein wirkliches Wunder, dass ich mich aus dem Rollstuhl befreien konnte, obwohl es sich damals für mich so anfühlte. Dass ich mich auf ein Fahrrad setzen konnte, hing einfach mit der Fähigkeit meines Körpers zusammen, wieder stark und gesund zu werden. Wir mögen all die Fakten noch nicht ganz verstehen, doch mein Team und ich arbeiten konsequent daran, die Mechanismen dahinter aufzudecken. Das ist die Grundlage unserer klinischen Studien, damit wir verstehen, warum das Wahls-Programm wirkt und wem damit am Besten zu helfen ist.

Wir haben die Daten der ersten Teilnehmer festgehalten und analysieren nun die Veränderungen in Lebensqualität, Stimmung, Denkvermögen, Müdigkeit und Gehfähigkeit, die wir täglich in der Klinik mit eigenen Augen sehen, sowie die Ernährungsumstellung und die Biomarker im Blut, die wir im Laufe des ersten Studienjahres bei unseren Probanden beobachten. Diese Kurzberichte und wissenschaftlichen Arbeiten werden bei Fachkonferenzen vorgelegt und an seriöse Fachzeitschriften übermittelt – ein entscheidender Teil des medizinischen Fortschritts.

Es wird nicht leicht werden. Neue Ideen treffen im wissenschaftlichen Kollegenkreis immer gleichermaßen auf Skepsis und Enthusiasmus. Uns wird es nicht anders ergehen. Es wird Verfechter und Kritiker geben. Doch wir werden unsere Arbeit weiterführen, unsere wissenschaftlichen Arbeiten einreichen, Fördergelder beantragen und uns weiterhin engagieren, um unsere Forschung fortzusetzen und zu erweitern.

Da wir noch in keiner der wichtigen wissenschaftlichen Fachzeitschriften publiziert haben, können die Studienergebnisse hier nicht im Detail beschrieben werden. Geld für Forschungszwecke aufzutreiben, ist unglaublich schwer, denn nur zwei Prozent aller Anträge auf Fördergelder werden positiv beschieden. Doch ich kann Ihnen berichten, dass mein Labor von einer MS-Wohltätigkeitsorganisation zusätzliche Gelder bekommen hat, sodass wir unsere Forschung ausweiten können! Es gibt Pläne für mehrere Studien, um das Wahls-Programm auf seine Anwendbarkeit bei anderen chronischen Krankheiten zu testen. Außerdem untersuchen wir einen neuen Ansatz, der nur auf die Ernährung abhebt, sowie einen weiteren, der untersuchen soll, welche Auswirkungen ausschließlich Sport und die Reizstrombehandlung der Muskeln haben. Wir möchten herausfinden, welcher Ansatz am erfolgversprechendsten ist: Die alleinige Ernährungsumstellung, ausschließlich Sport und Reizstrombehandlung oder die Kombination aus Ernährungsumstellung und Sport plus Reizstrombehandlung. Die vorläufigen Ergebnisse sind spannend – es wird also weitere Neuigkeiten in diesem Bereich geben!

Ich setze auch mein öffentliches Engagement fort, die Menschen zu diesen Themen aufzuklären. Es gibt eine Internetseite und einen Newsletter, meine Vorträge – ich habe sie landesweit gehalten – wurden aufgezeichnet (in englischer Sprache). Ich halte Seminare im Internet, sogenannte Webinare, gebe Interviews, spreche im Rundfunk und trete in Talkshows auf. Ich kann es kaum erwarten, dass meine Medizinerkollegen erkennen, welche Chancen sich hier bieten. Eine wissenschaftliche Untersuchung ist ein langwieriger und komplexer Prozess, der oft 20 bis 30 Jahre in Anspruch nimmt, bis erwiesene erfolgreiche Behandlungsmethoden in der klinischen Praxis akzeptiert oder zum Therapiestandard werden. Warum darauf warten, wenn Sie schon heute damit beginnen können, eine gesundheitliche Wende einzuleiten, bei der Sie mit gesunden Menschenverstand selbst entscheiden können, welche Nahrung Sie beispielsweise zu sich nehmen und was Sie jeden Tag tun wollen? Jeder soll selbst entscheiden können, ob er seine Gesundheit zurückerlangen und lernen möchte, wie sich die vielen Aspekte des Wahls-Programms für die eigene Gesundheit integrieren lassen. Jeder soll selbst entscheiden, ob das Wahls-Programm geeignet ist oder nicht. Ich möchte nicht, dass Sie auf Studienergebnisse warten müssen, um die risikoarmen Maßnahmen, die Sie in diesem Buch finden und die dem gesunden Menschenverstand entsprechen, auszuprobieren.

Ich gebe zu, dass auch in meiner Praxis und in meinen Studien nicht jedem geholfen werden kann. Nicht jeder wird in der Lage sein, sich das gesamte Wahls-Programm zu eigen zu machen, und nicht jeder wird den Rollstuhl wieder verlassen können. Doch was wäre, wenn Sie es könnten? Wenn es Ihnen gelingt? Mithilfe des Wahls-Programms ist es schon Hunderten von Menschen gelungen, ihre quälenden Krankheitssymptome rückgängig zu machen. Warum sollten Sie nicht einer von ihnen sein?

Jeder kann die eigene Gesundheit verbessern. Was für den einen das Beste ist, muss es nicht notwendigerweise für den anderen sein, aber Sie können immer das Beste für sich selbst tun. Vielleicht geht Ihre Krankheit mit einer progredienten Verschlechterung einher, zum Beispiel Morbus Huntington oder amyotrophe Lateralsklerose. Mein Ansatz kann Ihnen vielleicht nicht zu einer vollständigen Genesung verhelfen, aber wenn Sie sich danach richten, kann sich Ihr Gesundheitszustand zumindest so weit verbessern, wie es eben in Ihrer Situation möglich ist. Wir lernen täglich Neues über den Körper und über Krankheiten, doch was ich sicher weiß, ist Folgendes: Wenn Sie sich daran orientieren, was die Natur für Sie vorgesehen hat, wenn Sie die Hindernisse aus dem Weg räumen, die Ihre biochemischen Abläufe stören, und wenn Sie Ihren Mitochondrien und Zellen das geben, was ihnen fehlt, dann können Sie Ihre Gesundheit auf biochemischer und zellulärer Ebene verbessern und es wird Ihnen besser gehen – welchen gesundheitlichen Herausforderungen auch immer Sie sich gegenübersehen. Das Wahls-Programm hat mir mein Leben zurückgegeben. Geben Sie auch Ihrem Leben damit eine Chance.

Meine Rezepte für Sie

Alle meine Ernährungspläne stellen in der Durchführung eine Herausforderung dar. Das Meiden von Getreide und Milchprodukten bedeutet, dass wir beim Frühstück ganz neue Wege gehen müssen, ohne Müsli, Pfannkuchen, Brot und Eier, die für das westliche Standardfrühstück sehr oder zumindest teilweise typisch sind. Ich empfehle Ihnen, den Tag mit einem Smoothie zu beginnen, damit decken Sie bereits einen Teil Ihrer neun Tassen Obst und Gemüse ab und nehmen qualitativ hochwertiges Protein zu sich. Die folgenden Ideen sollen Ihnen helfen, Smoothies zu kreiern, die in Ihren Tagesablauf passen. Experimentieren Sie mit den Geschmacksrichtungen.

Grundrezept für Smoothies

Für einen Smoothie können Sie alles verwenden, was zu Ihren neun Tassen zählt, insbesondere Grüngemüse. Anfangs brauchen die meisten von uns die Süße des Obstes, um den bitteren Geschmack von grünem Gemüse zu überdecken. Soja-, Mandel- oder Kokosmilch gleichen den Geschmack ebenfalls in angenehmer Weise aus. Produkte mit zugesetztem Kalzium können hilfreich sein, denn wenn Sie keine tierischen Milchprodukte mehr zu sich nehmen, nehmen Sie auch weniger dieses wichtigen Nährstoffs auf. Überprüfen Sie immer den Nährstoffgehalt auf der Packung.

Für den Anfang schlage ich folgendes Verhältnis vor:

- 1 Teil Grüngemüse
- 2 Teile Obst oder Saft oder 2 Tassen Bio-Sojamilch (nur im Basisprogramm), Kokosmilch oder eine andere Nussmilch, vorzugsweise ungesüßt
- Fügen Sie Wasser und Eis hinzu und verarbeiten Sie alles bis zur gewünschten Konsistenz bei hoher Geschwindigkeit in einem Mixer.

Smoothies können Sie endlos variieren: Mischen Sie Grünkohl, grünen Blattkohl, Romanasalat, das Grün von Rote Bete (wenn Sie es bekommen) oder Koriandergrün mit Heidelbeeren, Erdbeeren, Trauben, geschälten Orangenspalten, Ananas und Mango sowie mit anderen Gemüsen wie Brokkoli oder Gurke. Mit Rote Bete bekommen Sie einen strahlend magentafarbenen Smoothie. Sobald Sie sich an den Geschmack von grünen Smoothies zu gewöhnen beginnen, können Sie die Zutaten allmählich in Richtung eines Verhältnisses von Obst zu Gemüse von etwa 1:1 verschieben oder auf ausschließlich grünes Gemüse mit nicht-tierischer Milch umsteigen. Sie können den Anteil an Kokosmilch erhöhen. Das Fett vermindert den bitteren Geschmack der grünen Gemüse und senkt außerdem dem glykämischen Index des Obstes im Smoothie. Ich verwende immer vollfette Kokosmilch aus der Dose für Smoothies, Suppen und als Zugabe zu meinem Tee.

Sie können Ihre Smoothies auch mit überraschenden Zusätzen aufpeppen, Gewürze wie Zimt, Kardamom, Ingwer oder Muskatnuss können den bitteren Geschmack ebenfalls herabsetzen und genießen zudem den Vorzug, Nährstoffe zu sein. Ich füge gerne 1 bis 2 Esslöffel Nährhefe hinzu, denn sie ist ein Kraftpaket voller B-Vitamine, Mineralstoffe und RNS (Ribonukleinsäure). Eine großartige Sache! Geben Sie Nährhefe, wann immer Sie können, in Ihre Smoothies oder streuen Sie sie über Ihr Gemüse. So erhalten Sie viele wunderbare Nährstoffe. Die darin enthaltenen Hefepilze sind abgetötete Saccharomyces cervisiae. Dennoch nimmt man an, dass die inaktiven Saccharomyces cervisiae die schädlichen Candida-albicans-Pilze unterdrücken, die den Darm bei einer kohlenhydratreichen Ernährungsweise überwuchern können. Gelegentlich gibt es Menschen, bei denen die Nährhefe Kopfschmerzen verursacht. Wenn Sie Probleme irgendwelcher Art damit haben, lassen Sie sie weg.

Meine Proteine zum Frühstück stammen meist aus den Resten des fleischhaltigen Abendessens vom Vortag, aus Leberpastete oder eingelegtem Hering. So kann ich mein Frühstück schnell und einfach zubereiten. Als ich noch drei Mahlzeiten täglich zu mir nahm, bestand das Mittagessen im Wesentlichen in der Wiederholung des Frühstücks. Ich nahm einfach den restlichen Smoothie vom Morgen und die Reste des Abendessens mit. Wiederum schnell und einfach.

Pfannengerichte

Abends, nach einem langen Arbeitstag, gibt es meist ein Pfannengericht. Meistens koche ich für die Familie, und wenn ich nach Hause komme, will ich nicht länger als 20 Minuten am Herd stehen. Nimmt die Zubereitung einer Mahlzeit mehr Zeit in Anspruch, gibt es dieses Gericht mit hoher Wahrscheinlichkeit nicht besonders oft. Pfannengerichte entsprechen diesen Anforderungen: einfache Gerichte mit tierischem Protein, viel Gemüse und pikanten Gewürzen. Diese Mahlzeiten werden in einer Pfanne auf dem Herd zubereitet und gehen im Allgemeinen sogar schneller als das Aufbacken einer Tiefkühlpizza. In meine große Pfanne gebe ich Kokosöl und etwas Wein oder Essig, schwenke dann Zwiebeln und Pilze darin und füge das Fleisch hinzu. Da ich mein Fleisch tendenziell lieber weniger durch mag als meine Familie, lege ich mein Stück drei bis vier Minuten später hinein. Zwei Minuten, bevor das gesamte Fleisch fertig ist, füge ich die anderen Gemüse hinzu – und das war es schon. Meist ist das Essen innerhalb von einer Viertelstunde fertig und ich serviere es direkt aus der Pfanne. Weil ich dazu nur eine brauche, fällt auch weniger Geschirr an, das zu spülen ist.

Bevor ich zu den Grundrezepten komme, möchte ich einige Anmerkungen vorneweg schicken:

- Durchgehende Grasfütterung bedeutet, dass ein Tier (nach der Entwöhnung von der Mutter) bis zur Schlachtung nur mit Gras gefüttert wurde. Dieses Fleisch sollte Ihre erste Wahl sein. Grasfütterung und kurz vor der Schlachtung Getreidefütterung bedeutet, dass das Tier in seinen letzten sechs Lebenswochen Getreide erhielt, wodurch es zu einer unvorteilhaften Verschiebung des Gleichgewichts zwischen Omega-6 und Omega-3 (in Richtung Omega-6) kommt. Doch es ist dem Fleisch von konventionell gehaltenen Tieren immer noch vorzuziehen.
- Zuchtfisch aus Fischfarmen bedeutet, dass der Fisch mit Getreide gefüttert wurde und einen wesentlich höheren Anteil an Omega-6-Fettsäure aufweist als Wildfisch. Sehen Sie sich nach frei lebendem Wildfisch um.

- Knoblauch und die anderen Mitglieder der Familie der Zwiebel- und Kohlgemüse enthalten Schwefel. Er stabilisiert sich beim Zerdrücken und Schneiden. Wenn Sie damit Speisen zubereiten, zerdrücken, hacken oder schneiden Sie die Zutaten und lassen Sie sie vor dem Kochen 5 bis 15 Minuten ruhen. Dadurch gehen beim Kochen weniger der stark schwefelhaltigen Antioxidanzien verloren.
- Meeresalgen: Denken Sie daran, dass ¼ Teelöffel Kelppulver etwa 1 Teelöffel Dulse-Flocken entspricht. Sie sind in den Rezepten austauschbar, und ich möchte Sie dazu ermuntern, eine breite Palette von Meeresalgen zu verwenden, damit Sie den größten Nutzen daraus ziehen können. Zwischen diesen Meeresalgen abzuwechseln, ist wesentlich besser, als täglich dieselben zu essen. Vergessen Sie nicht, dass es wichtig ist, Meeres- und Seealgen allmählich in Ihren Speiseplan einzuführen. Wenn Sie unvermittelt zu viele davon zu sich nehmen, kann dies die Schilddrüse überfordern und zu einer Funktionsstörung führen. Richten Sie sich nach Ihrem Geschmack und steigern Sie die Menge langsam. Wenn Sie sich daran gewöhnt haben, nehmen Sie eine Portion täglich davon zu sich. Die angegebenen Mengen sind Ihrer Wahl überlassen; Sie können die Algen auch immer weglassen, wenn Sie möchten, versuchen Sie aber, sie wenigstens an einigen Tage pro Woche auf den Speiseplan zu setzen, wie es beim Paläo-Programm empfohlen wird. Ich plädiere für den Verzehr von Meeresalgen, denn Kohl sowie alle Gemüse der Kohlfamilie konkurrieren ein wenig mit der Jodaufnahme in Ihren Immunzellen und in allen Hormondrüsen, auch in der Schilddrüse.
- Essig: Ich mag Balsamicoessig. Er enthält zwar mehr Zucker, aber eben auch mehr Antioxidanzien und Flavonoide als andere Essigsorten. Ganz besonders gern mag ich auch nicht pasteurisierten, ungefilterten Apfelweinessig mit „Essigmutter“. Ich versuche es auch mit Weinessig, Reisessig und Kokosessig. Tun Sie sich keinen Zwang an, mit anderen Essigsorten zu experimentieren. Sie können in jedem Rezept den Essig auch durch Zitronensaft ersetzen.
- Meersalz enthält Spurenelemente, aber kein Jod. Sorgen Sie für genügend Meeresalgen in Ihrer Küche, wenn Sie Meersalz verwenden. Ich verwende jodiertes Meersalz.

- Schwarzer Pfeffer und andere Gewürze unterstützen die Zellgesundheit; verwenden Sie sowohl vertraute Gewürze und experimentieren Sie auch mit neuen Zutaten.
- Kochen Sie bei Niedertemperatur, damit mehr Nährstoffe erhalten bleiben. Geben Sie Wasser, Essig oder Wein zum Kochfett, um die Temperatur geringer zu halten, wenn Sie auf dem Herd kochen.

Verändern Sie diese Rezepte unbefangen, indem Sie sie zusätzlich würzen und Fleisch und Gemüse verwenden, das es in Ihrer Gegend gibt oder das in Ihrem Kulturkreis beliebt ist. Es ist weitaus besser, Ihre heimischen Grüngemüse zu wenden, als mit Grünkohl oder Senfkohl zu kochen, die weite Strecken zurücklegen mussten, um zu Ihnen zu kommen. Wechseln Sie mit den verfügbaren verschiedenen Sorten ab und probieren Sie neue Kombinationen aus. Die Magie besteht darin, frisch, saisonal und einheimisch zu essen. Wie meine Mutter schon sagte, Rezepte sind auch nur Vorschläge. Hier finden Sie nun meine Vorschläge für einfache Mahlzeiten.

Grundrezept für Pfannengerichte mit Fleisch und Grüngemüse

(4 Portionen)

Das Grundprinzip dieses vielseitigen Rezepts besteht darin, dass man Fleisch in einer Pfanne mit Kokosöl, Essig und Gewürzen zubereitet und zwei Minuten vor Ende der Kochzeit das Gemüse hinzufügt. Ich schneide Mangold, Senfkohl, Spinat und die meisten anderen verschiedenen grünen Gemüse, doch Grünkohl füge ich meist im Ganzen hinzu, denn die Grünkohlblätter lassen sich genussvoll mit dem Steakmesser schneiden. Experimentieren Sie mit den verschiedenen tierischen Proteinen, Fleischstücken und Gewürzen und vergessen Sie nicht, immer wieder anderes Grüngemüse zu verwenden; Sie wissen ja, um der gesundheitlichen Vorzüge willen. Sind Ihnen die Gemüse zu bitter, können Sie bis zu zwei Esslöffel Essig, Limonen- oder Limettensaft oder Zitronensaft hinzufügen. Sie sind bitter, weil sie basisch sind, sodass ein wenig Säure das oft abmildert.

Bei diesem Rezept passen alle Grüngemüse- und Fleischsorten gut zusammen. Zebby mag besonders gerne Lachs dazu, während Zach sich für Steak begeistert und es inzwischen fast so roh mag wie ich meines. Jackie und ich betrachten Herz als eine Art feines Filet Mignon. Es ist eine großartige Quelle für Ubiquinon oder Coenzym Q. (Hirn ist eine noch bessere Quelle, aber heute wird selten Gehirn gegessen). Wir bekommen wunderbare Bisonherzen bei unserem örtlichen Metzger; in der Regel essen wir sie einmal pro Woche. (Bisonfleisch ist über das Internet zu beziehen, aber auch in großen Städten wie München wird es verkauft; Anm. d. Übers.) Meine Urgroßmutter wusste, dass Herz, Leber und Nieren eine wichtige Rolle bei der Ernährung der Familie spielten. Ich bereite immer gern genug Fleisch zu, damit Reste für ein schnelles und einfaches Frühstück übrig bleiben.

Und das ist das Grundrezept:

- 1 EL Kokosöl
- Ihre Lieblingsgewürze nach Geschmack (experimentieren Sie!): Knoblauch (zusammen mit den Blättern, wenn möglich), Ingwer, frische oder getrocknete Kräuter (Basilikum, Rosmarin, Thymian usw.), getrocknete Gewürze (Kreuzkümmel, Currypulver, Chilipulver, Kurkuma, Paprika, Zimt)
- 1–2 EL Essig und/oder Zitronensaft: Apfelweinessig, Balsamicoessig, Saft von Zitrusfrüchten, Zitronensaft, Limonen- oder Limettensaft, Rotweinessig
- 1 TL biologisches Kelppulver (optional)
- 1 TL jodiertes Meersalz
- 1–2 Pfund Fleisch oder Fisch: Schinkenspeck ohne Nitrat (wird zuerst gekocht und überschüssiges Fett dann abgegossen, bevor der Hauptproteinlieferant zubereitet wird), Schinken, Steak, Hühnchen, Pute, Schweinefleisch, Lachs, Lamm, Herz, Leber
- 6–7½ Tassen grünes und anderes Gemüse: Brokkoli, Kohl, Grünkohl, Senfkohl, Spinat, Rübengrün, Kohlgemüse, Karotten, Auberginen, Pilze, Zwiebeln

Geben Sie das Kokosöl bei mittlerer Hitze in eine große Pfanne mit Deckel. Fügen Sie Gewürze, Essig, Kelppulver und Salz hinzu. Dann Fleisch oder Fisch und lassen Sie es so lange köcheln, bis es Ihren Wünschen entspricht. Denken Sie daran, je länger das Fleisch zubereitet wird, desto zäher ist es wahrscheinlich. Ich mag mein Fleisch „englisch“, daher beträgt die Zubereitungszeit etwa 5 Minuten. Geben Sie das Gemüse dazu und dämpfen Sie es noch weitere 1–2 Minuten mit. Vor dem Servieren schneide ich das Fleisch in dünne Scheiben. Ist es Ihren Mitessern noch zu roh, geben Sie die Scheiben erneut für eine Minute in die Pfanne, bis sie durch sind.

Hühnchen auf algerische Art / Vegetarisches Gericht auf algerische Art

(4 Portionen)

Meine Tochter und ich besuchen gerne ein algerisches Lokal bei uns in der Gegend und wir beschlossen daher, unser Küchenrepertoire um das algerische Flair zu erweitern. Es dauert ein wenig länger als die Pfannengerichte nach Grundrezept, aber es schmeckt köstlich! Das ist ein sehr anpassungsfähiges Gericht, das Sie auch als vegetarische Variante zubereiten können, wenn Sie mögen. Man kann es im Basis-Programm (mit Quinoa und roten Paprikaschoten), beim Paläo-Programm (mit Blumenkohlreis, Kürbis-Spaghetti, Winterkürbis, Yams oder geschwenktem Kohlgemüse) oder beim Paläo-Plus-Programm (ersetzen Sie das grüne Gemüse durch Spargel) zubereiten.

- 6 Knoblauchzehen, fein gehackt
- 1½ Pfund Hühnchen mit Haut (Hähnchenbrust, Beine oder Schenkel sind geeignet; bei der vegetarischen Variante entfällt das Fleisch)
- 1 Dose stückige Tomaten (400 g)
- 2 Tassen Lauch in Scheiben
- 1 Tasse Knochenbrühe (vgl. S. 411; für die vegetarische Variante verwenden Sie Gemüsebrühe oder Wasser)
- 1 mittelgroße hellgelbe Spitzpaprika in Scheiben

- 1 mittelgroße Karotte in Scheiben
- 1 EL Kokosöl
- 2 TL gemahlene Kurkuma
- 1 TL gemahlener Zimt
- 1 TL gemahlener Kreuzkümmel
- 1 TL Kelppulver aus biologischem Anbau (optional)
- ½ TL jodiertes Meersalz
- 4 Tassen grüne Bohnen (Basis-Programm bzw. Paläo-Programm) oder 4 Tassen Spargel (Paläo-Plus-Programm)
- 2 Tassen gehackter Koriander, Blätter und Stiele getrennt

Knoblauch zerdrücken und 15 Minuten stehenlassen, damit sich der Schwefelgehalt stabilisieren kann. Zusammen mit dem Hühnchen sowie Tomaten, Lauch, Knochenbrühe, Karottenscheiben, Kokosöl, Gewürzen, Kelppulver und Salz bei mittlerer Hitze in eine große Pfanne geben. Alles 15 Minuten lang köcheln (simmern) lassen. Die Bohnen oder den Spargel und die gehackten Korianderstiele hinzufügen und weitere 5 Minuten köcheln lassen. Kurz vor dem Servieren die gehackten Korianderblätter unterrühren.

Rosmarin-Hühnchen

(8 Portionen)

Rosmarin und Hühnchen passen großartig zusammen. Rosmarin lässt sich leicht im Garten oder im Topf ziehen.

- 6 Knoblauchzehen, fein gehackt
- 2 TL frischen Rosmarin, gehackt
- 2 Pfund Hähnchenschenkel, aufgeschnitten, mit Haut (oder andere Stücke vom Huhn)
- 1 mittelgroße Aubergine in Scheiben
- 1 Pfund Pilze, blättrig geschnitten
- 2 große Karotten in Scheiben
- 2 EL Branntweinessig

- 1 EL Kokosöl
- ½ TL Kelppulver aus biologischem Anbau (optional)
- ½ TL jodiertes Meersalz

Den Knoblauch hacken und 15 Minuten stehenlassen. Alle Zutaten in eine Pfanne geben, zwanzig Minuten köcheln lassen, dann servieren.

Leber mit Zwiebeln und Pilzen

(4 Portionen)

Dieses Rezept stammt aus dem Kochbuch meiner Urgroßmutter, ich habe es für mein Programm angepasst. Dort gibt es ein Kapitel, das sich nur mit der Verwendung von Innereien wie Leber, Herz, Hirn, Bries und Nieren befasst. Hühnerleber ist vergleichsweise mild im Geschmack und eignet sich daher gut als Einstieg. Sie können sie auch im Ofen zubereiten, 1–2 Stunden bei 120 °C. So mag ich sie am liebsten. In diesem Rezept wird der Schinkenspeck zwischen die Leberscheiben gelegt, die ihrerseits auf den Zwiebeln und Pilzen liegen. Wir machen absichtlich so viel, damit der Rest zu einer Leberpastete verarbeitet werden kann, die ich am nächsten Tag zum Frühstück esse.

- ½ Pfund Schinkenspeck (ohne Nitrat)
- ½ Pfund Pilze, blättrig geschnitten
- 1 TL Kelppulver aus biologischem Anbau (optional)
- 1 Pfund Zwiebeln, gehackt
- 1 ½ bis 1 ¾ Pfund Hühnerleber
- 1 EL Balsamico-Essig
- ½ TL jodiertes Meersalz

Schinkenspeck in einer großen Pfanne braten und das ausgetretene Fett wegschütten. Pilze, Kelp und Zwiebeln hinzufügen und 3–5 Minuten bei mittlerer Hitze garen. Leber, Essig und Salz zugeben. 2–3 Minuten bei mittlerer Hitze garen. Die Leber darf nicht zu lange gebraten werden, sonst wird sie hart.

Leberpastete

(zwei Portionen)

Die Leberpastete ist zwar kein Pfannengericht im traditionellen Sinn, doch ich füge sie hier ein, weil ich sie als Resteverwertung und Proteinzufuhr für das Frühstück betrachte. Ganz besonders gern mögen wir sie mit Kohlrüben, Steckrüben, Rettich oder Kohlrabischeiben; Sellerie passt auch gut dazu.

- Leber, Zwiebeln und Pilze
- ¼ Tasse Olivenöl, Kokosöl oder Ghee
- ¼ Tasse Balsamico-Essig (oder Apfelweinessig)

Die Reste des Gerichts vom Abend vorher, d. h. etwa die Hälfte des Leber-Rezeptes, mit Öl und Essig in einer Küchenmaschine zu einer geschmeidigen Masse verarbeiten. Ist sie zu dick, mehr Wasser oder Essig zugeben, um eine dünnflüssige, puddingartige Konsistenz herzustellen. Im Kühlschrank aufbewahren.

Wahls-Pizza

(1 Portion)

Auf Pizza zu verzichten, fiel meiner Familie schwer. Es ist zwar möglich, glutenfreie Pizza zu bekommen, aber eine Pizza, die weder Gluten, noch Milchprodukte enthält, ist schon eine größere Herausforderung. Zebby und Jackie gönnen sich oft eine Pizza, während ich mich an mein Paläo-Plus-Programm halte. Dieses Rezept ist ein Beispiel, wie Sie glutenfreie Tortillas als Boden für Ihre eigene Pizza-Kreation verwenden können. Geben Sie Gemüse dazu, Fleisch Ihrer Wahl und ein veganes Käseersatzprodukt, mehr braucht es gar nicht; servieren Sie dazu einen großen Salatteller. Dieses „Seelenfutter“ erleichtert Ihnen und Ihrer Familie die Ernährungsumstellung vielleicht ein wenig. Lesen Sie unbedingt die Zutatenliste aller Produkte, um sicherzugehen, dass sie auch wirklich kein Gluten, keine Milchprodukte und (idealerweise) auch keine Eier enthalten.

Anmerkung: Die Menge in diesem Rezept ist für zwei Mais-Tortillas mit einem Durchmesser von je etwa 15 cm berechnet. Sie können die Zutatenmenge verändern, wenn Sie eine größere Pizza machen wollen. Es ist wichtig, ausreichend veganen Käse zu nehmen, damit die Pizza auch gelingt. Diese Mengen finde ich am besten: Glutenfreie Tortilla von etwa 25 cm Durchmesser = ca. 113 g; ca. 30 cm Durchmesser = ca. 140–170 g; ca. 35 cm Durchmesser = ca. 225 g; ca. 40 cm Durchmesser = ca. 283 g; knapp 46 cm = 340 g. Inzwischen gibt es auch vegane Tiefkühlpizza, das kann von Vorteil sein, wenn es schnell gehen muss (Informationen im Internet recherchieren; Anm. d. Übers.).

- 2 Mais-Tortillas (oder glutenfreie Tortillas aus anderem Mehl) von je ca. 15 cm Durchmesser
- ¼ Tasse Pizza-Soße (zucker- und glutenfrei)
- ½ Pfund Rinderhack, angebraten
- ¼ Tasse gehackte rote Paprikaschoten
- ¼ Tasse gehackte Zwiebeln
- ¼ Tasse schwarze Oliven in Scheiben
- ¼ Tasse Spinat
- 1 Knoblauchzehe, zerdrückt
- 170 g veganen Käse auf Sojabasis (Käseersatz gibt es z. B. in Reformhäusern oder Biomärkten)

Die Tortillas auf ein großes Backblech legen. Zuerst Pizzasoße und Fleisch darauf verteilen, dann mit Paprika, Zwiebeln, Oliven, Spinat und Knoblauch belegen. Veganen Käse darüber geben. Bei 190°C etwa 5–10 Minuten backen. Alternativ können Sie die Pizza in einem Tischbackofen grillen oder bei mittlerer Hitze in einer großen Pfanne mit Deckel auf dem Herd garen, bis der Käse schmilzt, das dauert meist 2–3 Minuten. Nehmen Sie die Pizza vorsichtig heraus und servieren Sie sie sofort.

„Rohmesan“ (Vegane Rohkostvariante von Parmesan)

(16 Portionen)

Dieser vegane Käse schmeckt ähnlich wie Parmesan. (Sie müssen kein Veganer sein, wenn Sie ihn sich auf Ihrer Wahls-Pizza oder über gekochtem Gemüse schmecken lassen wollen).

- ½ Tasse Nährhefe
- ½ Tasse gemahlene Walnüsse
- ½ TL jodiertes Meersalz

Alle Zutaten in einer Küchenmaschine in kurzen Intervallen verarbeiten, bis die Mischung aussieht wie Parmesankäse.

Suppen

Knochenbrühe

(Ergibt unterschiedlich viele Portionen, je nach Wassermenge)

Knochenbrühe hält sich im Kühlschrank drei Tage, in luftdicht verschlossenen Glasbehältnissen oder im Tiefkühler drei Monate. Je mehr Knochen Sie im Topf haben, desto länger sollten Sie sie kochen und dann köcheln lassen, um den Kollagen- und Mineralgehalt in der Brühe zu erhöhen. Knöchelchen und Hühnerfüße liefern viel Gelatine und Kollagen. Ich versuche 1 bis 2 Tassen täglich zu mir zu nehmen, insbesondere im Winter.

- Wasser (gefiltert oder aus der Umkehrosmoseanlage); den (Schmor-) Topf ganz füllen
- 1 gehackte Zwiebel
- 3–4 Knoblauchzehen
- 2–4 EL Apfelessig (1 EL pro Liter ist ein guter Anfang)
- 1 TL Kelppulver oder 1 EL Dulse-Flocken (optional)
- ½ TL schwarzer Pfeffer

- ½ TL jodiertes Meersalz
- Knochen (Knöchelchen sind ganz besonders gut)
- 4 Hühnerfüße (optional, aber zu empfehlen)
- Jedes Gemüse, das Sie im Kühlschrank haben und leicht zu welken beginnt

Wasser zum Kochen oder Köcheln bringen und alle Zutaten hineingeben. Mindestens 4 Stunden bis maximal 2 Tage simmern lassen. Schaum, der sich an der Oberfläche zeigt, abschöpfen und wegwerfen. Nach Abschalten der Hitze auskühlen lassen. Gemüse und Knochen abseihen.

Die Kraft der Knochenbrühe

Arthritis-Patienten lassen sich Nahrungsergänzungen für die Gelenke eine Menge Geld kosten, etwa für Substanzen wie Glucosamin, Chondroitinsulfat und Methylsulfonylmethan (MSM, eine weitere schwefelhaltige Verbindung). Menschen geben auch viel Geld aus für Hyaluronsäure-Injektionen in die Gelenke. Ich ziehe eine natürliche Methode vor: Alle diese gelenkstärkenden, knochenbildenden Substanzen und viele weitere können Sie sich zuführen, wenn Sie Ihre eigene Knochenbrühe kochen und täglich trinken. Knochen mit Knorpel und Sehnen enthalten mehr Glucosamin, die für Knochen und Gelenke sogar noch größere Vorzüge bieten. Knochen, die noch viel Knochenmark enthalten, liefern außerdem mehr DHA-Fette, die, wie bereits erwähnt, Ihnen sehr guttun werden.

Knochenbrühe mit Avocado

(etwa 2 ½ Tassen)

Daraus wird eine wunderbar cremige Suppe. Ist sie noch zu dickflüssig, geben Sie einfach mehr Brühe oder Wasser dazu.

- 2 Tassen Knochenbrühe (s. S. 411)
- 1/3 Dose vollfette Kokosmilch
- 1 Avocado, entkernt und geschält

- 2 zerdrückte Knoblauchzehen
- 1 TL frisch geriebenen Ingwer

Alle Zutaten in einem leistungsstarken Mixer zu einer geschmeidigen Masse verarbeiten. Diese Suppe schmeckt kalt und warm.

Knochenbrühe mit Karotten

(1 Portion)

- 1 Tasse Knochenbrühe (s. S. 411)
- 1/3 Dose vollfette Kokosmilch
- ½ Tasse gekochte oder rohe Karotten
- 1 TL gehackter frischer Ingwer
- ½ TL Kurkumapulver

Knochenbrühe bei mittlerer Hitze zum Köcheln bringen. Die restlichen Zutaten einrühren, dann alles pürieren.

Knochenbrühe mit Blumenkohl und Kurkuma

(1 Portion)

1 Tasse Knochenbrüche (s. S. 411)

- 1/3 Dose vollfette Kokosmilch
- ½ Tasse Blumenkohlröschen (roh oder gekocht)
- 1 zerdrückte Knoblauchzehe
- ½ TL Kurkumapulver

Knochenbrühe bei mittlerer Hitze zum Köcheln bringen. Die restlichen Zutaten einrühren, dann alles pürieren.

Knochenbrühe mit Pfeffer

(1 Portion)

1 Tasse Knochenbrühe (s. S. 411)

- ½ Tasse gehackte rote Paprikaschote
- 1/3 Dose (oder mehr) vollfette Kokosmilch

Knochenbrühe bei mittlerer Hitze zum Köcheln bringen. Die restlichen Zutaten einrühren, dann alles pürieren.

Kokosmilch-Fisch-Suppe

(4 Portionen)

Das ist eines der Lieblingsgerichte meiner Familie. Die Suppe kann man mit jeder Kombination von Meeresfrüchten oder sogar mit Geflügel herstellen.

- 6 Tassen Knochenbrühe (s. S. 411)
- 1 Dose (ca. 380 g) vollfette Kokosmilch
- 1 TL biologisches Kelppulver (optional)
- ½ TL jodiertes Meersalz
- 5 Tassen Pak Choi, gehackt
- 3 Tassen Brokkoli, gehackt
- 1 mittelgroße Karotte in Scheiben
- ½ Pfund Shiitake-Pilze, blättrig geschnitten
- 1 EL Ingwer, in dünne Scheiben geschnitten
- 1 ½ Pfund Königslachs
- 2 EL Limonen- oder Limettensaft

Brühe, Kokosmilch, Kelppulver, Salz, Gemüse und Ingwer in einen großen Kessel geben. Zusätzliches Wasser zugeben, wenn Sie mehr Brühe in der Suppe haben wollen. Zum Köcheln bringen. Lachs und Limonen- oder Limettensaft zugeben. Suppe einmal aufkochen lassen, dann die Hitze abschalten. Suppe vor dem Servieren 10 Minuten ruhen lassen.

Meeresfrüchte-Tomaten-Suppe

(4 Portionen)

Diese Suppe schmeckt wunderbar und der Safran ist eine ausgezeichnete Ergänzung. Wir machen Sie im Wechsel mit der Kokosmilch-Fisch-Suppe. Beide sind bei unseren Kindern äußerst beliebt und lassen sich schnell zubereiten.

- 4 Tassen Knochenbrühe (s. S. 411)
- 1 Flasche (ca. 500 ml) Muschelsaft (in Feinkostgeschäften und natürlich im Internet erhältlich; Anm. d. Übers.)

- 1 Dose (ca. 400 g) stückige Tomaten
- 4 Knoblauchzehen
- 1 Tasse rote Paprikaschote, gehackt
- 1 Tasse gelbe Paprikaschote, gehackt
- 1 Stange Lauch, in Scheiben geschnitten
- 1 TL biologisches Kelppulver (optional)
- ½ TL (oder nach Geschmack) jodiertes Meersalz
- ⅛ Teelöffel Safran
- ½ Pfund Muscheln
- ½ Pfund Shrimps

Brühe, Muschelsaft, Tomaten, Knoblauch, Kelppulver, Salz und Safran in einem großen Topf 5 Minuten bei mittlerer Hitze simmern lassen. Muscheln und Shrimps hinzufügen und zum Kochen bringen. Hitze abschalten und vor dem Servieren 5 Minuten ruhen lassen.

Grünkohlsuppe mit Wurst / Vegetarische Grünkohlsuppe

(4 Portionen)

Dieses Rezept eignet sich besonders für den Winter. Zach mag die Suppe mit Grünkohl und Wursteinlage, doch jedes andere Grüngemüse eignet sich auch sehr gut. Sie können auch jede Art von Wurst verwenden, die Sie mögen oder sie auch ganz weglassen, dann haben Sie ein vegetarisches Gericht.

- 8 Tassen Knochenbrühe (s. S. 411 oder Gemüsebrühe, wenn Sie sich vegetarisch ernähren)
- 4 Tassen Grünkohl, gehackt
- 2 Tassen Süßkartoffel, gehackt
- 1 Tasse Zwiebeln, gehackt
- 1 mittelgroße gelbe Spitzpaprika in Scheiben
- 1 TL Kelppulver aus organischem Anbau (optional)
- ½ TL jodiertes Meersalz

- 4 Bratwürste (für Vegetarier ohne Wurst; stattdessen Schwarzaugenbohnen aus der Dose bzw. gekochte getrocknete Bohnen; vorher eingeweichte Bohnen sind ideal, um die Menge der Lektine/Phytate zu vermindern)
- 1 Dose (ca. 380 g) vollfette Kokosmilch

Brühe, Gemüse, Kelppulver und Salz in einen Schmortopf oder Suppentopf geben. Die Bratwürste zugeben und mindestens 30 Minuten köcheln lassen oder Schwarzaugenbohnen hinzufügen, die in 30 Minuten weich sind, wenn sie vorher eingeweicht wurden. Würste herausfischen und in Scheiben schneiden, dann wieder zur Suppe geben. Kokosmilch hinzufügen, umrühren und servieren.

Rotes Bohnenchili

(4 Portionen)

Sie können jede Art von scharfer Soße auf den Tisch stellen, um Ihr Chili nach Wunsch zu schärfen. Jackie mag es eher milder, aber Zebby und ich essen gerne scharf. Die Schärfe in der Soße stammt aus dem Capsaicin, das traditionell zur Behandlung von chronischen Nervenschmerzen verwendet wurde. Wenn Sie die Bohnen über Nacht einweichen und keimen lassen, verkürzt sich die Kochzeit und sie enthalten weniger Lektine und Phytate.

- 8 Tassen Knochenbrühe (s. S. 411)
- 1 Pfund Bisonhackfleisch
- 1 Tasse Zwiebeln, gehackt
- 1 Dose (ca. 425 g) schwarze Bohnen, abgetropft
- 2 Dosen (je 170 g) Tomatenmark
- 1 mittelgroße Karotte, in Scheiben
- 1 Jalapeño-Chili, gehackt
- 1 TL Chilipulver
- 1 TL Kelppulver aus organischem Anbau (optional)
- ½ TL jodiertes Meersalz

Alle Zutaten in einen Kessel geben und 30 Minuten köcheln lassen.

Eintopfgericht mit Meeresfrüchten

(4 Portionen)

Dieser Eintopf schmeckt großartig mit Austern oder Muscheln, kann aber auch variiert werden, um zu dem Ernährungsprogramm zu passen, das Sie gewählt haben. Für das Paläo-Programm verdoppeln Sie die Menge der Meeresfrüchte, alle anderen Zutaten bleiben unverändert. Beim Paläo-Plus-Programm verwenden Sie 1 Pfund Meeresfrüchte, lassen aber den Kürbis weg.

- 1 Dose (ca. 380 g) vollfette Kokosmilch
- 2 Tassen Hühnerbrühe (oder Knochenbrühe, s. S. 411, oder fertig gekaufte Brühe)
- 1 Pfund Pilze, blättrig geschnitten
- 1 große Zwiebel, gehackt
- 2 Tassen Butternusskürbis, gewürfelt (nicht beim Paläo-Plus-Programm)
- 1 TL Kelppulver aus organischem Anbau (optional)
- ½ TL jodiertes Meersalz
- 1 Pfund Austern oder Muscheln (2 Pfund beim Paläo-Programm)
- 2 Tassen Blumenkohl, gehackt
- 1 Tasse frischer Koriander, gehackt

Kokosmilch, Brühe, Pilze, Zwiebel, Kürbis, Kelppulver und Salz in einen Topf geben. Fünf bis 10 Minuten köcheln lassen, bis der Kürbis fast weich ist. Austern oder Muscheln und Blumenkohl hinzufügen, wieder zum Simmern bringen und die Hitze abschalten. Den Eintopf 10 Minuten ruhen lassen. Koriander einrühren und servieren. Über jeden Teller Pfeffer grob mahlen, wenn Sie das mögen.

Salate

Ich empfehle oft, einen Salat zu essen, doch der Nährstoffgehalt kann sehr unterschiedlich sein und davon abhängen, welches Gemüse und Obst, welche Nüsse, Samen, Fettquellen und welche Art von Fleisch Sie aussuchen. Im Allgemeinen lautet mein Rat, frisches rohes Grüngemüse aller Art zu nehmen, anderes, gerade verfügbares Gemüse zu schneiden und hinzuzufügen (etwa Gurken, Karotten, Radieschen, Paprika, Pilze, Frühlingszwiebeln; Sie sollten auch schwefelhaltiges Gemüse verzehren, damit die Mischung ausgeglichen ist), das Ganze mit kalt gepresstem Olivenöl und etwas frischen Zitronensaft oder Essig zu beträufeln und ein wenig Protein in Form eines Steaks, ein wenig Hühnerfleisch oder Fisch dazuzugeben.

Lachs- oder Geflügel-Salat

(3 Portionen)

Sie können diese aus Fleisch bestehenden Salate als Aufstrich, Beilage oder Salatschwerpunkt einsetzen. Wenn Sie sich für Lachs entscheiden, versuchen Sie eine Dose wilden Rotlachs mit Gräten zu bekommen. (Wenn Sie die Gräten im Salat belassen, erhöhen Sie Ihre Kalziumzufuhr beträchtlich.) Servieren Sie ihn mit glutenfreien Crackern oder glutenfreiem Brot. Meine Tochter mag ihn sehr gerne in einem Kohlblatt als Wrap. Sie können das Kohlblatt eine Minute lang blanchieren, damit es weich wird und es anstelle von Fladenbrot verwenden. Wenn Sie mögen, können Sie den Salat vor dem Essen auch leicht erwärmen. Diese Mahlzeit lässt sich einfach aus Ihren Vorräten zubereiten.

- 1 Dose (ca. 400g) Lachs, abgetropft, oder 4 mittelgroße gekochte Hähnchenbrustfilets ohne Haut (ca. 370 g)
- ½ kleine Zwiebel, gehackt
- 1 Knoblauchzehe, zerdrückt
- ¼ Tasse Sellerie, gehackt
- ¼ Tasse Petersilie, gehackt
- 2 EL glutenfreie Erdnuss-Soße
- $^{1}/_{3}$ TL Kelppulver aus organischem Anbau (optional)
- ¼ TL jodiertes Meersalz

Lachs in eine Schüssel geben und die Gräten zerstampfen oder mörsern. Wenn Sie den Salat mit Huhn machen, die Hähnchenbrustfilets in mundgerechte Stücke schneiden. Lachs oder Huhn mit allen anderen

Zutaten in eine Küchenmaschine geben und in Intervallen zur gewünschten Konsistenz verarbeiten. Sie können auch alles schneiden und von Hand verarbeiten.

Beilagen

Das sind Gemüsegerichte, die es zu einer Mahlzeit gibt. Durch das Hinzufügen von Schinkenspeck schmecken viele Gerichte weniger bitter und das Gemüse ist für unsere Kinder attraktiver. Als wir glutenfreien Schinken ohne Nitrat entdecken, waren wir alle sehr froh.

Gemüse und Schinkenspeck

(3 Portionen)

Bei diesem Rezept passt jede Art von grünem Gemüse gut.

- 4 Scheiben Schinkenspeck, in mundgerechte Stücke geschnitten (ohne Nitrat)
- 6 Tassen grünes Blattgemüse, geschnitten (Beteblätter, wenn möglich, Senfkohl o. Ä.)
- 3 Zehen Knoblauch, gehackt
- 1 EL Balsamico-Essig
- 1 TL Kelppulver aus organischem Anbau (optional)
- ½ TL jodiertes Meersalz

Den Schinkenspeck braten und das ausgelaufene Fett wegschütten. Die anderen Zutaten hinzufügen und dünsten, bis das Blattgemüse zusammenfällt. Dann servieren.

Rosenkohl, Schinkenspeck und Cranberrys

(4 Portionen)

Als Kind machte ich mir nichts aus Rosenkohl, jetzt mögen Jackie und ich ihn gerne. Der Trick ist, ihn nicht zu verkochen, denn dann schmeckt er bitter. Die Cranberrys machen sich gut, sowohl vom Bild her als auch im Geschmack, und die Mandeln sorgen für ein wenig mehr Kalzium in der Mahlzeit. Ein schnelles Gericht, das einfach zuzubereiten ist.

- 4 Scheiben Schinkenspeck (ohne Nitrat)
- 4 Tassen Rosenkohl, halbiert
- 1 Tasse frische Cranberrys
- ¼ Tasse Zwiebeln, gehackt
- 2 EL Balsamico-Essig
- 1 TL Kelppulver aus organischem Anbau (optional)
- ¼ Tasse rohe Mandeln, gehackt (und eingeweicht beim Paläo- oder Paläo-Plus-Programm)

Schinken braten. Die Hälfte des Fetts weggießen. Alle Zutaten bis auf die Mandeln hinzufügen. Die Pfanne zudecken und das Gericht zwei Minuten lang köcheln lassen. Kurz vor dem Servieren die gehackten Mandeln hinzufügen.

Pürierte Rüben

(4 Portionen)

- 1 Pfund Steckrüben
- ½ Tasse Nährhefe
- ¼ Tasse Schnittlauchröllchen
- 4 Knoblauchzehen, gehackt
- 2 EL Kokosöl
- 1 TL Kelppulver aus organischem Anbau (optional)
- ¼ TL jodiertes Meersalz
- ¼ TL gemahlener schwarzer Pfeffer

Die Steckrüben waschen und in mundgerechte Stücke schneiden. In einen Dämpfeinsatz geben und ca. 5 bis 10 Minuten garen, bis sie weich sind (je nach Größe der Stücke dauert es kürzer oder länger). Die weichen Steckrüben mit den restlichen Zutaten in eine Schüssel geben und mit einem Kartoffelstampfer pürieren. (Sie können die Mischung auch in einer Küchenmaschine bis zur gewünschten Konsistenz verarbeiten.) Den einzelnen Portionen etwas gröber gemahlenen Pfeffer hinzufügen, falls gewünscht.

Sautierter Rotkohl

(4 Portionen)

- 2 EL Kokosöl
- 4 Tassen Rotkohl, geschnitten
- 1 ½ EL frischer Ingwer, in Scheiben
- 1 EL Balsamico-Essig

Kokosöl in einer Pfanne bei mittlerer Hitze erhitzen. Alle Zutaten hinzufügen und 2 bis 4 Minuten sautieren.

Quinoa mit roten Paprika

(4 Portionen)

Zebby mag dieses Rezept sehr; wir haben es auf der Grundlage eines Gerichts entwickelt, das es in einem algerischen Restaurant bei uns gibt.

- 1 Tasse Quinoa
- 1 ½ Tassen Wasser
- 1 Tasse rote Paprika, gehackt

Quinoa 10 Minuten einweichen und sorgfältig abspülen, um die Haut zu entfernen (die einen bitteren Saponinüberzug hat) oder es eingeweicht 6 bis 24 Stunden keimen lassen und dann gut abspülen. Wieder in den Topf geben, das Wasser hinzufügen, Deckel auflegen und 10 Minuten köcheln lassen. Paprika hinzufügen und weitere 5 Minuten köcheln lassen. Vom Herd nehmen und 5 Minuten ruhen lassen. Mit einer Gabel auflockern und servieren.

Blumenkohlreis

(4 Portionen)

- 1 mittelgroßen Blumenkohl

Blumenkohl in Stücke schneiden, die in den Einfüllstutzen der Küchenmaschine passen (es sei denn, Sie möchten später von Hand raspeln). Blumenkohl in einem Dämpfeinsatz in einen großen Topf auf dem Herd geben und 2 bis 4 Minuten dämpfen. Raspelmesser in die Küchenmaschine einsetzen und den gedämpften Blumenkohl mit Stielen und Blättern durch die Küchenmaschine laufen lassen. Das ist ein großartiger Reisersatz. Sie können auch Blumenkohlpüree daraus machen, das wie Kartoffelpüree gegessen wird. Blumenkohl in dieser Form ist eine Alternative zu Kartoffeln und hat wenig Kohlenhydrate: Er schmeckt großartig, passt zu jedem Soßengericht und lässt Ihren Insulinspiegel nicht in die Höhe schnellen.

Spaghetti-Kürbis

(4 Portionen)

- 1 großer Spaghetti-Kürbis

Den Kürbis mit Löchern versehen, damit der Dampf entweichen kann. Im Ofen bei 190°C etwa 1 Stunde oder in einem Schmortopf bei geringer Temperatur 10 Stunden lang garen. Der Kürbis ist fertig, wenn eine Gabel leicht durch die Schale dringt. Kürbis halbieren, die Kerne entfernen und wegwerfen. Das Kürbisfleisch – das wie Nudeln aussieht – herausschaben und servieren.

Süßkartoffeln oder Winterkürbis

(Kalkulieren Sie je nach Größe ½ bis 1 Süßkartoffel oder Kürbis pro Portion)

Aufschneiden und 10 bis 15 Minuten dämpfen oder bis eine Gabel leicht durch die Schale dringt. Süßkartoffel oder Kürbis auf einen Servierteller legen und servieren.

Rote-Bete-Rotkohl-Mischung

(1 Portion)

Diese Beilage können Sie auf zweierlei Arten zubereiten: Machen Sie entweder die Version mit frisch geriebenem Ingwer oder mit Zimt und Kakao, oder aber Sie lassen die Gewürze weg und genießen dann die pure Rote-Bete-Rotkohl-Mischung. Die Bete und der Kohl sind hervorragend für die Mitochondrien und zur Entgiftung geeignet. Ingwer, Zimt und Kakao sind als Gewürze wahre Kraftpakete, die die Mitochondrien und die Entgiftung weiter unterstützen, deshalb füge ich sie zu immer mehr meiner Gerichte hinzu.

- ¼ Tasse Rote Bete, roh
- ¼ Tasse Rotkohl, geschnitten
- 1 EL Leinsamen- oder Hanföl
- 1 EL Olivenöl
- 1 TL Zimt, gemahlen (optional)
- ¼ TL ungesüßten Kakao (optional) oder 1 TL frisch geriebenen Ingwer (anstelle der Kakao-Zimt-Kombination)

Alle Zutaten mischen. In einer Küchenmaschine in kurzen Intervallen bis zur gewünschten Konsistenz verarbeiten.

Rote-Bete-Cranberry-Mischung

(1 Portion)

- ¼ Tasse rohe Rote Bete
- ¼ Tasse frische, ganze Cranberrys
- 1 ½ TL Ingwer, in Scheiben geschnitten oder gerieben

Alle Zutaten mischen. In einer Küchenmaschine in kurzen Intervallen bis zur gewünschten Konsistenz verarbeiten.

Getränke

Knochenbrühe-Tee

Ich kombiniere die Knochenbrühe gerne mit Kokosmilch für ein morgendliches warmes Getränk, besonders im Winter. Grundlage ist eine Tasse heiße Knochenbrühe und 1/3 Dose vollfette Kokosmilch. Dann füge ich noch Gewürze hinzu (wie Kurkuma) und ein bisschen Gemüse (wie Karotten oder Knoblauch). Mit der Küchenmaschine kann ich bei hoher Geschwindigkeit auch rohes oder gekochtes Gemüse geschmeidig pürieren. Ist die Mischung zu dickflüssig, gebe ich noch Knochenbrühe dazu, bis die Konsistenz meinen Vorstellungen entspricht. Experimentieren Sie einfach mit den Gewürzen und Ihren heimischen saisonalen Gemüsesorten!

Kurkuma-Tee

(1 Portion)

- 1 Tasse Knochenbrühe (s. S. 411)
- 1/3 Dose (oder mehr) vollfette Kokosmilch
- ½ EL Kurkumapulver
- 1 Knoblauchzehe, geschält und zerdrückt

Bringen Sie die Knochenbrühe bei mittlerer Hitze zum Köcheln. Fügen Sie dann die restlichen Zutaten hinzu und verarbeiten Sie alles in einem leistungsstarken Mixer.

Heiße Schokolade

(1 Portion)

Unserer Urgroßmütter und -großväter wussten, wie man Gewürze einsetzt, damit man glaubte, das Essen sei süßer im Geschmack. Ein wenig schärfere Gewürze wie Zimt, Nelken, Minze und Ingwer tragen dazu bei, dass der wahrgenommene bittere Geschmack des Essens gemindert und die relative Süße hervorgehoben werden. Ich mache heiße

Schokolade nur mit biologischem Kakaopulver, Zimt und Kokosmilch. Sie enthält keinen Zucker, doch der Zimt kappt den bitteren Geschmack sehr gut. Je länger Sie keinen Zucker mehr zu sich nehmen, desto mehr verändern sich Ihre Geschmacksnerven und die Geschmacksempfindung. Sie werden wahrscheinlich finden, dass Ihr Essen süßer schmeckt und möglicherweise erscheint Ihnen ein bitterer Geschmack sogar reizvoller. Ist diese heiße Schokolade für Ihren Geschmack aber doch zu bitter, geben Sie eine sehr reife Banane oder ein wenig von den erlaubten Süßungsmitteln dazu, zum Beispiel einen Teelöffel Honig. Steviablätter sind eigentlich gut geeignet, aber sobald Stevia verarbeitet ist (z. B. zu Pulver), weiß ich nicht, welchen Einfluss der Verarbeitungsprozess darauf hat und verwende es nicht.

- ¼ bis 1 TL ungesüßter Kakao
- ½ bis 1 TL gemahlener Zimt
- ½ Dose vollfette Kokosmilch
- ½ Tasse Wasser
- Alternativ: Machen Sie mit ein paar Tropfen Minzöl eine Minzschokolade.

Alle Zutaten in einem Mixer zu einer glatten Mischung verarbeiten. (Durch alleiniges Verrühren wird die Schokolade nicht glatt.) In einem Topf auf dem Herd bei mittlerer Hitze langsam erhitzen.

Fermentierte / Eingelegte Nahrungsmittel

Fermentierte Nahrungsmittel hatten bei den meisten unserer Urgroßmütter eine lange Tradition. Sie sind einfach herzustellen und sorgen für viele zusätzliche Nährstoffe in unserem Speiseplan. Im Folgenden finden Sie einige einfache Rezepte, die ich sehr gerne mag. Fermentierte Nahrungsmittel sind geschmacklich etwas gewöhnungsbedürftig, fangen Sie also langsam damit an. Kombucha ist am einfachsten. Erweitern Sie ihre Mahlzeiten dann allmählich um andere fermentierte Nahrungsmittel als Würzmittel.

Kombucha Tee

(16 Tassen)

Kombucha-Tee gibt es fertig zu kaufen, doch wenn Sie ihn so frisch wie möglich haben und auch noch wissen wollen, was alles drin ist, dann bereiten Sie ihn selbst zu. Wollen Sie knapp vier Liter herstellen, können Sie entweder zusätzlich Teebeutel ins heiße Wasser hängen oder Sonnentee herstellen. Wie auch immer, das Wasser darf kein Chlor enthalten, sonst wird die Kombucha-Muttersubstanz (SCOBY), die für die Fermentation des Tees verantwortlich ist, abgetötet. Ich verwendet immer Osmosewasser (aus der Osmose-Umkehranlage), doch wenn Sie keine haben, können Sie das Wasser auch 24 Stunden lang offen stehen lassen oder es fünf Minuten lang kochen, um das Chlor zu entfernen. Das Metall Ihrer Töpfe kann die Wirkung des Kombucha-Pilzes ebenfalls aufheben, daher sollten Sie ein entsprechendes Gefäß verwenden, zum Beispiel ein feuerfestes Glasgefäß. Vor der Zubereitung sollten Sie alle Gläser mit heißer Seifenlauge gut reinigen. Kombucha-Muttersubstanzen können Sie im Internet bestellen, und wenn Sie ein Glückspilz sind, bekommen Sie eine von einer Freundin.

Ich trinke regelmäßig Kombucha-Tee. Doch es gibt Berichte, dass Menschen durch Übersäuerung erkrankten, und das wurde dem Genuss von Kombucha zugeschrieben. Wenn Sie nieren- oder leberkrank sind oder an Diabetes leiden, ist Ihr Risiko größer, Kombucha-Tee weniger gut zu vertragen. Fangen Sie zunächst mit ¼ Tasse an. Wenn Sie keine Probleme damit haben, können Sie die Menge auf ½ und schließlich auf eine volle Tasse täglich oder auch mehr erhöhen.

- 4 Liter Schwarztee, grüner Tee, Roibuschtee (heißt auch Rooibos-, Rotbusch-, Massaitee) oder Matetee
- 1 Tasse weißen Kristallzucker
- 1 Kombucha-Muttersubstanz

Zucker in den Tee geben, solange er noch warm ist und rühren, bis er sich aufgelöst hat. Wenn der Tee auf Zimmertemperatur abgekühlt ist, Teebeutel entfernen und ihn in ein entsprechend großes Gefäß umfüllen, das die Muttersubstanz (SCOBY) aufnehmen kann. Einen Netzbeutel über das Gefäß legen und es mit einem Geschirrtuch zudecken, damit Luft an die Mischung kommt. Bei Zimmertemperatur in einem gut belüfteten Raum 7 bis 10 Tage dunkel stehenlassen; die Fermentationszeit kann variieren. Sie können durch Probieren oder mithilfe eines pH-Teststreifens prüfen, ob der Tee fertig ist; der pH-Wert sollte zwischen 2,6 und 4,0 liegen. Trinken Sie keinen Kombucha Tee, der verdorben oder ranzig riecht oder aussieht als sei er mit Schimmel oder Insekten verunreinigt. Ein gut fermentierter Ansatz ist trüb und enthält perlende strähnige braune Stückchen der Muttersubstanz. Den Kombucha-Tee in Viertelitergläser umfüllen, dicht verschließen und einen weiteren Tag auf der Arbeitsfläche stehenlassen, dann in den Kühlschrank stellen. Innerhalb eines Monats verbrauchen. Ein bis zwei Tassen Tee mit der Muttersubstanz zurückbehalten und zum erneuten Gebrauch im Kühlschrank aufbewahren. Man kann jedes zweite Wochenende einen frischen Ansatz machen, doch Kombucha, der zu lange fermentiert wurde, wird zu gebrauchsfertigem Essig. Wegen seines Säuregehalts sollte der Tee nicht in bleiglasierten Keramik- oder Bleikristallgefäßen zubereitet oder aufbewahrt werden, denn die Giftstoffe können in den Tee übergehen.

Rote-Bete-Kwass

(3 Portionen)

In Osteuropa hat das Fermentieren von Nahrungsmitteln, auch von Wurzelgemüse, eine lange Tradition. Der Fermentationsprozess erhöht die Vitamin- und Enzymbildung und sorgt für die Wiederansiedlung einer gesundheitsfördernden Darmflora. Rote Bete sind traditionell eine ausgezeichnete Unterstützung der Entgiftung, und fermentierte Rote Bete unterstützen den Entgiftungsprozess noch besser. Ich trinke gerne Kombucha und Rote-Bete-Kwass im Wechsel und verdünne Letzteren dabei mit Wasser zu gleichen Teilen. Für den Kwass muss man unbedingt Rote Bete aus biologischem Anbau nehmen und absolut chlorfreies Wasser. Sie benötigen auch eine geringe Menge fermentierte Bete oder eine einzelne Kapsel eines Probiotikums, zum Beispiel von Acidophilus, den es auf jeden Fall in der Apotheke, unter Umständen sogar bei Ihrem Lebensmittelhändler gibt, als Startersubstanz. Öffnen Sie die

Kapsel und geben Sie den Inhalt in die Mischung. Versuchen Sie ein probiotisches Präparat zu finden, das möglichst viele verschiedene Arten enthält. (Mein Probiotikum enthält 15 verschiedene Stämme gesundheitsfördernder Bakterien.)

- 1 Tasse in grobe Scheiben geschnittene oder gehackte Rote Bete
- 1 EL Ingwer, gerieben
- 1 EL Orangenschale, gerieben
- 1 EL jodiertes Meersalz
- 1 Kapsel eines Probiotikums
- 2 ½ Tassen Wasser

Ein Einweckglas mit Deckel sorgfältig mit heißer Seifenlauge reinigen und gut abspülen. Die Rote-Bete-Stücke einlegen, Ingwer, Orangenzesten und Salz darüber streuen. Die Kapsel öffnen, den Inhalt darüber streuen und so die hilfreichen Bakterien einbringen. Mit dem Wasser auffüllen. Die Rote-Bete-Stücke im Glas mit einem Teller oder etwas ähnlich Passendem beschweren, damit die Flüssigkeit sie vollständig bedeckt. Nach 2 bis 3 Tagen sollte die Fermentation ausreichend sein, und das Glas kann dicht verschlossen im Kühlschrank aufbewahrt werden. Flüssigkeit abgießen und trinken. (Man kann die Rote Bete auch essen oder sie wegwerfen, sie passen jedoch gut in Smoothies oder Salate.)

Sauerkraut und eingelegtes Gemüse

Das ist ein sehr einfaches Rezept für eingelegte Nahrungsmittel; es war ein Grundnahrungsmittel der amerikanischen Siedler. Meine beiden Großmütter haben regelmäßig Wurzelgemüse eingelegt und Pickles gemacht. (Bitte verwenden Sie nur biologisch angebautes Gemüse.)

- 1 kleiner Weißkohl
- Karotten, Knoblauch und/oder Zwiebeln nach Geschmack
- Ingwer nach Geschmack
- Chilischoten, gehackt oder ganz, nach Geschmack
- 1 EL jodiertes Meersalz
- 1 Kapsel eines Probiotikums

Ein Einweckglas mit großer Öffnung und Deckel sorgfältig mit heißem Seifenwasser reinigen und gut abspülen. Kohl und Gemüse waschen. Der Anteil des geriebenen Weißkohls soll mindestens 80 Prozent betragen. Weißkohl und Karotten sowie Ingwer reiben. Kohl in das Glas einlegen, Ingwer, Chili, anderes Wurzelgemüse (nach Geschmack) und Salz einstreuen. Die Gemüse mit einem Löffel in das Glas drücken. Den Inhalt der Kapsel über den Weißkohl streuen. Den Kohl im Glas mit einem Teller oder etwas ähnlich Passendem beschweren, damit er vollständig bedeckt ist. Das Glas in ein größeres Gefäß stellen, um die Salzlake, die beim Fermentationsprozess überfließt, aufzufangen; das Ganze an einem kühlen, dunklen Ort aufbewahren. In regelmäßigen Abständen kontrollieren, um aus der Flüssigkeit heraus stehende Gemüsestücke oder Schimmel zu entfernen. Steht die Salzlake nicht über dem Gemüse, zusätzliches Salzwasser nachgießen, bis das Gemüse wieder bedeckt ist. (2 TL Salz auf 1 Tasse gefiltertes Wasser; bitte denken Sie daran, dass Leitungswasser Chlor enthält, das die „guten“ Bakterien absterben lässt.) Nach einer Woche sollte die Fermentation ausreichend sein, und das Gefäß kann dicht verschlossen und in den Kühlschrank gestellt werden. Die Fermentationszeit kann variieren; falls gewünscht, kann man die Gemüse auch länger fermentieren lassen, bis der gewünschte Geschmack und die gewünschte Konsistenz erreicht sind.

Nachspeisen

Sie müssen einfach ein paar Leckereien haben. Ihre Geschmacksnerven werden sich anpassen und Sie werden neue Geschmacksrichtungen in Ihren Nahrungsmitteln entdecken. Hier finden Sie Ideen für wunderbare Nachspeisen mit Trockenfrüchten, frischen Beeren und Gewürzen, um der Mahlzeit eine besondere Note zu geben und sie zu versüßen.

Obstpudding

(2 Portionen)

Bei diesem Rezept unterstreichen die Gewürze die natürliche Süße des Obstes. Wenn Sie zwei Wochen lang auf Zucker verzichtet haben, lässt Ihr Verlangen danach nach.

- 1 Tasse vollfette Kokosmilch
- 1 Tasse Beeren nach Wahl oder eine Beerenmischung (wie Brombeeren, Heidelbeeren, Himbeeren und Erdbeeren)
- 1 mittelgroße Avocado, geschält, entkernt und geschnitten
- 1 TL gemahlener Kardamom
- 1 TL gemahlener Zimt

Die Kokosmilch zum Kochen bringen, zusammen mit allen Zutaten in eine Küchenmaschine füllen und 3 Minuten mixen. In eine Schüssel gießen und im Kühlschrank kaltstellen.

Himbeer-Leinsamen-Pudding

(2 Portionen)

Wenn Sie beim Paläo-Programm angelangt sind, sollte der Leinsamen 2 bis 6 Stunden vor der Verwendung eingeweicht werden, damit die Phytate und Lektine entfernt werden. Dadurch wird er weicher und lässt sich leichter mixen, deswegen muss man ihn nicht vorher gesondert mahlen. Beim Basis-Programm mahlen Sie den Leinsamen unmittelbar vor der Verwendung mit einer Kaffeemühle. Auf diese Weise werden die Omega-3-Fettsäuren nicht abgebaut. Sie können die Menge an Leinsamen erhöhen oder vermindern, damit der Pudding die gewünschte Festigkeit bekommt. Frische Beeren und ein Esslöffel vollfette Kokosmilch ergeben eine hübsche Garnitur zum Servieren.

- ¼ Tasse Leinsamen
- 1 Tasse vollfette Kokosmilch
- 1 Tasse Himbeeren
- 1 TL gemahlener Kardamom
- 1 TL gemahlener Zimt

Leinsamen unmittelbar vor der Verwendung mahlen (Basis-Programm) oder 2 bis 6 Stunden vor der Verwendung einweichen (Paläo- und Paläo-Plus-Programm). Kokosmilch zum Kochen bringen. Gemahlenen oder eingeweichten ganzen Leinsamen zusammen mit der heißen Kokosmilch und den anderen Zutaten in einen leistungsstarken Mixer geben und 3 Minuten verarbeiten. In eine Schüssel gießen und in den Kühlschrank stellen.

Wahls-Buttertoffee

(20 Portionen)

Dieses Rezept kommt immer dann zum Einsatz, wenn Sie zu viel Gewicht verlieren. Sie sollten dann soviel Buttertoffee wie möglich essen, um ein gesundes Gewicht zu halten. Das ist eine wunderbare Leckerei mit Rosinen, doch Sie können beliebige Trockenfrüchte dafür verwenden, zum Beispiel Pflaumen, Datteln oder Kirschen. Das Kokosöl sorgt dafür, dass die Kohlenhydrate nicht zu schnell ins Blut ausgeschüttet werden. Dieser ausgezeichnete Leckerbissen hilft Ihnen hoffentlich, sich an die neue Art des Essens zu gewöhnen. Für alle, die das Paläo-Plus-Programm durchführen und ihre Kohlenhydratzufuhr reduzieren: Lassen Sie die Rosinen weg, obwohl Sie dann wesentlich weniger Kakao nehmen müssen, damit das Toffee nicht zu bitter wird (beginnen Sie mit ¼ Teelöffel). Wenn das Gewicht immer noch stark sinkt, müssen Sie eventuell den Kohlenhydratanteil erhöhen, auch beim Paläo-Plus-Programm. Wenn dem so ist, verwenden Sie die Rosinen und machen Sie sich ausnahmsweise keine Gedanken darüber, ob Sie in der Ketose sind oder nicht.

- 1 Tasse Kokosöl
- 1 Tasse Rosinen
- 1 Tasse Walnüsse (beim Paläo-Programm eingeweicht)
- 1 mittelgroße Avocado, geschält und entkernt
- ½ Tasse getrocknete, ungesüßte Kokosnuss
- 1–2 TL gemahlener Zimt
- 1 TL ungesüßtes Kakaopulver

Alle Zutaten in einer Küchenmaschine bei hoher Geschwindigkeit zu einer geschmeidigen Masse verarbeiten. Die Mischung in eine etwa 20 × 20 cm große Backform aus Glas drücken und in den Kühlschrank stellen. Kühl aufbewahren.

Anhang A

Übersicht aller Nahrungsmittel

In einem ersten Schritt ermutigen wir unsere Studienteilnehmer dazu, bei sich zu Hause all die Nahrungsmittel auszusortieren, die künftig nicht mehr auf dem Speiseplan stehen dürfen. Spenden Sie sie einer Tafel oder geben Sie sie an Nachbarn weiter. Dieser Schritt erhöht die Erfolgswahrscheinlichkeit erheblich. Um Sie zu unterstützen, folgen nun Übersichten der Nahrungsmittel, von denen Sie sich im Basis-Programm, im Paläo-Programm und schließlich im Paläo-Plus-Programm trennen müssen. In einer Tabelle finden Sie eine Zusammenfassung der drei Pläne sowie eine Liste der Nahrungsmittel, die in der jeweiligen Kategorie erlaubt sind.

Verbotene Nahrungsmittel

Glutenhaltiges

1. Weizen, Roggen, die meisten handelsüblichen Hafersorten (es sei denn, sie sind ausdrücklich als glutenfrei gekennzeichnet), und alles, was daraus hergestellt wird:

- Brot, die meisten Backwaren wie Muffins, Kekse, Kuchen, Brötchen, Kleingebäck und Croissants; die meisten Nudeln; die meisten Cracker; Tortillas aus Mehl; alle Frühstückscerealien, die Weizen oder andere glutenhaltige Getreide enthalten.
- Viele abgepackte Nahrungsmittel, die Weizen oder andere glutenhaltige Getreide enthalten; bitte lesen Sie die Zutatenliste. Zu den Nahrungsmitteln, die Gluten enthalten, aber offensichtlich nicht aus Weizen hergestellt sind, gehören Sojasoße (Tamari ist erlaubt), Seitan und Produkte, die als vegetarischer Fleischersatz verkauft werden, zum Beispiel Veggie-Burger, Veggie-Hotdogs und Veggie-Hähnchen. Zu den Begriffen, nach denen man suchen sollte, gehören: bromiertes Mehl, Hartweizengrieß, angereichertes Mehl, Farina, Mehl, Grahammehl, Mehl mit Phosphatgehalt, einfaches Mehl, Mehl mit Backtriebmittel, Grieß, Weißmehl, Teff, Einkorn, Kamut und Dinkel.

2. Gerste

- Gerste, auch Perlgraupen, zum Beispiel diejenigen, die Sie vielleicht in die Suppe geben.
- Jedes Bier, das nicht ausdrücklich als glutenfrei gekennzeichnet ist.
- Most und andere fermentierte Getränke (*Anmerkung*: Destillierter Alkohol bzw. Branntwein, der nicht aus Getreide hergestellt wird, zum Beispiel Wodka oder Gin, enthält kein Gluten, ebenso auch einige Mostarten, aber lesen Sie immer das Etikett; Wein ist in der Regel auch glutenfrei.)
- Malzprodukte (Malzsirup, Malzextrakt, Malzaromastoff, Malzgetränke und Malzmilch)

Milchprodukte

- Kuh-, Schaf- und Ziegenmilch
- Milchprodukte wie Käse, Joghurt, Sahne und Eiscreme
- Produkte, die Milcheiweiß enthalten, z. B. Backwaren, Pudding und käsehaltige Snacks.
- Viele abgepackte Lebensmittel enthalten Milch oder Milchbestandteile wie Casein und Molke, lesen Sie also das Etikett.

Weitere Nahrungsmittel, die gemieden werden müssen

- Hühner- und Enteneier, Omega-3-Eier und eihaltige Nahrungsmittel
- Sojaprodukte nicht-biologischer Herkunft
- Industriell verarbeitete Fleischerzeugnisse (wie Hotdogs, Sugo für Bolognese und Salami), die Gluten oder Nitrat enthalten
- Öle, die nicht auf der List der erlaubten Öle auf den folgenden Seiten stehen. Verwenden Sie kein Maiskeim-, Soja-, Raps- oder Traubenkernöl. Verzichten Sie auch auf Trans-Fette, gehärtete oder teilgehärtete Öle oder Margarine.
- Alle mit Zucker, Maissirup mit hohem Fruktoseanteil oder anderen raffinierten Süßungsmitteln einschließlich künstlichen Süßstoffen gesüßten Nahrungsmittel. Dazu gehören: zuckerhaltige Nachspeisen

und Snacks, „normale" Limonade oder Diätlimonade, gesüßte Fruchtsaftgetränke, isotonische Sportgetränke, Dosen- oder Tiefkühlobst mit Zuckerzusatz oder künstlichem Süßstoff, alle mit Zucker, Maissirup mit hohem Fruktosegehalt oder künstlichem Süßstoff hergestellten Getränke.

- Nahrungsmittel, die Natriumglutamat (MSG = Monosodiumglutamat) enthalten
- Kein Essen, das in der Mikrowelle zubereitet wurde.
- Reduzieren Sie beim Paläo-Programm Ihren Konsum von glutenfreiem Getreide, von Hülsenfrüchten und Kartoffeln auf zwei Portionen pro Woche und verzichten Sie ganz auf Sojamilch.
- Verzichten Sie beim Paläo-Plus-Programm auf Getreide aller Art, Hülsenfrüchte, Erdnüsse und Soja.

Ernährungsregeln

Während es im letzten Abschnitt darum ging, was Sie nicht essen können, geht es nun darum, was alles erlaubt ist! Im Folgenden finden Sie also die zu beachtenden Regeln für die drei Ernährungspläne. Anschließend folgt eine Tabelle sowie eine Liste mit den Nahrungsmitteln, die in jeder Kategorie enthalten sind. Stellen Sie sicher, dass Sie die Nahrungsmittel, die Sie täglich essen, innerhalb des entsprechenden Programms variieren.

Basis-Programm

- Streichen Sie alle oben genannten verbotenen Nahrungsmittel von Ihrem Speiseplan.
- Verzehrten Sie Gemüse und Obst in einer Menge, die neun Tassen entspricht (3-mal grün, 3-mal schwefelhaltig, 3-mal unterschiedliche Farben)
- Sie können die Menge der neun Tassen proportional zueinander reduzieren, wenn Sie unter Völlegefühl leiden oder Verdauungsbeschwerden haben; mit anderen Worten, wenn Sie Ihre Zufuhr auf sechs Tassen beschränken, sollten Sie zwei Tassen pro Kategorie zu

sich nehmen. Natürlich können Sie auch die Menge erhöhen und bis zu zwölf Tassen Gemüse und Obst essen!

- Nehmen Sie qualitativ hochwertiges Protein zu sich, vorzugsweise tierisches (170 bis 340 g täglich, je nach Geschlecht und Größe). Verarbeitetes Fleisch, das weder Gluten noch Nitrat enthält, ist erlaubt.
- Vegetarier sind angehalten, Getreide und Hülsenfrüchte einzuweichen, vorzugsweise keimen zu lassen (mehr über den Unterschied in Kapitel 6).
- Biologische Nahrungsmittel werden angeraten.
- Nehmen Sie höchstens ein glutenfreies Produkt pro Tag zu sich.
- Beschränken Sie Süßungsmittel auf 1 Teelöffel.
- Meiden Sie künstliche Süßstoffe.
- Meiden Sie Pflanzenöle, die viele Omega-6-Fettsäuren enthalten, wie Maiskeim-, Soja-, Raps-, Traubenkern- und Palmkernöl.
- Meiden Sie gehärtete Fette.
- Wenn Sie unter Verstopfung leiden, verwenden Sie Leinsamen oder Chiasamen nach Bedarf, um regulären Stuhlgang zu haben.
- Essen Sie, bis Sie satt sind.

Die Nahrungsmittel, die im Paläo-Programm ergänzt werden, sind auch im Basis-Programm erlaubt.

Paläo-Programm

- Essen Sie weiterhin neun Tassen Obst und Gemüse und meiden Sie Gluten, Milchprodukte und Eier wie im Basis-Programm.
- Erhöhen Sie den Proteinanteil auf 250 bis 600 g, wobei wöchentlich 340 g auf Innereien und 450 g auf Fisch mit hohem Omega-3-Gehalt entfallen sollen.
- Reduzieren Sie alle glutenfreien Getreideprodukte, Kartoffeln und Hülsenfrüchte auf zwei Portionen pro Woche (vor dem Verzehr eingeweicht).

- Nehmen Sie täglich Meeres- und Seealgen zu sich.
- Nehmen Sie täglich milchsauer vergorene Nahrungsmittel zu sich.
- Essen Sie Nüsse und Samen.
- Meiden Sie Soja- und Reismilch.
- Gehen Sie auf Kokosmilch und Milchen aus eingeweichten Nüssen über.

Das Paläo-Plus-Programm

- Essen Sie weiterhin Obst und Gemüse und meiden Sie Gluten, Milchprodukte und Eier wie beim Basis-Programm. Nehmen Sie weiterhin fermentierte Nahrungsmittel, Innereien, eingeweichte Nüsse und Samen, Kokosmilch, Milchen von eingeweichten Nüssen, Meeres- und Seealgen zu sich wie beim Paläo-Programm.
- Sie können die neun Tassen auf sechs Tassen reduzieren, sollten aber die gleichmäßige Aufteilung zwischen Grünem, „Buntem“ und Schwefelhaltigem beibehalten. Lassen Sie Äpfel, Birnen und Bananen weg. Essen Sie rohe stärkehaltige „bunte“ Gemüse als Bestandteil des farbigen Parts. Beschränken Sie Obst auf eine Tasse täglich, vorzugsweise Beeren und Obst mit niedrigem Kohlenhydratgehalt. Meiden Sie Trocken- und Dosenobst jeder Art sowie Obstsäfte.
- Meiden Sie alle Hülsenfrüchte, Getreide und weiße Kartoffeln.
- Reduzieren Sie den Proteinanteil auf 170 bis 340 g, je nach Größe und Geschlecht.
- Erhöhen Sie den Fettanteil auf eine Dose vollfette Kokosmilch (etwa 400 g) oder 4 bis 5 Esslöffel Kokosöl täglich. Ergänzen Sie alle Mahlzeiten durch vollfette Kokosmilch oder Kokosöl.
- Reduzieren Sie gekochte stärkehaltige Gemüse und stärkehaltiges Obst auf zwei Portionen pro Woche, die Sie zusammen mit Kokosmilch oder Kokosfett und Protein zu sich nehmen. Nehmen Sie zu stark ab, können Sie stärkehaltiges gekochtes Gemüse allmählich wieder in Ihren Speiseplan aufnehmen, um festzustellen, welche Menge geeignet ist.
- Meiden Sie Hülsenfrüchte, auch Schotenerbsen und grüne Bohnen.

- Meiden Sie glutenfreie Sojasoße (Coconut-Aminos sind ein guter Ersatz).
- Beschränken Sie Alkohol wegen des Kohlenhydratgehalts auf besondere Gelegenheiten.
- Zeigen sich in Ihrem Urin keine Ketonkörper, müssen Sie eventuell Ihre Zufuhr von stärkehaltigem Gemüse und Obst weiter reduzieren und/oder die Fettzufuhr erhöhen.
- *Anmerkung*: Der Übergang auf das Paläo-Plus-Programm sollte sich über mehrere Wochen erstrecken, um Probleme mit Übelkeit, Erbrechen oder Durchfällen durch das Umschalten auf einen fettverbrennenden Stoffwechsel zu vermeiden.

Die folgende Tabelle fasst die Nahrungsmittelkategorien sowie das Ziel für jede Gruppe zusammen. Beachten Sie bitte, dass farbige Nahrungsmittel in solche mit hohem und niedrigem Kohlenhydratanteil unterteilt sind. Denken Sie bitte daran, dass beim Paläo-Plus-Programm die Betonung auf den farbigen Nahrungsmitteln mit einem geringen Kohlenhydratgehalt liegt und Gemüse und Obst mit hohem Gehalt eingeschränkt werden.

Nahrungsmittel Kategorie	Basis-Programm	Paläo-Progamm	Paläo-Plus-Programm
Obst und Gemüse			
Grünes Blattgemüse (6 Tassen roh)	3 Tassen tgl.	3 Tassen tgl.	2–3 Tassen tgl.
schwefelhaltig (roh oder gekocht)	3 Tassen tgl.	3 Tassen tgl.	2–3 Tassen tgl.
stärkefrei, farbig (roh oder gekocht)	3 Tassen tgl.	3 Tassen tgl.	2–3 Tassen tägl.
stärkehaltig, farbig (roh oder gekocht) als Teil der 3 Tassen aus der farbigen Kategorie	als Teil der 3 Tassen des farbigen Anteils	als Teil der 3 Tassen des farbigen Anteils	roh als Teil der 2–3 Tassen des farbigen Anteils; gekocht maximal 2 Portionen pro Woche

Nahrungsmittel Kategorie	Basis-Programm	Paläo-Progamm	Paläo-Plus-Programm
Äpfel, Birnen, Bananen	nach den 9 Tassen	nach den 9 Tassen	meiden
Proteine			
Innereien	nach Wunsch	340 g pro Woche	340 g pro Woche
wilder Kaltwasserfisch	nach Wunsch	450 g pro Woche	450 g pro Woche
anderes Fleisch, Geflügel, Wild	170–340 g tgl.	250–600 g tgl.	170–340 g tgl.
Bohnen, Hülsenfrüchte, Erbsen, Linsen, Erdnüsse	nach Wunsch	max. 2 Portionen pro Woche	meiden
rohe Nüsse und Samen	max. 110 g tgl.	eingeweicht max. 110 g tgl.	eingeweicht max. 110 g tgl.
Eier	meiden	meiden	meiden
Fette und Öle			
Lein-, Hanf-, Walnussöl	max. 2 EL tgl.	max. 2 EL tgl.	max. 2 EL tgl.
Olivenöl	nach Wunsch	nach Wunsch	nach Wunsch
Kokosnuss (Kokosöl, Kokosbutter)	nach Wunsch	nach Wunsch	4–6 EL tgl. oder mehr (oder 1 ¾ Tassen vollfette Kokosmilch)
tierisches Fett (geklärte Butter, Schmalz, Fett vom Schinkenspeck)	nach Wunsch	nach Wunsch	nach Wunsch
Milch und Milchersatz			
vollfette Kokosmilch	nach Wunsch	nach Wunsch	1 ¾ Tassen tgl. (oder 4–6 EL Kokosöl oder mehr)

Nahrungsmittel Kategorie	Basis-Programm	Paläo-Progamm	Paläo-Plus-Programm
Reismilch (mögl. biologisch)	nach Wunsch	meiden	meiden
Sojamilch (nur biologisch)	nach Wunsch	meiden	meiden
Nüsse und Samen (Mandeln, Haselnüsse, Hanf)	nach Wunsch	eingeweicht nach Wunsch	eingeweicht nach Wunsch
tierische Milch (Kuh, Schaf, Ziege)	meiden	meiden	meiden
Getreide			
glutenfrei (Reis, Hafer, Quinoa, Amaranth, Buchweizen, Mais)	max. 1 Portion tgl.	max. 2 Portionen pro Woche	meiden
glutenhaltige Getreide (Weizen, Roggen, Gerste)	meiden	meiden	meiden
Weiteres			
Meeresalgen	erlaubt, bis zu 1 Portion tgl. (1 Portion = ca. 70 g frisch oder rehydriert, 1 TL Flocken oder ¼ TL Pulver)	bis zu 1 Portion tgl.	bis zu 1 Portion tgl.
getrocknete Algen (Chlorella, Spirulina, blaugrüne Algen)	bis zu 1 TL Chlorella oder Spirulina oder ½ TL blaugrüne Algen	bis zu 1 TL tgl.	bis zu 1 TL tgl.
Nährhefe	1–2 EL tgl.	1–2 EL tgl.	1–2 EL tgl.
fermentierte Nahrungsmittel ohne Milchprodukte und ohne Getreide	nach Wunsch	1 Portion tgl. oder mehr	1 Portion tgl. oder mehr

Nahrungsmittelübersicht für alle Stufen des Ernährungsprogramms

Dunkelgrünes Blattgemüse (3 Tassen gekocht oder 6 Tassen roh, täglich):

(* kalziumreich)

Blattkohl*

- Brunnenkresse
- Chicorée
- Endivie
- Eskariol
- Grünkohl*, alle Arten
- Kopfsalat, alle Arten, alle Grünschattierungen, rotblättriger (kein Eisbergsalat)
- Korianderblätter
- Löwenzahnblätter*
- Mangold, alle Farben
- Mizuna (japanischer Blattsalat)
- Pak Choi* und andere asiatische grüne Blattgemüse
- Petersilie
- Radicchio
- Rettichblätter
- Romanasalat
- Rote-Bete-Grün (falls verfügbar)
- Rübengrün*
- Rucola*
- Sareptasenf* (grüne Blätter)
- Spinat*
- Tatsoi* (fernöstliches Blattgemüse)
- Weizengras

Farbiges Obst und Gemüse (3 Tassen täglich):

Auch wenn sie weißfleischig sind, sind Zucchini und Gurken erlaubt, denn sie sind kohlenhydratarm und ihre Schale, die Sie mitessen sollten, enthalten viele Antioxidanzien. Nehmen Sie mindestens drei verschiedene Farben täglich zu sich. *Anmerkung*: Gehen Sie beim Paläo-Plus-Programm auf das farbige Obst und Gemüse mit geringem Kohlenhydratgehalt über. Beschränken Sie stärkehaltige Lebensmittel auf zwei Portionen pro Woche, die mit 1–2 EL Fett oder Protein gegessen werden. Wenn Sie nicht in der ernährungsbedingten Ketose sind, müssen Sie eventuell das Obst und Gemüse mit dem höheren Kohlenhydratanteil weglassen und/oder den Anteil an Kokosmilch erhöhen. *Anmerkung*: In den folgenden Listen gilt jedes Nahrungsmittel, das 30 g Kohlenhydrate oder mehr pro Tasse enthält, als solches mit einem höheren Kohlenhydratanteil.

Grün

Geringerer/mittlerer Kohlenhydratanteil

- Artischocke
- Avocado
- grüne Bohnen (beim Paläo-Plus-Programm meiden)
- grüne Erbsen (beim Paläo-Plus-Programm meiden)
- grüne Kiwi
- grüne Oliven
- grüne Paprika
- grüne Trauben
- Gurke mit Schale
- Honigmelone
- Knackerbsen (beim Paläo-Plus-Programm meiden)
- Limonen, Limetten
- Okra
- Sellerie
- Spargel

- Weißkraut
- Zucchini
- Zuckerschoten (beim Paläo-Plus-Programm meiden)

Höherer Kohlenhydratanteil

- industriell hergestellte Säfte (beim Paläo-Plus-Programm meiden)

Rot

Geringerer/mittlerer Kohlenhydratanteil

- Blutorangen
- Cranberrys
- Erdbeeren
- Kirschen
- Radicchio
- Rhabarber
- Rote Bete
- rote Grapefruit
- rote Himbeeren
- rote Johannisbeeren
- rote Paprika
- rote Tomaten
- rote Trauben
- Rotkohl
- Wassermelone

höherer Kohlenhydratanteil

- Granatapfel
- getrocknete Cranberrys und oder anderes Trockenobst (beim Paläo-Plus-Programm meiden)
- industriell hergestellte Säfte (beim Paläo-Plus-Programm meiden)

Blau / Violett / Schwarz

Geringerer/mittlerer Kohlenhydratanteil

- Aroniabeeren
- Auberginen
- blaue Trauben
- Brombeeren
- Grünkohl, rote Variante
- Heidelbeeren
- Holunder
- rote Trauben
- schwarze Himbeeren
- schwarze Johannisbeeren
- schwarze Oliven
- Zwetschgen

Höherer Kohlenhydratanteil

- Datteln (beim Paläo-Plus-Programm meiden)
- getrocknete Johannisbeeren (beim Paläo-Plus-Programm meiden)
- industriell hergestellte Säfte (beim Paläo-Plus-Programm meiden)
- Pflaumen (beim Paläo-Plus-Programm meiden)
- Rosinen (beim Paläo-Plus-Programm meiden)
- violette Feigen (beim Paläo-Plus-Programm meiden)

Gelb / Orange

Geringerer/mittlerer Kohlenhydratanteil

- Ananas
- Aprikosen
- gelbe Tomaten
- Grapefruit
- Karotten
- Kiwi, goldfarben
- Kürbis

- Mango
- Nektarinen
- orangefarbene und gelbe Paprika
- Orangen
- Papaya
- Pfirsiche
- Sommer- und Winterkürbis
- Süßkartoffeln
- Tangerinen
- Yams
- Zitronen
- Zuckermelone

Höherer Kohlenhydratanteil

- Eichelkürbis
- Feigen
- gekochte Süßkartoffeln
- getrocknete Aprikosen, Ananas oder andere Trockenfrüchte (beim Paläo-Plus-Programm meiden)
- industriell hergestellte Säfte (beim Paläo-Plus-Programm meiden)

Schwefelhaltiges Gemüse (3 Tassen täglich)

(* kalziumreich)

- Blattkohl*
- Blumenkohl
- Brokkoli
- Brunnenkresse
- Daikon (japanischer Rettich)
- Frühlingszwiebeln
- Grünkohl*
- Knoblauch, alle Arten (2 Zehen sind 1 Portion)
- Kohlrabi

- Kohlrüben
- Lauch
- Mizuna (japanisches Blattgemüse)
- Pak Choi*
- Pilze
- Radieschen
- Rosenkohl
- Rucola*
- Sareptasenf (Blätter)
- Schalotten
- Schnittlauch
- Spargel
- Steckrüben
- Steckrübengrün*
- Tatsoi
- Weißkohl
- Wildbrokkoli (Rapini)
- Zwiebeln, rot, gelb und weiß

Stärkehaltiges Obst, das nicht zu den 9 Tassen gehört (weißfleischig)

Erst nach den 9 Tassen zu verzehren:

- Äpfel (beim Paläo-Plus-Programm meiden)
- Banane (beim Paläo-Plus-Programm meiden)
- Birnen (beim Paläo-Plus-Programm meiden)

Andere weiße, nicht stärkehaltige Gemüse können zusätzlich zu den 9 Tassen verzehrt werden:

- Bambussprossen
- Gurken ohne Schale

- Wasserkastanien (aus der Dose)
- Yambohne
- Zucchini ohne Schale

Meeresalgen/Seealgen

(beim Paläo- und Paläo-Plus-Programm eingeführt):

- Seealgen (1 Portion = 1 TL Spirulina oder Chlorella oder ½ TL blaugrüne Algen)
- Blaugrüne Algen
- Chlorella
- Spirulina

Meeresalgen (1 Portion = ca. 71 g frisch oder rehydriert, 1 TL Flocken oder ¼ TL Pulver)

Rot

- Dulse
- Irish Moss
- Nori

Braun

- Blasentang
- Kelp
- Kombu
- Wakame

Grün

- Meersalat

Tierisches Eiweiß

(Dringend empfohlen beim Basis-Programm, verpflichtend beim Paläo- und Paläo-Plus-Programm; biologisch, wenn möglich, idealerweise wild lebend oder Weidehaltung.)

- Büffel/Bison
- Elch
- Ente
- Fisch (alle Arten, z. B. Lachs, Thunfisch, Kabeljau, Sardinen, Makrele, Buntbarsch, Zackenbarsch, Hering)
- Fleischerzeugnisse ohne Gluten, Nitrate oder Natriumglutamat
- Hühnchen
- Kalbfleisch
- Lamm
- Meeresfrüchte (alle Arten, z. B. Shrimps, Krabben, Hummer, Muscheln usw.)
- Rind
- Schwein
- Truthahn
- Wildfleisch, z. B. Kaninchen, Fasan, Wachtel und anderes Wild

Innereien

(340 g pro Woche; im Paläo-Programm eingeführt und im Paläo-Plus-Programm beibehalten)

- Herz
- Hirn
- Kutteln
- Leber
- Magen
- Nieren
- Bries
- Zunge

Fisch mit hohem Omega-3-Gehalt

(450 g pro Woche; im Basis-Programm empfohlen; verpflichtend beim Paläo- und Paläo-Plus-Programm)

- Anchovis
- Austern
- Forelle
- Heilbutt
- Hering
- Lachs
- Makrele
- Miesmuscheln
- Sardine
- Thunfisch (frisch)
- Venusmuscheln

Milchersatz (vorzugsweise biologisch)

- vollfette Kokosmilch aus der Dose
- ungesüßte Nussmilch (wie Mandel-, Haselnuss- oder Hanfmilch; selbst gemachte Nussmilch aus eingeweichten Nüssen wird beim Paläo- und Paläo-Plus-Programm stark bevorzugt)
- ungesüßte Kokosmilch aus dem Tetrapack (nur beim Basis- und Paläo-Programm, nicht für das Paläo-Plus-Programm geeignet. Es besteht ein Unterschied zur Kokosmilch in Dosen: viel weniger Fett und zusätzliche Füllstoffe).
- Biologische Sojamilch (beim Paläo- und Paläo-Plus-Programm meiden)
- Joghurt und andere Produkte aus Kokosmilch, Nussmilchen oder biologischem Soja (nur beim Basis-Programm); bitte auf den Zuckergehalt achten.

Glutenfreie Getreide und Kartoffeln

(Zusätzlich zu den 9 Tassen: 1 Portion täglich beim Basis-Programm, 2 Portionen pro Woche beim Paläo-Programm, beim Paläo-Plus-Programm meiden)

- Amaranth
- brauner Reis
- Buchweizen
- Hafermehl (nur glutenfrei deklarierte Sorten)
- Hirse
- Kichererbsenmehl
- Kokosfleisch, frisch oder ungesüßt, getrocknet (gerieben oder als Flocken)
- Kokosmehl
- Leinsamen und Leinsamenmehl
- Mais
- Mandel- und andere Nussmehle
- Pfeilwurz
- Quinoa
- Sago
- Sojamehl
- Sorghumhirse
- Tapioka
- Weiße Kartoffeln (verschiedene Sorten, auch rote und schwarze)
- Wildreis

Hülsenfrüchte

(Beim Paläo-Programm maximal 2 Portionen pro Woche, beim Paläo-Plus-Programm meiden)

- Linsen
- Schotenerbsen und grüne Bohnen
- Trockenbohnen (schwarze, weiße, Lima, Erdnüsse, Erdnussbutter usw.)

Nüsse und Samen

(Das Keimen von Nüssen und Samen wird im Paläo-Programm eingeführt und im Paläo-Plus-Programm fortgesetzt.)

(* gute Ballaststoffquelle, ** kalziumreich)

- Erbsen (grüne, Schälerbsen, Schwarzaugenbohnen; beim Paläo-Plus-Programm meiden)
- Erdnüsse (sofern Sie nicht allergisch sind; Erdnüsse gehören zu den Hülsenfrüchten und sind beim Paläo- und Paläo-Plus-Programm zu meiden)
- Mandelbutter
- Nüsse, die auf Bäumen wachsen (sofern Sie nicht allergisch sind; einschließlich Mandeln**, Walnüsse, Haselnüsse, Cashewkerne, Paranüsse, Pistazien), maximal 110 g Nüsse und Samen täglich
- Samen (Sonnenblumenkerne, Kürbiskerne, Sesamsamen, Leinsamen*, Chiasamen*)
- Sonnenblumenbutter
- Tahin (Sesampaste/Sesambutter)

Kaltgepresste Öle

(Bitte nicht zum Braten verwenden und nicht erhitzen.)

- Avocadoöl
- Hanföl
- Leinöl
- Olivenöl, extra vergine
- Walnussöl

Kochöle

- Geklärte Butter bzw. Ghee
- Kokosöl, extra vergine
- ausgelassenes tierisches Fett (z. B. Schmalz, Hühnerfett, Entenfett)
- andere Öle oder Butter aus Samen: Sesamöl nur sehr selten verwenden; Kokosfett (nach Wunsch im Basis- und Paläo-Programm, erforderlich im Paläo-Plus-Programm; zur Erhöhung der Zufuhr von mittelkettigen Triglyceriden, um eine ernährungsbedingte Ketose einzuleiten)

Würzmittel und Aromen

- Bierhefe; obwohl ich Nährhefe wegen des zugesetzten Vitamin B12 vorziehe
- Coconut Aminos (ähnelt Sojasoße)
- Kräuter und Gewürze ohne Zucker- oder Salzzusatz
- Meerrettich
- Meersalz (jodiert oder nicht jodiert)
- Miso (mit braunem Reis und Soja, nicht mit Gerste, keine anderen glutenhaltigen Misosorten; beim Paläo- und Paläo-Plus-Programm meiden)
- Nährhefe (glutenfrei; wenn Sie Kopfschmerzen bekommen oder müde werden, besser meiden)
- Pickles (eingelegtes Gemüse)
- Sauerkraut
- Senf
- Tamari (glutenfrei, vorzugsweise fermentiert statt hydrolysiert)
- Wasabi (Pulver ist glutenfrei, Paste enthält eventuell Gluten; bitte Etikett lesen)

Süßungsmittel

(Max. 1 TL pro Tag, beim Paläo-Plus-Programm meiden)

- Honig
- echter Ahornsirup aus biologischem Anbau (keinen „Pfannkuchensirup“ oder Maissirup verwenden, der viel Fruktose enthält; biologischer Anbau ist wichtig, konventionelle Produkte enthalten unter Umständen Formaldehyd)
- Melasse** (kalziumreich)
- Sorghumhirse
- Stevia (Blätter, Extrakt)
- Rohrohrzucker, Zuckerrohrsaft oder andere unraffinierte Rohrzucker (möglichst eines der anderen Süßungsmittel verwenden oder Zucker ganz meiden; in jedem Fall auf weißen Zucker verzichten)

Fermentierte Nahrungsmittel

(Eingeführt beim Paläo- und Paläo-Plus-Programm; beginnen Sie mit einer Portion täglich beim Paläo-Programm und zwei Portionen beim Paläo-Plus-Programm; zusätzliche Portionen sind möglich. Sie finden diese Produkte im Kühlregal oder können Sie mithilfe der Rezepte im Buch auch selbst herstellen.)

- ¼ Tasse Kimchi
- ½ Tasse Kombucha-Tee
- ¼ Tasse milchsauer vergorener Kohl, Sauerkraut, Pickles oder andere Gemüsesorten
- ½ Tasse milchsauer vergorene Mandelmilch-, Sojamilch- und Kokosmilchkulturen
- ½ Tasse Rote-Bete-Kwass

Getränke

- 100-prozentiger Fruchtsaft, ungesüßt (beim Paläo-Plus-Programm meiden; mischen Sie Smoothies mit Wasser und/oder Kokosmilch)
- 100-prozentiger Gemüsesaft
- Alkohol (max. ein Getränk täglich für Frauen und zwei für Männer; zu besonderen Anlässen nur beim Paläo-Plus-Programm: glutenfreies Bier, getreidefreier Alkohol, z. B. Wodka aus Kartoffeln, Wein)
- Kaffee
- Kombucha-Tee
- Matetee
- Mineralwasser
- Tee (schwarz oder grün, weiß, roter Roibuschtee, Oolong, Matcha, Kräutertees)
- Wasser

ANHANG B

Nährstoffe im Vergleich

Wahls-Programm vs. durchschnittliche Nährstoffzufuhr bei US-Amerikanerinnen (50 bis 59 Jahre)

Die folgende Tabelle ist eine Zusammenfassung; verglichen wird die durchschnittliche Nährstoffzufuhr einer amerikanischen Frau meines Alters mit der Nährstoffzufuhr, die durch die Wochenmenüs des Basis-, Paläo- und Paläo-Plus-Programms gewährleistet ist. Die mit ** markierten Angaben sind die 31 Hauptnährstoffe (nach Bourre und Bowman); die zusätzlichen Mikro- und Makronährstoffe sollen demonstrieren, wie gesund das hier vorgestellte Ernährungsprogramm im Vergleich zur US-amerikanischen Standardernährung ist.

Hier finden Sie auch Information über den Gehalt an Makronährstoffen, den glykämischen Index und die glykämische Last aus den drei Wochenmenüs. Daran erkennt man, dass alle drei Ernährungsstufen nährstoffdichter sind als die durchschnittliche amerikanische Ernährung.

Nährstoffe	US*	Basis-Programm	Paläo-Programm	Paläo-Plus-Programm	Nährstoffaufnahme-Referenzwert*
Makronährstoffe und Ballaststoffe					
Energie, kcal	1759	2009	1991	2012	
Protein, g	70	107	158	84	46
Fett, g	66	80	80	152	
Kohlenhydrate, g	219	244	178	103	130
Ballaststoffe, g	17	52	40	31	*21*
Protein, Energie, %	16	20	32	16	
Fett, Energie, %	33	34	35	65	

Nährstoffe	US*	Basis-Programm	Paläo-Programm	Paläo-Plus-Programm	Nährstoffaufnahme-Referenzwert*
Kohlenhydrate, Energie, %	50	46	33	19	
glykämischer Index (≤55 niedrig; ≥70 hoch)	keine Angaben	52	53	38	
glykämische Last (<80 niedrig; 100 mittel)	keine Angaben	100	74	28	
Cholesterin und Fettsäuren					
Cholesterin, mg**	228	165	567	351	
Trans-Fette, g**	$2,06^{++}$	0,46	0,62	0,38	
Palmitinsäure 16:0, g**	11,36	9,41	10,82	16,47	
Linolsäure 18:2, g**	13,51	15,94	10,99	11,08	*11*
Linolensäure 18:3, g**	1,47	3,16	3,09	2,32	
Arachidonsäure 20:4, g**	0,12	0,10	0,50	0,33	
Eicosapentaensäure (EPA) 20:5, g**	0,03	0,27	0,37	0,40	
Docosahexaensäure (DHA) 22:6, g**	0,07	0,44	0,59	0,46	
Vitamine					
Retinol, µg**	420	341	1406	1388	
Vitamin B_1 (Thiamin), mg**	1,4	9,3	8,7	2,7	1,1
Vitamin B_2 (Riboflavin), mg**	1,9	10,4	9,7	3,8	1,1
Vitamin B_3 (Niacin), mg**	21,5	72,2	84,2	38,3	14^{++}
Vitamin B_6 (Pyridoxin), mg**	1,8	10,7	10,8	3,9	1,5
Vitamin B_9 (Folsäure), µg (Folat-Äquivalente)**	487	947	1137	872	400
Vitamin B_{12} (Cobalamin), µg	4,8	19,3	23,1	14,4	2,4
Vitamin C (Ascorbinsäure), mg**	99	440	561	337	75
Vitamin D, µg**	4,6	12,8	8,8	10,1	*15*
Vitamin E (Gesamt Alpha-Tocopherol), mg**	8,2	24,5	18,4	16,7	15
Vitamin K, µg**	152	1346	1384	1120	*90*

Nährstoffe	US*	Basis-Programm	Paläo-Programm	Paläo-Plus-Programm	Nährstoff-aufnahme-Referenzwert+
Mineralstoffe					
Kalzium, mg**	890	1731	957	736	1200
Phosphor, mg**	1202	1771	1986	1438	700
Magnesium, mg**	283	635	501	448	320
Eisen, mg**	13,1	21,5	27,4	21,8	8
Zink, mg**	9,8	16,3	31,8	18,3	8
Kupfer, mg**	1,2	3,0	3,6	3,2	0,9
Selen, µg**	95,8	118,4	209,9	129,9	55
Natrium, mg	2992	2380	3042	2539	*1300*
Kalium	2592	6140	6234	4807	*4700*
Carotinoide					
Beta-Carotin, µg**	3097	27190	31223	21494	
Alpha-Carotin, µg**	490	1510	2745	1717	
Beta-Cryptoxanthin, µg**	98	1195	493	1033	
Lutein + Zeaxanthin, µg**	2428	37460	23273	31327	
Lycpopen, µg**	4238	10832	2917	1362	

* Mittlere Aufnahme für Frauen von 50–59 Jahren in den USA, 2009–2010; bei prämenopausalen Frauen und Männern weicht die durchschnittliche Aufnahme geringfügig ab; http://www.ars.usda.gov/SP2UserFiles/Place/12355000/pdf/0910/Table_1_NIN_GEN_09.pdf und http://www.ars.usda.gov/SP2UserFiles/Place/12355000/pdf/0910/Table_5_EIN_GEN__09.pdf, freigeschaltet am 7. Juni 2013

** Hauptnährstoffe für das Gehirn

++ Auf der Basis einer durchschnittlichen Aufnahme (drittes Quintil) von 6183 Frauen ≥ 45 Jahre, die an der NIH-Studie zur Gesundheit der Frau teilgenommen haben; Annals of Neurology 72 (2012): 124–34.

+ Nährstoff-Aufnahme-Referenzwerte und angemessene Zufuhr für Frauen von 51–70 Jahren; es besteht eine geringe Wahrscheinlichkeit, dass die übliche Zufuhr dieser Mengen und mehr unzureichend ist; die ausreichenden Werte sind kursiv dargestellt; http://www.iom.edu/Activities/Nutrition/SummaryDRIs/DRI-Tables-aspx

++ Niacin-Äquivalente in mg

Anhang C

Ressourcen

Hilfreiche Informationen

Auf den folgenden Seiten finden Sie Stichworte für eine Internetrecherche zu den verschiedenen im Buch erwähnten Hilfsmitteln und Dienstleistungen. Bitte haben Sie Verständnis dafür, dass einzelne Marken nicht genannt werden können.

In jedem Fall sollte Ihr behandelnder Arzt Ihr erster Ansprechpartner sein; er kann Ihnen sagen, welches Training sinnvoll ist oder was Sie zumindest ausprobieren können. Auch Physiotherapeuten bieten entsprechende Behandlungen an und wissen in der Regel, ob und wo es die verwendeten Geräte für den regelmäßigen Einsatz zu Hause zu mieten gibt oder in welchem Sportstudio sie verfügbar sind. Wenn Sie ein Gerät kaufen möchten, ist ein Physiotherapeut bezüglich der Ausstattung und Leistungsfähigkeit des Geräts ein guter Ansprechpartner; lassen Sie sich auch im Fachhandel beraten. Eine gezielte Recherche im Internet ist sinnvoll.

Reizstromtherapie / TENS-Geräte

Geben Sie das Stichwort „Elektrostimulationsgeräte" in Ihre Suchmaschine ein bzw. „TENS" für Geräte zur **t**ranskutanen **e**lektrischen **N**erven**s**timulation.

Fahrräder für die funktionelle Elektrostimulation

Unter diesem Stichwort werden Sie im Internet fündig. Es handelt sich um Fahrräder, die mit den Händen (ergonomisch) oder den Füßen (Fahrrad) angetrieben werden und die Muskeln zusätzlich elektrisch stimulieren. Sie sind ein ausgezeichnetes Trainingsgerät, von dem Patienten mit MS und Rückenmarksverletzungen nachweislich profitieren.

Anmerkung des Verlages: Da sich die Angaben in diesem Teil spezifisch auf die USA beziehen, wurde hier eine entsprechende Anpassung an den europäischen Markt vorgenommen. Diese Übersicht ist als Anregung gedacht und im Internet finden sich zahlreiche weiterführende Informationen.

FES-Geräte

Geben Sie den Suchbegriff „FES-Geräte“ im Internet ein. Aufgeschlüsselt bedeutet das ebenfalls funktionelle Elektrostimulation, hier finden Sie zum Beispiel Berichte über den Einsatz dieser Geräte.

Walk-Aide-System

Geben Sie diesen Begriff in Ihre Suchmaschine ein, um sich über verschiedene Hilfsmittel bei zum Beispiel Fußheberschwäche zu informieren. Unter dem Stichwort „Fußheber“ finden Sie mehrere Hersteller.

Ganzkörpervibrationstraining

Das Suchwort liefert zahlreiche Informationen über die Einsatzmöglichkeiten dieser Geräte.

Strömungspool

Auch unter diesem Stichwort werden Sie fündig. Beachten Sie bitte, dass eine solche Anlage mit entsprechenden Kosten verbunden ist und auch Platz dafür vorhanden sein muss. Es gibt Schwimmbäder, die über einen solchen Pool verfügen.

Landwirtschaftliche Versorgergemeinschaften

Unter diesem Stichwort finden Sie Wissenswertes und möglicherweise sogar einen Hof in Ihrer Nähe. Manche Biobauernhöfe bieten auch eine „Biokiste“ mit Obst und Gemüse an, die gegen geringes Entgelt nach Hause geliefert wird.

Omega-3-Nahrungsergänzungen

Achten Sie hier auf qualitativ hochwertige hypoallergene Produkte. Internationale Apotheken und solche, die sich auf biologische Heilmittel spezialisiert haben, sind gut Ansprechpartner. Es gibt fermentierten Dorsch- und Rochen-Lebertran sowie kaseinfreie Butter und ebensolches Butterfett, das besonders viel Vitamin K_2 enthält und Kokosöl.

Innereien in Kapseln / Organextrakte

In den USA sind getrocknete Innereien in Kapselform erhältlich, aber auch in Deutschland gibt es sogenannte Organextrakte (ein dienlicher

Suchbegriff lautet „Thymus-Extrakte“). Die Autorin empfiehlt diese Vorgehensweise für Menschen, die sich nicht daran gewöhnen können, Innereien zu essen. Sprechen Sie in jedem Fall mit Ihrem behandelnden Arzt darüber, wenn das bei Ihnen der Fall sein sollte.

Produkte auf Basis der Nutrigenomik

Bei der Nutrigenomik oder Nutrigenomforschung handelt es sich um ein Forschungsgebiet, bei dem Erkenntnisse aus Genomforschung, Pflanzenzüchtung und Gentechnik sowie moderner Medizin mit dem Ziel verknüpft werden, Nahrungsmittel zu entwickeln, die sich zur medizinischen Prävention und Behandlung einsetzen lassen (Quelle: Wikipedia) Da speziell in Deutschland erhebliche Vorbehalte gegen diese Art des „Nahrungsmitteldesigns“ bestehen, sei es hier nur der Vollständigkeit halber erwähnt.

Meeresalgen

Achten Sie auf Produkte, die nicht aus strahlenbelasteten Gebieten kommen.

Küchenmaschinen

Es sollte sich um leistungsfähige Geräte handeln, die unter Umständen jedoch teuer in der Anschaffung sind. Es gibt verschiedene Hersteller. Lassen Sie sich im Fachhandel beraten, wenn Sie ein Gerät kaufen möchten.

Dörrautomaten

Sie sind ein fester Bestandteil der veganen Rohkostküche. Auch diese Geräte sind nicht ganz billig. Lassen Sie sich über die Einsatzmöglichkeiten im Fachhandel beraten und entscheiden Sie dann, ob die Anschaffung eines solches Gerätes sich lohnt.

Erhöhung des Melatoninspiegels

Es gibt Brillen, die den Blaulichtanteil des Lichts reduzieren, um die Melatoninbildung anzuregen; sprechen Sie das Thema bei Ihrem Optiker oder Augenarzt an.

Bücher

Reizstromtherapie

Lassen Sie sich in einer (medizinischen) Buchhandlung dazu beraten; auch im Internet werden Sie fündig.

Selbstversorger-Garten

Hierzu gibt es eine Unmenge einschlägiger Literatur, von der Selbstversorgung im größeren Stil im heimischen Garten oder gepachteten Schrebergarten bis hin zum „Anbaugebiet Balkonien", biologisch und konventionell, eher wissenschaftlich oder praktisch ausgerichtet.

Chronische Schimmelbelastung und andere Umweltgifte

Schimmel im Belüftungs-, Heizungs- oder Kühlungssystem eines Gebäudes kann bei genetisch bedingt empfindlichen Personen zu chronischer Müdigkeit und zahlreichen gesundheitlichen, neurologischen und psychischen Symptomen führen. Zu diesem Thema gibt es auch zahlreiche Veröffentlichungen in deutscher Sprache. Lassen Sie sich in Ihrer Buchhandlung beraten oder stöbern Sie im Internet.

Atherosklerose

Atherosklerose (Verengung von Arterien und Venen) kommt bei Menschen mit Autoimmunerkrankungen sehr häufig vor. Im Rahmen der Ratgeberliteratur gibt es zahlreiche einschlägige Veröffentlichungen; Ihr Buchhändler berät Sie kompetent.

Labors

Es gibt verschiedene Labors, die Nahrungsmitteltestungen und die in der funktionellen Medizin üblichen Untersuchungen durchführen, z. B. *Enterolab*. Machen Sie sich im Internet kundig. Die Auswertungen werden für Privatpersonen gemacht, man kann die Ergebnisse aber auch dem behandelnden Arzt mitteilen lassen. Sind Sie bei einem Arzt in Behandlung, der in funktioneller Medizin ausgebildet ist, arbeitet dieser mit den entsprechenden Labors zusammen.

Organisationen

Vitamin D Council

Orthomolekulare Medizin ist eine alternativmedizinische Methode, die sich mit der hoch dosierten Verwendung von Vitaminen und Mineralstoffen beschäftigt. Internationale Apotheken, Ärzte, die in orthomolekularer Medizin ausgebildet sind, sowie einschlägige Literatur helfen hier weiter. Unter dem Suchbegriff „Vitamin D Council" finden Sie viele Informationen, allerdings nur in englischer Sprache.

Funktionelle Medizin

Unter diesem Suchwort finden Sie zum Beispiel private Institutionen und Institute für Umweltmedizin, bei denen Sie sich informieren können.

Ancestral Health Society

Dieser interdisziplinäre Zusammenschluss aus Wissenschaftlern und Gesundheitsspezialisten beschäftigt sich mit der evolutionären Perspektive im Hinblick auf die gegenwärtigen gesundheitlichen Herausforderungen.

Wahls Foundation

Diese gemeinnützige Stiftung wurde am 11. Mai 2011 gegründet und hat sich zum Ziel gesetzt hat, Öffentlichkeit und Fachkreise aus dem Gesundheitsbereich über das Ernährungsprogramm, das Sportprogramm, die Reizstrombehandlung und andere gesundheitsfördernde Verhaltensweisen aufzuklären sowie die Forschung auf diesen Gebieten über den *Wahl Research Fund* zu unterstützen. Weitere Informationen finden Sie im Internet (in englischer Sprache) unter: *www.thewahlsprotocol.com*

Danksagungen

Ich stehe wieder mitten im Leben. Und dieses Buch soll Ihnen helfen, damit Sie das auch schaffen.

Ohne die Liebe und Unterstützung meiner Lebenspartnerin Jackie und unserer Kinder Zach und Zebbie wäre dieses Buch nicht zustande gekommen. Sie geben mir Halt und Zuversicht.

Viele andere Menschen haben mich auf meinem Weg entscheidend unterstützt und ermutigt. Die globale Gemeinschaft der namentlich bekannten und nicht namentlich bekannten Menschen war es, die diese Arbeit möglich gemacht haben. Es gibt so viele Wege, die alle parallel verlaufen sind: meine schriftlich festgehaltenen Erinnerungen, meine Genesung, die Forschung, die Lehrtätigkeit, die Öffentlichkeitsarbeit. Alle waren sie notwendig, um diesem Buch ans Licht der Welt zu verhelfen. Mit der Niederschrift meiner Erinnerungen begann ich, als ich dachte, dass ich nichts anderes mehr tun könne, als meinen Kindern ein Andenken für die Zeit zu hinterlassen, wenn ich körperlich oder geistig nicht mehr da sein würde. Sie können sich vorstellen, wie glücklich ich darüber bin, in beiderlei Hinsicht noch bei ihnen zu sein! Wesentliche Unterstützung kam vom *Patient Voices Project* der Universität Iowa (hier werden Menschen mit chronischen und psychischen Erkrankungen kostenlose Kurse für kreatives Schreiben angeboten; Anm. d. Über.) und den Herausgebern Paul Cassel und Kate Gleeson, die über ein Jahr mit mir an meinem Schreibstil arbeiteten. Kate Gleeson stellte die Verbindung zu meiner Literaturagentin Lynn Franklin her, die das Potenzial meiner Arbeit schon Jahre vor allen anderen Menschen erkannte. Ohne Ihre frühe Anleitung und Unterstützung wäre diese Arbeit nie gediehen.

Meine Entdeckung und die Gestaltung des Wahls-Programms ist natürlich bei diesem Buch von entscheidender Bedeutung, und es wäre niemals dazu gekommen, wäre ich nicht auf Dr. Ashton Embry gestoßen. Seine Organisation *Direct-MS Charity of Canada* ermutigte mich zu den allerersten Schritten auf meinem Weg zurück ins Leben. Und dies wiederum wäre ohne Dr. Lael Stone nicht möglich gewesen; er war der

Arzt, der meine Aufmerksamkeit erst auf Dr. Embrys Arbeit lenkte. Durch Dr. Embry fand ich Loren Cordain und schließlich die *Ancestral-Health-Bewegung*. Dann entdeckte ich durch die Arbeit von Dr. Richard Shield und durch das *Institute for Functional Medicine* sowie die dort vertretenen Gesundheitsexperten, welchen Stellenwert die neuromuskuläre Reizstromtherapie hat. Mein ganz besonderer Dank gilt Dr. Jeff Bland, Dr. David Jones, Dr. Catherine Willner, Dr. Jay Lombardi, Dr. David Perlmutter, Dr. Mark Hyman, Dr. Michael Stone, Dr. Kristi Hughes und Dr. Laurie Hoffman, der Präsidentin. Danken muss ich auch meinen persönlichen Ärzten, Dr. Lael Stone, Dr. E. Torage Shivapour und Dr. Gwen Beck für Ihre Bereitschaft, all die Jahre mit mir zusammenzuarbeiten.

Was die Entwicklung des Forschungsprogramms betrifft, habe ich vielen Menschen meinen Dank auszusprechen, darunter Dr. Paul Rothman, Dr. Warren Darling, Dr. Kathryn Chaloner, Dr. Linda Snetselaar, Dr. Susan Lutgendorf, Dr. Ergun Uc, Dr. E. Torage Shivapour, Dr. Garry Buettner, Dr. Jeff Murray, Dr. Zuhair Ballas, Dr. John Cowdery, Dr. Peter Cram, Dr. Nicole Nisly und Dr. Cathy Swanson. Mein ganz spezieller Dank geht an Babita Bisht, meiner ersten Forschungsassistentin, die ausschlaggebend zum Erfolg unseres Labors beigetragen hat. Bedanken muss ich mich auch bei meinen studentischen Hilfskräften, die sich freiwillig zum Labordienst meldeten.

Großen Dank schulde ich Cathy Chenard, der Ernährungsberaterin, die in meinem Forschungslabor arbeitet und mich bei der Entwicklung unserer Ernährungspläne für die Studie und für dieses Manuskript wesentlich unterstützt hat, sowie Tom Nelson, unserem Grafiker, der für die wunderbaren Illustrationen in diesem Buch verantwortlich ist. Meine Lektorin Marisa Vigilante war von Anfang an von unschätzbarem Wert bei der Betreuung von den ersten Konzepten für dieses Buch bis zu seiner jetzigen Form. Danken muss ich auch Janathan Sabin und Leanne Ely, den wesentlichen Mentoren bei der Entstehung meines Betriebes, sodass ich eine Website erstellen und damit beginnen konnte, meine Botschaften einem größeren Publikum zugänglich zu machen. Die Öffentlichkeitsarbeit begann mit einer E-Mail an Theresa Carbery, der

Verantwortlichen für die erste lokale Kooperative für biologische Nahrungsmittel, mit dem Vorschlag, einen Vortrag darüber zu halten, wie es durch die Ernährungsumstellung zur Besserung meiner MS kam. Theresa stimmte zu, und im Laufe der folgenden Jahre hielt ich viele Kurse für die Kooperative ab. Im November 2011 gab mir Cliff Missen die Gelegenheit zu einem TEDx-Gespräch. Im Sommer desselben Jahres kam Eve Adamson auf mich zu, als ich für mein wöchentliches Gemüse vor der lokalen Versorgergemeinschaft anstand. Sie schlug mir vor, mit mir zusammen ein Buch zu schreiben und half mir, meinen Buchvorschlag zu überarbeiten. Mein TEDx-Gespräch verbreitete sich wie ein Lauffeuer und schon bald hatte ich einen Buchvertrag in der Tasche. Das hieß natürlich, dass ich nun schreiben musste, neben meiner Vollzeitarbeit in der Klinik und meiner Forschungstätigkeit. Zum Glück für mich ist Eve eine fantastische Autorin mit sehr viel Erfahrung; sie weiß, wie man ein Buch für die Öffentlichkeit gestaltet. Das ist der Beginn einer Partnerschaft, aus der hoffentlich noch viele Bücher hervorgehen werden.

Und das bringt mich zurück zu Ihnen allen, meinen Leserinnen und Lesern. Ich bekomme täglich zahllose Nachrichten über die sozialen Medien, erhalte E-Mails und Anrufe von Menschen, denen das Wahl-Programm geholfen hat. Die globale Gemeinschaft ist es, die diese Arbeit möglich gemacht hat, und sie ist es auch, die sich ihre Gesundheit zurückholen wird, indem einer dem anderen beibringt, dass wir verantwortlich sind für das, was wir essen und für die Art und Weise, wie wir leben. Mit von Dankbarkeit erfülltem Herzen, dass wir unser Leben zurückbekommen haben, tragen wir diese Botschaft hinaus, und sie verbreitet sich in der ganzen Welt.

Literaturverzeichnis

Einleitung

1. Cordain L., The Paleo Diet: Lose Weight and Get Healthy by Eating the Foods You Were Designed to Eat. New York: John Wiley & Sons, 2002.
2. Lin Y, Desbois A, Jiang S, Hou ST. Group B vitamins protect murine cerebellar granule cells from glutamate/NMDA toxicity: Newsreport 15 (2004) 2241–44.
3. Beal MF. Bioenergetic approaches for neuroprotection in Parkinkson's disease. Ann Neurol 53, Supp 3 (2003): S39-S47; Zhang W, Narayanan M, Friedlander RM. Additive neuroprotective effects of minocycline with creatine in a mouse model of ALS. Ann Neurol 53 (2003): 267–70.

Kapitel 1

1. Willett WC. Balancing life-style and genomics research for disease prevention. Science 296 (2002): 695–98.
2. Alberts B, Johnson A, Lewis J, Raff M, Roberts K, Walter P. Molecular Biology of the Cell. 4th ed. New York: Garland Publishing, 2002.
3. Ibid.
4. Drug Influences on Nutrient Levels and Depletion. Natural Medicines Comprehensive Database (serial online) 2012; available from Therapeutic Research Faculty (accessed November 16, 2012).
5. Montagna P, Sacquegna, T, Martinelli P et al. Mitochondrial abnormalities in migraine. Preliminary findings. Headache 28 (1988): 477–80; Stuart S, Griffiths LR. A possible role for mitochondrial dysfunction in migraine. Mol Genet Genomics 287 (2012); 837–44; Welch KM, Ramadan NM. Mitochondria, magnesium and migraine. J Neurol Sci 134 (1995): 9–14.
6. Pieczenik SR, Neustadt J. Mitochondrial dysfunction and molecular pathways of disease. Exp Mol Pathol 83 (2007): 84–92.
7. Alberts, et al. Molecular Biology of the Cell.
8. Ibid.
9. Ames BN, Liu J. Delaying the mitochondrial decay of aging with acetylcarnitine. Ann NY Acad Sci 1033 (2004): 108–16; Ames BN. Prevention of mutation, cancer, and other age-associated diseases by optimizing micronutrient intake. J Nucleic Acids (2010): pii: 725071. doi: 10.4061/2010/725071.
10. Ames BN. Prevention of mutation.
11. Bowman GL, Silbert LC, Howieson D, et al. Nutrient biomarker patterns, cognitive function, and MRI measures of brain aging. Neurology 78 (2012): 241–49.

12. Ibid.
13. Bourre JM. Effects of nutrients (in food) on the structure and function of the nervous system: update on dietary requirements of the nervous system: update on dietary requirements for brain. Part 2: macronutrients. J Nutr Health Aging 10 (2006): 386–99; Bourre JM. Effects of nutrients (in food) on the structure and function of the nervous system: update on dietary requirements of the nervous system: update on dietary requirements for brain. Part 1: micronutrients. J Nutr Health Aging 10 (2006): 377–85.
14. Ames, Liu. Delaying the mitochondrial decay, 108–16.
15. Bourre. Effects of nutrients (in food), part 2: macronutrients, 386–99; Bourre. Effects of nutrients (in food), part 1: micronutrients, 377–85.
16. Mateljan G. The World‘s Healthiest Foods. Seattle, Washington: World‘s Healthiest Foods, 2006; Higden J, Drake V. An Evidence-Based Approach to Dietary Phytochemicals [serial online], 2012.
17. Ibid.; The World‘s Healthiest Foods, www.whfoods.com, updated March 24, 2013; The George Mateljan Foundation (accessed May 22, 2013); Ground Beef Calculator, http://ndb.nal.usda.gov/ndb/beef/show, updated Janyuary 13, 2012; Nutrient Data Laboratory United States Department of Agriculture (accessed March 5, 2013; online interactive database); Linus Pauling Institute Micronutrient Research for Optimum Health, Oregon State University, http://lpi.oregonstate.edu/infocenter (accessed May 22, 2013).
18. Frankl, V. … trotzdem Ja zum Leben sagen. Ein Psychologe erlebt das Konzentrationslager, Kösel Verlag; 6. Auflage (2009).

Kapitel 2

1. Wucherpfennig KW. Structural basis of molecular mimicry. J Autoimmun 16 (2001): 293–302.
2. Ramagopalan SV, Sadovnick AD. Epidemiology of multiple sclerosis. Neurol Clin 29 (2011): 2007–17.
3. Zamboni P, Menegatti E, Bartolomei I, et al. Intracranial venous haemodynamics in multiple sclerosis. Curr Neurovasc Res 4 (2007): 252–58; Zamboni P, Galeotti R, Menegatti E, et al. Chronic cerebrospinal venous insufficiency in patients with multiple sclerosis. J. Neurol Neurosurg Psychiatry 80 (2009): 392–99.
4. Malagoni AM, Galeotti R, Menegatti E, et al. Is chronic fatigue the symptom of venous insufficiency associated with multiple slcerosis? A longitudinal pilot study. Int Angiol 29 (2010): 176–82.
5. Mandato KD, Hegener PF, Siskin GP, et al. Safety of endovascular treatment of chronic cerebronspinal venous insufficiency: a report of 240 patients with multiple sclerosis. J Vasc Interv Radiol 23 (2012): 55–59; Zamboni P, Galeotti R, Weinstock-Guttmann B, Kennedy C, Salvi F, Zivadinov R. Venous angioplasty

in patients with multiple sclerosis: results of a pilot study. Eur J Vas Endovasc Surg 43 (2012): 116–22.

6. Marder E, Gupta P, Greenberg BM, et al. No cerebral or cervical venous insufficiency in US veterans with multiple sclerosis. Arch Neurol 68 (2011): 1521–25.
7. Blasi C. The autoimmune origin of atherosclerosis. Atherosclerosis 201 (2008): 17–32. 8
8. Virtanen JK, Rissanen TH, Voutilainen S, Tuomainen TP. Mercury as a risk factor for cardiovascular diseases. J Nutr Biochem 18 (2007): 75–85.
9. Blasi F, Tarsia P, Arosio C, Fagetti L, Allegra L. Epidemiology of Chlamydia pneumoniae. Clin Microbiol Infect 4, Suppl 4 (1998): S1-S6).
10. Dyslipidemia: Nutritional and Nutraceutical Functional Medicine Approach. Cardiometabolic Module, 2012 Annual International Symposium, Institute for Functional Medicine, Gig Harbor, Washington, June 2012.
11. The New Era of Managing Cardiovascular Disease, Metabolic Dysfunctions and Obesity. Cardiometabolic Module, 2012 Annual International Symposium, Institute for Functional Medicine, Scottsdale, Arizona, May 31, 2012.
12. Fire in the Hole: The Metabolic Connecting Points between Major Chronic Diseases. Cardiometabolic Module, 2012 Annual International Symposium, Institute for Functional Medicine, Scottsdale, Arizona, May 30, 2012.
13. Bland JS, Levin B, Costarella L, et al. Clinical Nutrition: A Functional Approach. 2nd ed. Gig Harbor, Washington: Institute for Functional Medicine, 2004.
14. Fire in the Hole: The Metabolic Connecting Points between Major Chronic Diseases. Cardiometabolic Module, 2012 Annual International Symposium, Institute for Functional Medicine, Scottsdale, Arizona, May 30, 2012.
15. Dean B. Understanding the role of inflammatory-related pathways in the pathophysiology and treatment of psychiatric disorders: evidence from human peripheral studies and CNS studies. Int J Neuropsychopharmacol 14 (2011): 997–1012; Suvisaari J, Loo BM, Saarni SE, et al. Inflammation in psychotic disorders: a population-based study. Psychiatry Res 189 (2011): 305–11.
16. Kaptoge S, Di Angelantonio E, Lowe G, et al. C-reactive protein concentration and risk of coronary heart disease, stroke and mortality: an individual participant meta-analysis. Lancet 375 (2010): 132–40.
17. Lord RS, Bralley A. Laboratory Evaluations for Integrative and Functional Medicine, 2nd ed. Atlanta, GA: Metametrix Institute, 2008.
18. Ames, BN. Prevention of mutation; Ames. Delaying the mitochondrial decay, 108–61; Ames. Prevention of mutation; Ames. Optimal micronutrients delay mitochondrial decay and age-associated diseases. Mech Ageing Dev 131 (2010); 473–79.

19. Dyslipidemia: Nutritional and Nutraceutical Functional Medicine Approach. Cardiometabolic Module, 2012 Annual International Symposium, Institute for Functional Medicine, Gig Harbor, Washington, June 1, 2012; The New Era of Managing Cardiovascular Disease, Metabolic Dysfunctions and Obesity. Cardiometabolic Module, 2012 Annual International Symposium, Institute for Functional Medicine, Scottsdale, Arizona, Mai 31, 2012; Fire in the Hole: The Metabolic Connecting Points Between Major Chronic Diseases. Cardiometabolic Module, 2012 Annual International Symposium, Institute for Functional Medicine, Scottsdale, Arizona, May 30, 2012.

20. Ibid.

Kapitel 3

1. Koizumi M, Ito H, Kaneko Y, Motohashi Y. Effect of having a sense of purpose in life on the risk of death from cardiovascular diseases. J Epidemiol 18 (2008): 191–96.

2. Ventegodt S, Andersen NJ, Merrick J. The life mission theory II. The structure of the life purpose and the ego. Scientific World Journal 3 (2003): 1277–85.

3. Emmons R, McCullough E. The Psychology of Gratitude. New York: Oxford University Press, 2004.

Kapitel 4

1. Adams KM, Lindell KC, Kohlmeier M, Zeisel SH. Status of nutrition education in medical schools. Am J Clin Nutr 83 (2006): 941S–944S.

2. Cordain L, Eaton SB, Sebastian A, Mann N, Lindeberg S, Watkins BA, O'Keefe JH et al., eds. Origins and evolution of the Western diet: health implications for the 21 century, Am J Clin Nutr 81:2 (2005): 341–45; Cordain L, Eaton SB, Miller JB, Mann N, Hill K. The paradoxical nature of hunter-gatherer-diets: meat-based, yet not atherogenic. Eur J Clin Nutr 56, Suppl 1 (2002): S42-S52; Cordain L, Eades MR, Eades MD. Hyperinsulinemic diseases of civilization: more than just Syndrome X. Comp Biochem Physiol A Mol Integr Physiol 36 (2003): 95–112; Eaton SB, Konner M, Shostak M. Stone agers in the fast lane: chronic degenerative diseases in evolutionary perspective. Am J Med 84 (1988): 739–49.

3. Gurven M, Kaplan H. Longevity Among Hunter-Gatherers: A Cross-Cultural Examination. Population and Development Review 33 (2007): 321–65.

4. Mummert A, Esche E, Robinson J, Armelagos GJ. Stature and robusticity during the agricultural transition: evidence from the bioarchaeological record. Econ Hum Biol 9 (2011): 284–301; Sajantila A. Major historical dietary changes are reflected in the dental microbiome of ancient skeletons. Investing Genet 4 (2013): 10.

5. Gurven M, Kaplan H. Longevity Among Hunter-Gatherers, 321–65. Mummert A, Esche E, Robinson J, Armelagos GJ. Stature and robusticity during the

agricultural transition: evidence from the bioarchaeological record. Econ Hum Biol 9 (2011): 284–301.

6. Sajantila A. Major historical dietary changes are reflected in the dental microbiome of ancient skeletons. Investing Genet 4 (2013): 10; Egger G. Health, „illth", and economic growth: medicine, environment, and economics at the crossroads. Am J Prev Med 37 (2009): 78–83.
7. Obesity and Overweight (updated May 13, 2012), Centers for Disease Control and Prevention, http://www..cdc.gov/nchs/fastats/overwt.htm (accessed August 18, 2013).
8. Frasetto LA, Schloetter M, Mietus-Snyder M, Morris RC, Jr., Sebastian A. Metabolic and physiologic improvements form consuming a paleolithic, hunter-gatherer type diet. Eur J Clin Nutr 63 (2009): 947–55; Osterdahl M, Kocturk T, Koochek A, Wandell PE. Effects of a short-term intervention with a paleolithic diet in healthy volunteers. Eur J Clin Nutr 62 (2008): 682–85.
9. Jonsson T, Granfeldt Y, Ahren B, et al. Beneficial effects of a Paleolithic diet on cardiovascular risk factors in type 2 diabetes: a randomized cross-over pilot study. Cardiovasc Diabetol 8 (2009): 35.
10. Fasano A. Leaky gut and autoimmune diseases. Clin Rev Allergy Immunol 42 (2012): 71–78; Guandalini S, Newland C. Differentiating food allergies from food intolerances. Curr Gastroenterol Rep 13 (2011): 426–34.
11. Sanfilippo D. Practical Paleo: A customized Approach to Health and a Whole-Foods Lifestyle. Auberry, CA: Victory Belt Publishin, 2012.
12. Calton M, Calton J. Naked Calories: The Caltons' Simple 3 Step Plan to Micronutrient Sufficiency. Cleveland, Ohio: Changing Lives Press, 2013.
13. Treem WR. Emerging concepts in celiac disease. Curr Opin Pediatr 16 (2004): 552–59.
14. Fallon S, Enig MG. Nourishing Traditions.

Kapitel 5

1. Moriya M, Nakatsuji Y, Okuno T, Hamasaki T, Sawada M, Sakoda S. Vitamin K2 ameliorates experimental autoimmune encephalomyelitis in Lewis rats. J Neuroimmunol 170 (2005): 11–20.
2. Ferland G. Vitamin K and the nervous system: an overview of its actions. Adv Nutr 3 (2012): 204–12; Ferland G. Vitamin K, an emerging nutrient in brain function. Biofactors 38 (2012): 151–57.
3. Watzl B. Anti-inflammatory effects of plant-based foods and of their constituents. Int J Vitam Nutr Res 78 (2008): 293–98; Shukitt-Hale B, Lau FC, Joseph JA. Berry fruit supplementation and the aging brain. J Agric Food Chem 56 (2008): 636–41; Joseph J, Cole G, Head E, Ingram D. Nutrition, brain aging, and neurodegeneration. J Neurosci 29 (2009): 12: 795–801; Holt EM, Steffen LM, Moran A, et al. Fruit and vegetable consumption and its relation to markers

of inflammation and oxidative stress in adolescents. J Am Diet Assoc 109 (2009): 414–21.

4. Webb AJ, Patel N, Loukogeorgakis S, et al. Acute blood pressure lowering, vasoprotective, and antiplatelet properties of dietary nitrate via bioconversion to nitrite. Hypertension 51 (2008): 784–90.
5. Frostegard J. Arteriosc?ler Thromb Vasc Biol. 9 (2005): 1776–85.
6. Guerrero-Beltran CE, Calderon-Oliver M, Pedraza-Chaverri J, Chirino YI. Protective effect of sulforaphane against oxidative stress: recent advances. Exp Toxicol Pathol 64 (2012): 503–508; Morihara N, Sumioka I, Moriguchi T, Uda N, Kyo E. Aged garlic extract enhances production of nitric oxide. Life Sci 71 (2002): 509–17. Noyan-Ashraf MH, Sadeghinejad Z, Juurlink BH. Dietary approach to decrease aging-related CNS inflammation. Nutr Neurosci 8 (2005): 101–10; Ping Z, Liu W, Kang Z et al. Sulforaphane protects brains against hypoxic-ischemic injury through induction of Nrf2-dependent phase 2 enzyme. Brain Res 1343 (2010): 178–85; Thakur AK, Chatterjee SS, Kumar V. Beneficial effects of Brassica juncea on cognitive function in rats. Pharm Biol 51 (2013): 1304–10; Holt EM, Steffen LM, Moran A, et al. Fruit and vegetable consumption and its relation to markers of inflammation and oxidative stress in adolescents. J Am Diet Assoc 109 (2009): 414–21; Vasanthi HR, Mukherjee S, Das DK. Potential health benefits of broccoli: a chemico-biological overview. Mini Rev Med Chem 9 (2009): 749–59; Wierinchx A, Breve J, Mercier D, Schultzberg M, Drukarch B, Van Dam AM. Detoxication enzyme inducers modify cytokine production in rat mixed glial cells. J Neuroimmunol 166 (2005): 132–43.
7. Guerrero-Beltran CE, Calderon-Oliver M, Pedraza-Chaverri J, Chirino YI. Protective effect of sulforaphane against oxidative stress: recent advances. Exp Toxicol Pathol 64 (2012): 503–508; Latte KP, Appel KE, Lampen A. Health benefits and possible risks of broccoli: an overview. Food Chem Toxicol 49 (2011): 3287–3309; Vasanthi HR, Mukherjee S, DAS DK. Potential health benefits of broccoli, 749–59. Williams MJ, Sutherland WH, McCormick MP, Yeoman DJ, de Jong SA. Aged garlic extract improves endothelial function in men with coronary artery disease. Phytother Res 19 (2005): 314–19.
8. Borek C. Garlic reduces dementia and heart-disease risk. J Nutr 136 (2006): 810S–812S; Chauhan NB. Multiplicity of garlic health effects and Alzheimer's disease. J Nutr Health Aging 9 (2005): 421–32.
9. Borek C, Antioxidant health effects of aged garlic extract. J Nutr 131 (2001): 1010S–1015S; Borek C. Garlic reduces dementia, 810S–812S; Williams MJ, Sutherland WH, McCormick MP, Yeoman DJ, de Jong SA. Aged garlic extract improves endothelial function, 314–19.
10. Akramiene D, Kondrotas A, Didziapetriene J, Kevelaitis E. Effects of beta-glucans on the immune system. Medicina (Kaunas, Lithunia) 43 (2007): 597–606.

11. Lull C, Wichers HJ, Savelkoul HF. Antiinflammatory and immunomodulating properties of fungal metabolites. Mediators Inflamm June 9, 2005(2): 63–80; Borek C. Antioxidant health effects; 1010S–1015S; Akramiene D, Kondrotas A, Didziapetriene J, Kevelaitis E. Effects on beta-glucans on the immune system. Medicina (Kaunas, Lithunia) 43 (2007): 597–606.

12. Chatrou ML, Winckers K, Hackeng TM, Reutelingsperger CP, Schurgers LJ. Vascular calcification: the price to pay for anticoagulation therapy with vitamin K-antagonists. Blood Rev 26 (2012): 155–66; Shea MK, Holden RM. Vitamin K status and vascular calcification: evidence from observation and clinical studies. Adv Nutr 3 (2012): 158–65.

13. Huebner RF, Lieberman KW, Rubino RP, Wall JS. Demonstration of high opioid-like activity in isolated peptides from wheat gluten hydrolysates. Peptides 5 (1984): 1139–47; Teschemacher H, Koch G. Opioids in the milk. Endocr Regul 25 (1991): 147–50.

14. Gearhardt AN, Davis C, Kuschner R, Brownell KD. The addiction potential of hyperpalatable foods. Curr Drug Abuse Rev 4 (2011): 140–45.

15. Textbook of Functional Medicine. Gig Harbor, Washington: Institute for Functional Medicine, 2010; Brown AC. Gluten sensitivity: problems of an emerging condition separate from celiac disease. Expert Rev Gastroenterol Hepatol 6 (2012): 43–55; Cascella NG, Kryszak D, Bhatti B et al. Prevalence of celiac disease and gluten sensivity in the United States clinical antipsychotic trials of intervention effectiveness study population. Schizophr Bull 37 (2011): 94–100; da Silva Neves MM, Gonzales-Garcia MB, Nouws HP, Delerue-Matos C, Santos-Silva A, Costa-Garcia A. Celiac disease diagnosis and gluten-free food analytical control. Anal Bioanal Chem 397 (2010): 1743–53; Hadjivassiliou M, Grunewald RA, Lawden M, Davies-Jones GA, Powell T, Smith CM. Headache and CNS white matter abnormalities associated with gluten sensitivity. Neurology 56 (2001): 385–88; Hadjivassiliou M, Sanders DS, Grunewald RA, Woodroofe N, Boscolo S, Aeschlimann D. Gluten sensitivity: from gut to brain. Lancet Neurol 9 (2010): 318–30; Humbert P, Pelletier F, Dreno B, Puzenat E, Aubin F. Gluten intolerance and skin diseases. Eur J Dermatol 16 (2006): 4–11; Jackson JR, Eaton WW, Cascella NG, Fasano A, Kelly DL. Neurologic and psychiatric manifestations of celiac disease and gluten sensitivity. Psychiatr Q 83 (2012): 91–102; Valentino R, Savastano S, Maglio M, et al. Markers of potential coeliac disease in patients with Hashimoto‘s thyroiditis. Eur J Endocrinol 146 (2002): 479–83; Vereckei E, Szodoray P, Poor G, Kiss E. Genetic and immunological processes in the pathomechanism of gluten-sensitive enteropathy and associated metabolic bone disorders. Autoimmun Rev 10 (2011): 336–40.

16. Textbook of Functional Medicine. Gig Harbor, Washington: Institute for Functional Medicine, 2010.

Kapitel 6

1. Miller GJ, Field RA, Riley ML. Lipids in wild ruminant animals and steers. J Food Qual 9 (1986): 331–41.
2. The New Era of Managing Cardiovascular Disease, Metabolic Dysfunctions and Obesity. Cardiometabolic Module, 2012 Annual International Symposium, Institute for Functional Medicine, Scottsdale, Arizona, May 31, 2012.
3. Simopoulos AP. Human requirement for N–3 polyunsaturated fatty acids. Poult Sci 79 (2000): 961–70.
4. Simopulos AP. The importance of the omega–6/omega–3 fatty acid ratio in cardiovascular disease and other chronic diseases. Exp Biol Med (Maywood) 233 (2008): 674–88; Simopoulos AP. Importance of the omega–6/omega–3 balance in health and disease: evolutionary aspects of diet. World Rev Nutr Diet 102 (2011): 10–21.
5. Simopulos AP. The importance of the omega–6/omega–3 fatty acid ratio, 674–88.
6. Deal CL, Moskowitz RW. Nutraceuticals as therapeutic agents in osteoarthritis. The role of glucosamine, chondroitin sulfate, and collagen hydrolysate. Rheum Dis Clin North Am 25 (1999): 379–95.
7. Replace and Replenish: Treatment of Digestive Dysfunction. Advanced? Practice Module: Restoring Gastrointestinal Equilibrium: Practical Applications for Understanding, Assessing and Treating GI Dysfunction. Conference, Institute for Functional Medicine, Scottsdale, Arizona, December 9, 2011.
8. Young GS, Conquer JA, Thomas R. Effect of randomized supplementation with high dose olive, flax or fish oil on serum phospholipid fatty acid levels in adults with attention deficit hyperactivity disorder. Reprod Nutr Dev 45 (2005): 549–58.
9. Tripoli E, Giammanco M, Tabacchi G, Di Majo D, Giammanco S, La Guardia M. The phenolic compounds of olive oil: structure, biological activity and beneficial effects on human health. Nutr Res Rev 18 (2005): 98–112.
10. Muskiet FAJ. Fat Detection, Taste Texture, and Post Ingestive Effects, Chapter 2, 19–79, in Pathophysiology and Evolutionary Aspects of Dietary Fats and Long-Chain Polyunsaturated Fatty Acids Across the Life Cycle. Boca Raton. FL: CRC Press, 2009; Kavanagh K, Jones KL, Sawyer J, et al. Trans fat diet induces abdominal obesity and changes in insulin sensivity in monkeys. Obesity (Silver Spring) 15 (2007): 1675–84.
11. Bowman GL, Silbert LC, Howieson D, et al. Nutrient biomarker patterns, 241–49.
12. Ibid.
13. Urbano G, Lopez-Jurado M, Aranda P, Vidal-Valverde C, Tenorio E, Porres J. The role of phytic acid in legumes: antinutrient or beneficial function? J Physiol Biochem 56 (2000): 283–94.

14. Cordain L, Toohey L, Smith MJ, Hickey MS. Modulation of immune function by dietary lectines in rheumatoid arthritis. Br J Nutr 83 (2000): 207–17.

15. Flavin DF. The effects of soybean trypsin inhibitors on the pancreas of animals and man: a review. Vet Hum Toxicol 24 (1982): 25–28.

16. Mensah P, Tomkins A. Household-level technologies to improve the availability and preparation of adequate and safe complementary foods. Food Nutr Bull 24 (2003): 104–25.

17. Gasnier C, Dumont C, Benachour N, Clair E, Chagnon MC, Seralini GE. Glyphosate-based herbicides are toxic and endocrine disruptors in human cell lines. Toxicology 262 (2009): 184–91; Richard S, Moslemi S, Sipahutar H, Benachour N, Seralini GE. Differential effects of glyphosate and roundup on human placental cells and aromatase. Environ Health Perspect 113 (2005): 716–20.

18. Samsel A, Seneff S. Glyphosate's Suppression of Cytochrome P450 Enzymes and Amino Acid Biosynthesis by the Gut Microbiome: Pathways to Modern Diseases. Entropy (2013) 15: 1416–63.

19. McEvoy M. Organic 101: Can GMOs Be Used in Organic Products? (updated May 13, 2013), United States Department of Agriculture, http://blogs.usda.gov/2013/05/17/organic–101-cangmos-be-used-in-organic-products (accessed July 21, 2013).

20. Cordain L, Tobey L, Smith MJ, Hickey MS. Modulation of immune function by dietary lectins, 20717.

21. Berk Z. Technology of production of edible flours and protein products from soybeans, 1992. Rome, Food and Agriculture Organization of the United Nations (updated July 8, 2012); http://www.fao.org/docrep/to532e/to532eoo.htm (accessed June 15, 2013.

22. Tang G. Bioconversion of dietary provitamin A carotenoids to vitamin A in humans. Am J Clin Nutr 91 (2010): 1468S–1473S.

23. Carmel R. Nutritional vitamin-B_{12} deficiency. Possible contributory role of subtle Vitamin B_{12} malabsorption. Ann Intern Med 88 (1978): 647–49; Dastur DK, Santhadevi N, Quadros EV, et al. Interrelationships between the B-vitamins in B_{12} deficiency neuromyelopathy. A possible malabsorption-malnutrition syndrome. Am J Clin Nutr 28 (1975): 1255–70.

24. Blumenschine RJ, Cavallo JA. Scavenging and human evolution. Sci Am 267 (1992): 90–96.

25. Cooksley VG. Seaweed: Nature's Secret to Balancing Your Metabolism, Fighting Disease, and Revitalizing Body & Soul. New York: Stewart, Tabori & Chang, 2007.

26. Brownstein D. Iodine: Why You Need It, Why You Can't Live Without It. 3rd ed. West Bloomfield, IN: Medical Alternative Press (2004).

27. Ibid.

28. Becker G, Osterloh K, Schafer S, et al. Influence of fucoidan on the intestinal absorption of iron, cobalt, manganese and zinc in rats. Digestion 21 (1981): 6–12; Tanaka Y, Waldron-Edward D, Skoryna SC. Studies on inhibition of intestinal absorption of radiactive strontium. VII. Relationship of biological activity to chemical composition of alginates obtained from North American seaweeds. Can Med Assoc J 99 (1968): 169–75.
29. Damonte EB, Matulewicz MC, Cerezo AS. Sulfated seaweed polysaccharides as antiviral agents. Curr Med Chem 11 (2004): 2399–2419.
30. Price WA. Nutrition and Physical Degeneration. 8th ed. Lemon Grove CA, Price Pottinger Nutrition, 2008; Fallon S, Enig MG. Nourishing Traditions: The Cookbook that Challenges Politically Correct Nutrition and the Diet Dictocrats. Rev. second ed. Washington, DC: New Trends, 2007.
31. Fallon S, Enig MG. Nourishing Traditions.
32. Ibid.
33. Ibid.
34. Howell E. Enzyme Nutrition. Garden City Park, New York: Avery Publishing Group, 1995.
35. Holmes E, Li JV, Marchesi JR, Nicholson JK. Gut microbiota composition and activity in relation to host metabolic phenotype and disease risk. Cell Metab 16 (2012): 559–64; Moschen AR, Wieser V, Tilg H. Dietary Factors: Major Regulators of the Gut‘s Microbiota. Gut Liver 6 (2012): 411–16.
36. Cordain L, Eaton SB, Sebastian A, Mann N, Lindeberg S, Watkins BA, O‘Keefe JH, et al., eds. Origins and evolution of the Western diet: health implications for the 21st century. Am J Clin Nutr 81 (2005): 341–45.
37. Benito-Leon J, Pisa D, Alonso R, Calleja P, Diaz-Sanchez M, Carrasco L. Association between multiple sclerosis and Candida species: evidence from a case-control study. Eur J Clin Microbiol Infect Dis 29 (2010): 1139–45.
38. Neuroprotection: A Functional Medicine Approach for Common and Uncommon Neurologic Syndromes. Institute for Functional Medicine, San Diego, California, February 11–13, 2005 (conference and continuing education module, including DVDs).
39. Textbook of Functional Medicine. Gig Harbor, Washington: Institute for Functional Medicine, 2010; Clinical Nutrition: A Functional Approach. 2 ed. Levin JS, Levin B, Costarella L, et al. Gig Harbor, Washington: Institute for Functional Medicine, 2004.

Kapitel 7

1. Guelpa G. La lutte contre l‘épilepsie par la désintoxication et par la rééducation alimentaire. Rev Ther Medico-Chirurgicale 78 (1911): 8–13.
2. Wilder RM. High fat diets in epilepsy. Mayo Clin Bull 2 (1921): 308. see Wilder RM. High fat in epilepsy. Mayo Clin Bull 2 (1921): 308.

3. Peterman MG. The ketogenic diet in epilepsy. JAMA 84 (1925): 1979–83.
4. Huttenlocher PR, Wilbourn AJ, Signore JM. Medium-chain triglycerides as a therapy for intractable childhood epilepsy. Neurology 21 (1971): 1097–1103.
5. Balietti M, Casoli T, Di Stefano G, Giorgetti B, Aicardi G, Fattoretti P. Ketogenic diets: a historical antiepileptic therapy with promising potentialities for the aging brain. Ageing Res Rev 9 (2010): 273–79; Maalouf M, Rho JM, Mattson MP. The neuroprotective properties of caloric restriction, the ketogenic diet, and ketonic bodies. Brain Res Rev 59 (2009): 293–315; Milder J, Patel M. Modulation of oxidative stress and mitochondrial function by the ketogenic diet. Epilepsy Res 100 (2012): 295–303; Rho JM, Strafstrom CE. The ketogenic diet: what has science taught us? Epilepsie Res 100 (2012): 210–17; Strafstrom CE, Rho JM. The ketogenic diet as a treatment paradigm for diverse neurological disorders. Front Pharmacol 3 (2012): 59; Zhao Z, Lange DJ, Voustianiouk A, et al. A ketogenic diet as a potential novel therapeutic intervention in amyotrophic lateral slerosis. BMC Neurosci 7 (2006): 29.
6. Seyfried T. Cancer as a Metabolic Disease: On the Origin, Management, and Prevention of Cancer. New York: John Wiley & Sons, 2012.
7. Neuroprotection: A Functional Medicine Approach for Common and Uncommon Neurologic Syndromes. Institute for Functional Medicine, San Diego, California, February 11–13, 2005 (conference and continuing education module, including DVDs).
8. Fontan-Lozano A, Lopez-Lluch G, Delgado-Garcia JM, Navas P, Carrion AM. Molecular bases of caloric restriction regulation of neuronal synaptic plasticity. Mol Neurobiol 38 (2008): 167–77.

Kapitel 8

1. Carson R. Der stumme Frühling, 4. Aufl., CH Beck, Dez. 2012.
2. Toxicity: Mechanisms of Toxic Insult and Recognizable Patterns. Detoxification Advanced Practice Module Detox: Understanding Biotransformation and Recognizing Toxicity, Evaluation and Treatment in the Functional Medicine Model, Institute for Functional Medicine, 2011 conference, Phoenix, Arizona, December 9, 2011.
3. Ibid.
4. Choi AL, Sun G, Zhang Y, Grandjean P. Developmental fluoride neurotoxicity: a systematic review and meta-analysis. Environ Health Perspect 120 (2012): 1362–8.

Kapitel 9

1. Velikonja O, Curic K, Ozura A, Jazbec SS. Influence of sports climbing and yoga on spasticity, cognitive function, mood and fatigue in patients with mutiple sclerosis. Clin Neurol Neurosurg 112 (20120): 597–601.

2. Dalgas U, Stenager E, Jakobsen J, et al. Resistance training improves muscle strength and functional capacity in multiple sclerosis. Neurology 73 (2009): 1478–84; Dalgas U, Stenager E, Jakobsen J, et al. Fatigue, mood and quality of life improve in MS patients after progressive resistance training. Mult Scler 16 (2010): 480–90.
3. Kileff J, Ashburn A. A pilot study of the effect of aerobic exercise on people with moderate disability multiple sclerosis. Clin Rehabil 19 (2005): 165–69.
4. Carro E, Trejo JL, Busiguina S, Torres-Aleman I. Circulating insulin-like growth factor I mediates the protective effects of physical exercise against brain insults of different etiology and anatomy. J Neurosci 21 (2001): 5678–84; Carro E, Trejo JL, Nunez A, Torres-Aleman I. Brain repair and neuroprotection by serum insulin-like growth factor I. Mol Neurobiol 27 (2003): 153–62; Cotman CW, Berchtold NC, Christie LA. Exercise builds brain health: key roles of growth factor cascades and inflammation. Trends Neurosci 30 (2007): 464–72; White LJ, Castellano V. Exercise and brain health: implications for multiple sclerosis. Part II: immune factors and stress hormones. Sports Med 38 (2008): 179–86.
5. de la Cerda P, Cervello E, Cocca A, Viciana J. Effect of an aerobic training program as complementary therapy in patients with moderate depression. Percept Mot Skills 112 (2011): 761–69.
6. White LJ, Castellano V. Exercise and brain health, 179–86; Cotman CW, Berchtold NC, Christie LA. Exercise builds brain health, 464–72.
7. Rojas Vega S, Knicker A, Hollmann W, Bloch W, Struder HK. Effect of resistance exercise on serum levels of growth factors in humans. Horm Metab Res 42 (2010): 982–86.
8. Velikonja O, Curic K, Ozura A, Jazbec SS. Influence of sports climbing and yoga, 697–601.
9. Gorgey AS, Mather KJ, Cupp HR, Gater DR. Effects of resistance training on adiposity and metabolism after spinal cord injury. Med Sci Sports Exerc 44 (2012): 165–74.
10. Sitja-Rabert M, Rigau D, Fort Vanmeerghaeghe, A, Romero-Rodrigez D, Bonastre Subirana M, Bonfill X. Efficacy of whole body vibration exercise in older people: a systematic review. Disabil Rehabil 34 (2012): 883–93.
11. Arena R, Pinkstaff S, Wheeler E, Peberdy MA, Guazzi M, Myers J. Neuromuscular electrical stimulation and inspiratory muscle training as potential adjunctive rehabilitation options for patients with heart failure. J Cardiopulm Rehabil Prev 30 (2010): 209–23; Quittan M, Wiesinger GF, Sturm B, et al. Improvement of thigh muscles by neuromuscular electrical stimulation in patients with refractory heart failure: a single-blind, randomized, controlled trial. Am J Phys Med Rehabil 80 (2001): 206–14.
12. Sillen MJ, Speksnijder CM, Eterman RM, Janssen PP, Wagers SS, Wouters EF, Uszko-Lencer NH, Spruit MA. Effects of neuromuscular electrical stimulation

of muscles of ambulation in patients with chronic heart failure oder COPD: a systematic review of the English-language literature. Chest., 136 (2009): 44–61: doi: 10.1378/chest.08–2481.

13. Talbot LA, Gaines JM, Ling SM, Metter EJ. A home-based protocol of electrical muscle stimulation for quadriceps muscle strength in older adults with osteoarthritis of the knee. J Rheumatol 30 (2003): 1571–78; Palmieri-Smith RM, Thomas AC, Karvonen-Gutierrez C, Sowers M. A clinical trial of neuromuscular electrical stimulation in improving quadriceps muscle strength and activation among women with mild and moderate osteoarthritis. Phys Ther 90 (2010): 1441–52; Gaines JM, Metter EJ, Talbot LA. The effect of neuromuscular electrical stimulation on arthritis knee pain in older adults with osteoarthritis of the knee. Appl Nurs Res 17 (2004): 201–6.
14. Piva SR, Goodnite EA, Azuma K, et al. Neuromuscular electrical stimulation and volitional exercise for individuals with rheumatoid arthritis: a multiple-patient case report. Phys Ther 87 (2007): 1064–77.
15. Santos M, Zahner LH, McKiernan BJ, Mahnken JD, Quaney B. Neuromuscular electrical stimulation improves severe hand dysfunction for individuals with chronic stroke: a pilot study. J Neurol Phys Ther 30 (2006): 175–83; Sullivan JE, Hedman LD. A home program of sensory and neuromuscular electrical stimulation with upper-limb task practice in patient 5 years after a stroke. Phys Ther 84 (2004): 1045–54.
16. Stackhouse SK, Binder-Macleod SA, Stackhouse CA, McCarthy JJ, Prosser LA, Lee SC. Neuromuscular electrical stimulation versus volitional isometric strength training in children with spastic diplegic cerebral palsy: a preliminary study. Neurorehabil Neural Repair 21 (2007): 475–85; Carmic J. Clinical use of neuromuscular electrical stimulation for children with cerebral palsy, Part 1, 505–13; Carmick J. Clinical use of neuromuscular electrical stimulation for children with cerebral palsy, Part 2: Upper extremity. Phys Ther 73 (1993): 514–22; Scheker LR, Chesher SP, Ramirez S. Neuromuscular electrical stimulation, 226–32.
17. Wahls, TL, Reese D, Kaplan D, Darling WG. Rehabilitation with neuromuscular electrical stimulation leads to functional gains in patients with secondary progressive and primary progressive multiple sclerosis: a case series report. J Altern Complement Med 16 (2010): 1343–49.
18. Burridge J, Taylor P, Hagan S, Swain I. Experience of clinical use of the Odstock dropped foot stimulator. Artif Organs 21 (1997): 254–60; Taylor PN, Burridge JH, Dunkerley AL, et al. Clinical use of the Odstock dropped foot stimulator: its effect on the speed and effort of walking. Arch Phys Med Rehabil 80 (1999): 1577–83.
19. Courtney AM, Castro-Borrero W, Davis SL, Frohman TC, Frohman EM. Functional treatments in multiple sclerosis. Corr Opin Neurol 24 (2011): 250–54; Mc Clurg D, Ashe RG, Marshall K, Lowe-Strong AS. Comparison of pelvic

floor muscle training, electromyographic biofeedback, and neuromuscular electrical stimulation for bladder dysfunction in people with multiple sclerosis: a randomized pilot study. Neurol Urodyn 25 (2006): 337–48.

20. Szecsi J, Schlick C, Schiller M, Pollmann W, Koenig N, Straube A. Functional electrical stimulation-assisted cycling of patients with multiple sclerosis: biomechanical and functional outcome: a pilot study. J Rehabil Med 41 (2009): 674–80; Ratchford JN, Shore W, Hammond ER, et al. A pilot study of functional electrical stimulation cycling in progressive multiple sclerosis. NeuroRehabilitation 27 (2010): 121–28.

Kapitel 10

1. Smolders J. Vitamin D and multiple sclerosis: correlation, causality, and controversy. Autoimmune Dis 2011 (2011): 629536; Mowry EM. Vitamin D: evidence for its role as a prognostic factor in multiple sclerosis. J Neurol Sci 311 (2011): 19–22.
2. Yang CY, Leung PS, Adamopoulos IE, Gershwin ME. The implication of vitamin D and autoimmunity: a comprehensive review. Clin Rec Allergy Immunol 45 (2013): 217–26; Pludowski P, Holick MF, Pliz S, et al. Vitamin D effects on musculoskeletal health, immunity, autoimmunity, cardiovascular disease, cancer fertility, pregnancy, dementia and mortality: a review of recent evidence. Autoimmun Rev 12 (2013): 976–89.
3. Milliken SV, Wassal H, Lewis BJ, et al. Effects of ultraviolet light on human serum 25-hydroxyvitamin D and systemic immune function. J Allergy Clin Immunol 129 (2012): 1554–61.
4. Faridar A, Eskandari G, Sahraian MA, Minagar A, Azimi A. Vitamin D and multiple sclerosis: a critical review and recommendations on treatment. Acta Neurol Belg 112 (2012): 327–33.
5. Kumar A, Singh RB, Saxena M, et al. Effect of carni Q-gel (ubiquinol and carnitine) on cytokines in patients with heart failure in the Tishcon study. Acta Cardiol 62 (2007): 349–54; Sacher HL, Sacher ML, Landau SW, et al. The clinical and hemodynamic effects of coenzyme Q10 in congestive cardiomyopathy. Am J Ther 4 (1997): 66–72; Singh RB, Niaz MA, Rastogi V, Rastogi SS. Coenzyme Q in cardiovascular disease. J Assoc Physicians India 46 (1998): 299–306; Kumar A, Singh RB, Saxena M, et al. Effect of carni Q-gel (ubiquniol and carnitine) on cytokines in patients with heart failure in the Tishcon study. Acta Cardiol 62 (2007): 349–54.
6. Muller T, Buttner T, Gholipour AF, Kuhn W. Coenzyme Q10 supplementation provides mild symptomatic benefit in patients with Parkinson‘s disease. Neurosci Lett 341 (2003): 201–4.
7. Brewer GJ. Copper excess, zinc deficiency, and cognition loss in Alzheimer‘s disease. Biofactors 38 (2012): 107–13; Loef M, von Stillfried N, Walach H.

Zinc diet and Alzheimer‘s disease: a systematic review. Nutr Neurosci 15 (2012): 2–12.

8. Ziegler D, Low PA, Litchy WJ, et al. Efficacy and safety of antioxidant treatment with alpha-lipoic acid over 4 years in diabetic polyneuropathy: the NATHAN 1 trial. Diabetes Care 34 (2011): 2054–60.
9. Muller T, Buttner T, Gholipour AF, Kuhn, W. Coenzyme Q10 supplementation provides mild symptomatic benefit in patients with Parkinson‘s disease. Neurosci Lett 341 (2003): 201–4.
10. Liu J. The effects and mechanisms of mitochondrial nutrient alpha-lipoic acid on improving age-associated mitochondrial and cognitive dysfunction: an overview. Neurochem Res 33 (2008): 194–203; Milgram NW, Araujo JA, Hagen TM, Treadwell BV, Ames BN. Acetyl-L-carnitine and alpha-lipoic acid supplementation of aged beagle dogs improves learning in two landmark discrimination tests. FASEB J 21 (2007): 3756–62.
11. Kumar A, Singh RB, Saxena M, et al. Effect of carni Q-gel (ubiquinol and carnitine) on cytokines in patients with heart failure in the Tishcon study. Acta Cardiol 62 (2007): 349–54; Sacher HL, Sacher ML, Landau SW, et al. The clinical and hemodynamic effects of coenzyme Q10, 66–72; Singh RB, Niaz MA, Rastogi V, Rastogi SS. Coenzyme Q in cardiovascular disease, 299–306.
12. Pallas M, Verdaguer E, Tajes M, Gutierrez-Cuesta J, Camins A. Modulation of sirtuins: new targets for antiageing . Recent Pat CNS Drug Discov 3 (2008): 61–69.
13. James D, Devaraj S, Bellur P, Lakkanna S, Vicini J, Boddupalli S. Novel concepts of broccoli sulforaphanes and disease: induction of phase II antioxidant and detoxification enzymes by enhanced-glucoraphanin broccoli. Nur Rec 70 (2012): 654–65; Applying Oral Chelation. Advanced Practice Module Detox: Understanding Biotransformation and Recognizing Toxicity, Evaluation and Treatment in the Functional Medicine Model, Institute for Functional Medicine, 2011 conference, Phoenix Arinzona, December 10, 2011.
14. Larijani VN, Anmadi N, Zeb I, Khan F, Flores F, Budoff M. Beneficial effects of aged garlic extract and coenzyme Q10 on vascular elasticity and endothelial function: The FAITH randomized clinical trial. Nutrition 29 (2012): 71–5. Weiss N, Papatheodorou L, Morihara N, Hilge R, Ide N. Aged garlic extract restores nitric oxide bioavailability in cultured human endothelial cells even under conditions of homocysteine elevation. J Ethnopharmacol 145 (2012): 162–7.
15. Anderson JG, Taylor AG. Effects of healing touch in clinical practice: a systematic review of randomized clinical trials. J Holist Nurs 29 (2011): 221–28; Anderson JG, Taylor AG. Biofield therapies and cancer pain. Clin Oncol Nurs 16 (2012): 43–48.
16. Rapaport MH, Schettler P, Bresee C. A preliminary study of the effects of repeated massage on hypothalamic-pituitary-adrenal and immune function in

healthy individuals: a study of mechanisms of action and dosage. J Altern Complement Med 18 (2012): 789–97.

17. Hughes CM, Smyth S, Lowe-Strong AS. Reflexology for the treatment of pain in people with multiple sclerosis: a double-blind randomised sham-controlled clinical trial. Mult Scler 15 (2009): 1329–38.
18. Elster E. Eighty-one patients with multiple sclerosis and Parkinson's disease undergo upper cervical chiropractic care to correct vertebral subluxation: a retrospective analysis. Journal Vertebral Subluxation Research 23 (2004): 1–9.
19. Foroughipour M, Bahrami Taghanaki HR, Saeidi M, Khazaei M, Sanannezhad P, Shoeibi A. Amantadine and the place of acupuncture in the treatment of fatigue in patients with multiple sclerosis: an observational study. Acupunct Med 31 (2012): 27–30.
20. Quipse-Cabanillas JG, Damasceno A, von Glehn F, et al. Impact of electroacupuncture on quality of life for patients with Relapsing-Remitting Multiple Sclerosis under treatment with immunomodulators: a randomized study. BMC Complement Altern Med 12 (2012): 209.
21. Lappin MS, Lawrie FW, Richards TL, Kramer ED. Effects of a pulsed electromagnetic therapy on multiple sclerosis fatigue and quality of life: a double-blind, placebo controlled trial. Altern Ther Health Med 9 (2003): 38–48.
22. Piatkowski J, Kern S, Ziemsen T. Effect of BEMER magnetic field therapy on the level of fatigue in patients with multiple sclerosis: a randomized, double-blind controlled trial. J Altern Complement Med 15 (2009): 507–11; Ziemsen T, Piatkowski J, Haase R. Long-term effects of Bio-Electromagnetic-Energy Regulation therapy on fatigue in patients with multiple sclerosis. Altern Ther Health Med 17 (2011): 22–28.
23. Mirshafiey, A. Venom therapy in multiple sclerosis. Neuropharmacology 53 (2007): 353–61.
24. Zamboni P, Galeotti R, Weinstock-Guttman B, Kennedy C, Salvi F, Zivadinov R. Venous angioplasty in patients with multiple sclerosis, 116–22.

Kapitel 11

1. Sabayan B, Foroughinia F, Mowla A, Borhanihaghighi A. Role of insulin metabolism disturbances in the development of Alzheimer's disease: mini review. Am J Alzheimer's Dis Other Demen 23 (2008): 192–99.
2. The New Era of Managing Cardiovascular Disease, Metabolic Dysfunctions and Obesity. Cardiometabaloic Module, 2012 Annual International Symposium, Institute for Functional Medicine, Scottsdale, Arizona, May 31, 2012; Fire in the Hole: The Metabolic Connecting Points Between Major Chronic Diseases. Cardiometabolic Module, 2012 Annual International Symposium, Institute for Functional Medicine Scottsdale, Arizona, May 30, 2012.

3. Hyman M. The Blood Sugar Solution. New York; Little Brown and Company, 2012.
4. Rapaport MH, Schettler P, Bresee C. A preliminary study of the effects of repeated massage on hypothalamic-pituitary-adrenal and immune function in healthy individuals: a study of mechanisms of action and dosage. J Altern Complement Med 18 (2012): 789–97.
5. Bixler E. Sleep and society: an epidemiological perspective. Sleep Med 10, Suppl 1 (2009): s3-S6.
6. Bamer AM, Johnson KL, Amtmann D, Kraft GH. Prevalence of sleep problems in individuals with multiple sclerosis. Mult Scler 14 (2008): 1127–30; Manconi M, Ferini-Strambi L, Filippi M, et al. Multicenter case-control study on restless legs syndrome in multiple sclerosis: the REMS study. Sleep 31 (2008): 944–52; Moreira NC, Damasceno RS, Medeiros CA et al. Restless leg syndrome, sleep quality and fatigue in multiple sclerosis patients. Braz J Med Biol Res 41 (2008): 932–37.
7. Khong TP, de Vries F, Goldenberg JS, et al. Potential impact of benzodiazepine use on the rate of hip fractures in five large European countries and the United States. Calcif TVOL. Int 91 (2012): 24–31; Sylvestre MP, Abrahamowicz M, Capek R, Tamblyn R. Assessing the cumulative effects of exposure to selected benzodiazepines on the risk of fall-related injuries in the elderly. Int Psychgeriatr 24 (2012): 577–88.

Kapitel 12

1. Alberts B, Johnson A, Lewis J, Raff M, Roberts K, Walter P. Molecular Biology of the Cell. 4th ed. New York: Garland Publishing, 2002.
2. Textbook of Functional Medicine. Gig Harbor, Washington: Institute for Functional Medicine, 2010.
3. Coca AF. The Pulse Test. 5th ed. New York: St. Martin‘s Press, 1996.
4. Morrison HI, Ellison LF, Taylor GW. Periodontal disease and risk of fatal coronary heart and cerebrovascular diseases. J Cardiovasc Risk 6 (1999): 7–11; Seymour GJ, Ford PJ, Cullinan MP, Leishman S, Yamazaki K. Relationsship between periodontal infections and systemic disease. Clin Microbiol Infect 13, Suppl 4 (2007): 3–10.
5. Chronic Infections and Neurological Disease: The Challenge of Emerging Infections in the 21st Century - Tolerance, Terrain, Susceptibility, 2011 International Annual Symposium, Institute for Functional Medicine, Bellevue, Washington, April 30, 2011.
6. Ibid; The Rode of Chlamydophila in Autoimmune Disease. The Challenge of Emerging Infections in the 21st Century - Tolerance, Terrain, Susceptibility, 2011 International Annual Symposium, Institute for Functional Medicine, Bellevue, Washington, April 30, 2011.

Stichwortverzeichnis

Über die Autorin

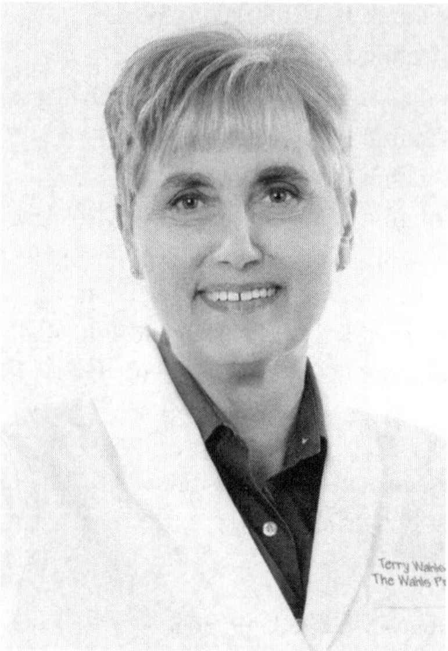

Die Ärztin Dr. Terry Wahls ist an (sekundär progredienter) Multipler Sklerose erkrankt. Innerhalb von wenigen Jahren verschlechterte sich ihr Zustand so massiv, dass sie einen Rollstuhl benötigte. Im Alter von 57 Jahren verbrachte sie nahezu den ganzen Tag liegend. Nach einer radikalen Ernährungsumstellung sowie weiteren unterstützenden Maßnahmen kam die Krankheit ein Jahr später zum Stillstand und alle Symptome hatten sich zurückgebildet. Terry Wahls ist verheiratet und lebt mit ihrer Familie in Iowa City.

Izabella Wentz:

Hashimoto im Griff

Endlich beschwerdefrei mit der richtigen Behandlung

Leseprobe: www.vakverlag.de

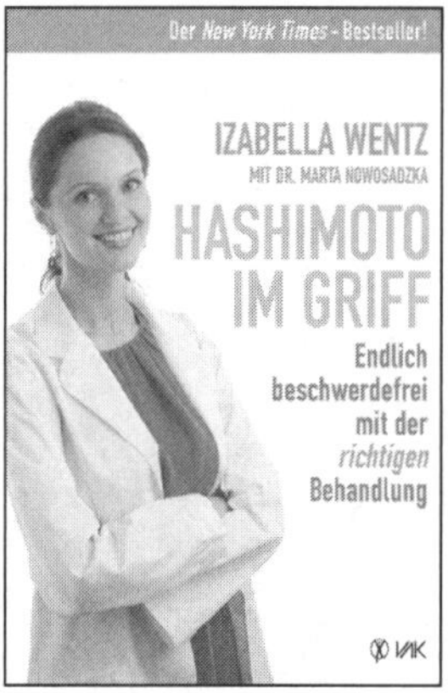

Hashimoto ist mehr als nur eine einfache Unterfunktion der Schilddrüse. Neben „typischen“ Symptomen leiden die meisten Patienten an Säurereflux, Nährstoffmangel, Anämie, einer Barrierestörung der Darmschleimhaut, Nahrungsmittelunver-träglichkeiten, Zahnfleischentzündungen und Unterzucker. Der Körper steckt fest in einem Teufelskreis, der sich selbst erhält und zu immer weiteren Symptomen führt, bis er durch entsprechende Maßnahmen gestoppt wird: Wie er sich durchbrechen lässt, schildert die Pharmakologin, die selbst an Hashimoto erkrankt ist, verständlich und alltagsnah.

360 Seiten, 20 Abb., Klappenbroschur (15 x 21,5 cm)
ISBN 978-3-86731-166-3

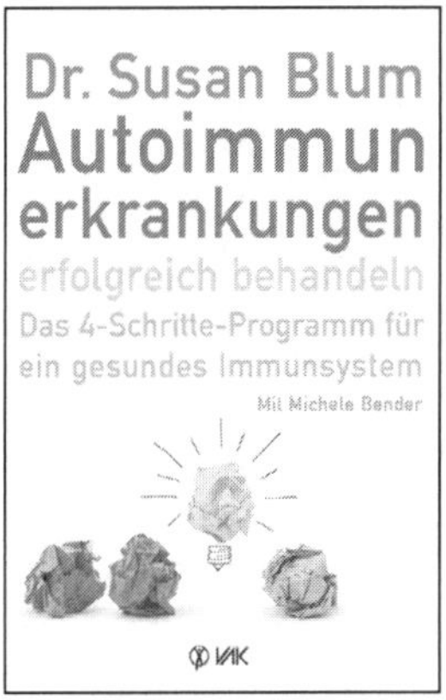

Dr. Susan Blum:

Autoimmunerkrankungen erfolgreich behandeln

Das 4-Schritte-Programm für ein gesundes Immunsystem

Leseprobe: www.vakverlag.de

Was haben Rheuma, Hashimoto, MS oder Zöliakie gemeinsam? Es sind Autoimmunerkrankungen, die sich schulmedizinisch nur symptomatisch behandeln lassen – heilen kann man sie nicht. Die Ursache der Beschwerden ist ein Immunsystem auf „Abwegen“: Das fehlgesteuerte Abwehrsystem greift gesunde Körperzellen an und die Entzündungen führen zu Schäden an den betroffenen Organen. Das hier vorgestellte 4-Schritte-Programm beruhigt das überaktive Immunsystem und bringt die chronisch entzündlichen Prozesse im Körper zum Stillstand.

432 Seiten, 20 Abbildungen, Paperback (15 x 21,5 cm)
ISBN 978-3-86731-160-1

Donna Jackson Nakazawa:

Freund oder Feind?

Das Doppelleben der ***Mikroglia*** *in unserem Gehirn*

Leseprobe: www.vakverlag.de

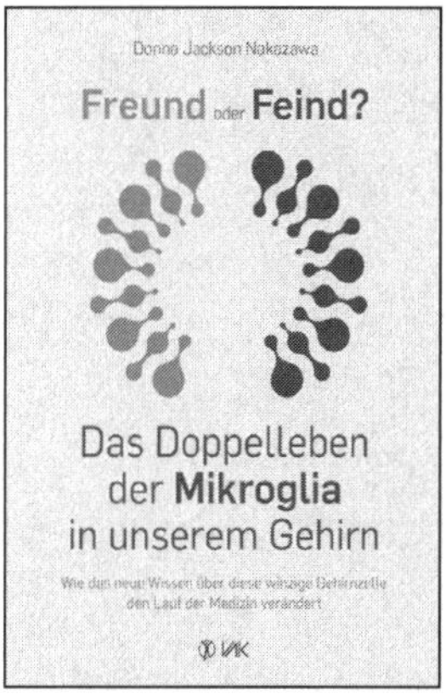

Mikroglia sind winzige Gehirnzellen: Werden sie übermäßig aktiviert – und alles, was das Immunsystem des Körpers „weckt“, kann auch die Mikroglia im Gehirn aktivieren –, bereiten sie den Boden für Ängste, Depressionen oder Alzheimer. Unter den richtigen Umständen aber können sie Schäden im Gehirn beheben, psychische Probleme und körperliche Erkrankungen lindern, wie Rheuma oder Morbus Crohn. Die Autorin schildert, was das für die Therapie bedeutet und begleitet Ärzte und Patienten: Neurofeedback, Intervallfasten, transkranielle Magnetstimulation und eine spezielle Lichttherapie kommen dabei u.a. zum Einsatz.

352 Seiten, Paperback (15 x 21,5 cm)
ISBN 978-3-86731-233-2

Abonnieren Sie unseren Newsletter (gratis) unter: www.vakverlag.de